国家科技支撑计划课题(编号:2015BAI12B15)资助项目

乳腺肿瘤内科手册

顾　问　郝希山　王　平

主　编　佟仲生

U0339265

天津出版传媒集团

天津科技翻译出版有限公司

图书在版编目（CIP）数据

乳腺肿瘤内科手册 / 佟仲生主编 . — 天津 : 天津
科技翻译出版有限公司 , 2017.6
ISBN 978-7-5433-3673-5

Ⅰ . ①乳… Ⅱ . ①佟… Ⅲ . ①乳腺肿瘤 - 防治 - 手册
Ⅳ . ① R737.9-62

中国版本图书馆 CIP 数据核字 (2017) 第 041604 号

出　　版 : 天津科技翻译出版有限公司
出 版 人 : 刘 庆
地　　址 : 天津市南开区白堤路 244 号
邮政编码 : 300192
电　　话 : 022-87894896
传　　真 : 022-87895650
网　　址 : www.tsttpc.com
印　　刷 : 高教社（天津）印务有限公司
发　　行 : 全国新华书店
版本记录 : 787×1092　16 开本　22.5 印张　450 千字
　　　　　2017 年 6 月第 1 版　2017 年 6 月第 1 次印刷
　　　　　定价 : 88.00 元

（如发现印装问题，可与出版社调换）

编委会名单

序言（一）

中国的肿瘤事业已经走过了近百年的漫漫长路，这也正是天津市肿瘤医院逐步发展的百年。从清末的小教会医院发展到今天享誉国内外的肿瘤医院，天津市肿瘤医院一直奋战在恶性肿瘤预防与治疗的前沿。从医院的创始人，中国肿瘤学奠基人金显宅教授开始，传承的火炬代代相传。

众所周知，肿瘤学是从外科治疗和放射治疗开始的。第二次世界大战结束后，才开始肿瘤的药物治疗。此后肿瘤内科治疗蓬勃发展，特别是近20年来，随着基础研究与大规模多中心临床试验研究的深入开展，人们越来越认识到单纯外科手术不能解决肿瘤治疗的所有问题。恶性肿瘤是全身性疾病，只有通过综合治疗，才有可能从根本上解决恶性肿瘤这一危害人类健康的最主要疾患。随后迎来肿瘤内科学飞速发展，新的药物和治疗方法层出不穷，将恶性肿瘤的治疗不断推向新的高度。

乳腺癌曾是西方发达国家广泛研究的"专利"病种，近30年来，多学科综合治疗方案日新月异。我国乳腺癌发病率呈现不断上升的趋势，而且在今后的一段时间之内，这种上升的势头仍将继续，乳腺癌已经成为我国恶性肿瘤防治的重点，因此，切实有效地提高乳腺癌诊治水平成为当务之急。天津市肿瘤医院作为我国最早成立乳腺肿瘤防治中心的医院，科室设置齐全，乳腺肿瘤内科在佟仲生主任的带领下，经过十余年的努力，将乳腺肿瘤内科建设成为国内一流的学科，每年收治患者人数均在5000例次以上，积累了大量的临床经验，在治疗指南和共识的贯彻执行中，对不同病症治疗和处理形成了许多宝贵而独到的见解和主张，无论临床工作还是科研教学都取得了长足的进步。现在，他们将乳腺癌内科诊治经验加以总结，从乳腺癌内科治疗的各个方向予以阐述和总结，编辑出版此专著。这无疑是乳腺癌治疗领域的一大幸事，为乳腺肿瘤临床研究领域的同行和其他相关领域的医务工作者提供了一本简练而精湛的专业参考书，必将对我国乳腺肿瘤事业，特别是对乳腺癌内科治疗起到重要的推动作用。

郝希山

中国抗癌协会 理事长

中国工程院 院士

序言（二）

　　乳腺癌是危害我国广大妇女健康的主要疾病之一，近年来发病率持续上升，成为女性第一位高发恶性肿瘤。由于我国人口基数大，每年有大量新发病例，其中 10%~30% 的患者最终发展为晚期乳腺癌，因而综合治疗成为现代乳腺癌治疗的圭臬；同时，由于我国经济发展的不均衡及医疗资源的差异，造成我国乳腺癌治疗水平参差不齐。恶性肿瘤的治疗强调规范化，循证医学的证据是各项指南和共识的理论基础，也是各级医院和临床工作者们所遵循的治疗原则。但是临床工作并非简单地按图索骥，不能一味地套用指南或共识；将临床实践经验与指南有机结合，将基础理论与临床工作相互融合，将我国实际情况与国外先进经验相结合才是我国乳腺癌防治事业的根本。往事越千年，乳腺癌的治疗从经验医学发展到循证医学经历了几千载，从循证医学到个体化精准治疗经历了几十年，治疗理念的变化使乳腺癌内科治疗的地位愈加凸显，逐渐从乳腺癌治疗的幕后辅助转变成为中流砥柱。

　　我院乳腺肿瘤内科佟仲生教授长期从事内科工作，带领的团队经过十几年的努力，已然成为国内规模最大的专业乳腺肿瘤内科之一。拥有的病床数、收治患者数量以及承担国内外临床试验数量均在国内名列前茅，同时具有优秀的传承和雄厚的科研基础，在多年的临床工作中积累了大量的实例和研究数据，在早期乳腺癌的围术期治疗，晚期乳腺癌的综合治疗领域，具有自身独特的治疗理念和经验，培养的学生和进修医师遍布全国各地。他领导的团队将临床工作经验与国内外各项指南及共识相结合，力图将乳腺癌的内科治疗经验和理念进行总结并成书。

　　该书从乳腺癌的新辅助治疗、辅助治疗以及晚期乳腺癌综合治疗等方面做了详尽的分析和总结，做到了既贴合国际国内指南与共识，又符合我国医疗实际情况；既翔实周到，又简练易学；既可以作为专业人员的工具书，又可以作为初学者的参考指南。本书的面世，是我国乳腺癌领域的一缕春风，更是广大乳腺癌患者的福音。

天津医科大学肿瘤医院（天津市肿瘤医院）院长

前　言

　　时令深秋,收获季节,经过编写人员的集体努力,终于完成《乳腺肿瘤内科手册》一书。写作过程是历练的过程,也是提高的过程。回想写作之动机,作为天津市肿瘤医院承担历年全国肿瘤临床医师进修班的任务,至今已经第 47 届。早期面对进修班医生的肿瘤各病种教材,对年轻医生的成长起到点化开窍入门之作用,奠定了扎实的肿瘤学理论基础,培养了一批批全国肿瘤界之精英。随着肿瘤学的发展,信息化、数字化技术爆发式地出现,现在获得肿瘤专业知识已经不只是从书本这一条途径了。与过去不能同日而语,肿瘤知识的更新迅速而活跃,肿瘤治疗的方式方法层出不穷,精准治疗、个体化治疗已然成为目前的关键词。尽管如此,肿瘤诊治的根基并没有改变,没有规矩不成方圆,规范是基础,是底线。近年来,国内外肿瘤的各种诊疗指南共识的出现,旨在规范临床实践之行为。本书参考国内外乳腺癌诊疗指南与共识,着重介绍乳腺癌诊疗过程中的内科治疗规范,并结合我院临床实践经验,力求全面、系统地阐述乳腺肿瘤内科诊治的知识,为临床医生提供具体可行的案头手册,以利翻阅,争取成为乳腺癌内科诊治的工具书。

　　最美的大厦也需扎实的地基,希望本书成为有用之人的良师益友。

　　衷心感谢全体撰写人员的辛勤工作,是你们的努力为读者打开了一扇通往知识海洋的大门。

目　　录

第1篇
总 论

第1章 乳腺癌内科治疗概述

第1节 乳腺癌概述

乳腺癌是我国女性常见的恶性肿瘤之一,发病率及死亡率呈逐年上升趋势。近20年来,我国乳腺癌的发病率增长速度是全球的两倍多。与发达国家相比,乳腺癌的发病特点为发病年龄早、地区差异大、筛查普及率低、缺乏乳腺癌知识,导致延误诊断,晚期患者所占比例较大。据中国国家肿瘤登记中心2012年的数据显示,城市女性乳腺癌的发病率及死亡率均高于农村,城市地区发病率为51.82例/10万女性,是农村地区的1.5倍(34.17例/10万女性)。乳腺癌死亡率位居女性恶性肿瘤第六位。城乡地区乳腺癌死亡率逐渐增长,城市地区死亡率为5.94例/10万女性,低于农村地区(8.12例/10万女性)。天津市乳腺癌肿瘤发病率及死亡率与全国的趋势相一致。在欧美国家,乳腺癌的发病率呈缓慢下降趋势,死亡率在20世纪90年代也已开始出现了下降势态,这主要得益于乳腺癌的早期筛查和乳腺癌治疗手段的不断进步。大规模的乳腺癌筛查早在20世纪中叶的发达国家就已开展,采用双侧乳腺X线钼靶检查为唯一手段。国外荟萃分析8个随机对照临床研究,总计167 000例年龄40~49岁的女性患者,结果表明,钼靶检查可降低乳腺癌发病率25%~30%。瑞典2000年的一项随机对照研究筛查133 000例40~75岁女性,随机分为筛查组及非筛查组,中位随访20年,结果40~49岁年龄组,发病率降低24%。天津市肿瘤医院的郝希山院士牵头承担2008—2009年卫生部中央财政转移支付乳腺癌筛查项目,通过2年的实施,项目筛查人数达39.8万余人,确诊乳腺癌223例,乳腺癌检出率为56/10万。同期,通过乳腺B超结合X线钼靶检查开展的中国女性乳腺癌筛查优化方案的多中心研究,进行不同方法的比对,进一步提高了乳腺癌阳性检出率,提高了检出的灵敏度、特异度,引起社会对女性健康的广泛关注,对我国乳腺癌患者的早期发现、早期诊断、早期治疗,提高生存率、降低死亡率,起到一定的引领作用。随着医学影像学的进步,新技术、新方法的出现,对乳腺癌的早期发现、早期诊断定将产生积极作用。

我国乳腺癌病因学研究尚在开展阶段,目前认可的女性乳腺癌危险因素包括月经年限长(初潮较早或绝经推迟)、从未生育、初产年龄推迟、母乳喂养受限等,这与西方国家调研结果一致。另外,肥胖、饮食习惯的改变及精神因素、外源性雌激素摄入、过量饮酒等也加重了乳腺癌的发生率。随着基因组学的进展,对遗传性乳腺癌的研究更为深入,典型的遗传风险因素家族性BRCA1/2基因突变,导致乳腺癌和卵巢癌发生风险增加,终身风险达40%~80%,已得到业界的认可。对有家族性或高风险人群采用基因检测及Gail或Rimer风险模型,可以预测乳腺癌发生的个体风险,并对这些乳腺癌高危人群进行有效的干预治疗。美国乳腺与肠道外科辅助治疗研究组报道,他莫昔芬口服5年较安慰剂使乳腺癌高危人群浸润性乳腺癌风险下降 49%，在 49 岁以下、50~59 岁和 60 岁以上的妇女中，危险度分别降低了 44%、51% 和 55%。欧洲国际乳腺癌干预研究报道，他莫昔芬口服 5 年使乳腺癌高危人群风险下降 31%。Goss 等报道，依西美坦口服 35 个月可使浸润性乳腺癌风险下降 65%。Cuzick 等报道了阿那曲唑预防高危绝经后人群乳腺癌的国际乳腺癌干预研究，其中 1920 例进入阿那曲唑干预组，1944 例进入安慰剂组，中位随访 5 年结果显示，阿那曲唑组乳腺癌风险下降了 53%。这些雌激素受体抑制剂、芳香化酶抑制剂取得的预防结果令人鼓舞，有望成为预防乳腺癌发生的理想药物。

乳腺癌的诊断最重要的是依靠病理学诊断，临床常用的穿刺活检为细胞病理学和病理组织学检查。细针穿刺活检常常可以判断良、恶性肿瘤，但需要有经验、有资质的高年资病理医生诊断，方可实施。如果误穿部位或病理诊断经验不足，常常导致误诊误治，延误病情。而乳头溢液细胞涂片病理学检查则是对穿刺活检的有效补充。粗针穿刺活检即核芯针穿刺及乳腺肿物切除活检的组织学诊断更具有临床实际意义，是诊断原发性乳腺癌的金标准。各项指南建议常规进行乳腺癌手术前应明确病理诊断，但是数据显示，34.1% 的患者通过核芯针穿刺活检诊断出乳腺癌，19.0% 通过细针穿刺抽吸细胞学检查诊断出乳腺癌，46.9% 通过术中组织冷冻活检诊断出乳腺癌，从侧面反映出术中活检比例偏高，表明在诊断原发乳腺癌技术层面仍存在缺陷。乳腺癌的临床分期不同，则预后不同，分期越晚，预后越差，临床所称的"三早"，即早期发现、早期诊断、早期治疗，对患者的预后有着决定性作用。一项中国多中心全国范围的研究显示，初诊为乳腺癌患者 I~IV 期比例分别为 15.7%、44.9%、18.7% 和 2.4%，相比国外资料，III~IV 期比例偏高，这可能与普查及自检意识有关。因此，社会、媒体的广泛关注，认识到自检的重要性，提高对高危人群的普查率，这些都对乳腺癌的早期发现有着现实意义。本书重点不在于乳腺癌诊疗整体的全面介绍，而在于乳腺癌诊治过程中内科系统的规范诊疗，以"中国抗癌协会乳腺癌专业委员会乳腺癌诊疗指南与规范""中国晚期乳腺癌诊治专家共识"同时结合"2016NCCN 乳腺癌临床实践诊疗指南"为蓝本，注重相关的内科药物治疗部分，进行总结和梳理，包括各项诊疗流程、化疗方案的选择、剂量的调整、不良反应的处理、姑息治疗等，相信可以为临床医生提供有章可循、具体可行的案头手册，以利翻阅。

第 2 节　乳腺癌的内科治疗

"乳房上鼓起的肿块，又硬又凉，且密实如河蔓果，潜伏在皮肤下蔓延"，如此生动的描述出自公元前两千多年前古埃及医神印和阗对乳腺癌的描述，在治疗项中，他只写了短短一句"没有治疗方法"。《爱德恩史密斯外科手术手稿》这部书被后人称作人类史上第一部医学著作，里面也描述了对乳腺癌进行烧灼的处理手法。18 世纪，法国外科医生 LeDran（1685—1770）意识到乳腺癌开始是局部病变，可以通过淋巴管扩散到淋巴结。苏格兰现代外科之父 John Hunter（1728—1793）预言，部分癌症可以通过外科手术达到治愈目的。1894 年，美国约翰·霍普金斯医学院第一任外科主任 Halsted（1852—1922）发表论文 *The Results of Operations for the Cure of Cancer of the Breast Performed at the Johns Hopkins Hospital from June*，1889，*to January*，1894，开创了乳腺癌治疗史的新纪元，被誉为经典的乳腺癌 Halsted 根治术，得到广泛应用，同时也奠定了肿瘤外科的治疗原则。尽管如此，乳腺癌的死亡率并没有因此降低，于是人们开始思索 Halsted 根治术的合理性。第二次世界大战的一次意外轰炸使氮芥进入了肿瘤治疗领域，开启了肿瘤治疗的化疗时代。20 世纪 50 年代中期，华裔美国医生李敏求在绒毛膜癌化疗中进行了首创性的研究，引领肿瘤内科周期化疗之先河，并启迪后续的辅助化疗。此后，60 年代的 Bernard Fisher，在基础研究中发现了淋巴结在防止肿瘤转移中的局限性，提出淋巴结并非是控制肿瘤细胞转移的有效屏障，亲手撕开了 Halsted 根治术的铁幕。从基础研究提出假说，再到临床试验逐步验证，Fisher 建立起乳腺癌临床试验的规范。对于临床试验，Fisher 有着精辟的论述：是医疗实践从艺术到科学的转变。从艺术到科学，Fisher 通过临床试验证实了其在基础研究中的发现和由此提出的假说。Fisher 执掌 NASBP 近 30 载，全面开启乳腺癌综合治疗新篇章，通过大量临床试验，在坚实的循证医学证据支持下，证实了乳腺癌是一种全身性疾病，区域淋巴结虽具有重要的生物学免疫作用，但血流扩散更具有重要意义。由此人们可以解释没有淋巴结转移的早期乳腺癌生存率为什么不是 100% 或接近 100%，为什么临床上会出现仅有腋窝淋巴结转移而隐匿着原发病灶的隐匿性乳腺癌。大量的临床观察显示，乳腺癌手术后进行综合治疗能有效地提高患者生存率，而患者所受到的医疗风险，却远远小于单纯扩大手术范围所造成的伤害。从过去到现在，乳腺癌的治疗已经从早期单纯以手术治疗为主的模式转变为现在的手术、放疗、化疗、内分泌、靶向治疗等综合治疗模式。现有的模式常常把除手术之外的治疗手段统称为肿瘤内科治疗，也有学者将肿瘤的药物治疗称为肿瘤的内科治疗。近些年，肿瘤诊疗技术飞速发展，特别是不同机制抗肿瘤药物的开发问世，乳腺癌的诊治水平明显提高。乳腺癌常见的抗肿瘤药物按作用机制不同可分为化学治疗药物、内分泌治疗药物、分子靶向药物。根据乳腺癌患者不同临床分期、不同的分子亚型采用不同的治疗策略，可以采用新辅助治疗、辅助治疗及晚期乳腺癌的解救治疗。实施合理单药治疗、联合化疗、序贯治疗、维持治疗等方法，最大限度地提高患者的临床获益。随着肿瘤分子生物学技术的发展，精准医学从实验室走向临床，无论乳腺癌的诊断还是治疗，越来越依靠现代肿瘤分子生物技术，个体化的内科治疗模式将成为现实。

一、早期乳腺癌的内科治疗

早期乳腺癌的内科治疗常指早期乳腺癌手术前后进行的包括放疗、化疗、内分泌和抗 HER2 治疗等，目的在于进一步减少复发风险，提高治愈率。早期乳腺癌手术后的内科治疗称为辅助治疗，相对应的分期较晚的早期乳腺癌手术前的内科治疗为新辅助治疗。辅助化疗的目的是消灭一些亚临床的微小转移灶，从而降低局部复发和远处转移，以提高总生存率。新辅助化疗的目的是降低肿瘤负荷，减少亚临床微小转移灶，判断肿瘤对化疗的敏感性，为术后选择更好的化疗方案提供依据，同时增加手术切除以及保乳手术的机会。无论辅助治疗还是新辅助治疗，在早期乳腺癌的综合治疗中均占有重要地位。20 世纪，Fisher 提出的乳腺癌是全身性疾病而非局部病变,在此基础上发展了辅助及新辅助化疗理论。乳腺癌早期的肿瘤细胞经新生血管、微血管、组织间隙、淋巴管及血管的转运,到达机体其他部位,形成乳腺癌复发转移的生物学基础,即肿瘤微转移正是手术治疗失败的主要原因。当然,也存在手术本身的操作的促进肿瘤的复发和转移问题。大量的临床研究证实,乳腺癌术后积极的辅助化疗能够提高患者的无病生存率和总生存期,此观点已经获得广泛认知。但在具体临床实践上,由于种种原因,临床医生在给予辅助治疗的过程中,仍然存在该给不给、方案不准、剂量不足等随意行为。研究报道,所有浸润性乳腺癌患者中大约 81.4% 接受了辅助化疗,12.1% 患者接受不到 4 个周期的治疗,且有效剂量偏低。其他研究显示,仅有 80.1% 的激素受体阳性患者接受了辅助内分泌治疗;甚至 9.2% 的激素受体阴性患者也接受了内分泌治疗,而这种治疗对于这部分人是徒劳无功的。因此,辅助治疗的规范、严谨、可执行性对降低早期乳腺癌患者复发风险、延长总生存期至关重要。

（一）辅助治疗

辅助治疗现行的治疗策略是根据早期乳腺癌临床分期及术后的病理学特征,按照危险度分级、雌激素、孕激素受体表达、HER2 过表达、Ki67 等情况综合分析决定患者最终的治疗方案,包括辅助化疗、内分泌治疗和分子靶向治疗。目前,乳腺癌治疗遵循的规范有"中国抗癌协会乳腺癌专业委员会乳腺癌诊疗指南与规范""NCCN 乳腺癌临床实践诊疗指南"及"中国晚期乳腺癌诊治专家共识",并定期更新。尽管前者更新稍慢,部分新药滞后,但与其他指南或共识已非常接近,临床能够参照执行。

国内外乳腺癌辅助化疗方案众多,循证医学数据病例数也较多,都有很好的临床指导意义。早期多数针对乳腺癌术后淋巴结阳性患者的研究:意大利米兰 Bonadonna 的一项早期研究至今随访超过 30 年结果显示,术后辅助 CMF 方案,被证实可以改善患者预后,其奠定了 CMF 方案在乳腺癌术后辅助化疗的地位;而 EBCTCG 的早期荟萃分析 102 个临床试验总计 53 353 例早期乳腺癌患者得出,降低复发风险 22%,降低死亡风险 15%,尤其是含蒽环类药物的化疗方案更优。NSABP-B15 研究比较 4 周期 AC 和 6 周期 CMF 方案,进一步证实 AC 方案周期数缩短,毒性降低,DFS 与 OS 与 CMF 方案没有差别,AC 成为当时淋巴结阳性的标准辅助治疗方案。随着 20 世纪 90 年代紫杉类药物的问世,含有紫杉类辅助治疗逐渐成为趋势,AC → T、TAC、FEC → T 方案进一步证实远期疗效的优势。对于乳腺癌术后淋巴结阴性患者,有临床研究显示,CMF 在 DFS 占优势。US oncology 9735 研究,针对淋巴结小于 3 枚阳性乳腺癌患者辅助给予 AC 和 TC 方案对比,其中淋巴结阴性患者占 50%,结果 TC 在 DFS、OS 均好于 AC 组,特别是对于 65 岁以上的低危患者,TC 方案可以作为不含蒽环类药物的治疗选择。现行多数的临床研究不约而同地认可蒽环类及紫杉类药物是辅助化疗的优选方案,多数采用蒽环联合紫杉类或序贯紫杉类方案,其他如 AC、TC、CAF 方案对预后风险较低的乳腺癌患者也能显示良好的远期疗效。对于腋窝淋巴结阳性及预后风险较高的乳腺癌患者,蒽环序贯紫杉类药物的密集疗法已成趋势。部分患者可能从辅助化疗中获益不多,如 ER 阳性、淋巴结阴性的低复发风险早期乳腺癌患者,通过手术及单纯内分泌治疗已经得到很好的远期治愈机会,但这类患者中仍有部分出现复发和转移,可能与基因水平的变异有关。现行的分子检测如 Oncotype DX、MammaPrint 等，通过对与乳腺癌复发转移相关的 21 基因、70 基因检测，进一步提高了对预测、预后的判断。现在进行的 TAILORx、Mindact 和 RxPonder 等研究将进一步回答哪类患者适合单纯化疗或内分泌治疗，结果非常令人期待。

乳腺癌属于激素依赖型肿瘤，有 60%~70% 的乳腺癌患者激素受体呈阳性，内分泌治疗是早期乳腺癌激素受体阳性患者的重要治疗手段。内分泌治疗疗效与 ER、PR 的表达及表达的程度相关，患者 ER 阳性表达越高，获益可能越大。EBCTCG 在 1998 年报道的他莫昔芬在乳腺癌术后辅助内分泌治疗的荟萃分析，评价了 55 个临床研究，总计 37 000 例早期乳腺癌患者，以及随访 10 年的结果，证实辅助他莫昔芬治疗改善了 ER 阳性乳腺癌的 10 年生存率，无论年龄、月经状况及淋巴结状况。近年发表的 ATLAS 研究，在原有 5 年他莫昔芬的基础上，再延长 5 年的他莫昔芬治疗，还可以进一步降低复发风险和乳腺癌的死亡率。aTTom 试验也得出类似的结果，两项研究的汇总数据证实，与不进行内分泌治疗比较，他莫西芬应用 10 年可降低 10 年内 1/3 的乳腺癌死亡率，10 年后继续降低死亡风险。对于绝经前的乳腺癌患者，他莫昔芬是标准治疗方案，高复发风险的乳腺癌患者持续 10 年他莫昔芬治疗是获益的。绝经后激素受体阳性早期乳腺癌，常规推荐芳香化酶抑制剂，芳香化酶抑制剂的作用机制主要是阻断绝经后体内雌激素的来源，即阻断外周雄激素向雌激素的转化，从而阻断雌激素作用下的肿瘤细胞生长。对于绝经后的早期乳腺癌患者，临床研究证明，芳香酶抑制剂优于他莫昔芬。来自 ATAC 和 BIG 1-98 两个大型研究数据涉及超过 10 000 例患者的结果显示，对比 5 年芳香化酶抑制剂和 5 年的他莫西芬，芳香化酶抑制剂复发风险绝对下降 2.9%（$P<0.0001$），阿那曲唑和来曲唑比他莫昔芬有更好的临床疗效。对于甾体类的芳香化酶抑制剂依西美坦同样取得阳性结果，采用的给药方式有初始全程方案、中途转换或后续强化方案，尽管方式方法不同，但降低乳腺癌的复发风险是一致的，即延长 ER 阳性早期乳腺癌患者的无病生存期。2016 年，ASCO 会议报道的 MA.17R 试验结果，相比安慰剂组，5 年 AI 作为初始治疗或之前他莫昔芬治疗后转换成 AI 治疗者，延长来曲唑治疗至 10 年，进一步显著改善患者的无病生存状态，降低了 34% 的复发风险。这些重要的临床研究为临床提供最佳的内分泌治疗策略奠定了基础。

乳腺癌靶向治疗获得卓越临床成就在于 HER2 的发现。1987 年，Slamon 等研究发现，乳腺癌中有 20%~30% 存在 HER2 扩增或过表达，区别于肿瘤大小、淋巴结及激素受体，HER2 阳性是影响乳腺癌患者复发和生存的独立预后因子。作为第一个靶向 HER2 人源化单克隆抗体，曲妥珠单抗的问世改变了 HER2 阳性乳腺癌的预后，给早期 HER2 阳性乳腺癌术后辅助治疗带来革命性变化，常规乳腺癌术后曲妥珠单抗一年治疗更给这类患者带来显著的远期生存获益，改变了既往通行的乳腺癌诊疗模式。循证临床汇总入选患者总数超过 13 000 例的四大临床研究（HERA、NCCTG N9831、NSABP B-31 和 BCIRG 006 试验）结果一致表明，HER2 阳性乳腺癌患者在术后辅助化疗的基础上接受 1 年曲妥珠单抗治疗能显著延长 DFS 和 OS，使早期乳腺癌患者复发风险降低 36%~52%，死亡风险降低 33%。根据这些研究结果，欧盟和美国分别于 2006 年 5 月和 11 月批准曲妥珠单抗用于 HER2 阳性早期乳腺癌的术后辅助治疗。2014 年 11 月，JCO 杂志报道了 NSABP B-31 和 NCCTG N9831 随访 10 年的结果：曲妥珠单抗联合化疗与单独化疗相比，可以相对提高 37% 的 OS，10 年 OS 由 75.2% 提高到 84%，DFS 由 62.2% 提高到 73.7%。以上研究结果奠定了曲妥珠单抗在 HER2 阳性乳腺癌术后辅助靶向治疗地位，并成为标准治疗方案。近些年，对 HER2 阳性早期乳腺癌高危患者进一步延长曲妥珠单抗治疗时限与其他靶向治疗联用等方式的研究，对 HER2 阳性早期乳腺癌低危或腋窝淋巴结阴性患者，缩短曲妥珠单抗治疗时限等降级方案做出有益的探索。但尚不能改变 HER2 阳性早期乳腺癌患者一年的治疗时限。贝伐单抗联合曲妥珠单抗、曲妥珠单抗序贯 Neratinib 已有初步的临床研究结果，但尚不能改变现行的治疗共识。目前，我国的 HER2 阳性乳腺癌的治疗现状不容乐观，一项针对 5480 名肿瘤患者的全国性调查报告显示，其中 57% 的患者进行了 HER2 检测，只有不到 10% 的患者得到了标准的基础治疗。因而，不难看出，规范抗 HER2 治疗，更新我国肿瘤医生的治疗理念，改变现行的医疗行为，任重而道远。

（二）新辅助治疗

新辅助治疗同样包括新辅助化疗、新辅助内分泌治疗及分子靶向治疗。新辅助化疗主要针对不可手术的局部晚期乳腺癌、炎性乳腺癌、II~III 期有强烈的保乳意愿的乳腺癌患者，通过化疗降期，使得不能手术的患者获得手术机会。随着新辅助化疗在乳腺癌治疗中的广泛认同，临床采用有扩大趋势，但实际仍存争议。共识之处在于缩小肿瘤便于手术，提高乳腺癌的切除率，争议之处包括无效者延误手术时机、过度治疗、通过新辅助化疗达到病理完全缓解（Pathologic complete response，pCR）、能否转化预期生存优势等问题。国际大宗临床试验 NSABP B-18 试图回答新辅助化疗与辅助化疗相比，能否提高患者的无病生存率和总体生存率，中位随访 16 年的结果：新辅助化疗与辅助化疗的 DFS 和 OS 没有显著性差异，但是新辅助化疗中获得 pCR 患者的预后优于非 pCR 患者，同时新辅助化疗能提高部分患者的保乳率。B-27 试验的研究目的在于评价新辅助化疗在 AC 的基础上加用 T 能否提高 DFS 和 OS，中位随访 8.5 年的研究结果表明，AC 的基础上加用 T 能使患者的 pCR 率从 13% 提高到 26%，达到 pCR 改善患者的 DFS 和 OS。11 项临床试验共 3946 例患者进行的荟萃分析结果表明：新辅助化疗与辅助化疗相比，并不能提高患者的 DFS、OS、无远处转移生存率，反而增加了局部复发的风险。这些风险可能与保乳率及完全缓解率的提高有关。一般认可辅助化疗的方案均适用于新辅助化疗方案，与辅助化疗相比，可以认为新辅助化疗作为体内药敏试验的一部分，筛选出的治疗方案仍需长期随访来确定。在临床实践中，临床医生应严格按照指南实施新辅助化疗，保持清醒的头脑，不要滥用，不要让能手术的失去手术机会，不要让能保乳的失去保乳机会。

新辅助内分泌治疗是指对非晚期乳腺癌在应用局部治疗前进行的系统性内分泌治疗。尽管对新辅助内分泌治疗争议较大，但对于不能耐受化疗的、激素受体阳性的绝经后的局部晚期乳腺癌，仍有实施的空间。随着新的靶向药物的问世，靶向药物联合内分泌药物治疗逐渐成为临床重视的焦点，可能进一步推动新辅助内分泌治疗领域的发展。新辅助内分泌治疗和新辅助化疗相似，能够使那些对内分泌治疗敏感的乳腺癌原发病灶和区域淋巴结降期，特别对于老年及一般情况较差的患者,起到事半功倍的效果。对于部分激素受体阳性的乳腺癌患者来说,新辅助化疗可能不是最佳的治疗方式,对新辅助内分泌治疗可能有更好的疗效。早期研究提示,术前他莫昔芬治疗可以使肿瘤降期,并提高保留乳房手术的成功率。临床研究发现,对于他莫昔芬新辅助治疗有效的患者,其长期生存率明显高于对他莫昔芬治疗无效的患者。随着第三代芳香化酶抑制剂的问世,新辅助内分泌治疗的研究引起了更广泛的关注。研究发现,第三代芳香化酶抑制剂对绝经后激素受体阳性的乳腺癌患者进行新辅助内分泌治疗的疗效明显高于他莫昔芬,保留乳房手术成功率也高于他莫昔芬。新辅助内分泌治疗目前尚未成为乳腺癌的常规治疗方法,但对于绝经后激素受体阳性的局部晚期乳腺癌,新辅助内分泌治疗,可能是解决对新辅助化疗不敏感的办法之一。

在新辅助抗 HER2 治疗临床研究中,曲妥珠单抗在对 HER2 阳性乳腺癌患者的治疗中同样体现了优势。NOAH、NeoALTTO、GeparQuinto 及 NeoSphere 等应用曲妥珠单抗新辅助治疗的随机临床研究结果显示:多种新辅助化疗方案联合曲妥珠单抗治疗可最大化影响疾病进程,提高 pCR 率,部分研究(NOAH)可以转化生存优势,双靶向药物联合新辅助治疗的疗效更具优势。双靶向联合化疗进一步提高 pCR 率,NCCN 乳腺癌临床实践指南已将双重抗 HER2 治疗纳入化疗降级的新辅助治疗中。HER2 治疗依然缺乏有效的标志物以改善治疗,需要鉴别抗 HER2 耐药的患者,鉴别不需要强化方案的患者,鉴别无需化疗的患者。HER2 阳性乳腺癌的生物学特点和疾病驱动因素是转化医学研究的重点。2014 年的一项研究采用双或单抗 HER2 治疗联合新辅助化疗治疗中 PIK3CA 基因型和 pCR 率之间的关联。结果显示,PIK3CA 突变的 HER2 阳性乳腺癌不易达到 pCR。同样,在 NSABP B-31 临床试验中也探讨了分子亚型、PIK3CA 突变对预测曲妥珠单抗辅助治疗乳腺癌的获益程度的影响。结果显示, 1578 例病理标本中有 741 例(47.0%)为 HER2 高表达(HER2E)亚型,其中有 166 的(24.7%)为 PIK3CA 突变。与在进展期和新辅助临床试验中所得到的结果不同,NSABP B-31 中 PIK3CA 和 PAM50 内在亚型不是曲妥珠单抗辅助治疗的预测标志物,因此,有关 HER2 阳性患者的基因突变与疗效的关系仍是以后研究的重点。目前开展的临床研究,如贝伐单抗联合曲妥珠单抗、帕妥珠单抗联合曲妥珠单抗、T-DM1 已经产生令人鼓舞的结果,进一步的研究仍在进行中,我们也将拭目以待。

目前,乳腺癌新辅助治疗,既看到希望,也存在争议,如新辅助治疗前后疗效的判定、相关病理检测化疗反应与临床疗效不一致的判定、功能影像与常规影像的判定, pCR 与新辅助化疗后生存的关系等问题。其实有争议才能深入研究,才有进步的空间,相信随着基因生物技术的发展,对带动乳腺癌新辅助个体化治疗的进步,提高患者的远期生存率都将成为可能。

二、晚期乳腺癌的内科治疗

晚期乳腺癌泛指初治Ⅳ期或经治疗后复发、转移的患者。这一类患者治疗较为困难,中位生存期为 18~24 个月, 5 年生存率为 20%,治疗主要以缓解症状、提高生存质量、延长生存时间、最大限度减少治疗相关毒性为目的。过去的 30 年间,总生存率有明显提高,特别是

HER2 阳性晚期乳腺癌患者。进行常规治疗前,应进行全面的病情评估,包括:病史采集、体格检查和实验室检查,内脏转移情形的判断,既往药物治疗情况,对初治复发病灶尽可能活检,明确病理状态,特别是 ER/PR 和 HER2 的检测,这些都对初始治疗极有帮助。同时,应进行全面规划,特别考虑全程管理的原则,内分泌与化疗尽可能有机序贯使用,给予患者最大获益的合理治疗。多数专家主张,根据病情采用不同的综合治疗方法,包括:对雌激素和(或)孕激素受体阳性患者实施的内分泌治疗;对 HER2 阳性患者给予分子靶向治疗联合化疗;对于病情发展迅速、内脏转移或三阴性晚期乳腺癌患者,应及时迅速给予化疗解救治疗。针对激素受体阳性晚期乳腺癌患者,内分泌治疗是最为成熟有效的疗法之一,包括雌激素受体拮抗剂、芳香化酶抑制剂、促黄体生成素释放激素类似物、孕激素等,特别是肿瘤负荷小,单纯骨转移或软组织转移者,建议采用内分泌治疗。对于绝经后患者给予他莫昔芬或芳香化酶抑制剂耐药的二线治疗,是目前研究的焦点。而已经纳入各种指南的氟维司群、mTOR 抑制剂联合依西美坦,CDK4/6 抑制剂 Palbociclib 联合氟维司群或来曲唑都已表现明显的临床疗效,另外,组蛋白去乙酰化酶(HDAC)、PI3K 抑制剂 Taselinib 等高活性靶向治疗药物相继问世,都成为临床关注的焦点。

晚期乳腺癌的化疗主要针对肿瘤负荷大、进展快、有明显的内脏转移、内分泌治疗耐药的激素受体阳性、激素受体阴性及 HER2 阳性的患者。单药化疗的疗效较低,但联合化疗可以提高有效率。从历史上看,20 世纪 70 年代初期最常用的联合化疗是 CMF 方案,80~90 年代以蒽环类为主的联合化疗为多,90 年代随着紫杉类药物的问世和蒽环类药物的耐药问题出现,以紫杉类为主的联合化疗方案占据主导地位。蒽环、紫杉类耐药的晚期患者,采用抗代谢类药物,如卡培他滨、吉西他滨,或其他抗微管类药物,如长春瑞滨、艾日布林等,三阴性乳腺癌的患者可以选择含铂类化疗药物。应根据患者不同特点来采用单药或联合化疗。就化疗疗程的时限而论,有研究表明,多于 6 个月的化疗比短期化疗效果更好,但是否进行更长时间的化疗治疗,结论尚有争议。理论上讲,尽可能经化疗取得 CR 或 PR,再给予 1~2 个周期的化疗,待出现肿瘤进展再继续给予化疗也是合理的选择。对于一线治疗进展的患者,换用二、三线化疗方案。对于三线以上的患者,可以考虑参加临床研究。尽管如此,国内也有报道,仅有 40% 的晚期乳腺癌患者接受了二线治疗方案,仅有 1/4 的患者接受三线治疗方案,这一数据显著低于日本或美国 80% 的乳腺癌患者接受了二线治疗方案,65% 接受了三线治疗方案。二、三线治疗方案使用率较低的原因主要是缺乏长远的系统治疗规划、医疗费用负担过重、改行传统中医治疗等原因。晚期乳腺癌的靶向治疗至今仍是最为活跃的领域之一,特别是针对 HER2 阳性患者,曲妥珠单抗联合紫杉类药物,使其带来 DFS 18 个月的优势,明显延长 OS。随着帕妥珠单抗的问世,曲妥珠单抗 + 帕妥珠单抗 + 紫杉类药物的双靶向药物的联合使用,更进一步提高疾病控制时间 6.1 个月,其已纳入 NCCN 乳腺癌临床诊疗指南中。曲妥珠单抗进展后的患者,接受曲妥珠单抗、拉帕替尼联合卡培他滨仍能取得较好疗效。EMILIA 研究中,T-DM1 治疗与经典的二线治疗方案拉帕替尼和卡培他滨比较,明显改善了疾病的疾病控制率和总生存期。T-DM1 已然成为 HER2 阳性晚期乳腺癌二线治疗的优选方案。随着有关帕妥珠单抗、T-DM1 临床试验结果的相继出炉,进一步改善

HER2 阳性晚期乳腺癌的治疗效果成为可能,而针对其他靶点的药物,如贝伐单抗、阿帕替尼正在取得部分成果,必将改变未来的临床实践。

三、精准医学下的个体化治疗

随着对乳腺癌生物学的不断深入了解,已经认识到乳腺癌并非是单一的疾病,那么过去的单一的统一的化疗方案就不一定适合所有患者。特别是临床大数据解读的应用,其带来两种诊治模式变化:一种是从循证医学演变来的临床诊治指南或共识,以循证医学证据共识为先导,预测临床疗效及可能带来的生存优势;另一种根据不同个体年龄、临床分期、组织学类型、分子分型而发展起来的个体化治疗模式,特别是基因组、蛋白质组学技术的快速发展,从循环肿瘤细胞(CTC)、循环肿瘤 DNA(ctDNA)、肿瘤标志物精准监测病情的诊断、治疗前后的反应变化、预测靶向药物的敏感性到远期生存的预测等方面,精准进行个体化治疗的选择。乳腺癌的诊治模式:从经验治疗到循证医学治疗再到个体化精准治疗。目前的时代正是从循证医学治疗到个体化精准治疗的阶段。这是历史发展的必然,从单中心小样本的临床研究到多中心的临床前瞻性研究,再到临床大数据的聚集至精准医学下的个体化治疗,而集成这些大数据的医学成果,具体到患者的个体化,将得到准确、合理、有效的治疗。

纵观乳腺癌内科的发展历史,新药不断问世,逐步提高疗效,积跬步以至千里。从 Fisher、Bonadonna 的辅助治疗研究,到 Slamon 发现 HER2 与乳腺癌的关系,再至 Perou 通过基因芯片的研究手段对乳腺癌进行的分子分型,我们看到了否定之后再肯定的曲折过程。尽管前进的每一步都是艰难,但宗旨不变,即提高有效率,延长生存,最终战胜肿瘤疾患。

(佟仲生)

参 考 文 献

1. 陈万青,郑荣寿,张思维 . 2012 年中国恶性肿瘤发病和死亡分析 . 中国肿瘤,2016,25(1):1-8

2. 郝希山 . 卫生部中央财政转移支付地方"中国女性乳腺癌筛查项目".2008~2009

3. 郝希山 . 卫生公益性行业科研专项经费项目"中国女性乳腺癌筛查模式的探索研究".2009~2012

4. Antoniou A,Pharoah PD,Narod S et al. 2003. Average risks of breast and ovarian cancer associated with BRCA1 or BRCA2 mutations detected in case Series unselected for family history: a combined analysis of 22 studies. Am J Hum Genet,72:1117~1130

5. Baselga J,Bradbury I,Eidtmann H et al. 2012. Lapatinib with trastuzumab for HER2-positive early breast cancer(Neo ALTTO):a randomised,open-Label,multicentre, phase 3 trial.Lancet,379: 633~640

6. Baselga J, Perez EA, Pienkowski T et al. 2006. Adjuvant trastuzumab: A milestone in the treatment of her2-positive early breast cancer. The oncologist,Suppl 1,4~12

7. Bonadonna G,Moliterni A,Zambetti M et al. 2005. 30 Years' Follow Up of Randmised Studies of Adjuvant CMF in Operable Breast Cancer: Cohort Study BMJ ,330:217~220

8. Cataliotti L,Buzdar AU,Noquchi S et al. 2006. Comparison of anastrozole versus tamoxifen as preorative therapy in postmenopausal women with pormonereceptor-positive breast cancer: the preoperative arimidex Compared to amoxifen(PROACT)trial. Cancer,106:2095~2103

9. Coates AS,Keshaviah A,Thurlimann B et al. 2007. Five years of letrozole compared with tamoxifen as

initial adjuvant therapy for postmenopausal women with endocrine-responsive early breast cancer: update of study BIG 1-98 [J]. J Clin Oncol，25: 486~492

10.Cuzick J，Sestak I，Forbes JF et al. 2014. Anastrozole for prevention of breast cancer in high-risk

11.Postmenopausal women（IBIS-II）:an international，double-blind，randomised placebo-controlled trial，383:1041~1048

12.Davies C，Pan H，Godwin J et al. 2013. Long-term effects of continuing adjuvant tamoxifen to 10 years versus stopping at 5 years after diagnosis of oestrogen receptor-positive breast cancer: ATLAS，a randomised trial[J]. The Lancet，381: 805~816

13.EBCTCG. 1998. Tamoxifen for early breast cancer: an overview of the randomized trials Lancet 351:1451~1467

14.Ellis MJ，Ma C. 2007. letrozole in the neoadjuvant setting: the P024 trial．Breast Cancer Res Treat，105suppl1:3343

15.Fisher B，Brown AM，Dimitrov NV.et al. 1990. Two months of doxorubicin-cyclophosphamide with and without interval reinduction therapy compared with 6 months of cyclophosphamide，methotrexate，and fluorouracil in positive-node breast cancer patients with tamoxifen-nonresponsive tumors: results from the National Surgical Adjuvant Breast and Bowel Project B-15. J Clin Oncol，8:1483~1496

16.Fisher B，Bryant J，Wolmark N et al. 1998. Effect of Preoperative Chemotherapy on the outcome of Women with Operable Breast Cancer. J Clin Oncol，16:2672~2685

17.Fisher B，Brown A，Mamounas E et al. 1997. Effect of preoperative chemotherapy on local regional disease in women with operable breast cancer: findings from National Surgical Adjuvant Breast and Bowel Project B-18. J Clin Oncol，15:2483~2493

18.Fletcher SW，Black W，Harris R et al. 1993. Report of the International Workshop on Screening for Breast Cancer. J Natl Cancer Inst，85:1644~1656

19.Forbes JF，Cuzick J，Buzdar A et al. 2008. Effect of anastrozle and tamoxifen as adjuvant treatment for early stage breast cancer :100 month analysis of the ATAC trial[J]．Lancet Oncol，9:45~53

20.Ford D，Easton DF，Bishop DT et al. 1994. Risks of cancer in BRCA1-mutation carriers. Breast Cancer Linkage Consortium. Lancet，343:692~695

21.Gianni L，Eiermann W，Semiglazov V et al. 2010. Neoadjuvant chemotherapy with trastuzumab followed by adjuvant trastuzumab versus neoadjuvant chemotherapy alone，in patients with HER2-positive locally advanced breast cancer（the NOAH trial）:a randomised controlled superiority trial with a parallel HER2-negative cohort.Lancet，375:377~384

22.Gianni L，Pienkowski T，Im YH et al. 2012. Efficacy and safety of neoadjuvant Pertuzumab and trastuzumab in women with locally advanced，inflammatory or early HER2-positive breast cancer （NeoSphere）:arandomised multicentre openlabel，phase 2 trial．Lancet Oncol，13: 25~32

23.Gray R G，Rea D W，Handley K et al. 2008. aTTom（adjuvant Tamoxifen-To offer more?）: Randomized trial of 10 versus 5 years of adjuvant tamoxifen among 6，934 women with estrogen receptor-positive（ER+）or ER untested breast cancer-Preliminary results[J]. Journal of Clinical Oncology，26:513

24. Siegel RL，Miller KD，Jemal A. Cancer statistics，2015. CA Cancer J Clin ,65:5~29

25.Tabar L，Vitak B，Chen HH et al. 2000. The Swedish Two-County Trial twenty years later. Updated mortality results and new insights from long-term follow-up. Radiol Clin North Am，38:625~651

26.Gail M，Rimer B. 1998. Risk-based recommendations for mammographic screening for women in their forties. J Clin Oncol，16:3105~3114

27.Goss PE，Ingle JN，Alés-Martínez JE et al. 2011. Exemestane for breast-cancer prevention in postmenopausal women. N Engl J Med，364: 2381~2391

28.Henderson IC，Berry DA，Demetri GD et al. 2003. Improved outcomes from adding sequential Paclitaxel but not from escalating Doxorubicin dose in an adjuvant chemotherapy regimen for patients with node-positive primary breast cancer. J Clin Oncol，21:976~983

29.Mackey JR，Martin M，Pienkowski T et al. 2013. Adjuvant docetaxel，doxorubicin，and cyclophosphamide in node-positive breast cancer: 10-year follow-up of the phase 3 randomised BCIRG 001 trial. Lancet Oncol，14:72~80

30.Perez EA，Romond EH，Suman VJ et al. 2014. Trastuzumab plus adjuvant chemotherapy for human epidermal growth factor receptor 2-positive breast cancer: Planned joint analysis of overall survival from nsabp b-31 and ncctg n9831. Journal of clinical oncology: official journal of the American Society of Clinical Oncology，32:3744~3752

31.Von Minckwitz G，Schneeweiss A，Loibl S et al. 2014. Neoadjuvant carboplatin in patients with triple-negative and HER2-positive early breast cancer（GeparSixto；GBG 66）: a randomised phase 2 trial. Lancet Oncol，15:747~756

第2章 乳腺癌分期及病理类型

第1节 乳腺癌临床分期

乳腺癌分期采用美国癌症联合会（American Joint Committee on Cancer，AJCC）于2010年制定的第7版TNM分期，具体如下表所示：

（1）T即肿瘤大小的测量，分为：原发肿瘤的临床测量（cT）与病理学测量（pT），两者标准一致，测量均需精确至毫米。对于略低于或高于临界值的测量结果可记录为临界值，如1.1 mm记录为1 mm，2.01 cm记录为2 cm。新辅助治疗后，原发肿瘤（ypT）大小取决于病理学大小，即浸润癌的最大直径，多灶病变需标注mm。

表 2-1　T 为原发肿瘤

Tx		原发肿瘤无法评估
T0		无原发肿瘤证据
Tis		原位癌
	Tis（DCIS）	导管原位癌
	Tis（LCIS）	小叶原位癌
	Tis（Paget's）	不伴肿瘤的 Paget 病（乳头 Paget 病与浸润癌或乳腺实质原位癌不同。与 Paget 病有关的乳腺实质的肿瘤，需根据实质病变大小和特征进行分类，并应注明 Paget 病）
T1		肿瘤最大直径≤20 mm
	T1mi	肿瘤最大直径≤1 mm
	T1a	肿瘤最大直径＞1 mm 而≤5 mm
	T1b	肿瘤最大直径＞5 mm 而≤10 mm
	T1c	肿瘤最大直径＞10 mm 而≤20 mm
T2		肿瘤最大直径＞20 mm 而≤50 mm
T3		肿瘤最大直径＞50 mm
T4		不论肿瘤大小，直接侵犯胸壁和（或）皮肤（溃疡或皮肤结节）
	T4a	侵犯胸壁（包括肋骨、肋间肌、前锯肌，不包括胸肌）
	T4b	乳房皮肤溃疡、同侧皮肤卫星结节、水肿（包括橘皮样变），但尚未达到炎性乳腺癌诊断标准
	T4c	T4a+T4b
	T4d	炎性乳腺癌

（2）N及区域淋巴结转移的测量：新辅助治疗后，ypN参照治疗前。治疗后，进行前哨淋巴结解剖者，需标注sn。新辅助治疗后，未行前哨或腋窝淋巴结解剖者为ypNx。

表 2-2　临床分类(N)

Nx		区域淋巴结无法评估(先前已切除)
N0		无区域淋巴结
N1		同侧Ⅰ、Ⅱ级腋窝淋巴结转移,可活动
N2		同侧Ⅰ、Ⅱ级腋窝淋巴结转移,淋巴结之间或与周围组织固定或融合,或临床发现有内乳淋巴结转移且没有同侧Ⅰ、Ⅱ级腋窝淋巴结转移
	N2a	同侧Ⅰ、Ⅱ级腋窝淋巴结转移,淋巴结之间或与周围组织固定或融合
	N2b	临床发现有内乳淋巴结转移且没有同侧Ⅰ、Ⅱ级腋窝淋巴结转移
N3		同侧锁骨下淋巴结(Ⅲ级腋窝淋巴结)转移,伴或不伴有Ⅰ、Ⅱ级腋窝淋巴结转移;或临床发现有内乳淋巴结转移,伴同侧Ⅰ、Ⅱ级腋窝淋巴结转移;或同侧锁骨上淋巴结转移,伴或不伴有腋窝淋巴结转移
	N3a	同侧锁骨下淋巴结转移,伴或不伴有Ⅰ、Ⅱ级腋窝淋巴结转移
	N3b	内乳淋巴结转移,伴同侧Ⅰ、Ⅱ级腋窝淋巴结转移
	N3c	同侧锁骨上淋巴结转移

表 2-3　病理分类(pN)

pNx		区域淋巴结无法评估(先前已切除或该部位未行手术治疗)
pN0		组织学检查无区域淋巴结转移
	pN0(i-)	组织学检查无区域淋巴结转移,免疫组化阴性
	pN0(i+)	组织学检查无区域淋巴结转移,免疫组化阳性
	pN0(mol-)	组织学检查无区域淋巴结转移,分子生物学(RT-PCR)检测阴性
	pN0(mol+)	组织学检查无区域淋巴结转移,分子生物学检测阳性,免疫组化阴性
pN1		微转移,或1~3 枚腋窝淋巴结转移,和(或)经前哨淋巴活检发现内乳淋巴结转移,无临床征象
	pN1mi	微转移(> 0.2 mm,单个淋巴结或单张组织切片中肿瘤细胞数> 200,但最大直径≤ 2 mm)
	pN1a	1~3 枚腋淋巴结转移,至少1 枚最大直径> 2 mm
	pN1b	经前哨淋巴结活检发现内乳淋巴结转移,无临床征象
	pN1c	pN1a+ pN1b
pN2		4~9 枚同侧腋窝淋巴结转移,或存在有临床征象的内乳淋巴结转移,但不伴有同侧腋窝淋巴结转移
	pN2a	4~9 枚同侧腋窝淋巴结转移,至少1 枚最大直径> 2 mm
	pN2b	存在有临床征象的内乳淋巴结转移,但不伴有同侧腋窝淋巴结转移
pN3		≥ 10 枚同侧腋窝淋巴结转移;或同侧锁骨下淋巴结(Ⅲ级腋窝淋巴结)转移;或存在有临床征象的内乳淋巴结转移并伴有≥ 1 枚Ⅰ、Ⅱ级腋窝淋巴结转移;> 3 枚腋淋巴结转移,且经前哨淋巴结活检发现内乳淋巴结转移,但无临床征象;或锁骨上淋巴结转移 临床发现有内乳淋巴结转移伴同侧Ⅰ、Ⅱ级腋窝淋巴结转移;或同侧锁骨上淋巴结转移,伴或不伴有腋窝淋巴结转移
	N3a	≥ 10 枚同侧腋窝淋巴结转移(至少1 枚最大直径> 2 mm);或同侧锁骨下淋巴结(Ⅲ级腋窝淋巴结)转移
	N3b	存在有临床征象的内乳淋巴结转移并伴有≥ 1 枚Ⅰ、Ⅱ级腋窝淋巴结转移;> 3 枚腋窝淋巴结转移,且经前哨淋巴结活检发现内乳淋巴结转移,但无临床征象
	N3c	同侧锁骨上淋巴结转移

（3）M 即远处转移。

表 2-4　M 即远处转移

M0	临床或影像学检查未见远处转移
cM0i+	临床或影像学检查无远处转移证据及征象,但分子学或组织学可检测到骨髓、血液或其他非淋巴结的器官中≤ 0.2 mm 的转移灶
M1	临床或影像学检查发现远处转移,或组织学发现＞ 0.2 mm 的转移灶

表 2-5　临床分期

0 期	Tis	N0	M0
Ⅰ A 期	T1	N0	M0
Ⅰ B 期	T0	N1mi	M0
	T1	N1mi	M0
Ⅱ A 期	T0	N1	M0
	T1	N0	M0
	T2	N0	M0
Ⅱ B 期	T2	N1	M0
	T3	N0	M0
Ⅲ A 期	T0	N2	M0
	T1	N2	M0
	T2	N2	M0
	T3	N1,N2	M0
Ⅲ B 期	T4	N0,N1,N2	M0
Ⅲ C 期	任何 T	N3	M0
Ⅳ期	任何 T	任何 N	M1

第 2 节　乳腺癌的病理类型

一、乳腺癌的组织学分类

乳腺癌有多种组织学分类方法,WHO 2012 年制定的第 4 版组织学分类,具体如下:

（一）上皮性肿瘤

1　微浸润性癌

2　浸润性乳腺癌

　　2.1　非特殊型浸润性癌

　　（1）　多形性癌

　　（2）　伴破骨细胞样间质巨细胞的癌

（3）　伴绒毛膜癌特征的癌

（4）　伴黑色素特征的癌

2.2　浸润性小叶癌

（1）　经典型小叶癌

（2）　实性小叶癌

（3）　腺泡状小叶癌

（4）　多形性小叶癌

（5）　管状小叶癌

（6）　混合性小叶癌

2.3　小管癌

2.4　筛状癌

2.5　黏液癌

2.6　伴髓样特征的癌

（1）　髓样癌

（2）　非典型髓样癌

（3）　伴髓样特征的非特殊型浸润性癌

2.7　伴大汗腺分化的癌

2.8　伴印戒细胞分化的癌

2.9　浸润性微乳头状癌

2.10　非特殊型化生性癌

（1）　低级别腺鳞癌

（2）　纤维瘤病样化生性癌

（3）　鳞状细胞癌

（4）　梭形细胞癌

（5）　伴间叶分化的化生性癌

　　①　软骨样分化

　　②　骨样分化

　　③　伴间叶分化的其他类型

（6）　混合型化生性癌

（7）　肌上皮癌

2.11　少见类型

（1）　伴神经内分泌特征的癌

　　①　神经内分泌肿瘤,高分化

　　②　神经内分泌癌,低分化（小细胞癌）

　　③　伴神经内分泌分化的癌

（2）　分泌性癌

（3） 浸润性乳头状癌

（4） 腺泡细胞癌

（5） 黏液表皮样癌

（6） 多形性癌

（7） 嗜酸细胞癌

（8） 富于脂质癌

（9） 富于糖原透明细胞癌

（10） 皮脂腺癌

（11） 涎腺/皮肤附属器型肿瘤

  ① 圆柱瘤

  ② 透明细胞汗腺腺瘤

3 上皮‐肌上皮肿瘤

 3.1 多形性腺瘤

 3.2 腺肌上皮瘤伴癌的腺肌上皮瘤

 3.3 腺样囊性癌

4 前驱病变

 4.1 导管原位癌

 4.2 小叶肿瘤

 （1） 小叶原位癌

  ① 经典型小叶原位癌

  ② 多形性小叶原位癌

 （2） 非典型小叶增生

5 导管内增生性病变

 5.1 普通型导管增生

 5.2 柱状细胞病变（包括平坦型上皮非典型性）

 5.3 非典型导管增生

6 乳头状病变

 6.1 导管内乳头状瘤

 （1） 导管内乳头状瘤伴非典型增生

 （2） 导管内乳头状瘤伴导管原位癌

 （3） 导管内乳头状瘤伴小叶原位癌

 6.2 导管内乳头状癌

 6.3 包膜内乳头状癌

  包膜内乳头状癌伴浸润

 6.4 实性乳头状癌

 （1） 原位

　　（2）浸润性

7　良性上皮性病变

　　7.1　硬化性腺病

　　7.2　大汗腺腺病

　　7.3　微腺管腺病

　　7.4　放射性瘢痕 / 复合硬化性病变

　　7.5　腺瘤

　　　　（1）管状腺瘤

　　　　（2）泌乳腺瘤

　　　　（3）大汗腺腺瘤

　　　　（4）导管腺瘤

（二）间叶肿瘤

1　结节性筋膜炎

2　肌纤维母细胞瘤

3　韧带样型纤维瘤病

4　炎性肌纤维母细胞性肿瘤

5　良性血管病变

　　5.1　血管瘤

　　5.2　血管瘤病

　　5.3　非典型血管病变

6　假血管瘤样间质增生

7　颗粒细胞肿瘤

8　良性外周神经鞘膜肿瘤

　　8.1　神经纤维瘤

　　8.2　神经鞘瘤

9　脂肪瘤

　　9.1　血管脂肪瘤

10　脂肪肉瘤

11　血管肉瘤

12　横纹肌肉瘤

13　骨肉瘤

14　平滑肌瘤

15　平滑肌肉瘤

（三）纤维上皮性肿瘤

1　纤维腺瘤

2　叶状肿瘤

  2.1 良性

  2.2 交界性

  2.3 恶性

  2.4 导管周围间质肿瘤,低级别

 3 错构瘤

（四）乳头肿瘤

1 乳头腺瘤

2 汗管瘤样肿瘤

3 乳头 Paget 病

（五）恶性淋巴瘤

1 弥漫性大 B 细胞淋巴瘤

2 Burkitt 淋巴瘤

3 T 细胞淋巴瘤

  3.1 间变性大细胞淋巴瘤，ALK 阴性

  3.2 MALT 型结外边缘区 B 细胞淋巴瘤

4 滤泡性淋巴瘤

（六）转移性肿瘤

（七）男性乳腺肿瘤

1 男性乳腺发育症

2 癌

  2.1 浸润性癌

  2.2 原位癌

（八）临床表现性癌

1 炎症性癌

2 双侧乳腺癌

二、免疫组化分类

  （1）ER、PR 结果判定参考 ASCO/CAP（American Society of Clinical Oncology/College Of American Pathologists）评分系统（2010 年版）：阳性信号定位于细胞核,切片中阳性细胞数所占比例 ≥ 1% 定义为阳性,小于 1% 为阴性。

  （2）HER2 结果判定参考 ASCO/CAP（American Society of Clinical Oncology/College Of American Pathologists）评分系统（2013 年版）。见图 2-1。

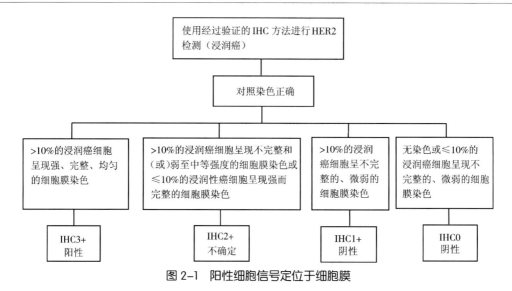

图 2-1　阳性细胞信号定位于细胞膜

（3）Ki67 结果判定：阳性信号定位于细胞核。Ki67 的表达是根据肿瘤细胞中细胞核着色细胞的百分数来判定的。阳性百分数越高，患者预后越差，目前对于其阳性节点尚无统一标准，目前多以 20% 作为节点，将 Ki67 > 20% 的 Luminal A 型归为 Luminal B 型中。

（4）P53 阳性信号定位于细胞核。P53 的表达是根据肿瘤细胞中细胞核着色、细胞的百分数来判定的。天津市肿瘤医院检测的是突变型 P53，其阳性百分数越高，患者预后越差，目前对于其阳性节点尚无统一标准，目前文献研究多以 10% 作为节点。

（5）CK5/6 及 EGFR 阳性信号定位于细胞膜或浆，只要有肿瘤细胞表达即可判断为阳性，目前天津市肿瘤医院多在三阴性乳腺癌患者中检测 EGFR 和 CK5/6，若 CK5/6 阳性和（或）EGFR 阳性者为基底细胞样乳腺癌，预后较差。

（6）肿瘤浸润淋巴细胞

肿瘤浸润淋巴细胞（Tumor-infiltrating lymphocytes，TILs）是聚集在肿瘤病灶区域内的 T 淋巴细胞、B 淋巴细胞、自然杀伤细胞（NK 细胞）等，在肿瘤免疫机制中处于免疫应答和调控作用的前沿。淋巴细胞在肿瘤中的浸润程度可通过 HE 染色进行评价。TILs 的评估对乳腺癌，特别是三阴性乳腺癌和 HER2 阳性乳腺癌患者，具有潜在的治疗效果评估和预后预测价值。

三、HER2 的基因检测

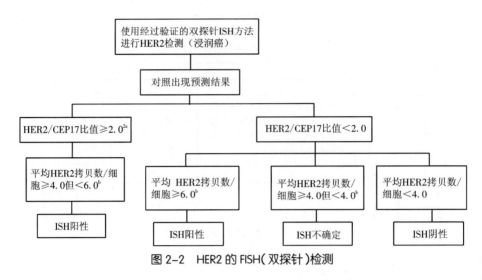

图 2-2　HER2 的 FISH(双探针)检测

注：a,对于 HER2/CEP17 比值≥ 2.0,但平均 HER2 拷贝数 / 细胞＜ 4.0 的病例是否应该视为 FISH 阳性,目前尚存争议；建议对这部分病例在报告中加以备注,提示目前的争议,建议临床医师参考免疫组织化学检测结果并与患者进行必要的沟通；　b,见于均质、连续的浸润细胞,且占浸润癌的 10% 以上。

四、乳腺癌的分子分型

乳腺癌的分子分型包括：Luminal A 型、Luminal B 型、HER2 过表达型及 Basal-like 型。
表 2-6 为乳腺癌的分子分型。

表 2-6　乳腺癌的分子分型

分子分型	标志物	备注
Luminal A 型	ER/PR 阳性且 PR 高表达 HER2 阴性 Ki67 低表达	ER、PR、Ki67 表达的判定值建议采用报告阳性细胞的百分比。Ki67 高低表达的判定值在不同病理实验中心可能不同,可采用 20% 作为判断 Ki67 高低的界值；同时,以 20% 作为 PR 表达高低的判定界值 *,可进一步区分 Luminal A 样 Luminal B 型（HER2 阴性）
Luminal B 型	HER2 阴性型 ER/PR 阳性 HER2 阴性 且 Ki67 高表达或 PR 低表达	上述不满足 Luminal A 型条件的 Luminal 型肿瘤均可作为 Luminal B 型
	HER2 阳性型 ER/PR 阳性 HER2 阳性（蛋白过表达或基因扩增） 任何状态的 Ki67	
HER2 阳性型	HER2 阳性（蛋白过表达或基因扩增） ER 阴性和 PR 阴性	

续表

分子分型	标志物	备注
Basal-like 型	三阴性（非特殊型浸润性导管癌） ER 阴性 PR 阴性 HER2 阴性	三阴性乳腺癌和 Basal-like 型乳腺癌之间的重合度约 80%；但是三阴性乳腺癌也包含一些特殊类型乳腺癌，如髓样癌（典型性）和腺样囊性癌，此类癌的复发转移风险较低

*：以 20% 作为 PR 表达高低的判定界值，目前仅有一篇回顾性文献支持（参考文献，J Clin Oncol，2013，31:203-209）。

（何丽宏　张丽）

参 考 文 献

1.Altaf FJ，Mokhtar GA，Emam E，et al. 2014. Metaplastic carcinoma of the breast: animmunohistochemical study. Diagn Pathol，9:139

2.Cheang MC，Chia SK，Voduc D，et al.2009. Ki67 index，HER2 status，and prognosis of patients with luminal B breast cancer. J Natl Cancer Inst，101:736~750

3.Coates AS，Winer EP，Goldhirsch A，et al. 2015. Tailoring therapies-improving the management of early breast cancer: St Gallen International Expert Consensus on the Primary Therapy of Early Breast Cancer 2015. Ann Oncol，26（8）:1533~1546

4.Edge SB，Byrd DR，Compton CC，et al. 2010. AJCC cancer staging manual（7th ed）. New York，NY: Springer

5.Hammond ME，Hayes DF，Dowsett M，et al. 2010. American Society of Clinical Oncology/College of American Pathologists Guideline Recommendations for Immunohistochemical Testing of Estrogen and Progesterone Receptors in Breast Cancer（Unabridged Version）. Arch Pathol Lab Med，134: e48~e72

6.Lakhani SR，EllisI O，Schnitt SJ，et al.2012. WHO classification of tumors of the breast.　World Health Organization classification of tumours. 4th ed. Lyon: IARC Press

7.Pardoll DM. 2012. The blockade of immune checkpoints in cancer immunotherapy[J]. Nat Rev Cancer，12（4）: 252~264

8.Wolff AC，Hammond ME，Hicks DG，et al.2013. Recommendations for human epidermal growth factor receptor 2 testing in breast cancer: American Society of Clinical Oncology/College of American Pathologists clinical practice guideline update. J Clin Oncol，31:3997~4013

第3章 乳腺癌治疗疗效评价

第1节 实体瘤疗效评价标准的发展历史

细胞毒化疗药物是通过肿瘤缩小量来评价其抗肿瘤作用。1979年，WHO（World Health Organization）确定了实体瘤双径测量的疗效评价标准。20多年来，这个标准被国内外的研究者和研究组普遍采用，但WHO的标准存在如下问题：①由WHO确定的可评价的和可测量的大小病灶的改变混为一体，以此来判断疗效在各研究组间各不相同；②最小病灶的大小及病灶的数量亦无明确的规定；③PD的定义在涉及单个病灶还是全部肿瘤（可测量肿瘤病灶的总和）不明确；④新的诊断病变范围的影像学方法，如CT和MRI已被广泛地应用。因此，多年来造成了对于单个药物、联合化疗方案及治疗方法各研究组之间疗效评价存在差异而难以比较，往往导致不正确的结论。针对以上问题，1994年，EORTC（European Organization for Research and Treatment of Cancer）、美国NCI（National Cancer Institute）和加拿大NCI在回顾普遍使用的WHO疗效评价的基础上，进行了充分的交流和讨论，以后又相继召开多次会议，讨论和完成尚未解决的问题，直至1998年10月，在包括学术界、企业、官方当局的会议上取得了一致的意见，即在WHO疗效评价标准的基础上进行了必要的修改和补充，采用简易精确的单径测量代替传统的双径测量方法，保留了WHO标准中的CR、PR、SD、PD。并于同年的JNCI杂志上正式发表实体瘤的疗效评价标准（Response Evaluation Criteria in Solid Tumors，RECIST）。RECIST评价标准解决了以往诸多的临床疗效评判的具体问题，临床更具有可操作性、准确性及可比性。

第2节 RECIST疗效评价标准

一、疗效评价标准 RECIST 1.1

评价肿瘤负荷改变是肿瘤治疗过程中临床评价的重要组成部分。肿瘤大小、疾病进展时间点需要标准的准则，对治疗的评价才有价值。2000年新的实体瘤疗效评价标准RECIST1.0版改用单径测量，即肿瘤最大直径作为评价肿瘤大小的标准。在此基础上，2009年对RECIST标准进一步评价和修订，并提出新版标准，即如今广为使用的RECIST1.1版。RECIST1.1版具体如下。

（一）肿瘤的测量

1. 可测量病灶与不可测量病灶

（1）可测量病灶

肿瘤病灶：至少有一个不小于（仪器检测）低限的尺寸（测量仪器上最长的直径将被记录下来），必须准确测量：

• 10mm 用 CT 扫描（ CT 扫描层厚度不大于 5mm）。

• 临床检验 10mm 用卡尺测量（不能用卡尺准确测量的病变，应记录为不可测量的）。

• 20mm 用胸部 X 线检查。

恶性淋巴结：当用 CT 扫描（CT 扫描层厚度建议不大于 5mm）来评估时，淋巴结短轴必须达到 15mm 才可将其认为是病理扩大和可测量的。术前和后续工作中，只测量并跟踪短轴长度。

（2）不可测量病灶

其他所有病变，包括小病灶（最长直径小于 10mm 或病理淋巴结短轴为 10mm 到小于 15mm 的）以及真正的不可测量病变（病理学检查确定的脑膜疾病、腹水、胸膜或心包积液、炎症乳腺疾病、淋巴管参与的皮肤或肺部、腹部肿块／腹部器官巨大症，这些都是用重现成像技术无法测量的）。

（3）其他特殊不可测量病灶

骨病变、囊性病变和之前进行了局部治疗的病变。

①骨病变

• 在测量骨病变方面，骨骼扫描、PET 扫描或平片被视为不充分的成像技术。但是，这些技术可以用来确认骨病变的存在或消失。

• 如果软组织部分符合上述可测量性定义的话，带有可识别软组织的溶解骨病变或溶解 - 急性混合病变可以通过 CT 或 MRI 等交叉成像技术进行评估时，它们可被视为可测量病变。

• 急性骨病变是不可测量病变。

②囊性病变

• 符合 X 线定义的简单囊肿标准的病变，不应视为恶性病变（既非可测量的，也非不可测量的），因为根据其定义，它们是简单的囊肿。

• 被认为囊性转移的"囊性病变"可视为可测量病变，只要是符合上述可测量的定义。但是，如果同一患者体内存在非囊性病变，这些就会被选定为目标病灶。

③已经受到局部治疗的病变

• 位于先前照射区或受到其他局部治疗的部位的肿瘤病灶，通常不被视为可测量的，除非已证明病变仍在继续。研究议定书应详细说明，在何种条件下，这种病变多被视为可测量的。

2. 测量方法

在评价一个病灶时，基线和随诊应使用同样的技术和方法。除只能用临床检查评估不适用影像检测外，病灶必须采用影像检测评价，不要单纯采用临床检查。临床检查病灶：只有在 10mm 以下的表浅病灶（如皮下小结）考虑使用测径器来进行临床检测。皮肤表浅病灶建议使用彩色照片记录,照片附上测量病灶大小的比例尺。如前所述,当病灶既可用临床检测也可用影像学检查时,由于影像学检查更客观并可用于临床研究终点的回顾,因而应该用影像学检查。

(二)肿瘤缓解的评价

1. 肿瘤病灶基线的评价

要确立全部肿瘤负荷的基线,以便在其后的测量中进行比较,可测量的目标病灶至少有一个,如是有限的孤立的病灶则需组织病理学证实。可测量的目标病灶:应代表所有累及的器官,每个脏器最多 5 个病灶,全部病灶总数最多 10 个作为目标病灶,并在测量基线时记录。目标病灶应根据病灶长径大小和可准确重复测量性来选择。所有目标病灶的长度总和,作为有效缓解记录的参考基线。非目标病灶:所有其他病灶应作为非目标病灶并在基线上记录,不需测量的病灶在随诊期间要注意其存在或消失。

2. 缓解的标准

CR:所有目标病灶消失。

PR:基线病灶长径总和缩小≥ 30%。

PD:基线病灶长径总和增加≥ 20% 或出现新病灶。

SD:基线病灶长径总和有缩小但未达 PR 或有增加但未达 PD。

非目标病灶评价 CR:所有非目标病灶消失和肿瘤标志物水平正常。

非目标病灶评价 SD:一个或多个非目标病灶和(或)肿瘤标志物高于正常持续存在。

非目标病灶评价 PD:出现一个或多个新病灶和(或)存在非目标病灶进展。

3. 总体疗效评价(见表 3-1)

(1)最佳缓解评估

最佳缓解评估是指治疗开始后最小的测量记录直到疾病进展 / 复发(最小测量记录作为进展的参考);虽然没有 PD 证据,但因全身情况恶化而停止治疗者,应为"症状恶化",并在停止治疗后,详细记录肿瘤客观进展情况。要明确早期进展、早期死亡及不能评价的患者。在某些情况下,很难辨别残存肿瘤病灶和正常组织。评价 CR 时,在 4 周后确认前,应使用细针穿刺或活检检查残存病灶。

(2)肿瘤重新评价的频率

肿瘤重新评价的频率决定于治疗方案。实际上,治疗的获益时间是不清楚的,每 2 个周期(6~8 周)的重新评价是合理的。在特殊的情况下,应调整为更短或更长的时间。治疗结束后,需重新评价肿瘤决定于临床试验的研究终点,是缓解率还是到出现事件时间(Time to event,TTE)即至进展 / 死亡时间(Time to progression,TTP / Time to death,TTD)。如为 TTP / TTD,则需要常规重复的评估,二次评估间隔时间没有严格的规定。

(3)确认

客观疗效确认的目的是避免 RR 的偏高。CR、PR 肿瘤测量的变化,必须反复判断证实,必须在首次评价至少 4 周后复核确认,由试验方案决定的更长时间的确认同样也是合适的。SD 患者,在治疗后最少间隔 6~8 周,病灶测量至少有一次 SD。对于以无进展生存

（Progression-free survival, PFS）和总生存（Overall survival, OS）为研究终点的临床研究，并不需要反复地确认肿瘤大小的变化。

（4）缓解期

是从首次测量 CR 或 PR 时直到首次疾病复发或进展时。

（5）稳定期

是从治疗开始到疾病进展的时间。SD 期与临床的相关性因不同的肿瘤类型、不同的分化程度而变化。一般而言，缓解期、稳定期以及 PFS 受基线评价后的随诊频率的影响。但由于受到疾病的类型、分期、治疗周期及临床实践等多种因素的影响，至今尚不能确定基本的随诊频率，这在一定程度上影响了试验研究结果的准确度。

（6）PFS/TTP

在一些情况下（如脑肿瘤或非细胞毒药物的研究），PFS/TTP 可考虑作为研究终点，尤其是非细胞毒作用机制的生物药物的初步评估。

（7）独立的专家委员会

对于 CR、PR 是主要的研究终点，强调所有缓解都必须被研究外的独立专家委员会检查。

表 3-1　总体疗效评价（overall response）

靶病灶	非靶病灶	新病灶	总体评价
CR	CR	No	CR
CR	PR/SD	No	PR
PR	Non-PD	No	PR
SD	Non-PD	No	SD
PD	any	Yes/ No	PD
any	PD	Yes/ No	PD
any	any	Yes	PD

4. 结果报告

试验中的所有患者，包括偏离了治疗方案或不合格的患者，必须判断对治疗的疗效（Intend to treatment, ITT）。每个患者都必须按如下分类：CR、PR、SD、PD、死于肿瘤、死于毒性、死于其他肿瘤疾病、不明（没有足够的资料评估）。所有符合标准合格的患者都应包括在 RR 的分析中，所有 PD 和死亡都应考虑为治疗失败。结论是基于符合标准的患者，其后的进一步分析可在患者的不同亚群中，并提供 95% 的可信区间。

5. WHO 与 RECIST 疗效评价标准比较见表 3-2。

表 3-2　可测量病灶疗效评价标准（WHO 与 RECIST 1.1 比较）

疗效	WHO 标准	RECIST1.1 标准
CR（完全缓解）	所有病灶消失维持 4 周	所有病灶消失维持 4 周

续表

疗效	WHO 标准	RECIST1.1 标准
PR（部分缓解）	缩小 50% 及以上，至少维持 4 周	缩小 30% 及以上，至少维持 4 周
SD（疾病稳定）	介于 PR、PD 之间	介于 PR、PD 之间
PD（疾病进展）	增加超过 25%，或出现新病灶	增加超过 20%，或出现新病灶

二、与生存相关的疗效指标

（1）OS（总生存，Overall Survival）：定义为随机选择的时间直到死于各种原因的时间为止，适用于对意向性治疗人群（Intent To Treat，ITT）进行观察。生存期是最可靠的肿瘤终点指标，当研究能充分评价生存期时，它就是最佳的终点指标。生存期的改善毫无疑问反映临床受益。一旦记录有死亡时间，这个终点指标是精确的且容易观察。

（2）RFS（无复发生存，Relapse-free Survival）：从患者手术至出现局部，或区域引流淋巴结复发，或非肿瘤局部和区域内出现的继发性同种肿瘤病灶的时间段记录。

（3）RFI（无复发间期，Recurrent-free Interval）：指手术切除至出现远处转移复发的时间间隔。

（4）DFS（无病生存，Disease Free Survival）：是指从随机化开始至肿瘤复发，或者由于任何原因导致受试者死亡的时间。

（5）PFS（无进展生存，Progression-free Survival）：从入组开始至肿瘤进展或死亡之间的时间。

（6）TTP（肿瘤进展时间，Time to Progression）：从随机分组开始至肿瘤出现进展的时间。

（7）TTF（治疗失败时间，Time To Failure）：指从随机化开始至治疗中止 / 终止的时间。其中包括任何中止 / 终止的原因：疾病进展、死亡、由于不良事件退出、受试者拒绝继续进行研究或使用了新治疗手段等。

（8）OR（总缓解期，Overall Response/ Overall Remission）：第一次出现 CR 或 PR 至第一次诊断 PD 或复发的时间。

（9）ORR（客观缓解率，Objective Response Rate）：是指瘤体缩小达到预计值并能持续到预计的最低时限要求的患者比例。缓解期通常是指从最初缓解开始直至证实出现肿瘤进展这段时间。一般定义 ORR 为 CR 加上 PR 之和。

（10）CBR（临床获益率，Clinical Benefit Rate）：完全缓解（CR）、部分缓解（PR）与疾病稳定（SD）大于等于 24 周的受试者所占比例。

第 3 节 实体瘤疗效评价常见问题

一、几项重要临床试验终点评估

在肿瘤研究中,生存期是临床获益的金标准,但实际上,FDA 也认可采用其他终点指标来批准药物上市。在 20 世纪 70 年代,FDA 通常是基于客观缓解率(Objective Response Rate,ORR)来决定是否批准一个抗肿瘤药物。到了 80 年代早期,经肿瘤药物咨询委员会(Oncologic Drugs Advisory Committee ,ODAC)讨论后,FDA 认可应基于更直接的临床获益证据,如改善生存期或患者的生存质量(Quality of Life,QOL)、改善身体功能或改善肿瘤相关症状,其临床获益并非一直通过客观缓解率(ORR)来反映。此后的 10 多年,无病生存期(Disease-Free Survival,DFS)和持续的完全缓解作为终点指标被认可。表 3-3 是临床试验终点评估。

表 3-3 临床试验终点评估

终点	研究设计	优点	缺点
OS	需随机研究 盲法不是必须的	✓ 广为接受的临床获益直接衡量方法 ✓ 易于测量 ✓ 可精确测量	✓ 可能需要大型研究 ✓ 易受交叉治疗和后续治疗的影响 ✓ 包括非肿瘤死亡
症状终点	随机盲法研究	✓ 患者临床获益的直接感受	✓ 盲法通常难以进行 ✓ 数据缺失和不完整情况较普遍 ✓ 小变化的临床意义不清楚 ✓ 多因素分析 ✓ 缺乏经过验证的测量工具
DFS	随机研究 首选盲法研究 推荐进行盲态审查	✓ 与生存研究相比所需病例少并且所需的随访时间短	✓ 并非所有情况下在统计学上都是有效的生存期替代指标 ✓ 非精确测量,存在评价偏倚,特别是在开放性研究中 ✓ 不同研究存在不同定义
ORR	可用单臂或随机研究 比较性研究中首选盲法 推荐进行盲态审查	✓ 可在单臂研究中评价 ✓ 与生存研究相比,可较早并且在研究规模较小的研究中评价 ✓ 有效性归因于药物,而非疾病的自然进程	✓ 不是临床获益的直接测量 ✓ 不是对药物活性的综合测量 ✓ 受益仅限于患者亚组
CR	可用于单臂或随机研究 比较性研究中首选盲法 推荐进行盲态审查	✓ 可在单臂研究中评价 ✓ 持续完全缓解可表明临床获益 ✓ 与生存研究相比,可较早并且在研究规模较小的研究中评价	✓ 并非全部病例获益的直接测量 ✓ 不是对药物活性的综合测量 ✓ 受益仅限于患者亚组

续表

终点	研究设计	优点	缺点
PFS 或 TTP	随机研究 首选盲法 推荐进行盲态审查	✓ 与生存研究相比,所需病例少并且所需的随访时间短 ✓ 包括对稳定疾病的测定 ✓ 不受交叉治疗和后续治疗的影响 ✓ 通常基于客观、定量评估	✓ 不是所有情况下在统计学上都是有效的生存替代指标 ✓ 非精确测量,受试者的评价存在偏倚,特别是在开放性研究中 ✓ 在不同研究中存在不同定义 ✓ 需频繁进行影像学和其他评估 ✓ 包括各治疗组之间评估的时间平衡

PFS:包括全部死亡的病例

TTP:进展之前发生死亡病例被"删失"

二、早期乳腺癌的 7 项研究终点

(1)乳腺癌特异生存(Breast cancer specific survival,BCSS)。

(2)无侵袭性疾病生存(Invasive disease-free survival,iDFS)。

(3)无远处疾病生存(Distant disease-free survival,D-DFS)。

(4)无远处复发生存(Distant relapse-free survival,D-RFS)。

(5)无局部复发生存(Locoregional relapse-free survival,L-RFS)。

(6)无乳腺癌间期(Breast cancer-free interval,BCFi)。

(7)无远处复发间期(Distant disease free interval,D-RFi)。

三、靶向治疗疗效评价

　　肿瘤分子靶向药物具有与化疗药物不同的作用机制。目前对肿瘤的疗效评价标准主要是针对化疗药物疗效的评价。从最早的 WHO 标准发展到 RECIST 和 RECIST 1.1 标准,尽管在细节和标准化方面不断完善,但均以测量肿瘤的大小作为评价指标,其原理基于化疗药物直接杀死肿瘤细胞。但是,靶向治疗药物主要是抑制肿瘤细胞增殖,肿瘤大小变化常常不能敏感反映疗效,先于肿瘤大小变化之前,其内部的功能已经发生了变化。化疗一般要 2 个月左右才能看到疗效,而靶向药物一般只要 2~4 周。很多靶向药物使肿瘤稳定而不是缩小,尽管以 RECIST 标准来看反应率很低,但临床却看到了总生存的延长。有时,因疗效较佳,肿瘤内部发生液化和坏死,而肿瘤外部形态变化不明显,甚至由于出血或坏死而表现为体积增加,所以,仅依据外部形态大小改变的 RECIST 标准,则易误判为稳定或者病情进展。目前,对靶向药物临床试验的疗效评价仍采用 RECIST 标准,导致其可能低估了靶向药物的客观有效率,从而低估了其疗效,导致敏感性不足。甚至,在 II 期临床试验时,一些可能带来临床获益、值得进一步研究的靶向药物,因为 RECIST 标准低估了其疗效,导致达不到统计学意义,而不能进入III期临床试验,错失了可能有效的药物。在临床应用中,RECIST 标准在最初评价为 SD 的时候,由于敏感性不足,无法将下次评价时把 PD 与 PR 的患者区分开,以便及时地改变治疗策略。

RECIST 标准以肿瘤大小作为指标难以准确反映分子靶向药物的治疗疗效,因此,后续不少研究者探索引入功能学改变的指标。在功能学指标的疗效评价标准中,值得关注的是 Choi 标准,因为其与 RECIST 标准均建立在 CT 检查的基础上,特点是方法简便、成熟、经济、易于推广,并与 RECIST 标准有一定的延续性。Choi 标准将 CT 值作为肿瘤最大径外的另一项指标引入到肿瘤疗效评价标准中,基于 CT 值反映组织的密度,而肿瘤密度的改变间接反映了代谢功能的改变,以增强 CT 上的 CT 值来描述,其单位是 Hounsfield Units(HU)。PR 被定义为最大径减少 ≥ 10%,或增强 CT 检查 CT 值下降 ≥ 15% HU,而 PD 被定义为最大径增大 ≥ 10% 且 CT 值变化不符合 PR 标准。

肿瘤药物的研发日新月异,新药的不断开发问世,迫使肿瘤疗效评价标准也需要与时俱进,不断更新。因为理想的临床终点要为患者带来有形的获益,而理想的肿瘤治疗应该是提高患者的生存率和生活质量,让患者活得更长更好。在肿瘤临床研究中,还需要不断寻求更有临床意义的终点和评价方法。

四、临床试验

临床试验是指任何在人体(患者或健康志愿者)进行药物的系统性研究,以证实或揭示试验药物的作用、不良反应和(或)试验药物的吸收、分布、代谢和排泄,目的是确定试验药物的疗效与安全性。

Ⅰ期临床试验:包括初步的临床药理学、人体安全性评价试验及药代动力学试验,为制定给药方案提供依据。其包括:耐受性试验,目的是初步了解试验药物对人体的安全性情况,观察人体对试验药物的耐受及不良反应。药代动力学试验,目的是了解人体对试验药物的处置,即对试验药物的吸收、分布、代谢、消除等情况。

Ⅱ期临床试验:治疗作用初步评价阶段。其目的是初步评价药物对目标适应证患者的治疗作用和安全性,也包括为Ⅲ期临床试验研究设计和给药剂量方案的确定提供依据。此阶段的研究设计可以根据具体的研究目的,采用多种形式,包括随机盲法对照临床试验。

Ⅲ期临床试验:治疗作用确证阶段。其目的是进一步验证药物对目标适应证患者的治疗作用和安全性,评价利益与风险关系,最终为药物注册申请的审查提供充分的依据。试验一般应为具有足够样本量的随机盲法对照试验。

Ⅳ期临床试验:为新药上市后由申请人进行的应用研究阶段。其目的是考察在广泛使用条件下的药物的疗效和不良反应、评价在普通或者特殊人群中使用的利益与风险关系以及改进给药剂量等。

(李淑芬)

参 考 文 献

1. 王琳, 王馨. 靶向时代肿瘤疗效评价标准的探索. 中国肿瘤临床,2015,42(6):366~370

2.Benjamin RS,Choi H,Macapinlac HA,et al. 2007. We should resist using RECIST,at least in GIST. J Clin Oncol,25(13):1760- 1764

3.Choi H，Charnsangavej C，Faria SC，et al. 2007. Correlation of computed tomography and positron emission tomography in patients with metastatic gastrointestinal stromal tumor treated at a single institution with imatinib mesylate: proposal of new computed tomography response criteria. J Clin Oncol，25（13）:1753~1759

4.Eisenhauer EA1，Therasse P，Bogaerts J et al. 2009 New response evaluation criteria in solid tumours: revised RECIST guideline（version 1.1）. Eur J Cancer，45（2）:228~247

5.Choi H. 2008. Response evaluation of gastrointestinal stromal tumors. Oncologist， 13（Supplement 2）:4~7

6.Gourgou-Bourgade S，Cameron D，Poortmans P et al. 2015. Guidelines for time-to-event end point definitions in breast cancer trials: results of the DATECAN initiative（Definition for the Assessment of Time-to-event Endpoints in CANcer trials）Ann Oncol，26（5）:873~879

7.Nathan，PD，Yinayan，A，Stott，D，et al. 2010. CT response assessment combining reduction in both size and arterial phase density correlates with time to progression in metastatic renal cancer patients treated with targeted therapies. Cancer Biol Ther，9（1）:15~19

8.Smith AD，Shah SN，Rini BI，et al. 2010. Morphology，Attenuation，Size，and Structure（MASS）criteria: assessing response and predicting clinical outcome in metastatic renal cell carcinoma on antiangiogenic targeted therapy. Am J Roenthenol，194（6）:1470~1478

9.van der Veldt AAM，Meijerink MR，van den Eertwegh AJM，et al. 2010. Choi response criteria for early prediction of clinical outcome in patients with metastatic renal cell cancer treated with sunitinib. Br J Cancer，102（5）:803~809

第 4 章　乳腺癌新辅助治疗

　　自 20 世纪 70 年代以来,以新辅助化疗为主的术前治疗成为乳腺癌研究中的一个热点。1982 年,Frei 首先提出了新辅助化疗的初步概念,并最初应用于局部晚期乳腺癌,即多为手术切除困难或不可切除的乳腺癌患者。此后,临床医生进一步将新辅助化疗应用于一些肿瘤较大而想保乳的乳腺癌患者,使之降期从而能够手术或能够行保乳手术。NSABP B-18 是新辅助化疗的第一个随机临床试验,在接受新辅助化疗患者中有 36% 达到临床完全缓解,13% 达到病理完全缓解(Pathologic Complete Response,pCR),由于肿瘤显著缩小而使保乳手术得以实施。尽管新辅助治疗临床争议较大,但对于早期乳腺癌不能手术的患者,经过新辅助治疗得以手术,其本身就具有很好的临床实践意义。

第 1 节　新辅助化疗

一、新辅助化疗的概念及意义

(一)新辅助化疗

　　新辅助化疗是指在手术或手术加放疗的局部治疗前,以全身化疗为乳腺癌的第一步治疗,然后再行局部区域治疗。基于目前循证医学的证据,新辅助化疗可以使部分不能保乳的患者获得保乳的机会,部分不可手术的患者获得手术的机会;但是一部分患者在新辅助化疗的过程中可能出现进展,甚至丧失手术的机会。

(二)新辅助化疗的意义

　　1. 新辅助化疗是局部晚期乳腺癌或炎性乳腺癌的规范疗法,可以使肿瘤降期以利于手术,或变不能手术为能手术。

　　2. 若能达到 pCR,则预示较好的远期效果。

　　3. 对于肿瘤较大且有保乳意愿的患者可以提高保乳率。

　　部分乳腺癌对新辅助化疗初始治疗方案不敏感,若 2 个周期化疗后肿瘤无变化或反而增大,应根据实际情况考虑是否需要更换化疗方案或采用其他疗法。接受有效的新辅助化疗之后,即便临床上肿瘤完全消失,也必须接受既定的后续治疗,包括手术治疗,并根据手术前后病理结果决定进一步辅助治疗的方案。

二、新辅助化疗适应证

　　一般适合临床 Ⅱ、Ⅲ 期的乳腺癌患者,具体临床分期为 Ⅲ A(不含 T_3、N_1、M_0)、Ⅲ B、Ⅲ C 期或临床分期为 Ⅱ A、Ⅱ B、Ⅲ A(仅 T_3、N_1、M_0)期,对希望缩小肿块、降期保乳的患者,也可考虑新辅助化疗。

三、新辅助化疗禁忌证

（一）未经组织病理学确诊的乳腺癌。推荐进行组织病理学诊断，并获得雌激素受体（Estrogen receptor，ER）、孕激素受体（Progesterone receptor，PR）、人表皮生长因子受体 2（Human epidermal growth factor receptor 2，HER2）及 Ki67 等免疫组织化学指标，不推荐将细胞学作为病理诊断标准。

（二）妊娠早期女性。妊娠中期女性患者应慎重选择化疗。

（三）年老体弱且伴有严重心、肺等器质性病变，预期无法耐受化疗者。

四、新辅助化疗方案选择

建议给予联合化疗方案为主，按照美国国立综合癌症网络（national comprehensive cancer network，NCCN）指南，辅助治疗的方案都可以作为新辅助化疗的方案，但从实际情况来看，部分辅助化疗方案似乎不太适合用于新辅助治疗，比如 CMF 方案。因此，要根据患者的具体情况选择不同的化疗方案才能达到最佳疗效。

（一）以蒽环类为主的化疗方案

1.CAF 方案

环磷酰胺（CTX）100mg/m^2 po，第 1~14 天

多柔比星（ADM）30mg/m^2 iv，第 1、8 天

氟尿嘧啶（5-Fu）500mg/m^2 iv，第 1、8 天

21 天为 1 周期

2.FAC 方案

氟尿嘧啶（5-Fu）500mg/m^2 iv，第 1、8 天

多柔比星（ADM）50mg/m^2 iv，第 1 天

环磷酰胺（CTX）500mg/m^2 iv，第 1 天

21 天为 1 周期

3.CEF 方案

环磷酰胺（CTX）75mg/m^2 po，第 1~14 天

表柔比星（EPI）60mg/m^2 iv，第 1、8 天

氟尿嘧啶（5-Fu）500mg/m^2 iv，第 1、8 天

21 天为 1 周期

4. 密集型 AC 方案

多柔比星（ADM）60mg/m^2 iv，第 1 天

环磷酰胺（CTX）600mg/m^2 iv，第 1 天

14 天为 1 周期

5.EC 方案

表柔比星（EPI）100mg/m² iv，第 1 天

环磷酰胺（CTX）600mg/m² iv，第 1 天

21 天为 1 周期

（二）蒽环类与紫杉类联合方案

1.TAC 方案

多西他赛（TXT）75mg/m² iv，第 1 天

多柔比星（ADM）50mg/m² iv，第 1 天

环磷酰胺（CTX）500mg/m² iv，第 1 天

21 天为 1 周期

2.TEC 方案

多西他赛（TXT）75mg/m² iv，第 1 天

表柔比星（EPI）75mg/m² iv，第 1 天

环磷酰胺（CTX）500mgm² iv，第 1 天

21 天为 1 周期

3.AT 方案

紫杉醇（TAX）175mg/m² iv，第 1 天

多柔比星（ADM）60mg/m² iv，第 1 天

21 天为 1 周期

4.TE 方案

紫杉醇（TAX）175mg/m² iv，第 1 天

表柔比星（EPI）75mg/m² iv，第 1 天

21 天为 1 周期

（三）蒽环类与紫杉类序贯方案

1.FEC → T 方案

氟尿嘧啶（5-Fu）500mg/m² iv，第 1 天

表柔比星（EPI）100mg/m² iv，第 1 天

环磷酰胺（CTX）500mg/m² iv，第 1 天

21 天为 1 周期，共 3 周期

序贯

多西他赛（TXT）100mg/m² iv，第 1 天

21 天为 1 周期,共 3 周期

2. 密集型 AC → P 方案
多柔比星(ADM)60mg/m² iv,第 1 天
环磷酰胺(CTX)600mg/m² iv,第 1 天
14 天为 1 周期,共 4 周期
序贯
紫杉醇(PTX)175mg/m² iv,3h 第 1 天
14 天为 1 周期,共 4 周期

(四)TC(对于心脏功能不能耐受蒽环类药物的患者可以使用)

TC 方案
多西他赛(TXT)75mg/m² iv,第 1 天
环磷酰胺(CTX)600mg/m² iv,第 1 天
21 天为 1 周期

五、新辅助化疗前准备

1. 病灶基线体检。精确测量乳腺原发灶和腋窝淋巴结的最长径(多个肿块时取其最长径之和)。

2. 基线影像学评估。乳腺超声、乳腺 X 线下肿瘤的最长径(建议采用 MRI 评估)。

3. 血常规、肝肾功能、心电图、胸片、肝脏超声检查。局部晚期乳腺癌或炎性乳腺癌患者还需加做全身骨扫描、胸部 CT。既往有心脏病史的患者建议行必要的心功能检查(如心脏超声测左室射血分数)。

4. 治疗前必须对乳腺原发灶行空芯针活检,诊断为浸润性癌或原位癌同时伴有细针穿刺证实的同侧腋窝淋巴结转移,明确组织学诊断及免疫组织化学检查(隐匿性乳腺癌除外)。

5. 肿大的区域淋巴结是否为乳腺癌转移,应通过穿刺获得病理证实。

6. 育龄妇女应妊娠试验阴性并嘱避孕。

7. 告知化疗的不良反应,签署化疗知情同意书。

8. 需要在原发灶内放置标记物,或对肿瘤表面皮肤进行标记,为化疗后续手术范围提供原发灶依据。

9. 推荐在新辅助化疗前对淋巴结阴性的患者进行腋窝前哨淋巴结活检,可以为后续的手术和全身治疗提供更多的信息。对新辅助化疗后前哨淋巴结活检的安全性和价值目前仍存在争议——可能会降低部分患者的腋窝淋巴结清扫率。

六、新辅助化疗后病理检查及病理学疗效判定

1. 对 pCR 的理解：①一般是指乳腺原发灶中找不到恶性肿瘤的组织学证据，或仅存原位癌成分；②严格意义上是指乳腺原发灶和转移的区域淋巴结均达到 pCR。

2. pCR 的确定应当由病理医生完成，但临床医生有责任协助病理医生找到原病灶部位，经过多点取材检查后，才能确定 pCR。

3. 残存肿瘤的组织学分型、分级，ER、PR 及 HER2 等免疫组织化学结果可供参考。无论是术前还是术后获得的病理资料，只要出现 1 次 ER、PR 或 HER2 阳性，就可以给予相应的内分泌治疗或曲妥珠单抗治疗。

此外，对不可手术的隐匿性乳腺癌行新辅助化疗是可行的。其中隐匿性乳腺癌定义为腋窝淋巴结转移为首发症状，而乳房未能检出原发灶的乳腺癌，在排除其他部位原发肿瘤后，尽管临床体检和现有的影像学检查均不能发现乳房肿块，甚至术后病理也未查出乳腺内的原发病灶，但还是可以诊断的一类特殊类型的乳腺癌。

总体上讲，新辅助化疗仍是治疗局部晚期乳腺癌的首选方案。前瞻性随机对照研究表明，有意愿接受保乳手术的早期乳腺癌患者可以从新辅助化疗中获益，约 25% 的 pCR 和 80% 以上的病理部分缓解，但未获得 pCR 则无法转化为患者的生存获益。对于大部分患者，新辅助化疗的主要益处是具有提高保乳机会的能力。由于目前还不具备预测肿瘤对化疗反应的程度和模式的能力，除通过临床和影像的方法评估肿瘤大小变化外也没有更好的评估新辅助化疗治疗效果的方法，因此要求内、外科医师在新辅助化疗过程中密切监测病情变化，互相配合，以在最恰当的时机提供最佳的外科治疗干预，以期获得最佳的疗效。

但需要指出的是，在新辅助治疗期间有可能因为化疗效果欠佳而耽误及时手术机会，可能导致原发肿瘤进展而无法切除。即便是新辅助化疗有效，也不能完全排除导致原发肿瘤转移的可能。基于化疗等方面的诸多不良反应，新辅助治疗也可能增加了手术及后期并发症的风险。此外，也有学者认为应用新辅助治疗同样可能增加肿瘤的耐药性。

第 2 节　新辅助内分泌治疗

乳腺癌新辅助内分泌治疗（Neoadjuvant endocrine therapy，NET）是指对非转移性乳腺癌患者，在应用局部治疗之前进行系统的内分泌治疗，以达到乳腺癌原发病灶和区域淋巴结降期的目的，进而提高乳腺癌的局部控制率和保留乳房手术的成功率。新辅助内分泌治疗副作用轻，如术前内分泌治疗有效，术后可以继续应用，尤其对老年患者和一般情况较差的患者，降低了辅助化疗的风险。新辅助内分泌治疗目前是一个新颖的话题，但是和化疗相比仍不是一个新辅助治疗的首选方法。由于并不是所有的局部晚期乳腺癌均能从新辅助化疗中受益，因此新辅助内分泌治疗具有补充治疗的意义。绝经后的患者仍以芳香化酶抑制剂作为首选，而绝经前的患者采用卵巢功能抑制联合芳香化酶抑制剂是比较好的选择。

内分泌治疗由于起效较慢，大约 2 个月才可能看到疗效，所以，合理选择适合人群似乎是比较重要的问题。新辅助内分泌治疗持续时间尚无明确定论，目前无论是各临床试验还

是临床实践治疗过程,新辅助内分泌治疗普遍采取的治疗周期为 2~3 个月。多数专家共识认为,老年的 Luminal A 型患者似乎是新辅助内分泌治疗获益的首选人群。

很多试验对于采用何种内分泌治疗药物进行新辅助内分泌治疗做了深入的研究,包括采用芳香化酶抑制剂或他莫昔芬(Tamoxifen,TAM)。新辅助内分泌治疗的 P024 试验结果表明,来曲唑在临床客观缓解率、保乳手术率上明显优于他莫昔芬。虽然关于阿那曲唑的临床试验,如 IMPACT 试验比较了阿那曲唑、他莫昔芬以及二者联合在新辅助内分泌治疗中疗效,IMPACT 结果显示,其与他莫昔芬相比,客观缓解率上无显著差异,但从数字上看仍具有一定的优势。关于依西美坦的临床试验,如由 Semiglazov 等完成的依西美坦和他莫昔芬新辅助内分泌治疗的随机对照试验,共入组 151 例患者,随机分为依西美坦组和他莫昔芬组,治疗周期 3 个月,结果显示,依西美坦组在临床客观缓解率显著高于他莫昔芬组(76% 比 40%,$P < 0.05$),同时其保乳手术率也显著高于他莫昔芬组(37% 比 20%,$P < 0.05$)。而另一组比较不同治疗时间的临床试验提示,4 个月的依西美坦似乎已经足够,因为 6 个月的依西美坦并不能进一步增加疗效。此外,有学者比较了三种不同的芳香化酶抑制剂在新辅助内分泌治疗中的效果,发现三者在临床有效率上没有显著的统计学差异:来曲唑组 95/127(74.8%),阿那曲唑组 85/123(69.1%),依西美坦组 78/124(62.9%)。上述临床试验均证实,第三代 AIs 在新辅助内分泌治疗上的优势,结合辅助内分泌治疗的临床试验随访结果,建议新辅助内分泌治疗首选第三代 AIs(绝经前无指征)。新辅助内分泌治疗较之新辅助化疗的另一个优势就是副作用较小。Alba 等报道新辅助内分泌治疗组的 3~4 度的不良反应较新辅助化疗为低,并存在统计学意义($P \leqslant 0.001$)。Palmieri 等报道,新辅助内分泌治疗导致患者出现的恶心、呕吐、贫血等不良反应都远较新辅助化疗组程度轻微,存在统计学意义。

新辅助内分泌治疗的疗效肯定,但是否能通过联合用药来提高新辅助内分泌治疗的有效率仍存问题。临床联合用药可分为联合应用两种以上的内分泌治疗药物或联合应用其他种类药物。两种以上内分泌药物的联合应用在辅助内分泌治疗上已得到否定的回答。氟维司群在新辅助内分泌治疗中,还没有比较明确的临床试验证实其疗效,但以其作用机制以及在晚期乳腺癌治疗中的疗效,应该在未来的乳腺癌新辅助内分泌治疗中有一席之地。一项研究在术前给予 500mg 或者 250mg 的氟维司群,结果显示两者的有效率似乎没有明显的差别($P=0.47$)。而另一项小样本研究比较了阿那曲唑和氟维司群的新辅助内分泌治疗,不过结果比较失望,两组没有统计学差异,疗效相似。

第 3 节　HER2 阳性乳腺癌新辅助治疗

对于 HER2 阳性的乳腺癌患者,新辅助化疗联合抗 HER2 药物治疗已有明确临床证据。多个随机试验(Ⅱ 和 Ⅲ 期)探索了在 HER2 阳性乳腺癌的新辅助化疗中加入曲妥珠单抗的疗效,其一致的结论是与未加入曲妥珠单抗(19%~27%)相比,新辅助化疗中加入曲妥珠单抗后,pCR 得到了明显提高(26%~65%)。但是尽管 pCR 得到了提高,仍有相当一部分患者未达到 pCR,而在 pCR 的患者中,仍有一定的复发或转移的风险。因此,在 HER2 阳性的乳腺癌患者中,曲妥珠单抗耐药是主要的问题,而双通路阻断可能是克服耐药的策略之一。新近五项随机临床试验比较了化疗联合抗 HER2 药物的联合应用,其中在 NeoALLTO 试验中,结果显示联合使用紫杉醇和双靶向治疗组(曲妥珠单抗,拉帕替尼)乳腺和腋窝的 pCR 率(46.8%)高于紫杉醇联合曲妥珠单抗组的 pCR 率(27.6%,$P=0.0007$)。另外两个较小样本的研究同样报道了双靶向联合组(曲妥珠单抗联合拉帕替尼)比单用曲妥珠单抗具有更高的 pCR 率(74% 比 47%)。NSABP B-41 试验中,AC → P 联合曲妥珠单抗(pCR 52.5%)或者拉帕替尼(pCR 53.2%),或曲妥珠单抗 + 拉帕替尼组(pCR 62.0%),pCR 也同样有提高的趋势($P=0.095$)。

以上循证医学证据进一步说明,根据目前国内的实际情况,化疗联合曲妥珠单抗是对 HER2 阳性乳腺癌患者新辅助治疗的合理选择,化疗与曲妥珠单抗联合使患者获益更多,而合理选择与之匹配的化疗方案则是重中之重。临床常选择:①蒽环类与紫杉类序贯方案,如剂量密集 AC 到 PH 的方案;②沿用辅助治疗方案中的 TCH 方案;③ 根据 NeoALLTO 试验的结论,赫赛汀联合拉帕替尼联合紫杉醇的方案也可以选择。

帕妥珠单抗在新辅助化疗中的应用已进入 NCCN 指南。Neosphere II 期临床研究比较了化疗联合双靶向(曲妥珠单抗和帕妥珠单抗)药物与化疗联合曲妥珠单抗的疗效,结果显示,化疗联合双靶向药物比化疗联合单靶向曲妥珠单抗的 pCR 率得到了显著提高(39.3% vs. 21.5%,$P=0.0063$)。NeoSphere 临床试验的另一重要意义在于,单用曲妥珠单抗和帕妥珠单抗而不使用化疗,亦可使患者获得 16.8% pCR 率。这可能为部分不适宜行化疗的 HER-2 阳性患者提供了一种新的治疗思路。尽管帕妥珠单抗在国内尚未上市,正在临床验证中,但基于以上的临床试验,在新辅助研究中化疗联合双靶向治疗疗效是切实可行的。但双靶向药物联合在新辅助治疗中的 pCR 优势能否转化为进一步的无病生存率或总生存率优势,仍有待进一步的随访验证。国外学者也开展了阿法替尼的新辅助治疗的临床研究。Rimawi 等报道了一项 II 期临床研究,该研究纳入了 HER2 阳性的III A、III B、III C 期以及炎性乳腺癌患者,经病理及免疫组化确诊后,按 1∶1∶1 的比例随机分入阿法替尼组、拉帕替尼组及曲妥珠单抗组,主要研究终点是治疗期间的总有效率。该研究一共筛选了 73 例,共计 29 例患者符合筛选标准最终入组。结果显示,各组的安全性良好,阿法替尼组、拉帕替尼组及曲妥珠单抗组的有效率分别是 80%、75% 及 36.4%。但由于该研究病例数较少,因此结论并不能改变我们的临床实践,但是也向我们提出了阿法替尼在 HER2 阳性乳腺癌患者的新辅助靶向治疗中可能有一定优势。

一、HER2 阳性乳腺癌新辅助治疗方案

1.EC → PH 方案

表柔比星(EPI)100mg/m² iv,第 1 天

环磷酰胺(CTX)600mg/m² iv,第 1 天

21 天为 1 周期,共 4 周期

序贯

紫杉醇（PTX）80mg/m² iv，1h 第 1 天，每周 1 次，共 12 周

加曲妥珠单抗 4mg/kg iv，之后，2mg/kg iv，每周 1 次

或曲妥珠单抗 8mg/kg iv，之后，6mg/kg iv，21 天 1 次，持续 1 年

2.AC → PH 方案

多柔比星（ADM）60mg/m² iv，第 1 天

环磷酰胺（CTX）600mg/m² iv，第 1 天

21 天为 1 周期，共 4 周期

序贯

紫杉醇（PTX）80mg/m² iv，1h 第 1 天，每周 1 次，共 12 周

加曲妥珠单抗 4mg/kg iv，之后，2mg/kg iv，每周 1 次

或曲妥珠单抗 8mg/kg iv，之后，6mg/kg iv，21 天 1 次，持续 1 年

3. 剂量密集 EC → PH 方案

表柔比星（EPI）100mg/m² iv，第 1 天

环磷酰胺（CTX）600mg/m² iv，第 1 天

14 天为 1 周期，连用 4 周期

序贯

紫杉醇（PTX）175mg/m² iv，3h 第 1 天

14 天为 1 周期，共 4 周期

加曲妥珠单抗 8mg/kg iv，与第 1 次使用紫杉醇一起使用

随后，曲妥珠单抗 6mg/kg iv，每 21 天 1 次，持续 1 年

4. 剂量密集 AC → PH 方案

多柔比星（ADM）60mg/m² iv，第 1 天

环磷酰胺（CTX）600mg/m² iv，第 1 天

14 天为 1 周期，共 4 周期

序贯

紫杉醇（PTX）175mg/m² iv，3h 第 1 天

14 天为 1 周期，共 4 周期

加曲妥珠单抗 8mg/kg iv，与第 1 次使用紫杉醇一起使用

随后，曲妥珠单抗 6mg/kg iv，每 21 天 1 次，持续 1 年

5.EC → TH 方案

表柔比星（EPI）100mg/m² iv，第 1 天

环磷酰胺（CTX）600mg/m² iv，第 1 天

21 天为 1 周期，共 4 周期

序贯

多西他赛（TXT）100mg/m² iv，第 1 天

21 天为 1 周期，共 4 周期

加曲妥珠单抗 8mg/kg iv，与第 1 次使用多西他赛一起使用

随后，曲妥珠单抗 6mg/kg iv，每 21 天 1 次，持续 1 年

6.AC → TH 方案

多柔比星（ADM）60mmg/m² iv，第 1 天

环磷酰胺（CTX）600mg/m² iv，第 1 天

21 天为 1 周期，共 4 周期

序贯

多西他赛（TXT）100mg/m² iv，第 1 天

21 天为 1 周期，共 4 周期

加曲妥珠单抗 8mg/kg iv，与第 1 次使用多西他赛一起使用

随后，曲妥珠单抗 6mg/kg iv，每 21 天 1 次，持续 1 年

7.TCH 方案

多西他赛（TXT）75mg/m² iv，第 1 天

卡铂（CBP）AUC=6 iv，第 1 天

21 天为 1 周期，共 6 周期

加曲妥珠单抗 8mg/kg iv，第 1 周期

之后，曲妥珠单抗 6mg/kg iv，21 天 1 次，持续 1 年

8.TCyH 方案

多西他赛（TXT）75mg/m² iv，第 1 天

环磷酰胺（CTX）600mg/m² iv，第 1 天

21 天为 1 周期，共 4 周期

加曲妥珠单抗 8mg/kg iv，第 1 周期

之后，曲妥珠单抗 6mg/kg iv，21 天 1 次，持续 1 年

9.PH 方案

紫杉醇（PTX）80mg/m² iv，每周 1 次，共 12 周

加曲妥珠单抗 4mg/kg iv，与第 1 次使用紫杉醇时一起使用

之后，2mg/kg iv，每周 1 次，持续 1 年

或曲妥珠单抗 8mg/kg iv,之后,6mg/kg iv,21 天 1 次,持续 1 年

10.TH 方案

多西他赛(TXT)100mg/m² iv,每 3 周 1 次

加曲妥珠单抗 8mg/kg iv,第 1 周期

之后,曲妥珠单抗 6mg/kg iv,每 21 天 1 次,持续 1 年

11.T+ 曲妥珠单抗 + 帕妥珠单抗 * → FEC 方案

多西他赛(TXT)75~100mg/m² iv,第 1 天

曲妥珠单抗 8mg/kg iv,第 1 天,之后 6mg/kg iv

帕妥珠单抗 840mg iv,第 1 天,之后 420mg iv

21 天为 1 周期,共 4 周期(新辅助方案)

序贯辅助治疗

氟尿嘧啶(5-Fu)600mg/m² iv,第 1 天

表柔比星(EPI)90mg/m² iv,第 1 天

环磷酰胺(CTX)600mg/m² iv,第 1 天

21 天为 1 周期,共 3 周期

随后,曲妥珠单抗 6mg/kg iv,21 天 1 次,前后总共 1 年

(在基线,3、6、9 个月监测心功能)

12.P+ 曲妥珠单抗 + 帕妥珠单抗 → FEC 方案

紫杉醇(PTX)90mg/m² iv,第 1、8、15 天

曲妥珠单抗 8mg/kg iv,第 1 天,之后 6mg/kg iv

帕妥珠单抗 840mg iv,第 1 天,之后 420mg iv

21 天 1 周期,共 4 周期(新辅助方案)

序贯辅助治疗

氟尿嘧啶(5-Fu)600mg/m² iv,第 1 天

表柔比星(EPI)90mg/m² iv,第 1 天

环磷酰胺(CTX)600mg/m² iv,第 1 天

21 天 1 周期,共 3 周期

随后,曲妥珠单抗 6mg/kg iv,21 天 1 次,前后总共 1 年

(在基线,3、6、9 个月监测心功能)

13.TH → FECH 新辅助方案

曲妥珠单抗 4mg/kg iv,之后,2mg/kg iv,每周 1 次,共 23 次

---

* 中国大陆未上市。

紫杉醇（TAX）225mg/m² iv，第 1 天，21 天 1 周期，共 4 周期

或 紫杉醇（TAX）80mg/m² iv，第 1 天，每周 1 次，共 12 周

序贯

氟尿嘧啶（5-Fu）500mg/m² iv，第 1、4 天

表柔比星（EPI）75mg/m² iv，第 1 天

环磷酰胺（CTX）500mg/m² iv，第 1 天

21 天为 1 周期，共 4 周期

在 Luminal B 型的 HER2 阳性型乳腺癌患者中，使用内分泌与抗 HER2 治疗联合作为新辅助治疗的方法鲜见报道，目前仍建议首先选择新辅助化疗联合抗 HER2 治疗，如疗效不满意，无法达到既定的手术目标，再考虑新辅助内分泌联合靶向治疗。但对于那些年纪较大、不能耐受化疗的患者，也可以首先选择新辅助内分泌联合抗 HER2 治疗，如疗效满意，则可按照既定计划进行手术治疗。对于绝经后的患者仍以芳香化酶抑制剂联合曲妥珠单抗为首选。对绝经前的患者，应给予药物去势，如戈舍瑞林等药物，再联用芳香化酶抑制剂和曲妥珠单抗进行治疗。采用内分泌联合拉帕替尼靶向药物的新辅助治疗，目前还没有准确的临床试验报道。在严格遵守伦理的基础上进行这方面的尝试，或者曲妥珠单抗联合拉帕替尼双靶向治疗，再联合新辅助内分泌治疗的治疗方式也可以通过临床试验进行研究。

第 4 节　三阴性乳腺癌的新辅助治疗

三阴性乳腺癌的新辅助治疗尚无明确的临床结果，现在多数学者认为三阴性乳腺癌患者多伴有 BRCA1/2 基因突变。在晚期三阴性乳腺癌的临床研究中得到联合化疗中增加铂类可以增加临床疗效结果。早期的三阴性乳腺癌的新辅助化疗方案的探索中报道，对 BRCA1 缺失的 10 例乳腺癌患者（其中 9 例为三阴性乳腺癌）行顺铂单药 75 mg/m² 新辅助化疗，pCR 率为 90%。2015 年圣安东尼奥乳腺癌峰会两项新辅助化疗对早期三阴乳腺癌的生存结果引起关注。GeparSixto 研究设计主要针对三阴性乳腺癌和 HER2 阳性符合新辅助化疗患者 595 例，所有患者给予紫杉醇联合脂质体阿霉素新辅助化疗 18 周，HER2 阳性患者接受曲妥珠单抗和拉帕替尼，三阴性乳腺癌者接受贝伐单抗，三阴性及 HER2 阳性状况按照 1∶1 随机接受卡铂治疗。结果显示：全组 3 年无病生存率（Disease free survival，DFS），紫杉醇联合脂质体阿霉素组对紫杉醇联合脂质体阿霉素 + 卡铂组分别为 81.0% 和 84.7%（$P=0.3115$）；HER2 阳性组 3 年 DFS，紫杉醇联合脂质体阿霉素组对紫杉醇联合脂质体阿霉素 + 卡铂组分别为 86.7% 和 83.4%（$P=0.3719$）；三阴性乳腺癌 3 年 DFS，紫杉醇联合脂质体阿霉素组对紫杉醇联合脂质体阿霉素 + 卡铂组分别为 76.1% 和 85.8%（HR=0.56，$P=0.035$），其中存在 BRCA 突变者，紫杉醇联合脂质体阿霉素组对紫杉醇联合脂质体阿霉素 + 卡铂组分别为 50.0% 和 61.5%（$P=0.413$），对 BRCA 野生型者，紫杉醇联合脂质体阿霉素组对紫杉醇联合脂质体阿霉素 + 卡铂组分别为 33.1% 和 50.8%（$P=0.005$）。结论：含卡铂的联合方案对三阴性乳腺癌患者改善了 DFS（HR=0.56，$P=0.0350$），同时将 pCR 转化为

DFS 优势，与其他研究不同的是尽管显示 pCR 预后较好，但与 BRCA 突变无关，作者仍支持卡铂适用于三阴性乳腺癌患者的新辅助治疗。同时报道的 CALGB40603 研究针对三阴性乳腺癌患者新辅助化疗对总生存的影响。试验采用 2×2 析因设计，以紫杉醇 12 周序贯每两周一次 AC×4 基础上，或联合贝伐单抗每两周一次 ×9，或联合卡铂 AUC ＝ 6 每三周一次 ×4，或贝伐单抗联合卡铂方案。结果：3 年无事件生存率（Event-free survival, EFS）和总生存期分别为 74% 及 83%；pCR 与非 pCR 的 3 年总生存率（Overall survival, OS）分别为 93% 和 73%（HR=0.20, P=0.0001），含卡铂与含卡铂加贝伐单抗联合治疗组相比，EFS 和 OS 无统计学意义。含卡铂与非含卡铂联合组 3 年 EFS 比较分别为 76% 和 71%（P=0.36），3 年 OS 分别为 81% 和 85%。结论：新辅助化疗 pCR 无论加不加卡铂及或贝伐单抗均能改善 EFS 和 OS，新辅助化疗基础上加卡铂或贝伐单抗可以提高三阴性乳腺癌的 EFS 和 OS，但并不十分充分，本研究支持 pCR 作为替代远期生存的指标。以上两项临床研究试图回答两个问题：其一，三阴性乳腺癌患者新辅助化疗达到 pCR 是否带来预期生存获益；其二，早期三阴性乳腺癌患者新辅助化疗加卡铂是否提高远期生存。对于第一个问题两个临床研究似已回答，两个临床试验每个样本量超过 300 例，结果确实显示早期三阴性乳腺癌患者新辅助化疗所致 pCR 对远期生存的获益。美国 FDA Meta 分析提示 pCR 有较好的预后疗效，因此可以对早期三阴性乳腺癌患者新辅助化疗追求 pCR 持肯定态度，一些研究认为，应以 EFS 作为新辅助化疗的关键终点。对于第二个问题两项结果仍不尽满意，GeparSixto 研究显示，含卡铂组比非卡铂组 3 年 EFS 绝对获益率高 9.7%，GALGB40603 显示含卡铂组比非卡铂组 3 年 EFS 绝对获益率高 4.9%，后者稍差，究其原因，注意到蒽环及紫杉醇剂量强度 GeparSixto 研究组明显高于 CALGB40603 研究组，而卡铂剂量 CALGB40603 研究组稍高于 GeparSixto 研究组。两者试验设计的不同显示结果有所差别，特别是两组卡铂不同给药方式，如周疗方案对 DNA 损伤是否过轻，药理学上的协同作用等问题应引起思考，临床医师可能重视患者临床获益与不良反应的平衡，两组因卡铂减量或出组均会对结果产生不利影响。两项临床研究数据仍然提示，加用卡铂是个体化的选择，仍需进一步探索。当然，对于三阴性乳腺癌患者的生物标记物的争论仍将会继续下去。到目前为止，是否将贝伐单抗加入 HER2 阴性的尤其是三阴性的乳腺癌患者的新辅助治疗中仍有很大的争议。多个临床试验结果不尽相同，但有学者将多个新辅助治疗的临床试验进行 Meta 分析发现，贝伐单抗在三阴性乳腺癌的新辅助治疗中与新辅助化疗联合仍有一定的实用价值。

第 5 节　新辅助治疗的预测预后指标

一、病理完全缓解（pCR）

在各文献和临床试验中，有关 pCR 的定义并不统一，主要差异在于是否评估淋巴结以及是否允许存在导管原位癌成分。中国《乳腺癌新辅助化疗后的病理诊断专家共识》建议，在评估新辅助化疗疗效时，兼顾原发灶和淋巴结。由于多项研究显示仅存在导管原位癌的患者新辅助化疗后预后较好,建议将乳腺原发灶无浸润性癌且区域淋巴结阴性定义为pCR。

pCR 是评价新辅助化疗疗效的有效指标,Meta 分析表明,新辅助化疗后达到 pCR 与患者的总生存率、无病生存率、无进展生存率均有明显相关性,故有良好的预测预后价值,尤其对三阴性和 HER2 阳性乳腺癌。2012 年 5 月,FDA 批准 pCR 作为替代终点用于药物加速审批,认为 pCR 是预测 EFS、DFS 及 OS 的有效指标。

目前常用的新辅助化疗病理评估系统包括 Miller-Payne(MP)系统、残余肿瘤负荷(residual cancer burden,RCB)评估系统、Chevallier 系统、Sataloff 系统等。这些评估系统大多将化疗后反应分为 pCR 和非 pCR 两大类;而对于非 pCR 的患者,不同的评估系统按缓解程度进一步分类。上述评估系统各有优缺点,国内病理界常用 MP 系统,该系统将化疗前的粗针穿刺标本与化疗后的手术标本进行比较,主要针对新辅助化疗后残余肿瘤的细胞丰富程度进行评估,共分为 5 级:1 级(G1),浸润癌细胞无改变或仅个别癌细胞发生改变,癌细胞数量总体未减少;2 级(G2),浸润癌细胞轻度减少,但总数量仍高,癌细胞减少不超过 30%;3 级(G3),浸润癌细胞减少介于 30%~90%;4 级(G4),浸润癌细胞显著减少超过 90%,仅残存散在的小簇状癌细胞或单个癌细胞;5 级(G5),原肿瘤瘤床部位已无浸润癌细胞,但可存在导管原位癌。MP 系统虽然应用广泛,但也有其不足之处。如该系统仅评估乳腺原发灶而不评估腋窝淋巴结;当化疗后肿瘤细胞密度不均匀时,该分级系统的应用有一定困难。此外,粗针穿刺标本由于取材有限,其中的细胞丰富程度有时并不能代表整个肿瘤的细胞密度。

二、Ki67

Ki67 是一种核蛋白,与核糖体 RNA 转录有关。Ki67 的失活核糖体 RNA 合成受限。可以作为一个细胞增殖的标记物。Ki67 在细胞增殖的各期(G1,S,G2 和 M)中均有表达,但在细胞静止期 G0 期不表达。在病理报告中的指数高低与许多肿瘤分化程度、浸润、转移及预后密切相关。目前认为,Ki67 是反映激素受体阳性乳腺癌内分泌治疗前后肿瘤增殖变化的良好指标,同时可以反映预后。IMPACT 临床试验比较了他莫昔芬、阿那曲唑或两者联合新辅助内分泌治疗 2 周前后肿瘤穿刺标本的 Ki67 表达,并进行了多因素分析发现,2 周新辅助内分泌治疗后 Ki67 高表达者复发风险明显高于低表达者,而治疗前 Ki67 表达与预后无关。P024 临床试验比较了 4 个月新辅助他莫昔芬或来曲唑治疗前后各项临床、病理指标,多因素分析同样进一步证明,新辅助治疗后 Ki67 高表达与乳腺癌特异死亡具有明显相关性。ACOSOG Z1031 试验将临床反应、Ki67 表达、术前内分泌治疗预后指数作为新辅助内分泌治疗的主要和次要观察指标,与阿那曲唑、来曲唑和依西美坦三种芳香化酶抑制剂的疗效比较,在保乳率、Ki67 变化等方面无明显差异;这三种药物均可用于乳腺癌新辅助内分泌治疗。因此,多项国外乳腺癌治疗指南或共识认为,Ki67 可作为评估新辅助内分泌治疗疗效的有效指标,但其与预后问题的相关性有待进一步临床验证。

第 6 节 新辅助治疗临床注意事项

乳腺癌新辅助治疗,是局部晚期乳腺癌和炎性乳腺癌综合治疗的重要手段之一,对可手术乳腺癌,可增加保乳手术机会,缩小手术范围,改善患者的生活质量。由于具有降低肿瘤分期、杀灭微小病灶和预测药物敏感性等特点,新辅助治疗在乳腺癌治疗中的地位也有所上升。在临床实践中依然需要权衡利弊、仔细斟酌,特别强调医患的沟通,真正达成共识,以使患者最大程度地临床获益为目标,这就需要临床实施新辅助治疗应该注意一些细节。

一、新辅助化疗注意事项

1. 在门诊病历和住院病史中须记录患者当时的身高、体重以及体表面积,并给出药物的每平方米体表面积的剂量强度。一般推荐首次给药剂量不得低于推荐剂量的 85%,后续给药剂量应根据患者的具体情况和初始治疗后的不良反应,可以 1 次下调 20%~25%。

2. 应注意蒽环类和紫杉类药物的使用,联合还是序贯,如 HER-2 阳性者建议序贯使用蒽环类和紫杉类药物,联合曲妥珠单抗可提高客观缓解率(Objective response rate,ORR)及 pCR 率,改善患者的 EFS,化疗后获得 pCR 者其预后显著好于未获 pCR 者。对三阴性乳腺癌尚无标准治疗方案。

3. 绝经后激素受体阳性的患者可考虑单用内分泌治疗,主要针对疾病进展缓慢的老年或不能耐受化疗的患者,以 AI 为主,治疗时间应大于 3 个月。由于不良反应轻、耐受性好、疗效确切,已逐渐成为新辅助治疗的选择之一。但应严格筛选可能获益的患者,以免治疗无效贻误治疗时机。

4. 对于可手术的局部晚期乳腺癌治疗策略多数从新辅助化疗开始,通常使用蒽环联合紫杉类的多药联合化疗方案序贯手术切除,术后强化放疗,对于局部晚期乳腺癌患者来说是一种可耐受、安全、有效的序贯治疗方式。

5. 放疗指征主要参考新辅助化疗前的初始分期,其中初始分期Ⅲ期患者即使达到 pCR 也仍然需要术后放疗。放疗技术和剂量同未接受新辅助化疗的改良根治术后放疗一致。

二、疗效评估及化疗疗程

1. 对接受新辅助治疗的患者,必须严密监测。在治疗前、治疗中及治疗结束时,MRI 检查有助于对病变化疗反应性的评估,对化疗后残余病变范围的判断,评估缓解率和决定合适的手术方案意义重大。

2. 建议在新辅助化疗第 1 个周期的最后 1 天,亦即计划第 2 个周期化疗之前,进行细致的体检,初步了解化疗的治疗反应。如果明确肿瘤增大,要考虑早期进展的可能。

3. 建议在化疗第 2 个周期末,即计划第 3 个周期之前全面评估疗效。新辅助化疗前后的检查手段应保持一致,评价结果按照实体瘤疗效评价标准(RECIST 1.1)进行。化疗后每两个周期复查一次,如果肿瘤变化不明显,可以及时更换方案。有时初始化疗方案有效,但患者后续治疗不能进一步获益,更换作用机制不同的化疗方案可能收到较好的疗效。

4. 新辅助化疗达到 CR 或 PR 的患者,推荐完成既定的疗程数,避免因化疗有效而临时中断新辅助治疗及立即手术的情况。推荐术前即完成新辅助化疗的总疗程数(如 6 或 8 个周期),术后可不再实施化疗。

5. 无效的患者建议更改化疗方案重新进入评价程序,或改变总体治疗计划,改用手术、放疗或者其他全身治疗措施。

乳腺癌新辅助化疗、内分泌治疗、靶向治疗等手段可进一步减轻肿瘤负荷,增加手术方式选择,发现和验证疗效预测指标,为验证药物疗效及辅助治疗方案选择提供可靠的依据。新辅助治疗发展至今已涵盖了肿瘤外科、肿瘤内科、影像诊断科、超声诊断科、病理科及放疗科等多学科内容,单一学科已不能满足其诊疗需要。多学科综合诊治(Multidisciplinary team,MDT)模式整合了多学科的诊疗理念与技术优势,遵循循证医学证据,兼顾规范化治疗与个体化治疗,可以较好地解决乳腺癌新辅助跨学科治疗的问题。

(王忱　刘晓东)

参 考 文 献

1.Ataliotti L,Buzdar AU,Noguehi S et al. 2006. Comparison of anastrozole versus tamoxifen as preoperative therapy in postmenopausal women with hormone receptor-positive breast cancer: the Pre-Operative "Arimidex" Compared to Tamoxifen(PROACT)trial. Cancer,106: 2095~2103

2.Bamadas A,Gil M,Sanchez-Rovira P et al. 2008. Neoadjuvant endocrine therapy for breast cancer: past,present and future. Anticancer Drugs,19:339~347

3.Baselga J,Semiglazov V,van Dam P et al. 2009. Phase Ⅱ randomized study of neoadjuvant everolimus plus letrozole compared with placebo plus letrozole in patients with estrogen receptor-positive breast cancer. J Clin Oncol, 27: 2630~2637

4.Baum M,Budzar AU. 2002. Anastrozole alone or in combination with tamoxifen versus tamoxifen alone for adjuvant treatment of postmenopausal women with early breast cancer: First results of the ATAC randomised trial. Lancet,359: 2131~2139

5.Cappelletti V,Celio L,Bajetta E et al. 2004. Prospective evaluation of estrogen receptor-β in predicting response to neoadjuvant antiestrogen therapy in elderly breast cancer patients. Endocr Relat Cancer, 11(4):761~770

6.Chen XS,Nie XQ,Chen CM et al. 2010. Weekly paclitaxel plus carboplatin is an effective nonanthracycline-containing regimen as neoadjuvant chemothrapy for breast cancer. Ann Oncol,21(5):961~967

7.Dixon JM,Andersoa TJ,Miller WR. 2002. Neoedjuvant endocrine therapy of breast cancer: a surgical perspective. Eur J Cancer,38: 2214~2221

8.Dixon JM,Renshaw L,Dixon J,et al. 2011. Invasive lobular carcinoma: response to neoadjuvant letrozole therapy. Breast Cancer Res Treat,130(3):871~877

9.Dixon JM,Renshaw L,Macaskill EJ et al. 2009. Increase in response rate by prolonged treatment with neoadjuvant letrozole. Breast Cancer Res Treat,113(1):145~151

10.Dowsett M,Ebbs RS,Dixon JM et al. 2005. Biomarkers changes durinng neoadjuvant anastrozole,tamoxifen, or the combination: influence of hormonal status and HER-2 in breast cancer–a study from the IMPACT trialists. J Clin Oncol,23(11): 2477~2492

11.Dowsett M, Smith IE, Ebbs SR et al. 2007. IMPACT Trialists Group. Prognostic value of Ki67 expression after short-term presurgical endocrine therapy for primary breast cancer. J Natl Cancer Inst, 99 (2):167~170

12.EiermannW, Paepke S, Appfelstaedt J et al. 2001. Letrozole Neo-Adjuvant Breast Cancer Study Group. Preoperative treatment of postmenopausal breast cancer patients with letrozole: a randomized double-blind multicenter study, Ann Oncol. 12(11):1527~1532

13.Ellis IJ, Fao Y, Luo J et al. 2008. Outcome prediction for estrogen receptor-positive breast cancer based on postneoadjuvant endocrine therapy tumor characteristics. J Natl Cancer Inst, 100 (19):1380~1388

14.Ellis MJ, Buzdar A, Unzeitig GW et al. 2010. ACOSOG Z1031: a randomized phase II trial comparing exemestane, letrozole, and anastrozole in postmenopausal women with clinical stage II / III estrogen receptor-positive breast cancer. J Clin Oncol, 28 (suppl): 7s (abstract LBA513)

15.Ellis MJ, Coop A, Singh B et al. 2001. Letrozole is more effective neoadjuvant endocrine therapy than tamoxifen for ErbB-1- and/or ErbB-2-positive, estrogen receptor–positive primary breast cancer: evidence from a phase III randomized trial. J Clin Oncol. 19(18):3808~3816

16.Ellis MJ, Ma C. 2007. Letrozole in the neoadjuvant setting: the P024 trial. Breast Cancer Res Treat, 105 (suppl 1):33~43

17.Ellis MJ, Suman VJ, Hoog J, et al. 2011. Randomized phase II neoadjuvant comparison between letrozole, anastrozole, and exemestane for postmenopausal women with estrogen receptor-rich stage 2 to 3 breast cancer: clinical and biomarker outcomes and predictive value of the baseline PAM50 - based intrinsic subtype – ACOSOG Z1031. J Clin Oncol, 29(17): 2342~2349

18.Ellis MJ, Tao Y, Young O et al. 2006. Estrogen-independent proliferation is present in estrogen-receptor HER2-positive primary breast cancer after neoadjuvant letrozzole. J Clin Oncol, 24: 3019~3025

19.Gazet JC, Ford HT, Coombcs RC ct al. 1994. Prospective randomized trial of tamoxifen vs surgery in elderly patients with breast cancer. Eur JSurg Oncol. 20(3):207~214

20.Gianni L, Eiermann W, Semiglazov V et al. 2010. Neoadjuvant chemotherapy with trasyuzumab followed by adjuvant trastuzumab versus neoadjuvant chemotherapy alone, in patients with HER2-positive locally advanced breast cancer (the NOAH trial): a randomised controlled superiority trial with a parallel HER2-negative cohort. Lancet, 375(9712):377~384

21.Harper-Wynne CL, Sacks NPM, Shenton K, et al. 2002. Comparison of the systemic and intratumoral effects of tamoxifen and the aromatase inhibitor vorozole in postmenopausal patients with primary breast cancer. J Clin Oncol, 20(4):1026~1035

22.Hille U, Soergel P, Langer F et al. 2012. Aromatase inhibitors as solely treatment in postmenopausal breast cancer patients. Breast J, 18(2):145~150

23.Hind D, Wyld L, Beverley CB et al. 2006. Surgery versus primary endocrine therapy for operable primary breast cancer in elderly women (70 years plus). Cochrane Database Syst Rev, 1: CD004272

24.Hojo T, Kinoshita T, Imoto S et al. 2013. Use of the neo-adjuvant exemestane in post-menopausal estrogen receptor-positive breast cancer: a randomized phase II trial (PTEX46) to investigate the optimal duration of preoperative endocrine therapy. Breast, 22(3):263~267

25.Kaufmann M, Hortobagyi GN, Goldhirsch A et al. 2006. Recommendations from an international expert panel on the use of neoadjuvant (primary) systemic treatment of operable breast cancer: an update. J Clin Oncol, 24(12): 1940~1949

26.Krainick-Strobel U, Liehtcnegger W, Wallwiencr D et al. 2008. Neoadjuvant letrozole in postmenopausal estrogen and/or progesterone receptor positive breast cancer: Aphase Ⅱ b/ Ⅲ trial to investigate optimal duration of preoperative endocrine therapy. BMC Cancer，8: 62

27.Kuromimi M，Takatsuka Y，Watanabe T et al. 2008. Histopathological assessment of anastrozole and tamoxifen as preoperative（neoadjuvant）treatment in postmenopausal Japanese women with hormone receptor-positive breast cancer in the PROACT trial. J Cancer Ros Clin Oncol，134（6）: 715~722

28.Leal F，Liutti VT，Antunes dos Santos VC et al. 2015. Neoadjuvant endocrine therapy for resectable breast cancer: a systematic review and meta-analysis. Breast，24（4）:406~412

29.Llombart-Cussac A，Guerrero A，Galan A et al. 2012. Phase II trial with letrozole to maximum response as primary systemic therapy in postmenopausal patients with ER/PgR[+] operable breast cancer. Clin Transl Oncol. 14（2）:125~131

30.Mamounas EP，Anderson SJ，Dignam JJ et al. 2012. Predictors of locoregional recurrence after neoadjiuvant chemotherapy: results from combined analysis of national surgical adjuvant breast and bowel project B-18 and B-27. J Clin Oncol，30（32）:3960~3966

31.Mathew J，Asgeirsson KS，Jackson LR，et al. 2009. Neoadjuvant endocrine treatment in primary breast cancer: review of literature. Breast，18（6）:339~344

32.Mauri D，Pavlidis N，Ioannidis JPA. 2005. Neoadjuvan tversus adjuvant systemic treatment in breastcancer: a meta-analysis. J Natl Cancer Inst，97（3）:188~194

33.Milla-Santos A，Milla L，Calvo N et al. 2004. Anastrozole as neoadjuvant therapy for patients with hormone-dependent，locally-advanced breast cancer. Anticancer Res，24（2C）:1315~1318

34.Miller WR，Dixon JM，Cameron DA et al. 2001. Biological and clinical effects of aromatase inhibitors in neoadjuvant therapy. J Steroid Biochem Mol Biol，79（1-5）:103~107

35.Miller WR，White S，Dixon JM，et al. 2006. Proliferation，steroid receptors and clinical/pathological response in breast cancer treated with letrozole. Br J Cancer，94（7）:1051~1056

36.Moher D，Liberati A，Tetzlaff J et al. 2010. PRISMA Group. Preferred Reporting Items for Systematic Reviews and Meta-analyses: the PRISMA statement. Int J Surg Lond Engl，8（5）:336~341

37.Monnier A. 2007. Clinical management of adverse events in adjuvant therapy for hormone-responsive early breast cancer. Ann Oncol. 18（suppl 8）:36~44.

38.Mukherjee A，Shehata M，Mpseley P et al. 2010. Topo 2 alpha protein expression predicts response to anthracycline combination neo-adjuvant chemotherapy in locally advanced promary breast cancer. Br J Cancer，103（12）:1794~1800

39.Mustacchi G，Ceccherini R，Milani S et al. 2003. Tamoxifen alone versus adjuvant tamoxifen for operable breast cancer of the elderly: long-term results of the phase Ⅲ randomized controlled multicenter GRETA trial. Ann Oncol，14:414~420

40.Olson JA，Budd GT，Carey LA et al. 2009. Improved surgical outcomes for breast cancer patients receiving neoadjuvant aromatase inhibitor therapy: results from a multicenter phase Ⅱ trial. J Ann Coll Surg，208（5）: 906~914

41.Procter M，Suter TM，de Azambuja E et al. 2010. Longer-term assessment of trastuzumab-related cardiac adverse evevts in the Herceptin Adjuvant（HERA）trial. J Clin Oncol，28（21）:3422~3428

42.Russell SD，Blackwell KL，Lawrence J et al. 2010. Independent adjudication of symptomatic heart failure with the use of doxorubicin and cyclophosphamide followed by trastuzumab adjuvant therapy : a combined review of cardiac date from the National Surgical Adjuvant breast and Bowel Project B-31 and the North Central Cancer Treatment Group N9831 clinical trials. J Clin Oncol，28（21）:3416~3421

43.Salmon RJ，Alran S，Malka I et al. 2006. Breast Groupof the Institut Curie. Estrogen receptors evolution in neoadjuvant aromatase inhibitor（AI）therapy for breast cancer in elderly women: stability of hormonal receptor expression during treatment. Am J Clin Oncol，29（4）:385~388

44.Semiglazov VF，Semiglazov VV，Klemsel AA et al. 2004. New results of endocrine therapy of breast cancer（the role of Ammasin）. vopr Onkol，50: 729~736

45.Sharma SP. 2012. Avastin saga reveals debate over clinical trial endpoints. J Natl Cancer Inst，104（11）:800~801

46.Smith IE，Dowser M，Ebbs SR et al. 2005. Neoadjuvant treatment of postmenopausal breast cancer with Anastrozole，Tamoxifen，or both in combination: the Immediate Preoperative Anastrozole，Tamoxifen，or Combined with Tamoxifen（IMPACT）multicenter Double-Blind Randomized Trial. J Clin Oicol，23（22）: 51038228~5116

47.Smith IE，Walsh G，Skene A et al. 2007. A phase II placebo-controlled trial of neoadjuvant anastrozole alone or with gefitinib in early breast cancer. J Clin Oncol，25: 3816~3822

48.Torrisi R，Bagnardi V，Pruneri G et al. 2007. Antitumour and biological effects of letrozole and GnRH analogue as primary therapy in premenopausal women with ER and PgR positive locally advanced operable breast cancer. Br J Cancer. 97（6）:802~808

49.Untch M，Rezai M，Loibl S et al. 2010. Neoadjuvant treatment with trastuzumab in HER2-positive breast cancer: results from the GeparQuattro study. J Clin Oncol，28（12）:2024~2031

50.Valachis A，Mauri D，Polyzos NP et al. 2011. Trastuzumab combined to neoadjuvant chemotherapy in patients with HER2-positive breast cancer: a systematic review and meta-analysis. Breast，20（6）:485~490

51.Wang J，Xu B，Yuan P et al. 2012. TOP2A amplification in breast cancer is a predictive marker of anthracycline-based neoadjuvant chermotherapy efficacy. Breast Cancer Res Treat，135（2）:531~537

52.Yardlcy DA，Raefsky E，Castillo R et al. 2011. Phase II study of neoadjuvant weekly nab-paclitaxel and carboplatin，with bevacizumab and trastuzumab，as treatment for women with locally advanced HER2+breast cancer. Clin Breast Cancer，11（5）:297~305

53.Zhang C，Duan X，Xu L et al. 2012. Erythropoietin receptor expression and its relationship with trastuzumab response and resistance in HER2-positive breast cancer cells. Breast Cancer Res Treat，136（3）:739~748

第 5 章　乳腺癌的辅助治疗

第 1 节　辅助化疗

一、辅助化疗的历史

乳腺癌的治疗目前多采用手术、放疗、化疗、靶向治疗和内分泌治疗在内的综合治疗。综合治疗是提高治愈率的有效措施之一。术后辅助化疗的目的是消灭一些亚临床的微小转移灶，从而降低局部复发和远处转移的风险，以延长患者的生存时间。

乳腺癌最早的辅助化疗始于 Fisher 在 20 世纪 60 年代应用塞替哌，研究结果表明，塞替哌可以提高绝经前有 4 个以上淋巴结转移患者的生存期。其后，Fisher 在应用噻替哌的基础上联合左旋苯丙氨酸氮芥（L-PAM），连续治疗两年。经 10 年随访，治疗组的无复发率和生存率较对照组均有所提高。同期北欧国家也开展了术后辅助化疗，证实早期乳腺癌术后应用环磷酰胺辅助化疗可以提高患者的生存率。20 世纪 70 年代，Bonadonna 将 CMF 用于乳腺癌的辅助化疗，长期随访结果显示，辅助化疗可以显著改善早期乳腺癌 DFS 和 OS，从而确立了乳腺癌术后辅助化疗的地位。

20 世纪 80 年代以后，由于蒽环类药物的临床应用取得了较好的疗效，而且 NSABP B-15、INT0102、NCICCTG MA5 等研究结果也证实，CAF 或 CEF 方案疗效优于 CMF 方案，可以进一步降低早期乳腺癌复发和转移的风险，因此，更多的以蒽环类为主的化疗方案应用于乳腺癌术后辅助化疗。90 年代以来，以紫杉类为主的化疗方案也逐步应用于术后辅助治疗。US Oncology 9735、BCIRG 001、CALG B9344、NSABP B-28、ECOG E1199、PACS 01 等临床研究证实，在蒽环类药物基础上联合或序贯紫杉类药物辅助化疗可以使中、高复发风险的早期乳腺癌患者进一步获益。

随着蒽环类、紫杉类在乳腺癌术后辅助治疗取得的肯定疗效，内分泌治疗改善激素受体阳性早期乳腺癌的远期生存，曲妥珠单抗进一步提高 HER2 阳性乳腺癌患者术后无病生存及总生存，早期乳腺癌的术后辅助治疗正在进入依据分子分型实施个体化合理治疗的时代。

二、影响辅助化疗方案选择的因素

临床医生应按照早期乳腺癌患者术后病理分子分型和临床分期评估复发风险及对不同治疗方案的反应性，从而选择个体化的辅助治疗方法。

乳腺癌术后复发风险的分组见表 5-1。该表依据《中国抗癌协会乳腺癌诊治指南与规范（2015 版）》和《2013 年 St Gallen 早期乳腺癌国际专家共识》制定，可全面评估患者手术以后的复发风险的高低，是制定全身辅助治疗方案的重要依据。《2015 年 St Gallen 早期乳腺癌国际专家共识》提出 Ki67 高表达也是早期乳腺癌不良预后因素之一,但是如何界定 Ki67 高表达专家组尚存在争议,部分专家可以接受 20%~29% 这样的 Ki67 的区域值来定义。乳腺癌病理的分子分型的判定见第 2 章的表 2-8。乳腺癌术后辅助全身治疗的选择见表 5-2。

表 5-1　乳腺癌术后复发风险的分组

危险度	判别要点	
	转移淋巴结	其他
低度	阴性	同时具备以下 6 条:标本中病灶大小 (pT) ≤ 2cm;分级 1 级 a;瘤周脉管未见肿瘤侵犯 b;ER 和 (或)PR 表达;HER2/neu 基因没有过度表达或扩增 c;年龄 ≥ 35 岁
中度		以下 6 条至少具备 1 条:标本中病灶大小 (pT) > 2cm;分级 2-3 级;有瘤周脉管肿瘤侵犯;ER 和 PR 缺失;HER2 基因过度表达;扩增或年龄 < 35 岁
	1-4 枚阳性	未见 HER2 基因过度表达和扩增且 ER 和 (或)PR 表达
高度		HER2 基因过度表达或扩增或 ER 和 PR 缺失
	≥ 4 枚阳性	

a:组织学分级 / 核分级;b:瘤周脉管侵犯存在争议,它只影响腋淋巴结阴性的患者的危险度分级,但并不影响淋巴结阳性者的分级;c:HER2 的测定必须采用有严格质量把关的免疫组织化学或 FISH 法、CISH 法。

表 5-2　不同分子分型的推荐治疗

亚型	治疗类型	备注
Luminal A 样	大多数患者仅需内分泌治疗	一些高危患者需加用化疗
Luminal B 样(HER2 阴性)	全部患者均需内分泌治疗,大多数患者要加用化疗	是否加用化疗需要综合考虑激素受体表达高低,复发转移风险,以及患者状态等
Luminal B 样(HER2 阳性)	化疗 + 抗 HER2 治疗 + 内分泌治疗	本亚型患者常规予以化疗
HER2 阳性(非 Luminal)	化疗 + 抗 HER2 治疗	抗 HER2 治疗对象:pT1b 及更大肿瘤,或淋巴结阳性
三阴性(导管癌)	化疗	
特殊类型 *		
A. 内分泌反应型	内分泌治疗	
B. 内分泌无反应型	化疗	髓样癌(典型性)和腺样囊性癌可能不需要化疗(若淋巴结阴性)

*:内分泌反应型(筛状癌、小管癌和黏液腺癌);内分泌无反应型(顶浆分泌、髓样癌、腺样囊性癌和化生性癌)。

　　肿瘤的异质性决定了乳腺癌并非单一疾病,2007 年,St Gallen 会议共识根据腋窝淋巴结、激素受体、肿瘤大小、病理组织学分级、年龄、HER2 状态和肿瘤周边脉管是否浸润等因素,把乳腺癌患者分为低危、中危和高危三个等级。对于低危患者,当时指南不推荐辅助化疗;对于中危患者,根据激素受体情况可考虑化疗;而对于高危患者,应常规给予化疗。对患者制订治疗方案时需要考虑患者风险 / 获益比。

2013 年，St Gallen 共识根据基因分析及免疫组化结果将乳腺癌分为不同亚型，具有不同的生物学特性，对局部和全身治疗效果不同。为方便临床运用，共识强调根据临床病理，结合基因分析结果来进行亚型分类。根据激素受体、HER2 和 Ki67 状态分为五类：Luminal A 型、Luminal B 型 HER2 阴性型、Luminal B 型 HER2 阳性型、HER2 阳性型、三阴性。

Luminal A 型乳腺癌通常对内分泌治疗敏感，对化疗不敏感；Luminal B 型，虽然 ER 阳性，但内分泌依赖性较差，需要化疗；三阴性乳腺癌不依赖内分泌治疗，目前没有明确有效的分子靶向治疗，更需要化疗；HER2 阳性型适合用化疗联合抗 HER2 靶向治疗。但是在决定术后辅助化疗时，还是要强调临床病理分期的重要性，如腋窝淋巴结阳性，尤其是 3 个以上淋巴结阳性，21 基因或 70 基因检测复发风险高等因素依然是决定化疗的重要因素。

三、辅助化疗的适应证和禁忌证

适应证：①浸润性肿瘤大于 2cm；②淋巴结阳性；③激素受体阴性；④ HER2 阳性（对 T1a 以下患者目前无明确证据推荐使用辅助化疗）；⑤组织学分级为 3 级。

以上单个指标并非化疗的强制适应证，辅助化疗方案的制订应综合考虑上述肿瘤的临床病理学特征、患者生理条件和基础疾病、患者的意愿，以及化疗可能获益与由之带来的不良反应等。免疫组织化学检测应该常规包括 ER、PR、HER2 和 Ki67。

禁忌证：①妊娠期，妊娠早、中期患者，应慎重选择化疗；②年老体弱且伴有严重内脏器质性病变的患者。

最早由 Paik 等提出的 21 基因检测是已被临床证实的可用于评估 ER 阳性、HER2 阴性、腋窝淋巴结阴性早期乳腺癌患者复发风险的检测方法。这 21 个基因包括 16 个肿瘤相关基因及 5 个参考基因，其中有肿瘤增殖相关基因（Ki67、STK15、survivin、cyclinB1、MYBL2）、侵袭相关基因（stromelysin 3、cathepsin L2）、HER2 相关基因（GRB7、HER2）、激素相关基因（ER、PR、Bcl-2、SCUBE2）、GSTM1、BAG1、CD68；5 个参考基因为 β-actin、GAPDH、RPLPO、GUS、TFRC。激素相关基因、GSTM1、BAG1 的高表达将导致一个较低的复发分数（Recurrence score，RS），而增殖相关基因、HER2 相关基因、侵袭相关基因和 CD68 的高表达将导致一个较高的 RS 值。NSABP B-14 和 B-20 的试验结果表明，RS < 18 时，为低复发风险；18 ≤ RS < 31 时，为中复发风险；RS ≥ 31 时，为高复发风险。通过 RS 分级可将低复发风险者从传统的所谓标准治疗中解放出来，从而避免过度治疗，即低风险组可以单独给予内分泌治疗，高风险组需给予化疗序贯内分泌治疗，中风险组可在内分泌治疗基础上考虑加化疗。大规模临床研究证实，复发分数与局部复发及病死率密切相关。

尽管目前存在如 70 基因检测等其他评估早期乳腺癌复发风险的检测方法，但是 21 基因检测是目前公认的相对来说最科学、准确的复发风险评估方法。而且，近年来研究表明，21 基因检测对于 ER 阳性、HER2 阴性、腋窝淋巴结 1~3 个阳性的早期乳腺癌患者也具有一定的参考价值。

目前，国内的医疗机构并没有常规开展这种检测项目，所以，对于这部分患者如果无法通过正规途径进行 21 基因检测，只能按照肿瘤大小、病理组织学分级、年龄和肿瘤周边脉管是否有浸润等病理因素评估患者的复发风险,从而选择合理的治疗方法。

四、辅助化疗的周期

因为术后辅助化疗主要是消灭一些亚临床的微小转移灶,所以需要一定的剂量强度和恰当的治疗周期。Bonadonna 等(2005)报道了中位随访 25 年的结果,对乳腺癌术后(绝经前患者)应用 CMF 方案化疗,比较了 6 个周期组与 12 个周期组的疗效,并无差别。6 个周期组和 12 个周期组的无复发生存率分别为 38% 和 39%;总生存率两组均为 40%。IBCSG 比较了 CMF 方案 3 个周期与 6 个周期的 5 年生存率,分别为 53% 和 58%(P=0.04)。

EBCTG Meta 分析评价了 5 个 CMF 基础的临床试验,发现超过 6 个月的治疗并无生存优势。NSABP B-15 和 NSABP B-23 试验结果均显示,4 周期 AC 和 6 周期 CMF 方案等效。而同样周期的蒽环类方案如 FAC 或 FEC 与 CMF 比较,可以明显提高 DFS 和 OS。以上研究结果表明,术后辅助化疗的最佳周期数是 6 个周期,延长治疗周期也许并不能提高疗效,相反可能会增加一些不良反应。

五、辅助化疗方案及评价

(一)辅助化疗方案

1.CMF 方案(ZEBRA 研究)

环磷酰胺(CTX)100mg/m² po,第 1~14 天

氨甲蝶呤(MTX)40mg/m² iv,第 1、8 天

氟尿嘧啶(5-Fu)600mg/m² iv,第 1、8 天

28 天为 1 周期,共 6 周期

2.AC 方案

多柔比星(ADM)60mg/m² iv,第 1 天

环磷酰胺(CTX)600mg/m² iv,第 1 天

21 天为 1 周期,共 4 周期

3.EC 方案

表柔比星(EPI)100mg/m² iv,第 1 天

环磷酰胺(CTX)600mg/m² iv,第 1 天

21 天为 1 周期,连用 4 周期

4.CAF 方案

环磷酰胺(CTX)100mg/m² po,第 1~14 天

多柔比星(ADM)30mg/m² iv,第 1、8 天

氟尿嘧啶(5-Fu)500mg/m² iv,1、8 天

28 天为 1 周期,共 6 周期

5.CEF 方案

环磷酰胺(CTX)75mg/m² po,第 1~14 天

表柔比星(EPI)60mg/m² iv,第 1、8 天

氟尿嘧啶(5-Fu)500mg/m² iv,第 1、8 天

28 天为 1 周期,共 6 周期

6.TC 方案

多西他赛(TXT)75mg/m² iv,第 1 天

环磷酰胺(CTX)600mg/m² iv,第 1 天

21 天为 1 周期,连用 4 周期

7.TAC 方案

多西他赛(TXT)75mg/m² iv,第 1 天

多柔比星(ADM)50mg/m² iv,第 1 天

环磷酰胺(CTX)500mg/m² iv,第 1 天

21 天为 1 周期,共 6 周期

8.AC → 3 周 D 方案

多柔比星(ADM)90mg/m² iv,第 1 天

环磷酰胺(CTX)600mg/m² iv,第 1 天

21 天为 1 周期,共 4 周期

序贯

多西他赛(TXT)100mg/m² iv,第 1 天

每 3 周 1 次,共 4 周期

9.AC → 单周 P 方案

多柔比星(ADM)60mg/m² iv,第 1 天

环磷酰胺(CTX)600mg/m² iv,第 1 天

21 天为 1 周期,共 4 周期

序贯 紫杉醇(PTX)80mg/m² iv 1h,第 1 天,每周 1 次,共 12 周

10.FEC → T 方案

氟尿嘧啶(5-Fu)500mg/m² iv,第 1 天

表柔比星(EPI)100mg/m² iv,第 1 天

环磷酰胺（CTX）500mg/m² iv,第 1 天

21 天为 1 周期,共 3 周期

序贯

多西他赛（TXT）100mg/m² iv,第 1 天

21 天为 1 周期,共 3 周期

11.FEC → P 方案

氟尿嘧啶（5-Fu）600mg/m² iv,第 1 天

表柔比星（EPI）90mg/m² iv,第 1 天

环磷酰胺（CTX）600mg/m² iv,第 1 天

21 天为 1 周期,共 4 周期

序贯

紫杉醇（PTX）100mg/m² iv,第 1 天

每周 1 次,共 8 周

12. 剂量密集 EC → P 方案

表柔比星（EPI）100mg/m² iv,第 1 天

环磷酰胺（CTX）600mg/m² iv,第 1 天

14 天为 1 周期,连用 4 周期

序贯

紫杉醇（PTX）150mg/m² iv,3h 第 1 天

14 天为 1 周期,连用 4 周期

（所有周期均用 G-CSF 支持）

13.EC → 单周 P 方案

表柔比星（EPI）100mg/m² iv,第 1 天

环磷酰胺（CTX）600mg/m² iv,第 1 天

21 天为 1 周期,共 4 周期

序贯 紫杉醇（PTX）80mg/m² iv,1h 第 1 天,每周 1 次,共 12 周

14. 密集 AC 方案

多柔比星（ADM）60mg/m² iv,第 1 天

环磷酰胺（CTX）600mg/m² iv,第 1 天

14 天为 1 周期,共 4 周期

（二）辅助化疗方案评价

CMF 是最早使用的辅助联合化疗方案。米兰研究组将淋巴结阳性乳腺癌患者随机分

为单纯手术组和手术后联合 CMF 方案化疗组,结果显示,化疗组的 DFS 和 OS 均得到了改善。亚组分析表明,除了绝经后妇女以外,所有亚组均能从化疗获益。其原因可能是入组患者病例数较少并且剂量在 > 60 岁患者中常规减量,造成绝经后患者缺乏获益。

2005 年,Bonadonna 等对 CMF 辅助化疗 30 年的随诊结果进行了总结:相对复发风险降低 34%,死亡率下降 22%;12 周期的结果并不比 6 周期优越;另外,腋下阳性淋巴结数目是影响预后的因素,淋巴结阳性超过 3 个的患者复发风险和死亡率均较高。

CMF 方案是 30 年前风靡一时的乳腺癌辅助化疗方案,即便现在也有一定的临床价值,特别对于那些复发风险较低、经济状况较差以及对蒽环和紫杉类药物有禁忌证的患者。

以蒽环类药物为主的化疗常用方案有 AC(多柔比星 + 环磷酰胺)、EC(表柔比星 + 环磷酰胺)、CAF(环磷酰胺 + 多柔比星 + 氟尿嘧啶)以及 CEF(环磷酰胺 + 表柔比星 + 氟尿嘧啶)等。

美国乳腺与肠道外科辅助治疗研究组(NSABP)B-15 在 2194 例对他莫昔芬无反应(ER 阴性)淋巴结阳性的患者进行了研究,比较 4 周期(每 3 周给药)的多柔比星 $60mg/m^2$ 和环磷酰胺 $600mg/m^2$(AC)和 6 个月常规的 CMF 方案化疗的疗效。试验发现,4 周期 AC 方案的疗效与 6 周期 CMF 方案的疗效相当,AC 方案与 CMF 方案的无病生存率分别为 62% 及 63%,总生存率分别为 83% 及 82%。

EBCTCG 对 14 000 例分析表明,与 CMF 方案比较,使用蒽环类方案能使复发和死亡危险分别降低 11% 与 16%,5 年和 10 年死亡率分别降低 3.5%(80.2% 比 76.7%)与 4.6%(68% 比 63.4%)。

INT0102 试验将 2691 例淋巴结阴性乳腺癌患者随机分为 CMF 组和 CAF 组(CTX、多柔比星和氟尿嘧啶)进行化疗,发现 CAF 组的无病生存率和总生存率明显优于 CMF 组(P=0.03)。

NCICCTG MA5(National Cancer Institute of Canada Clinical Trials Group)试验对 710 例腋窝淋巴结阳性乳腺癌患者术后化疗随机分为 CEF 和 CMF 两组,随访 10 年结果,CEF 组和 CMF 组 10 年 RFS 分别为 52% 和 45%(P=0.007),10 年 OS 分别为 62% 和 58%(P=0.085)。

以蒽环类药物为主的化疗方案可以考虑用于低复发风险或者不良预后因素较少的中复发风险乳腺癌患者。相对于 CAF 或 CEF 方案,AC 或 EC 方案使用方便,不良反应相对较轻,在临床应用可能更为广泛一些。但是环磷酰胺与蒽环类联合是致吐性最强的方案之一,需要在临床应用中给予足够的预防措施。

US Oncology 9735 临床试验共入组 1016 例早期乳腺癌患者,随机接受 4 周期标准剂量 AC(60 和 $600mg/m^2$,510 例)或者 TC(75 和 $600mg/m^2$,506 例)。中位随访 7 年,DFS 分别为 75% 和 81%(P=0.033);OS 分别为 82% 和 87%(P=0.032),无论是 DFS 还是 OS,TC 均优于 AC。该试验结果目前还不能颠覆蒽环类的地位,但是它提供给我们另一个辅助化疗方案的选择,特别是对于低复发风险、老年或者既往有心脏病史对使用蒽环类药物有所禁忌的患者。

BCIRG 001（Breast Cancer International Research Group 001）比较了 TAC（75mg/m²、50mg/m²、500mg/m²）与 FAC（500mg/m²、50mg/m²、500mg/m²）方案治疗 1491 例淋巴结阳性乳腺癌的疗效。其中 745 例随机分入 TAC 组，746 例分入 FAC 组，对受体阳性患者化疗后口服 TAM 5 年。结果显示，TAC 组与 FAC 组 DFS 分别为 75% 与 68%（P=0.001）；OS 分别为 87% 与 81%（P=0.008）。这些结果表明，与 FAC 方案相比，含有多西他赛的 TAC 方案能显著改善早期乳腺癌患者的生存质量。

TAC 方案适用于高复发风险的乳腺癌患者，但是其剂量强度较高，不良反应较大，不太适合对化疗耐受性较差的黄种人，目前临床中实际应用较少。

国际多中心研究 CALG B9344（Cancer and Leukemia Group B9344）试验对淋巴结阳性患者先以 AC 方案化疗 4 周期，然后分两组，一组加 4 个周期紫杉醇；另一组则不用紫杉醇。随访 69 个月。2003 年发表的最终结果表明，在 AC 方案的基础上，加用紫杉醇能使复发率和死亡率分别降低 17% 与 18%。

NSABP B-28 试验将 3060 例淋巴结阳性患者随机分为 4 周期 AC 或 4 周期 AC 加 4 周期紫杉醇，如受体阳性者再加用 TAM 5 年。中位随访 34 个月，3 年生存率分别为 92% 与 90%，两组 DFS 均为 81%，2003 年在 ASCO 会议上报道了中位随访 64 个月的结果，加用紫杉醇组无复发危险性下降 17%（P=0.008），死亡风险下降 6%（P=0.46）。

ECOG E1199 临床研究入组了 4950 例早期乳腺癌患者，随机分为四组：4 周期 AC 序贯 4 周期紫杉醇（3 周疗）或多西他赛（3 周疗），4 周期 AC 序贯 12 周紫杉醇（周疗）或多西他赛（周疗）。结果显示，紫杉醇周疗 DFS（P=0.006）和 OS（P=0.01）均优于紫杉醇 3 周疗法；多西他赛 3 周疗法 DFS（P=0.02）也优于紫杉醇 3 周疗法，但 OS 没有优势。该研究结果确立了两种紫杉类药物在临床中合理的应用方法。

NSABP B-30 研究入组了 5351 例淋巴结阳性的早期乳腺癌患者，随机分为 AC 序贯 TXT 组、AT 组和 TAC 组。结果显示，序贯组 DFS 优于 TAC 组（P=0.006），但是 OS 没有优势；序贯组 DFS 与 OS 均优于 AT 组（P=0.001，P=0.034）；而 AT 组不优于 TAC 组。这项研究结果表明，蒽环序贯紫杉类方案疗效优于蒽环联合紫杉类方案，所以 AT 方案不是早期乳腺癌术后辅助化疗的最佳方案。而 AC 序贯 3 周疗的多西他赛或者序贯周疗紫杉醇是目前治疗中、高复发风险早期乳腺癌的经典方案，其疗效确切，耐受性较好，使用方便，临床已被广泛应用。

2004 年，圣安东尼奥会议报道了一个法国研究组的临床研究（PACS 01），对比 6 周期 FEC 与 3 周期 FEC 序贯 3 周期多西他赛 100mg/m² 的疗效，其中 62% 的患者有 1~3 个淋巴结阳性。结果显示，加用多西他赛组疗效优于 FEC 组，5 年的 DFS 分别为 78.4% 与 73.2%（P=0.012）；而 OS 分别为 90.7% 与 86.7%（P=0.017）。

西班牙一项研究入组 1246 例早期乳腺癌患者，随机分为两组，一组应用 6 周期的 FEC 方案，一组应用 4 周期的 FEC 后序贯 8 周的单药紫杉醇周疗。结果显示，序贯组 5 年 DFS 优于单纯 FEC 组（78.5% 比 72.1%，P=0.006），降低复发风险 23%（P=0.022），降低死亡风险 22%（P=0.11）。

FEC 序贯 T 或 D 方案是在 AC 序贯 T 或 D 之外的对于中复发风险早期乳腺癌患者的又一个合理的选择,但不如后者在临床上的应用广泛。

最近几年的研究结果已经动摇了"对淋巴结阳性的乳腺癌患者,术后辅助化疗应采用每 3 周为一个周期"的观点,其依据是 CALG B9741 的研究结果。CALG B9741 研究又被称为剂量密集试验。该研究比较了在淋巴结阳性乳腺癌患者术后辅助治疗中,缩短治疗间隙的剂量密集化疗(2 周 1 次)与常规间隙(3 周 1 次)化疗的疗效以及序贯化疗与联合化疗的疗效;所用药物为多柔比星(A)60 mg/m²、环磷酰胺(C)600 mg/m²、紫杉醇(P)175 mg/m²。随机分为:常规序贯给药组 A(q3w)4 周期→ P(q3w)4 周期→ C(q3w)4 周期;密集序贯给药 +G-CSF 组 A(q2w)4 周期→ P(q2w)4 周期→ C(q2w)4 周期;常规联合给药组 AC(q3w)4 周期→ P(q3w)4 周期;密集联合给药 +G-CSF 组 AC(q2w)4 周期→ P(q2w)4 周期。中位随访 36 个月,入组 2005 例患者。标准 AC 方案中加入紫杉醇时,与标准的 3 周给药方法相比,2 周剂量密集方案患者的 DFS 与 OS 显著提高,密集化疗较常规化疗的无复发率和死亡率分别降低 26%($P=0.010$)与 31%($P=0.031$)。7 年的随访结果显示:无论是联合治疗还是序贯治疗,剂量密集给药组的 DFS 均优于常规 3 周给药组($P=0.012$);序贯化疗与联合化疗的疗效无统计学差异($P=0.65$)。

前述的 ECOG E1199 研究也证实,AC 序贯紫杉醇周疗是 4 组中改善 DFS 最明显的方案($P=0.006$),提示剂量密集治疗方案要优于常规 3 周辅助治疗方案。

六、辅助化疗的时机

2005 年,DBCG(Danish Breast Cancer Cooperative Group)研究组报道了 7501 例乳腺癌患者在不同时间开始术后辅助化疗的结果,其中 6417 例接受 CMF 方案的化疗,1084 例接受 CEF 方案的化疗,从术后至开始化疗的时间分为 4 组(1~3,4,5 和 6~13 周)。结果显示:以上 4 组术后辅助化疗开始时间早晚对预后和生存期没有明显的影响。采用 CMF 化疗方案的回顾性研究 IBCSG 试验发现,在激素受体阴性、绝经前患者术后 21 天开始治疗与延迟治疗比较,10 年 DFS 显著改善(60% vs. 34%,$P=0.0003$)。Royal Marsden 医院一项前瞻性数据显示,超过 1100 例患者进行辅助化疗,大约 60% 接受过蒽环类,显示 21 天内化疗和延迟化疗 DFS 或 OS 无差异。因此并非术后辅助治疗开始时间越早越好,其需要根据患者术后手术切口恢复情况、一般状况等多方面因素权衡后决定。

七、辅助化疗的药物剂量

辅助化疗的疗效与药物的剂量有一定的关系,FASO 05(French Adjuvant Study Group 05)对 565 例乳腺癌术后有淋巴结转移者进行不同剂量的表柔比星的研究。随机分为两组:FEC 100(CTX 500mg/m²,EPI 100mg/m²,5-Fu 500mg/m²)和 FEC 50(CTX 500mg/m²,EPI 50mg/m²,5-Fu 500mg/m²)。随访 10 年结果,FEC 100 组和 FEC 50 组 10 年无病生存率分别为 50.7% 和 45.3%($P=0.036$);10 年总生存率分别为 54.8% 和 50.0%($P=0.038$)。

然而,目前关于加大剂量是否会提高疗效尚存争议。NSABP B-22 是在相同的多柔比星剂量下（A：60mg/m²）比较不同剂量的环磷酰胺的疗效。随机分为 3 组：AC 方案（C：600mg/m²），4 周期组；AC 方案（C：600mg/m²），2 周期组；AC 方案（C：1200mg/m²），4 周期组。随访 5 年，无病生存率分别为 62%、60% 及 64%，5 年总生存率分别为 78%、77% 及 77%。

由上述临床研究可以看出，虽然化疗药物的剂量与疗效有一定的关系，但超过标准的剂量时，不仅不会增加疗效，反而可能增加不良反应。

八、辅助化疗的注意事项

（一）应根据患者的复发风险及分子分型选择合适的术后辅助化疗方案，严格掌握适应证及禁忌证。若无特殊情况，一般不建议减少化疗的周期数。

（二）术后辅助治疗开始时间需要根据患者术后手术切口恢复情况、一般状况等多方面因素权衡后决定。

（三）首次给药应遵循方案推荐的剂量，若有特殊情况需调整时不得低于推荐剂量的 85%，后续给药剂量可以根据患者的具体情况和既往治疗后的不良反应调整，可以 1 次下调 20%~25%。每个化疗方案允许剂量下调 2 次。

（四）绝经前患者，在辅助化疗期间可考虑使用卵巢功能抑制药物保护患者的卵巢功能。推荐化疗前 1~2 周给药，化疗结束后 2 周给予最后一剂药物。

（五）辅助化疗一般不与内分泌治疗同时进行，化疗结束后再开始内分泌治疗或放疗。

（六）蒽环类药物有心脏毒性，使用时，需评估 LVEF，至少每 3 个月 1 次。如果患者使用蒽环类药物期间发生有临床症状的心脏毒性，或无症状但 LVEF<45% 亦或较基线下降幅度超过 15%，可考虑检测肌钙蛋白 cTn。必要时，应先停药并充分评估患者的心脏功能，后续治疗应慎重。

九、特殊情况乳腺癌

三阴性乳腺癌没有特殊的辅助化疗方案，其优选方案是含紫杉和蒽环的剂量密度方案。大多数 Luminal-B（HER2 阴性）乳腺癌患者需要接受术后辅助化疗，方案应包含蒽环和（或）紫杉类。

黏液癌和小管癌是预后较好的乳腺癌。针对 ER 和（或）PR 阳性的患者，只有淋巴结阳性才考虑辅助化疗序贯内分泌治疗；而淋巴结病理分期 pN0 或 pN1 微小转移（腋窝淋巴结转移灶直径 ≤ 2 mm）时，即使肿瘤分期为 pT3，全身辅助治疗也只需内分泌治疗。对 ER 和 PR 均为阴性的黏液癌和小管癌，需要复检 ER 和 PR 状态，如确诊均为阴性，则按照普通组织类型的乳腺癌处理。

对于炎性乳腺癌、男性乳腺癌、伴腋窝转移的隐匿性乳腺癌、Paget 病辅助化疗，则应根据临床分期、病理类型以及分子分型，参照浸润性导管癌非特殊型的诊治流程处理，可见第 2 篇第 6 章特殊类型乳腺癌内容。

对于妊娠期乳腺癌，国际上学者认为，只有在怀孕第三个月以后才考虑辅助化疗，但鉴于中国国情，一般不建议在怀孕期间给予辅助化疗。

乳腺导管内癌伴微浸润是介于导管内癌与浸润性导管癌之间的过渡类型,目前缺乏大规模循证医学证据指导其术后治疗方案的选择。文献报道,这类患者前哨淋巴结转移率7%~10%。一般认为,对于激素受体阳性的患者,术后无需化疗,应用他莫昔芬或芳香化酶抑制剂可以降低以后乳腺癌复发的风险。两项随机临床研究 IBIS-Ⅱ和 NSABP B-35 表明,对于绝经后患者阿那曲唑也是一个合理的选择。而对于那些激素受体阴性,Ki67 较高,原发病灶较大(个别学者认为＞5cm),多灶微浸润,导管内癌粉刺型成分比例较高的患者,考虑到其以后发生浸润性癌可能性较大,可以考虑按照低复发风险浸润性乳腺癌处理。

第 2 节　辅助内分泌治疗

一、内分泌治疗的历史

回顾乳腺癌内分泌治疗的百年历史,第一例报道的内分泌治疗可以追溯到 1896 年,苏格兰医生 Beatson 应用卵巢切除术成功控制了 3 例晚期乳腺癌的病情,成为乳腺癌内分泌治疗的第一个里程碑。20 世纪 90 年代,医生们开始认识到性激素在乳腺癌治疗中的作用,采用乳腺联合卵巢切除术治疗乳腺癌。尽管从 20 世纪 30 年代开始出现内分泌药物治疗乳腺癌,但是直到 1967 年 Jensen 等发现人类乳腺癌中含有雌激素受体(ER)并建立了测定肿瘤组织中 ER 的方法,从此才逐步清楚乳腺癌内分泌治疗的机制。1971 年,第一个抗雌激素药物他莫昔芬(Tamoxifen,TAM)研制成功,成为乳腺癌内分泌治疗的第二个里程碑。1978年,美国 FDA 批准选择性雌激素受体调节剂他莫昔芬用于临床,它使激素受体阳性的早期乳腺癌患者的复发率、死亡率大幅度下降,使患者的 OS 获益,改变了早期乳腺癌的治疗模式。20 世纪末期,非甾体类芳香化酶抑制剂(阿那曲唑、来曲唑和依西美坦)被用于治疗激素受体阳性的绝经后乳腺癌患者,使内分泌治疗的效果进一步得到了改善。21 世纪初至今,促性腺激素释放激素类似物(LHRHa)在绝经前早期乳腺癌辅助治疗中的联合应用,使这部分患者的复发风险进一步降低。

二、辅助内分泌治疗的适应证及与其他辅助治疗的次序

适应证:ER 和(或)PR 阳性的早期乳腺癌患者。

内分泌治疗与其他辅助治疗的次序:辅助内分泌治疗同时联合化疗使用,不良反应增加,但疗效增加不明显。内分泌治疗一般在化疗之后使用,但可以和放射治疗以及抗 HER2 靶向治疗同时应用。

三、辅助内分泌治疗的药物

(一)他莫昔芬 10mg po bid 或 20mg po qd

他莫昔芬是第一个用于临床的乳腺癌内分泌治疗药物。1986 年,美国 FDA 批准他莫昔芬可单独用于淋巴结阳性的早期乳腺癌患者。在 NATO(Nolvadex Adjuvant Trial Organization)试验中,乳腺癌术后患者随机分为两组,他莫昔芬组(559 例,10mg,bid,持续两年)和

安慰剂组（565 例），中位随访 21 个月，结果显示，他莫昔芬组的乳腺癌首次复发事件 14.2%（包括对侧乳腺疾病或未明确复发的死亡）明显少于安慰剂组 20.5%（$P=0.01$）。1998 年，EBCTCG 研究显示，TAM 降低 47% 的复发风险和 26% 的死亡风险，使生存率的改善至少可达 10 年，绝经前和绝经后患者获益相似。

在关于他莫昔芬的给药持续时间的研究中，Stockholm 试验将淋巴结阴性的乳腺癌患者分为两组，他莫昔芬（40mg/d）2 年治疗组和安慰剂组。试验过程中将 2 年内无复发患者随机分为两组，即停止他莫昔芬组和继续给予 5 年他莫昔芬治疗组，中位随访 7 年发现，继续治疗组明显延长患者 DFS（$P < 0.01$），并减少了死亡率（$P=0.02$）。

Scottish 试验的研究者开展了两项有关他莫昔芬的研究。第一项研究中有 1312 个病例入组，并随机分为给予 5 年他莫昔芬治疗组（试验组）和给予他莫昔芬至首次复发停用组（对照组），中位随访 47 个月，与对照组比较，试验组的 DFS 率和 OS 率均具有统计学差异（$P < 0.0001$ 和 $P=0.002$）。

NSABP B-14 试验中，5 年他莫昔芬治疗组 DDFS 为 76%，而安慰剂组为 67%（$P < 0.0001$）。5~10 年随访研究发现，他莫昔芬 5 年治疗组的 DFS 和 OS 明显提高。所以，早期研究者认为，5 年他莫昔芬是早期乳腺癌患者辅助内分泌治疗的标准治疗。

但是，他莫昔芬 5 年治疗停药后，乳腺癌患者依然存在复发风险。因此，关于他莫昔芬辅助治疗持续时长的研究并没有止步。ATLAS 及 aTTom 研究对比了 TAM 给药 5 年和 10 年的结果，发现长期的治疗将在治疗 10 年后显示出生存的改善，可明显降低乳腺癌患者的复发率和死亡率。继续服用他莫昔芬的最主要的益处是降低乳腺癌确诊后第二个 10 年的死亡率。5 年他莫昔芬服药同不服药相比几乎可降低后期乳腺癌 1/3 的死亡率。现在的结果显示，10 年他莫昔芬服药效果更好，几乎将确诊乳腺癌后第二个 10 年的死亡率降低了一半。但是继续服用他莫昔芬会增加不良反应，其中子宫内膜癌是最危及生命的。由于子宫内膜癌一般都可治愈，在第 5~15 年期间，两组的子宫内膜癌死亡风险分别为 0.4% 和 0.2%，这个风险很大程度可被乳腺癌死亡风险的降低所抵消。

（二）托瑞米芬 60mg po qd

托瑞米芬是基于寻找与他莫昔芬功效类似但不良反应更小的药物而研究开发的。在淋巴结阳性绝经后乳腺癌患者辅助治疗中，比较了他莫昔芬与托瑞米芬的疗效，每天服药，持续 3 年，中位随访时间为 3.4 年。经分析后发现，两药的复发率、总生存率以及不良反应并未显示出统计学差异。IBCSG 在相同的患者群体中开展了两项为期 5 年的临床试验，比较了托瑞米芬和他莫昔芬的疗效。1035 例患者中有 79% 为 ER 阳性。中位随访 4.9 年，结果也显示出两药未存在统计学差异。因此，目前认为托瑞米芬与他莫昔芬并无差别，但是有关托瑞米芬的临床研究受试人群远远小于他莫昔芬，所以临床专业人员对托瑞米芬认同度较低，造成托瑞米芬的临床应用不如他莫昔芬广泛。

（三）阿那曲唑 1mg po qd

ATAC 试验（Arimidex Tamoxifen Alone or in Combination Trial）主要比较第三代芳香化酶抑制剂阿那曲唑与他莫昔芬的疗效差异。9366 例绝经后早期乳腺癌患者被随机分为三组:阿那曲唑组,他莫昔芬组,以及同时服用阿那曲唑和他莫昔芬组。中位随访 33 个月时进行第一次数据分析,在全部患者和激素受体阳性患者中,阿那曲唑组的 DFS 和 TTP 优于他莫昔芬组。2010 年,《柳叶刀》杂志发表了 ATAC 研究 10 年的随访结果。在全部入组人群中,阿那曲唑组的无病生存期($P=0.04$)、复发时间($P=0.001$)和远处转移时间($P=0.03$)优于他莫昔芬组。在激素受体阳性患者中,阿那曲唑组的无病生存期($P=0.003$)、复发时间($P=0.0002$)和远处转移时间($P=0.02$)更具有优势。在激素受体阳性患者中,阿那曲唑组在复发率上,5 年绝对获益 2.7%,10 年绝对获益 4.3%($P=0.03$)。安全性方面,在治疗阶段,阿那曲唑组患者骨折的发生比他莫昔芬组更为频繁(451 比 351,$P < 0.0001$),但是在治疗后的随访阶段,两组骨折的发生率类似(110 比 112,$P=0.9$)。与治疗相关的严重不良事件,阿那曲唑组比他莫昔芬组更为少见(223 比 369,$P < 0.0001$),但在治疗结束后两组相近(66 比 78,$P=0.3$)。非乳腺癌导致的死亡数,两组无统计学差异。其他肿瘤的发生率两组相似(425 比 431),但是阿那曲唑组结直肠癌(66 比 44)和肺癌(51 比 34)的发生率较高,而子宫内膜癌(6 比 24)、恶性黑色素瘤(8 比 19)和卵巢癌(17 比 28)的发生率较低。阿那曲唑在安全性和耐受性方面总体上优于他莫昔芬。

ITA 试验(Italian Tamoxifen Anastrorole Trial)随机选取了 448 例绝经后早期乳腺癌患者,一组 TAM 治疗 5 年(225 例),另一组 TAM 治疗 2~3 年后序贯阿那曲唑治疗 2~3 年,总疗程为 5 年(223 例)。中位随访 36 个月时,两组间的 DFS($P=0.0002$)与 RFS($P=0.001$)均有统计学差异,提示阿那曲唑优于他莫昔芬。但两组间死亡率无明显统计学差异。换用阿那曲唑后,妇科疾病发病率(如子宫内膜癌)显著减少。骨关节障碍(阿那曲唑组 7.2% 比他莫昔芬组 5.8%,$P=0.5$)和骨折的发病率(阿那曲唑组 0.9% 比他莫昔芬组 0.9%,$P=0.9$)没有明显统计学差异。但是,换用阿那曲唑治疗组的患者体内胆固醇水平及胃肠道症状较继续他莫昔芬组高。

(四)来曲唑 2.5mg po qd

BIG 1-98 试验入组了 8028 例绝经后激素受体阳性早期乳腺癌患者,随机分为 5 年来曲唑组和 5 年他莫昔芬组,以及两种序贯组(2 年来曲唑序贯 3 年他莫昔芬组和 2 年他莫昔芬序贯 3 年来曲唑组)。中位随访 25.8 个月时分析显示,来曲唑在改善 DFS 方面优于他莫昔芬($P=0.003$),但是来曲唑组骨折发生率要多于他莫昔芬组($P=0.0006$)。他莫昔芬组对比来曲唑组发生 3~5 级血栓栓塞的概率显著增高($P < 0.0001$)。55 例来曲唑组患者和 38 例他莫昔芬组患者死于非复发原因($P=0.08$)。来曲唑组在脑血管疾病和心血管疾病导致死亡方面比他莫昔芬组发生例数多(分别为 7:1 和 26:13)。

MA17 试验随机选取 5187 例曾接受过 4 年半到 6 年辅助性他莫昔芬治疗的患者,随机分为两组,继续接受 5 年的来曲唑治疗组(试验组)和继续接受安慰剂治疗组(对照组)。中位随访 29 个月时,与对照组相比,试验组降低了约 43% 的局部复发、远处复发或 CLBC 的发病风险(试验组有 75 例新发乳腺癌,对照组有 132 例新发乳腺癌,$P \leq 0.001$)。中位随访 50 个月时,试验组的 4 年生存率达 93%,安慰剂组的 4 年生存率是 87%。然而,采用生存分析后提示,两个治疗组的 OS 并没有统计学差异($P=0.25$)。与对照组相比较,试验组更易发生潮热、关节炎、关节痛和肌肉痛等症状（$P < 0.05$），而阴道出血症状更少见（4.3% 比 6.0%；$P=0.01$）。心血管疾病（4.1% 比 3.6%）、骨折（3.6% 比 2.9%）、骨质疏松症（5.8% 比 4.5%）的发病率在试验组更高。试验组和对照组的死亡率相似（$P=0.30$）。

（五）依西美坦 25mg po qd

TEAM 研究入组的 9775 例绝经后早期乳腺癌患者。其最初设计是对比 5 年的依西美坦与 TAM 的疗效，主要终点为 5 年的 DFS，但 2004 年 IES 结果证实，他莫昔芬治疗 2~3 年后改为依西美坦治疗，可显著改善患者 DFS，显著降低对侧乳腺癌危险。出于伦理和医学考虑，TEAM 研究调整为他莫昔芬组患者在治疗 2.5~3 年后，换用依西美坦。TEAM 研究随访 2.75 年的结果显示，依西美坦与他莫昔芬相比，可使复发和远处转移的风险显著降低，但 DFS 风险的降低无显著性差异（$P=0.12$）。

但是，2009 年，ESMO 公布了 IES031 研究随访 91 个月的数据，结果显示，与他莫昔芬组相比，换用依西美坦不仅可显著改善 DFS 以及降低局部和远处复发风险，更值得关注的是，显著改善了 ER 阳性 / 不明患者的 OS（$P=0.04$）。

（六）促性腺激素释放激素类似物（LHRHa）

戈舍瑞林 3.6mg IH，每 28 天 1 次

亮丙瑞林 3.75mg IH，每 28 天 1 次

促性腺激素释放激素（LHRH）是下丘脑分泌的一种十肽化合物，选择性地刺激垂体前叶分泌黄体生成素（LH）和促卵泡激素（FSH），促进雌激素的分泌，有助于卵泡的发育和成熟。LHRH 类似物是 LHRH 的衍生物，竞争腺垂体 LHRH 受体，降低其敏感性，减少 LH 与 FSH 分泌，从而抑制卵巢雌激素的产生。该类药物与卵巢切除具有相同的作用，绝经前患者应用促性腺激素释放激素类似物可以使雌激素水平降低到绝经后水平。适用于绝经前或围绝经期、ER 阳性的乳腺癌患者。也可作为不可逆卵巢切除的替代疗法，阻断月经后再加用芳香化酶抑制剂，疗效更好。现在普遍认为，该类药物最佳给药时间是 5 年。

LHRH 类似物是一种安全、有效、可逆的卵巢功能抑制药物。现有资料表明，它们至少能达到与外科去势相同的疗效。2002 年发表了 ZEBRA 研究，该研究比较药物卵巢去势（戈舍瑞林 2 年）与化疗（CMF6 个周期）的疗效。该研究证实，ER 阳性腋窝淋巴结转移的早期乳腺癌患者术后辅助治疗，戈舍瑞林可获得和 CMF 化疗同样的疗效；对于 ER 阴性患者，戈舍瑞林疗效差于化疗。其不良反应多是由于雌激素减少所导致的绝经期症状，如潮热感、阴道分泌物减少、头痛、情绪不稳定、性欲减低等。

2014 年《新英格兰医学杂志》发表了 SOFT 与 TEXT 的研究结果。SOFT 研究入组的 3047 例绝经前早期乳腺癌患者，随机接受卵巢功能抑制联合 TAM 或 AI 对比标准的单药 TAM，治疗的时限均为 5 年。而 TEXT 研究更是在 2672 例绝经前患者中比较了卵巢功能抑制联合 TAM 或 AI 的差异。SOFT 研究发现，相对于单药 TAM，卵巢功能抑制联合 AI 使早期乳腺癌复发风险降低了 36%，其 5 年无乳腺癌生存率超过 90%，特别在接受过化疗的患者中，其 5 年无乳腺癌生存绝对获益率为 7.7%，无远处转移绝对获益率为 4.2%，这些生存获益在小于 35 岁的年轻患者中更为显著。SOFT 和 TEXT 联合分析也显示，卵巢功能抑

制联合 AI 相对于卵巢功能抑制联合 TAM，5 年无病生存率分别为 91.1% 和 87.3%，绝对获益率为 3.8%（HR=0.72，P=0.0002）。在未化疗的患者中，由于患者总体预后较好，整体事件数极低，不同内分泌治疗策略差异无统计学意义。安全性方面，卵巢功能抑制联合 AI 组的患者 3~4 级不良反应的发生率为 31%，卵巢功能抑制联合 TAM 组的患者 3~4 级不良反应的发生率为 29%，无统计学差异。

四、辅助内分泌治疗的评价

长久以来，对于绝经前激素受体阳性早期乳腺癌患者，采用他莫昔芬治疗 5 年一直是标准治疗方案。然而，新的临床研究对该标准方案提出了挑战。ATLAS 及 aTTom 研究表明，更长时间的 TAM 治疗可以使患者进一步获益。除此之外，进一步降低年轻乳腺癌患者体内的雌激素水平是否可转变为生存改善一直是绝经前乳腺癌患者内分泌治疗的研究热点。早期 MA5、NSABP B-30 和 ZEBRA 等临床试验回顾性分析发现，如果年轻患者在化疗后发生闭经，则她们较未闭经者预后更好。于是便提出了假设：人为地进行卵巢功能抑制是否可改善预后呢？Cuzick 等的 Meta 分析结果发现，在绝经前患者中，特别是小于 40 岁的患者，无论是在化疗或内分泌治疗的基础上联合卵巢功能抑制，均可进一步降低复发风险。然而，小样本研究、回顾性研究或在此基础上的 Meta 分析都不能提供足够多的循证医学证据，无法指导临床实践。同时研究者在一些临床研究中也观察到，年龄越小的患者，化疗致闭经的概率越低，化疗后卵巢功能恢复的比例也越高，预后比闭经的患者越差。所以哪些患者该联合卵巢功能抑制、联合多久以及预后是否获益等问题仍需要进一步研究。

2014 年以来，随着 SOFT 和 TEXT 临床试验结果的公布，在该领域有了新的循证医学依据。他莫昔芬数十年以来一直是绝经前激素受体阳性的早期乳腺癌患者的金标准方案。然而现在，随着卵巢功能抑制的临床应用，芳香化酶抑制剂提供了进一步降低患者复发风险的选择。基于这些研究结果，越来越多的医师在辅助治疗阶段会推荐绝经前患者采用联合卵巢功能抑制的方案，特别是年轻的患者，或者在接受化疗后仍未闭经的患者。2015 年，St. Gallen 全球专家组投票结果（投票率）显示，支持联合卵巢功能抑制的考虑因素为：年龄 ≤ 35 岁（81%），辅助化疗后仍恢复绝经前激素水平（73.7%），组织学分级为 3 级（55.9%），≥ 4 个淋巴结转移（89.7%），多基因检测显示预后不良（60%）。根据目前的研究结果，建议卵巢功能抑制治疗的时间为 5 年。如果应用卵巢功能抑制，可以考虑联合 AI 治疗。

在 ATAC、BIG 1-98 以及 IES 研究前，绝经后激素受体阳性乳腺癌患者辅助内分泌治疗的标准方案为 5 年的 TAM。这些研究显示，辅助使用 AI（无论是阿那曲唑、来曲唑或依西美坦），可以进一步改善预后，因此各个指南都明确推荐第 3 代 AI 作为绝经后激素受体阳性乳腺癌患者标准的辅助治疗方案。然而，长期服用 AI 可能导致骨质疏松、关节疼痛、潮热和阴道干燥等不良反应，需要积极地预防和处理以提高患者的药物耐受性。权衡获益和不良反应，如何选择患者接受个体化的初始或序贯 AI 治疗值得商榷。对于不能耐受 AI 的患者，辅助 TAM 治疗或者 TAM 序贯 AI 也是可以选择的治疗策略。

激素受体阳性乳腺癌患者可能在术后 2~3 年和 7 年存在两大复发高峰，内分泌延长治疗可能更有助于降低患者的复发风险、增加早期患者的治愈机会。MA17、NSABP B-33 以及 ABCSG 6a 对此进行了研究。结果显示,绝经后早期乳腺癌患者在接受 TAM 辅助治疗后,继续接受 AI 治疗可进一步降低疾病复发风险。2015 年,St.Gallen 全球专家组投票结果(投票率)显示,经 TAM 辅助治疗 5 年后,推荐组织学分级为 3 级或高 Ki67 值的绝经后患者(76.7%)、淋巴结阳性(95.2%)、基线时为绝经前期(66.7%)的患者延长 AI、AI+OFS 或 TAM 治疗至 10 年。因此,对于绝经前激素受体阳性早期乳腺癌患者,采用 TAM 标准治疗 5 年后如仍为绝经前状态,推荐继续采用 TAM 治疗 5 年,尤其是存在高危风险的患者;而对在治疗过程中转为绝经后的患者,可选择转换 AI 继续治疗 5 年直至完成 10 年内分泌治疗。

目前可以选择的第三代芳香化酶抑制剂有三种,即阿那曲唑、来曲唑和依西美坦。那么三者之间的疗效有无差别呢?MA.27 是一项 III 期随机临床研究,该研究纳入 7576 例绝经后激素受体阳性的早期乳腺癌患者,比较了依西美坦与阿那曲唑的疗效。结果显示,无论是 DFS 还是 OS,两组因为不良反应而停止治疗的比例(33.8% 比 29.4%)均无统计学差异。MA.27 研究表明,依西美坦与阿那曲唑的疗效相当。另一项 III 期临床研究是 2015 年 SABCS 上报道的 FACE 研究,它入组了 4170 例绝经后激素受体阳性淋巴结阳性的早期乳腺癌患者,随机分为来曲唑组(2076 例)或阿那曲唑组(2094 例)。中位随访 60 个月,来曲唑和阿那曲唑的 5 年 DFS 分别是 84.9% 和 82.9%(P=0.32),5 年 OS 分别是 89.9% 和 89.2%(P=0.79),来曲唑在 DFS 和 OS 方面的未能显示出优于阿那曲唑。在 BMI(< 29,29~35,> 35)之前是否接受辅助化疗、分期、HER2 状态及不同区域的亚组分析中,两组间均未显示出统计学差异。FACE 研究表明,来曲唑与阿那曲唑的疗效也相当。目前,还没有依西美坦与来曲唑之间对比的大宗临床研究。总之,各大临床指南均认为三种第三代芳香化酶抑制剂在激素受体阳性的早期乳腺癌的辅助内分泌治疗中的地位相当。

对于绝经后的患者,5 年 AI 为标准治疗。继续延长 AI 治疗或换用 TAM 治疗是否获益,尚需进一步探讨。2016 年,加拿大癌症试验组(CCTG)在 ASCO 报道了一项 III 随机对照研究结果(MA.17R),共入组患者 1918 例,在应用来曲唑 5 年基础上,一组继续应用来曲唑 5 年,另一组应用安慰剂对照。结果显示,延长来曲唑辅助治疗至 10 年,改善了绝经后激素受体阳性早期乳腺癌患者的 DFS(95% 比 91%,P=0.01),降低了 34% 的复发风险,同时可以预防对侧乳腺癌发生,但是 OS 没有统计学差异。虽然目前该结果还没有被写入治疗指南,但是在临床实践中,对于肿瘤组织学分级为 3 级、高 Ki67 值或淋巴结有转移的绝经后患者,可以考虑继续 AI 治疗。当然,延长内分泌治疗除了需要考虑患者的具体病情、肿瘤复发的高危因素之外,还需要考虑患者的意愿以及患者对治疗的依从性。

五、辅助内分泌治疗方案及注意事项

(一)绝经前

1. 对于低复发风险患者可以选择他莫昔芬单药治疗。而对于中、高复发风险患者需要选择卵巢功能抑制联合他莫昔芬或卵巢功能抑制联合第三代芳香化酶抑制剂。对他莫昔芬有禁忌者,可考虑应用卵巢功能抑制联合第三代芳香化酶抑制剂。

2. 使用他莫昔芬的患者,治疗期间注意避孕,并且每半年至 1 年行 1 次妇科检查,通过 B 超检查监测子宫内膜厚度。

3. 卵巢去势有手术切除、放射及药物去势三种方式。若采用药物性卵巢去势,目前推荐的治疗时间是 5 年。

4. 如果服用他莫昔芬 5 年后,患者仍处于绝经前状态,部分患者可考虑延长服药至 10 年。如患者应用他莫昔芬 5 年后处于绝经后状态,可考虑改为芳香化酶抑制剂 5 年。

5. 托瑞米芬在治疗绝经前早期乳腺癌中的价值尚待大型临床研究确认,在我国日常临床实践中,可以考虑,用托瑞米芬代替他莫昔芬。

(二)绝经后

1. 第三代芳香化酶抑制剂可以向所有绝经后的 ER 和(或)PR 阳性患者推荐,尤其是具备以下因素的患者:①高复发风险患者;②对他莫昔芬有禁忌的患者或使用他莫昔芬出现中、重度不良反应的患者;③使用他莫昔芬 5 年后的高风险患者。

2. 芳香化酶抑制剂可以从一开始就应用 5 年,也可以在他莫昔芬治疗 2~3 年后再序贯芳香化酶抑制剂满 5 年,或直接改用芳香化酶抑制剂 5 年;也可以在他莫昔芬用满 5 年之后再继续应用 5 年芳香化酶抑制剂;还可以在芳香化酶抑制剂应用 2~3 年后改用他莫昔芬用满 5 年。不同种类的芳香化酶抑制剂(阿那曲唑、来曲唑、依西美坦)都可选择,疗效相当。

3. 对芳香化酶抑制剂有禁忌的患者或使用芳香化酶抑制剂出现中、重度不良反应的患者,可以选择他莫昔芬治疗。治疗期间应每半年至 1 年进行 1 次妇科检查,通过 B 超检查监测子宫内膜厚度。

4. 也可选用他莫昔芬以外的其他雌激素受体调节剂,如托瑞米芬。

5. 芳香化酶抑制剂和黄体激素释放激素类似物可以导致骨密度下降或骨质疏松,因此在使用这些药物前推荐骨密度检测,以后在药物使用过程中,每 6 个月监测 1 次骨密度,并进行 T- 评分(T-Score)。T-Score 小于 -2.5,为骨质疏松,需要使用双膦酸盐治疗;T-Score 为 -2.5~-1.0,为骨量减低,给予维生素 D 和钙片治疗,并考虑使用双膦酸盐;T-Score 大于 -1.0,为骨量正常,不推荐使用双膦酸盐。

第 3 节　辅助靶向治疗

一、辅助靶向治疗的历史

人表皮生长因子受体 2(HER2)具有配体诱导的酪氨酸蛋白激酶活性,与表皮生长因子结合后可以启动细胞核内相关基因表达,促进细胞增殖。1987 年,Slamon 等对 189 例乳腺癌进行分析后发现,其中 30% 存在 HER2 扩增或过表达,并且 HER2 是有别于肿瘤大小、淋巴结及激素受体外的乳腺癌重要预后因子,是影响乳腺癌患者复发和生存的独立预后因子。HER2 阳性乳腺癌患者易早期复发或转移,导致生存率下降,同时,其对某些化疗和内分泌治疗药物也存在耐药。1998 年,美国 FDA 批准治疗 HER2 过度表达的转移性乳腺癌药物曲妥珠单抗上市。研究表明，HER2 扩增的乳腺癌患者可以从曲妥珠单抗治疗获益，而未扩增的患者疗效不明显。曲妥珠单抗的应用，同样为术后辅助治疗带来革命性变化。入选患者总数超过 13 000 例的四大临床研究（HERA、NCCTG N9831、NSABP B-31 和 BCIRG 006 试验）结果一致表明，HER2 阳性乳腺癌患者在术后辅助化疗基础上接受 1 年曲妥珠单抗治疗能显著延长 DFS 和 OS，使早期乳腺癌患者复发风险降低了 36%~52%，死亡风险降低了 33%。根据这些研究结果，欧盟、美国和中国相继批准曲妥珠单抗用于 HER2 阳性早期乳腺癌的术后辅助治疗。而以曲妥珠单抗联合化疗为主的辅助治疗显著改善了 HER2 阳性早期乳腺癌的预后，无论 DFS 还是 OS 都得到了明显的提高。对于 HER2 阳性早期乳腺癌患者，抗 HER2 靶向治疗联合化疗已然成为标准治疗。

二、曲妥珠单抗辅助靶向治疗的适应证及禁忌证

曲妥珠单抗辅助靶向治疗的适应证：原发浸润灶大于 1.0cm，HER2 阳性时推荐使用；原发肿瘤在 0.6~1.0cm 时，可考虑使用。目前大多数学者不主张对直径小于 0.5cm 的浸润性 HER2 阳性肿瘤应用曲妥珠单抗辅助治疗。

曲妥珠单抗辅助靶向治疗的相对禁忌证：①治疗前 LVEF ＜ 50%；②同期正在进行蒽环类药物化疗。

三、HER2 阳性乳腺癌辅助治疗方案

1.AC → PH 方案

多柔比星（ADM）60mg/m² iv，第 1 天

环磷酰胺（CTX）600mg/m² iv，第 1 天

21 天为 1 周期，共 4 周期

序贯

紫杉醇（PTX）80mg/m² iv，1h 第 1 天，每周 1 次，共 12 周

加 曲妥珠单抗 4mg/kg iv，与第 1 次使用紫杉醇一起使用

之后，曲妥珠单抗 2mg/kg iv，每周 1 次，前后共 1 年

或曲妥珠单抗 8mg/kg iv，之后 6mg/kg iv，21 天 1 次，前后共 1 年

（在基线，3、6、9 个月监测心功能）

2.AC → P+ 曲妥珠单抗＋帕妥珠单抗方案

多柔比星（ADM）60mg/m² iv，第 1 天

环磷酰胺（CTX）600mg/m² iv，第 1 天

21 天为 1 周期，共 4 周期

序贯

紫杉醇（PTX）80mg/m² iv，1h 第 1 天，第 1、8、15 天

曲妥珠单抗 8mg/kg iv，第 1 天，之后 6mg/kg iv

帕妥珠单抗 840mg iv,第 1 天,之后 420mg iv

21 天为 1 周期,共 4 周期

随后,曲妥珠单抗 6mg/kg iv,第 1 天,21 天 1 次,前后共 1 年

(在基线,3、6、9 个月监测心功能)

3. 剂量密集 AC → PH 方案

多柔比星(ADM)60mg/m² iv,第 1 天

环磷酰胺(CTX)600mg/m² iv,第 1 天

14 天为 1 周期,共 4 周期

序贯

紫杉醇(PTX)175mg/m² iv,3h 第 1 天

14 天为 1 周期,共 4 周期

加 曲妥珠单抗 4mg/kg iv,与第 1 次使用紫杉醇一起使用

之后,曲妥珠单抗 2mg/kg iv,每周 1 次,前后共 1 年

或曲妥珠单抗 6mg/kg iv,每 21 天 1 次,在完成紫杉醇治疗之后应用,前后总共 1 年

(在基线,3、6、9 个月监测心功能)

4.TCH 方案

多西他赛(TXT)75mg/m² iv,第 1 天

卡铂(CBP)AUC=6 iv,第 1 天

21 天为 1 周期,共 6 周期

加曲妥珠单抗 4mg/kg iv,之后曲妥珠单抗 2mg/kg iv,每周 1 次,前后共 1 年

或曲妥珠单抗 8mg/kg iv,之后 6mg/kg iv,21 天 1 次,前后共 1 年

(在基线,3、6、9 个月监测心功能)

5.TCH+ 帕妥珠单抗方案

多西他赛(TXT)75mg/m² iv,第 1 天

卡铂(CBP)AUC=6 iv,第 1 天

曲妥珠单抗 8mg/kg iv,第 1 天,之后 6mg/kg iv

帕妥珠单抗 840mg iv,第 1 天,之后 420mg iv

21 天为 1 周期,共 6 周期

随后曲妥珠单抗 6mg/kg iv,21 天 1 次,前后共 1 年

(在基线,3、6、9 个月监测心功能)

(二)HER2 阳性乳腺癌其他治疗方案

1.AC → TH 方案

多柔比星（ADM）60mmg/m² iv，第 1 天

环磷酰胺（CTX）600mg/m² iv，第 1 天

21 天为 1 周期，共 4 周期

序贯 多西他赛（TXT）100mg/m² iv，第 1 天

21 天为 1 周期，共 4 周期

加曲妥珠单抗 4mg/kg iv，第 1 周，

之后，曲妥珠单抗 2mg/kg iv，每周 1 次，共 11 周

之后，曲妥珠单抗 6mg/kg iv，21 天 1 次，前后共 1 年

（在基线，3、6、9 个月监测心功能）

2.AC → T+ 曲妥珠单抗 + 帕妥珠单抗方案

多柔比星（ADM）60mmg/m² iv，第 1 天

环磷酰胺（CTX）600mg/m² iv，第 1 天

21 天为 1 周期，共 4 周期

序贯

多西他赛（TXT）100mg/m² iv，第 1 天

曲妥珠单抗 8mg/kg iv，第 1 天，之后 6mg/kg iv

帕妥珠单抗 840mg iv，第 1 天，之后 420mg iv

21 天为 1 周期，共 4 周期

之后，曲妥珠单抗 6mg/kg iv，21 天 1 次，前后共 1 年

（在基线，3、6、9 个月监测心功能）

3.TCyH 方案

多西他赛（TXT）75mg/m² iv，第 1 天

环磷酰胺（CTX）600mg/m² iv，第 1 天

21 天为 1 周期，共 4 周期

加 曲妥珠单抗 4mg/kg iv，第 1 周，

之后，曲妥珠单抗 2mg/kg iv，每周 1 次，共 11 周

之后，曲妥珠单抗 6mg/kg iv，21 天 1 次，前后共 1 年

（在基线，3、6、9 个月监测心功能）

4.FEC → T+ 曲妥珠单抗 + 帕妥珠单抗方案

氟尿嘧啶（5-Fu）500mg/m² iv，第 1 天

表柔比星（EPI）100mg/m² iv，第 1 天

环磷酰胺（CTX）500mg/m² iv，第 1 天

21 天为 1 周期，共 3 周期

序贯

多西他赛（TXT）100mg/m2 iv，第 1 天

曲妥珠单抗 8mg/kg iv，第 1 天，之后 6mg/kg iv

帕妥珠单抗 840mg iv，第 1 天，之后 420mg iv

21 天为 1 周期，共 3 周期

之后，曲妥珠单抗 6mg/kg iv，21 天 1 次，前后共 1 年

（在基线，3、6、9 个月监测心功能）

FEC → P+ 曲妥珠单抗 + 帕妥珠单抗方案

氟尿嘧啶（5-Fu）500mg/m² iv，第 1 天

表柔比星（EPI）100mg/m² iv，第 1 天

环磷酰胺（CTX）500mg/m² iv，第 1 天

21 天为 1 周期，共 3 周期

序贯

紫杉醇（PTX）80mg/m² iv，第 1、8、15 天

曲妥珠单抗 8mg/kg iv，第 1 天，之后 6mg/kg iv

帕妥珠单抗 840mg iv，第 1 天，之后 420mg iv

21 天为 1 周期，共 3 周期

之后，曲妥珠单抗 6mg/kg iv，21 天 1 次，前后共 1 年

（在基线，3、6、9 个月监测心功能）

5.PH 方案

紫杉醇（PTX）80mg/m² iv，每周 1 次，共 12 周

加曲妥珠单抗 4mg/kg iv，与第 1 次使用紫杉醇时一起使用

之后，2mg/kg iv 每周 1 次，前后总共 1 年

或曲妥珠单抗 6mg/kg iv，每 21 天 1 次，在完成紫杉醇治疗之后应用，前后总共 1 年

（在基线，3、6、9 个月监测心功能）

四、HER2 阳性乳腺癌辅助方案评价

（一）常规方案

BCIRG 006 研究入组的 3222 例淋巴结阳性，以及 HER2 阳性的乳腺癌患者，评估 TCH 方案（多西他赛 + 卡铂 + 曲妥珠单抗）给药的疗效和安全性。与以往临床研究不同，该化疗方案中避免了蒽环类药物与曲妥珠单抗合用引起的心脏毒性。其主要研究终点是 DFS，次要研究终点包括 OS、总安全性及心脏安全性，研究分三组进行。第一组为 AC → T 组，使用多柔比星 + 环磷酰胺 4 个周期后，序贯多西他赛 4 个周期；第二组 AC → TH 组，使用多柔比星 + 环磷酰胺 4 个周期后，序贯多西他赛 4 个周期，同时应用曲妥珠单抗一年；第三组

TCH 组,使用多西他赛＋卡铂 6 个周期,同时应用曲妥珠单抗一年。2015 年,圣安东尼奥大会上公布了 BCIRG 006 研究中位随访 10.3 年的结果:在化疗基础上联合曲妥珠单抗使 HER2 阳性早期乳腺癌患者进一步生存获益,对比 AC → T 的对照组,AC → TH 组的 DFS 的 HR 为 0.70（$P < 0.001$）；TCH 组 DFS 的 HR 为 0.76（$P < 0.001$）。同样,在 OS 方面,曲妥珠单抗组显著获益,AC → TH 组 HR 为 0.64（$P < 0.001$）,TCH 组 HR 为 0.76（$P=0.0081$）。安全性方面,TCH 组充血性心力衰竭（CHF）这一有症状的心脏不良事件发生率仅有 AC → TH 组的 1/5（0.4% 比 2.0%,$P=0.0005$）；甚至低于对照组 AC → T 的 CHF 发生率（0.8%）。而关于左心室射血分数（LVEF）降低 ≥ 10% 这一无症状心脏不良事件,TCH 组的事件数不到 AC → TH 组的一半（97 比 206,$P < 0.0001$）。本研究中,对淋巴结阳性的患者,TCH 组、AC → TH 组、AC → T 组的 DFS 率分别为 69.6%、68.4% 和 62.2%（$P < 0.001$）；阳性淋巴结 ≥ 4 个的亚组 DFS 率分别是 62.8%、62.9%、53.6%（$P < 0.001$）。综上所述,含曲妥珠单抗 1 年的方案使得 HER2 阳性早期乳腺癌辅助治疗取得持续生存获益,而且 TCH 组相对于含蒽环的 AC → TH 组,所有心脏不良事件大幅减少,显示了更好的心脏安全性。

NSABP B-31 是美国学者发起的一项Ⅲ期临床研究,其目的在于评估 AC 方案化疗后加用紫杉醇每 3 周给药,或紫杉醇联合曲妥珠单抗每周给药的疗效和安全性。该研究共入组的 2085 例淋巴结阳性、HER2 阳性的早期乳腺癌患者。NCCTG N9831 临床研究由美国北中部癌症治疗组发起,基本相同于 NSABP B-31 临床研究,不同的是紫杉醇不是每 3 周给药而是每周给药。2014 年报道了 NSABP B-31 和 NCCTG N9831 随访 10 年的结果:曲妥珠单抗联合化疗与单独化疗相比,10 年 DFS 由 62.2% 提高到 73.7%,10 年 OS 由 75.2% 提高到 84%。以上研究结果奠定了术后辅助化疗加用 1 年曲妥珠单抗靶向治疗作为 HER2 阳性早期乳腺癌患者标准治疗方案的地位。

既往关于化疗联合抗 HER2 靶向治疗腋窝淋巴结阴性患者的研究中,纳入了少数肿瘤直径 < 2cm 的患者,但几乎没有涉及肿瘤直径 ≤ 1cm 的患者,对这一患者人群的治疗仍存在争议。APT 试验结果为上述患者预防复发提供了方向。该研究纳入 406 例 HER2 阳性、腋窝淋巴结阴性且肿瘤直径 ≤ 1cm 的患者,接受每周 1 次的紫杉醇（80mg/m^2）加曲妥珠单抗（2mg/kg）治疗,共治疗 12 周,之后序贯每 3 周曲妥珠单抗（6mg/kg）治疗至 1 年。经过 4 年中位随访,患者 3 年 DFS 为 98.7%。对于大多数Ⅰ期 HER2 阳性早期乳腺癌患者,曲妥珠单抗联合紫杉醇,由于其不良反应较低,所以具有很好的应用前景。

（二）强化方案

辅助抗 HER2 靶向治疗究竟应持续多长时间是乳腺癌研究关注的重要问题。延长术后辅助靶向治疗时间,是否能显著改善 HER2 阳性早期乳腺癌患者的 DFS 和 OS 并降低乳腺癌病死率呢?下面的临床试验在这方面做出了有益的尝试。

1. 2 年辅助曲妥珠单抗:HERA 试验

HERA 试验是国际乳腺研究组织开展的一项Ⅲ期临床研究,入组 5000 多例患者,旨在评估曲妥珠单抗辅助治疗 HER2 阳性早期乳腺癌患者的益处。该研究的主要终点是 DFS,次要终点为 OS 和心脏安全性。2013 年 HERA 试验的最终结果表明:接受为期 1 年的曲妥珠单抗治疗,与 2 年相比,DFS 无统计学差异,达到研究的次要终点。然而 2 年组的 3~4 级不良事件发生率高于 1 年组(20.4% 比 16.3%);出现左心室射血分数下降人数也高于 1 年组(7.2% 比 4.1%)。中位随访 8 年的结果显示,与观察组相比,接受为期 1 年曲妥珠单抗治疗的患者,其 DFS 和 OS 均获得明显改善。因此,HERA 试验证实,为期 1 年的曲妥珠单抗治疗,仍然是 HER2 阳性早期乳腺癌的标准治疗。

2. 贝伐单抗联合曲妥珠单抗:BETH 试验

BETH 试验是一项大样本、随机对照、Ⅲ期临床试验,目的是评估术后化疗方案中增加贝伐单抗和曲妥珠单抗是否可以改善 HER2 阳性、已发生淋巴结转移或极易复发的早期乳腺癌患者的预后。BETH 试验总共纳入 3509 位患者,并将患者随机分为 2 组。第 1 组患者接受 TCH 或 TCH+ 贝伐单抗治疗。第 2 组患者接受 TXT 序贯 FEC+ 曲妥珠单抗或 TXT 序贯 FEC+ 曲妥珠单抗 + 贝伐单抗治疗。经过中位时间 38 个月的随访,第 1 组中的两个治疗组的 DFS 率均为 92%,研究者指出,这是 HER2 阳性早期乳腺癌辅助治疗中见到的最好研究结果。在第 2 组中,TXT 序贯 FEC+ 曲妥珠单抗治疗方案组的 DFS 率为 89%,虽然稍低,但是并没有统计学差异。结果表明,HER2 阳性早期乳腺癌辅助化疗方案中增加贝伐单抗并不能改善患者的预后。这可能是因为经过中位 38 个月的随访,TCH 组患者 DFS 率已高达 92%,因为将很难研究出比这一方案缓解率更高的方案。

3. 双重抗 HER2:ALTTO 试验

拉帕替尼是一种小分子酪氨酸激酶抑制剂,可抑制表皮生长因子受体 HER1 和 HER2 中的酪氨酸激酶。拉帕替尼联合曲妥珠单抗可以分别抑制 HER2 细胞内外信号通路,因此机制不重叠的抗 HER2 靶向药物联合使用,理论上可以提高抗肿瘤活性。ALTTO 试验是一项随机、Ⅲ期试验,比较了拉帕替尼单药治疗、曲妥珠单抗单药治疗、曲妥珠单抗序贯拉帕替尼治疗和曲妥珠单抗联合拉帕替尼治疗 4 组作为 HER2 阳性早期乳腺癌的辅助治疗 1 年的效果。中位随访时间 4.5 年,3 个治疗组患者 4 年 DFS 率相似,其中:曲妥珠单抗组为 86%,曲妥珠单抗联合拉帕替尼治疗组为 88%,序贯治疗组为 87%。与曲妥珠单抗单药治疗相比,联合治疗组不良反应的发生率更高,例如腹泻、皮疹和肝功能损害。该试验的另一个主要发现是,严重的心脏相关不良反应的发生率极低。ALTTO 试验组中,虽然 95% 患者应用蒽环类药物化疗,但充血性心力衰竭的发生率低于 1%。与曲妥珠单抗单药治疗相比,曲妥珠单抗联合拉帕替尼治疗或序贯治疗对 HER2 阳性早期乳腺癌没有明显的优势。

4. 双重抗 HER2:ExteNET 试验

来那替尼(Neratinib)是一种口服、不可逆、ErbB 受体酪氨酸激酶抑制剂,能有效抑制 ErbB1 和 ErbB2,作用机制类似拉帕替尼。ExteNET 研究是一项双盲、安慰剂对照Ⅲ期研究,在 2840 例已接受手术和曲妥珠单抗辅助治疗的 HER2 阳性早期乳腺癌患者中开展。患者在完成曲妥珠单抗辅助治疗后,被随机分配接受为期 1 年的 Neratinib 或安慰剂辅助治疗。患者被分组之后开始接受为期 2 年的随访,研究主要终点为无侵袭性疾病生存(IDFS)。结果表明,Neratinib 组患者的 2 年 IDFS 率为 93.9%,而安慰剂组为 91.6%,两者有统计学差异(P=0.0091)。曲妥珠单抗序贯来那替尼将有望成为首个用于 HER2 阳性早期乳腺癌的抗 HER2 双靶向辅助治疗方案。

5. 双重抗 HER2：APHINITY 试验

ALTTO 试验组中，拉帕替尼联合曲妥珠单抗没有取得阳性结果，那帕妥珠单抗是否优于拉帕替尼呢？为解决这一问题，学者们进行了 APHINITY 试验。APHINITY 试验是在化疗联合曲妥珠单抗基础上再加上帕妥珠单抗辅助治疗 HER2 阳性早期乳腺癌的临床研究，对照组是化疗联合曲妥珠单抗，目的是观察辅助治疗阶段加用帕妥珠单抗是否能进一步提高疗效。APHINITY 试验结果目前尚未发布。早期乳腺癌患者的治愈率能够被提高多少，让我们拭目以待。

（三）降级方案（缩短抗 HER2 治疗时间）

从 2005 年开始，12 个月的曲妥珠单抗辅助治疗已经成为 HER2 阳性早期乳腺癌的标准治疗方案。然而，对曲妥珠单抗治疗的最佳持续时间还在争论当中。

芬兰的辅助化疗研究 FinHER 试验对 1010 例腋窝淋巴结阳性或高复发风险的淋巴结阴性乳腺癌患者随机给予 3 个周期多西他赛或长春瑞滨单药治疗，序贯 3 个周期 FEC 化疗。其中，HER2 阳性患者（n=232）在单药化疗的同时给予或不给予 9 周曲妥珠单抗治疗，中位随访 62 个月。结果显示：短期应用（9 周）曲妥珠单抗的患者，其复发风险也明显降低。因此，对于经济条件受限制的 HER2 阳性乳腺癌患者，短期应用曲妥珠单抗也是一种好的选择。

在 PHARE 试验中，研究人员对比了曲妥珠单抗治疗 6 个月与 12 个月对早期乳腺癌的疗效。经过 3.5 年随访，研究数据未能证实 6 个月用药组患者的 DFS 与标准 12 个月用药组相似。亚组分析发现，在 ER 阴性乳腺癌中，1 年曲妥珠单抗治疗组的 DFS 显著优于 6 个月组（$P=0.037$）。因此，与 6 个月用药组相比，虽然接受 12 个月曲妥珠单抗辅助治疗组患者会有较高的心脏事件发生风险（12 个月组 5.7% 比 6 个月组 1.9%，$P < 0.0001$），但研究人员还是建议将 12 个月曲妥珠单抗辅助治疗作为 HER2 阳性早期乳腺癌的标准治疗方案。然而，Kramar 等于 2014 年分析了 PHARE 试验随访 42.5 个月时曲妥珠单抗用药时间对患者亚组预后的影响，结果显示，在极低危复发风险组中，曲妥珠单抗标准治疗的潜在绝对受益较小。

五、抗 HER2 靶向治疗的心脏安全性

化疗药物与靶向治疗药物曲妥珠单抗联用，可增加心脏毒性。在乳腺癌辅助治疗的临床试验中，Ⅲ/Ⅳ级（心功能减退）心脏相关性死亡事件的发生率为 0（FinHer 试验）至 4.1%（NSABP B-31 试验）。对 NSABP B-31、N9831 和 HERA 3 项试验中出现的心脏毒性事件进行统计学分析后发现，年龄、高血压病以及基线左心室射血分数（Left ventricular ejection fraction，LVEF）是心血管事件的危险因素，而曲妥珠单抗的心脏毒性是有限的，并且是可恢复的。在临床实践中，建议在包括既往史、体格检查、心电图、超声心动图 LVEF 基线评估后开始应用曲妥珠单抗，使用期间应该每 3 个月监测 1 次心功能。

对 2004—2011 年接受过辅助及新辅助治疗的 HER2 阳性乳腺癌患者的回顾性研究结

果显示：AC → TH、TCaH、TCyH 3 种治疗方案心力衰竭发生率的差异并无统计学意义，提示 TCyH 作为一种耐受性相对较好的治疗方案可用于 HER2 阳性乳腺癌的辅助治疗。在 PHARE 试验中，研究人员对乳腺癌患者用药后心脏方面安全性进行了随访，在曲妥珠单抗治疗期间及治疗后的前 2 年每 3 个月随访 1 次，此后，每 6 个月随访 1 次。研究的首要终点为患者发生心力衰竭，次要终点包括心脏事件、心功能障碍、LVEF 下降及心功能恢复正常。结果显示：标准 12 个月用药组的心力衰竭发生率为 0.65%，6 个月用药组为 0.53%，两组间的差异无统计学意义；标准 12 个月用药组心功能障碍发生率 5.9%，6 个月用药组为 3.4%（$P=0.001$）；在发生心力衰竭的 20 例患者中，12 个月用药组有 1 位患者，6 个月用药组有 3 位患者，其心功能在心脏事件发生的 2 年内没有恢复正常；绝大多数（92.4%）经历心功能障碍的患者，其心功能最终恢复了正常，中位恢复时间为 6.1 个月。PHARE 研究确认了曲妥珠单抗心脏事件的发生率较低，并且在停药后，这些事件大部分都可以逆转。

总之，有 2 项试验对曲妥珠单抗治疗 HER2 阳性早期乳腺癌患者的最佳时间进行了研究。HERA 研究表明，与使用 1 年的曲妥珠单抗相比，2 年曲妥珠单抗并未使患者得到更多的获益，而 PHARE 试验未能证实 6 个月曲妥珠单抗不劣于 1 年的曲妥珠单抗治疗。因此，对 HER2 阳性早期乳腺癌患者而言，曲妥珠单抗的标准治疗时间仍然是 1 年。在有关 HER2 靶向强化治疗的探索性研究中，ExteNET 试验采用曲妥珠单抗序贯 Neratinib 辅助治疗 HER2 阳性乳腺癌患者，使其 IDFS 得到明显改善，但其他抗 HER2 靶向药物如拉帕替尼、帕妥珠单抗等在术后辅助治疗中尚未取得有效的结果。对于 HER2 阳性、肿瘤直径大于 5mm 的患者，应给予曲妥珠单抗治疗。早期乳腺癌患者抗 HER2 辅助治疗的最佳方案是蒽环类序贯紫杉类联合曲妥珠单抗。对于 T1b 期的肿瘤，使用紫杉醇单药联合曲妥珠单抗治疗是合理的。虽然曲妥珠单抗 + 帕妥珠单抗联合化疗已经成为 NCCN 指南的乳腺癌新辅助治疗的方案，但是有关辅助治疗中双重抗 HER2 方案的研究——APHINITY 试验正在进行中，结论尚未明确。

（汪旭　孟文静）

参 考 文 献

1. 中国抗癌协会乳腺癌专业委员会 . 中国抗癌协会乳腺癌诊治指南与规范（2015 版）. 中国癌症杂志，2015，25：692~754

2. 江泽飞，邵志敏，徐兵河 . 人表皮生长因子受体 2 阳性乳腺癌临床诊疗专家共识 . 中华医学杂志，2016，96：1091~1096

3.National Comprehensive Cancer Network. NCCN clinical practice guidelines in oncology. Breast cancer，version 2.2016

4.Halsted WS. The results of operations for the cure of cancer of the breast performed at the Johns Hopkins Hospital from June，1889，to January，1894. Johns Hopkins Hospital Reports 1894/1895，iv：297~350

5.Shapiro DM，Fugmann RA. 1957.A role of chemotherapy as an adjunct to surgery. Cancer Res 1957，17：1098~1101

6.Early Breast Cancer Trialists' Collaborative Group. 1998.Polychemotherapy for early breast cancer: an overview of the randomized trials. Lancet，352:930~942

7.Bonadonna G，Brusamolino E，Valagussa P，et al. 1976.Combination chemotherapy as an adjuvant treatment in operable breast cancer. N Engl J Med，294:405~410

8.Early Breast Cancer Trialists' Collaborative Group. 2005.Effects of chemotherapy and hormonal therapy for early breast cancer on recurrence and 15-year survival: an overview of the randomised trials. Lancet，365:1687~1717

9.Loprinzi CL，Thome SD. 2001.Understanding the utility of adjuvant systemic therapy for primary breast cancer. J Clin Oncol，19:972~9799

10.Chia SK，Speers CH，Bryce CJ，et al. 2004.Ten-year outcomes in a population-based cohort of node-negative，lymphatic，and vascular invasion-negative early breast cancers without adjuvant systemic therapies. J Clin Oncol，22: 1630~1637

11.Bonadonna G，Valagussa P，Molitemi A，et al. 1995.Adjuvant cyclophosphamide，methotrexate，and flurouracil in node-positive breast cancer. N Engl J Med，332:901~906

12.Assikis V，Buzdar A，Yang Y，et al. 2003.A phase III trial of sequential adjuvant chemotherapy for operable breast carcinoma: final analysis with 10-year follow-up. Cancer，97:2716~2723

13.Jackisch C，Harbeck N，Huober J，et al. 2015.14th St. Gallen International Breast Cancer Conference 2015: Evidence，Controversies，Consensus - Primary Therapy of Early Breast Cancer: Opinions Expressed by German Experts. Breast Care（Basel），10（3）:211~219

14.Parsons BM，Landercasper J，Smith AL，et al. 2016.21-Gene recurrence score decreases receipt of chemotherapy in ER+ early-stage breast cancer: an analysis of the NCDB 2010-2013. Breast Cancer Res Treat，159（2）:315~326

15.Tang G，Shak S，Paik S，et al.2011. Comparison of the prognostic and predictive utilities of the 21-gene Recurrence Score assay and Adjuvant! for women with node-negative，ER-positive breast cancer: results from NSABP B-14 and NSABP B-20. Breast Cancer Res Treat，127（1）:133~142

16.Hutchins LF，Green SJ，Ravdin PM，et al. 2005.Randomized，controlled trial of cyclophosphamide，methotrexate，and fluorouracil versus cyclophosphamide，doxorubicin，and fluorouracil with and without tamoxifen for high-risk，node-negative breast cancer: treatment results of Intergroup Protocol INT-0102. J Clin Oncol，23（33）:8313~8321

17.Jones S，Holmes FA，O'Shaughnessy J，et al. 2009.Docetaxel With Cyclophosphamide Is Associated With an Overall Survival Benefit Compared With Doxorubicin and Cyclophosphamide: 7-Year Follow-Up of US Oncology Research Trial 9735. J Clin Oncol，27（8）:1177~1183

18.Martin M，Pienkowski T，Mackey J，et al. 2005.Adjuvant docetaxel for node-positive breast cancer. N Engl J Med，352（22）:2302~2313

19,Mackey JR，Martin M，Pienkowski T，et al. 2013.Adjuvant docetaxel，doxorubicin，and cyclophosphamide in node-positive breast cancer: 10-year follow-up of the phase 3 randomised BCIRG 001 trial. Lancet Oncol，14（1）:72~80

20.Citron ML，Berry DA，Cirrincione C，et al. 2003.Randomized trial of dose-dense versus conventionally scheduled and sequential versus concurrent combination chemotherapy as postoperative adjuvant treatment of node-positive primary breast cancer: first report of Intergroup Trial C9741/Cancer and Leukemia Group B Trial 9741. J Clin Oncol，21（8）:1431~1439

21.Fisher B，Brown AM，Dimitrov NV，et al.1990.Two months of doxorubicin-cyclophosphamide with and without interval reinduction therapy compared with 6 months of cyclophosphamide，methotrexate，and fluorouracil in positive-node breast cancer patients with tamoxifen-nonresponsive tumors: results from the National Surgical Adjuvant Breast and Bowel Project B-15. J Clin Oncol,8(9):1483~1496

22.Goldhirsch A, Colleoni M, Coates AS, et al. 1998.Adding adjuvant CMF chemotherapy to either radiotherapy or tamoxifen: arc all CMFs alike? The International Breast Cancer Study Group (IBCSG). Ann Oncol,9(5):489~493

23.von Minckwitz G, Raab G, Caputo A, et al. 2005.Doxorubicin with cyclophosphamide followed by docetaxel every 21 days compared with doxorubicin and docetaxel every 14 days as preoperative treatment in operable breast cancer: the GEPARDUO study of the German Breast Group. J Clin Oncol,23(12):2676~2685

24.Mamounas EP, Bryant J, Lembersky B, et al. 2005.Paclitaxel after doxorubicin plus cyclophosphamide as adjuvant chemotherapy for node-positive breast cancer: results from NSABP B-28. J Clin Oncol, 23(16):3686~3696

25.Sartor CI, Peterson BL, Woolf S, et al. 2005.Effect of addition of adjuvant paclitaxel on radiotherapy delivery and locoregional control of node-positive breast cancer: cancer and leukemia group B 9344. J Clin Oncol,23(1):30~40

26.Sparano JA, Zhao F, Martino S, et al.2015. Long-Term Follow-Up of the E1199 Phase III Trial Evaluating the Role of Taxane and Schedule in Operable Breast Cancer. J Clin Oncol,33(21):2353~2360

27.Roché H, Fumoleau P, Spielmann M, et al. 2006.Sequential adjuvant epirubicin-based and docetaxel chemotherapy for node-positive breast cancer patients: the FNCLCC PACS 01 Trial. J Clin Oncol, 24(36):5664~5671

28.Martín M, Rodríguez-Lescure A, Ruiz A, et al. 2008.Randomized phase 3 trial of fluorouracil, epirubicin, and cyclophosphamide alone or followed by Paclitaxel for early breast cancer. J Natl Cancer Inst, 100(11):805~814

29.Vanderhaegen J, Paridaens R, Neven P. 2012.Adjuvant trastuzumab in HER2-positive breast cancer. N Engl J Med,366(7):664; author reply 664~666

30.Bonneterre J, Roché H, Kerbrat P, et al.2005. Epirubicin increases long-term survival in adjuvant chemotherapy of patients with poor-prognosis, node-positive, early breast cancer: 10-year follow-up results of the French Adjuvant Study Group 05 randomized trial. J Clin Oncol,23(12):2686~2693

31.Fisher B, Anderson S, Wickerham DL, et al. 1997.Increased intensification and total dose of cyclophosphamide in a doxorubicin-cyclophosphamide regimen for the treatment of primary breast cancer: findings from National Surgical Adjuvant Breast and Bowel Project B-22. J Clin Oncol,15(5):1858~1869

32.Freedman OC, Fletcher GG, Gandhi S, et al. 2015.Adjuvant endocrine therapy for early breast cancer: a systematic review of the evidence for the 2014 Cancer Care Ontario systemic therapy guideline. Curr Oncol, 22(Suppl 1):S95~S113

33.Poole R, Paridaens R. 2007.The use of third-generation aromatase inhibitors and tamoxifen in the adjuvant treatment of postmenopausal patients with hormone-dependent breast cancer: evidence based review. Curr Opin Oncol,19(6):564~572

34.Needleman SJ, Tobias JS. 2008.Review of the ATAC study: tamoxifen versus anastrozole in early-stage breast cancer. Expert Rev Anticancer Ther,8(12):1871~1881

35.Davies C, Pan H, Godwin J, et al. 2013.Long-term effects of continuing adjuvant tamoxifen to 10 years versus stopping at 5 years after diagnosis of oestrogen receptor-positive breast cancer: ATLAS, a randomised trial. Lancet,381(9869):805~816

36.Azim HA, Saadeldeen A. 2014.Commentary on "aTTom": long-term effects of continuing adjuvant

Tamoxifen to 10 years. Chin Clin Oncol，3（1）:7

37.Regan MM，Francis PA，Pagani O，et al. 2016.Absolute Benefit of Adjuvant Endocrine Therapies for Premenopausal Women with Hormone Receptor-Positive，Human Epidermal Growth Factor Receptor 2-Negative Early Breast Cancer: TEXT and SOFT Trials. J Clin Oncol，34（19）:2221~2231

38.Cuzick J，Sestak I，Baum M，et al. 2010.Effect of anastrozole and tamoxifen as adjuvant treatment for early-stage breast cancer: 10-year analysis of the ATAC trial. Lancet Oncol，11（12）:1135~1141

39.Regan MM，Neven P，Giobbie-Hurder A，et al. 2011.Assessment of letrozole and tamoxifen alone and in sequence for postmenopausal women with steroid hormone receptor-positive breast cancer: the BIG 1-98 randomised clinical trial at 8.1 years median follow-up. Lancet Oncol，12（12）:1101~1108

40.Bertelli G，Hall E，Ireland E，et al. 2010.Long-term endometrial effects in postmenopausal women with early breast cancer participating in the Intergroup Exemestane Study（IES）--a randomised controlled trial of exemestane versus continued tamoxifen after 2-3 years tamoxifen. Ann Oncol，21（3）:498~505

41.Ingle JN，Tu D，Pater JL，et al. 2008.Intent-to-treat analysis of the placebo-controlled trial of letrozole for extended adjuvant therapy in early breast cancer: NCIC CTG MA.17. Ann Oncol，19（5）:877~882

42.Higgins MJ，Liedke PE，Goss PE.2013. Extended adjuvant endocrine therapy in hormone dependent breast cancer: the paradigm of the NCIC-CTG MA.17/BIG 1-97 trial. Crit Rev Oncol Hematol，86（1）:23~32

43.Mamounas EP. 2001.Adjuvant exemestane therapy after 5 years of tamoxifen: rationale for the NSABP B-33 trial. Oncology（Williston Park），15（5 Suppl 7）:35~39

44.Jakesz R，Greil R，Gnant M，et al. 2007.Extended adjuvant therapy with anastrozole among postmenopausal breast cancer patients: results from the randomized Austrian Breast and Colorectal Cancer Study Group Trial 6a. J Natl Cancer Inst，99（24）:1845~1853

45.Goss PE，Ingle JN，Pritchard KI，et al. 2013.Exemestane versus anastrozole in postmenopausal women with early breast cancer: NCIC CTG MA.27-a randomized controlled phase III trial. J Clin Oncol，31（11）:1398~1404

46.Singh L，Wilson AJ，Baum M，et al. 1988.The relationship between histological grade，oestrogen receptor status，events and survival at 8 years in the NATO（'Nolvadex'）trial. Br J Cancer，57（6）:612~614

47.Fisher B，Dignam J，Bryant J，et al. 2001.Five versus more than five years of tamoxifen for lymph node-negative breast cancer: updated findings from the National Surgical Adjuvant Breast and Bowel Project B-14 randomized trial. J Natl Cancer Inst，93（9）:684~690

48.Lewis JD，Chagpar AB，Shaughnessy EA，et al. 2010.Excellent outcomes with adjuvant toremifene or tamoxifen in early stage breast cancer. Cancer，116（10）:2307~2315

49.Boccardo F，Rubagotti A，Guglielmini P，et al. 2006.Switching to anastrozole versus continued tamoxifen treatment of early breast cancer. Updated results of the Italian tamoxifen anastrozole（ITA）trial. Ann Oncol，17 Suppl 7:vii10~14

50.van de Velde CJ，Rea D，Seynaeve C，et al. 2011.Adjuvant tamoxifen and exemestane in early breast cancer（TEAM）: a randomised phase 3 trial. Lancet，377（9762）:321~331

51.Thill M，Kraft C，Friedrich M. 2016.Targeted Therapy in HER2-Positive Breast Cancer. Oncol Res Treat，39（5）:295~302

52.Brown-Glaberman U，Dayao Z，Royce M. 2014.HER2-targeted therapy for early-stage breast cancer: a comprehensive review. Oncology（Williston Park），28（4）:281~289

53.Goldhirsch A，Gelber RD，Piccart-Gebhart MJ，et al.2013. 2 years versus 1 year of adjuvant trastuzumab for HER2-positive breast cancer（HERA）: an open-label，randomised controlled trial. Lancet，382

（9897）:1021~1028

54.Perez EA，Romond EH，Suman VJ，et al. 2014.Trastuzumab plus adjuvant chemotherapy for human epidermal growth factor receptor 2-positive breast cancer: planned joint analysis of overall survival from NSABP B-31 and NCCTG N9831.JClin Oncol,32（33）:3744~3752

55.Perez EA，Romond EH，Suman VJ，et al. 2011.Four-year follow-up of trastuzumab plus adjuvant chemotherapy for operable human epidermal growth factor receptor 2-positive breast cancer: joint analysis of data from NCCTG N9831 and NSABP B-31. J Clin Oncol,29（25）:3366~3373

56.Au HJ，Eiermann W，Robert NJ，et al. 2013.Health-related quality of life with adjuvant docetaxel- and trastuzumab-based regimens in patients with node-positive and high-risk node-negative，HER2-positive early breast cancer: results from the BCIRG 006 Study. Oncologist. 18（7）:812~818

57.Slamon D，Eiermann W，Robert N，et al. 2011.Adjuvant trastuzumab in HER2-positive breast cancer. N Engl J Med,365（14）:1273~1283

58.Tolaney SM，Barry WT，Dang CT，et al. 2015.Adjuvant paclitaxel and trastuzumab for node-negative，HER2-positive breast cancer. N Engl J Med,372（2）:134~141

59.Zardavas D，Fouad TM，Piccart M. 2015.Optimal adjuvant treatment for patients with HER2-positive breast cancer in 2015. Breast,24 Suppl 2:S143~148

60.Chan A，Delaloge S，Holmes FA，et al. 2016.Neratinib after trastuzumab-based adjuvant therapy in patients with HER2-positive breast cancer（ExteNET）: a multicentre，randomised，double-blind，placebo-controlled，phase 3 trial. Lancet Oncol,17（3）:367~377

61.Mates M，Fletcher GG，Freedman OC，et al. 2015.Systemic targeted therapy for her2-positive early female breast cancer: a systematic review of the evidence for the 2014 Cancer Care Ontario systemic therapy guideline. Curr Oncol,22（Suppl 1）:S114~122

62.Joensuu H，Bono P，Kataja V，et al. 2009.Fluorouracil，epirubicin，and cyclophosphamide with either docetaxel or vinorelbine，with or without trastuzumab，as adjuvant treatments of breast cancer: final results of the FinHer Trial. J Clin Oncol,27（34）:5685~5692

63.Pivot X，Romieu G，Debled M，et al. 2013.6 months versus 12 months of adjuvant trastuzumab for patients with HER2-positive early breast cancer（PHARE）: a randomised phase 3 trial. Lancet Oncol，14（8）:741~748

第6章　晚期乳腺癌的内科治疗

第1节　晚期乳腺癌概述

乳腺癌是好发血行转移的恶性肿瘤,治疗失败的主要原因在于远处转移所致。在新发乳腺癌患者中,有6%~7%的患者初次诊断即为晚期乳腺癌(Advanced breast cancer,ABC),而最初诊断为早期乳腺癌的患者中,最终将有大约30%的病例出现复发或转移,因而晚期乳腺癌的概念既包括初始诊断即为Ⅳ期或不可手术的局部晚期乳腺癌、炎性乳腺癌,也包括治疗后局部复发或其他脏器转移的乳腺癌,本章将以上涉及的各种情况均通称为"晚期乳腺癌"。

近年来,随着乳腺癌诊疗技术的发展,乳腺癌5年生存率明显提高,即使晚期乳腺癌,5年生存率也在20%以上,中位生存期为2~3年。尽管治疗药物多、治疗方式全,但治疗效果仍有不令人满意之处。治疗的选择需要在疗效和不良反应、治疗费用和收益、生存和生活质量等方面进行权衡,是每一位肿瘤科医生需面临的难题。晚期乳腺癌虽然没有绝对的标准治疗方案,但仍有一定的原则可循。2013年中国专家组在《癌症进展》杂志上发表了《首届中国进展期乳腺癌共识指南(草案)》(CABC1);2014年,来自中国20多个省市的专家,以及1位来自美国和1位来自新加坡的乳腺肿瘤专家共同对晚期乳腺癌的诊断和治疗进行了充分讨论,并于2015年修订成《中国进展期乳腺癌共识指南》(CABC 2015)并发表在《癌症进展》上。2016年,中国专家组对国内外晚期乳腺癌治疗的研究数据进行讨论和多次修正,制定出《中国晚期乳腺癌临床诊疗专家共识(2016)》。本章以上述指南共识为原则,结合临床实践经验,总结出晚期乳腺癌治疗的原则和方法,供广大同行和其他专业人士参考。

一、治疗目的

目前应用常规治疗手段还不能治愈晚期乳腺癌,但可以通过治疗延缓疾病进展、改善生活质量、延长生存。有数据显示,不同分子亚型和不同转移部位的乳腺癌治疗效果完全不同。对于ER阳性、无内脏转移的患者,经合理治疗可生存较长时间,并维持较好的生存质量,少数患者甚至可长期生存;对于HER2阳性晚期乳腺癌患者,抗HER2联合靶向治疗改变了HER2阳性晚期乳腺癌的自然病程,显著延长了无进展生存和总生存时间;对于三阴性晚期乳腺癌,总体预后尚未得到明显改善,但有相当数量的新药处于临床研究阶段,相信不久的将来会应用到临床。总体上可以将晚期乳腺癌的治疗目的归纳为以下两点:延长患者生存时间;提高患者生活质量。对于晚期乳腺癌的治疗,两个治疗目的均可达到是最佳的选择。如果无法获得延长生存的目的,则需要尽量提高患者生活质量,否则晚期乳腺癌的治疗就失去意义,总的治疗目的就无法达到。而治疗目的的达到是由规范化的治疗手段所决定的,因此,建立晚期乳腺癌合理规范化治疗模式,是临床迫切需要的。

二、肿瘤评估原则

(一)基线检查

晚期乳腺癌的基线检查至关重要。原则上需要对患者进行全身评估,以明确患者当前肿瘤侵犯范围、严重程度、身体状态、各重要脏器功能评分等,甚至包括患者精神状况的评价。诊断分期相关检查至少应包括病史、体格检查、血液学检查(血常规、肝肾功能、血清电解质、肿瘤标志物)、心电图、胸片或胸部 CT、腹部超声或 CT、骨扫描和体力状况评分。若患者具有心功能异常表现或有心功能异常的可能以及准备接受对心脏有明显毒副作用的药物治疗,如蒽环类药物或曲妥珠单抗靶向治疗,还应加入超声心动检查。必要时,还应加入 PET-CT 检查,但目前尚缺乏高级别证据支持。肿瘤标志物是评价治疗反应的辅助指标,但肿瘤标志物的变化不能单独作为调整治疗的依据,其动态变化趋势能够协助疗效评价,尤其在缺少可测量病灶时能够协助疗效判断。有明显头部症状或体征的患者应接受脑部影像学检查,包括 CT 或 MRI,如怀疑软脑膜转移的可能,应行增强 MRI 检查。HER2 阳性或三阴性患者脑转移发生概率较高,需要详细询问病史和检查体征,一旦怀疑脑转移可能,应及时接受脑部影像学检查。骨扫描主要用于骨转移的筛查,明确骨转移的诊断和随访评价必须进行 X 线平片、CT 或 MRI 检查。如果临床上可行,强烈建议进行转移灶的活检,用于提供组织学检查和生物学指标的检查(包括 ER、PR、HER2 和 Ki67 等)。对病情发展不符合 HER2 状态特点的患者,更应重新检测 HER2 状态,对于之前未明确 HER2 状态的晚期乳腺癌患者,需再进行 FISH 法确定。

(二)疗效评价频率

内分泌治疗通常为 2~4 个月评估一次,化疗 2~3 周期评估一次,后者建议每 2 个周期评估疗效。对于不同治疗的具体评估间隔还应综合考虑疾病进展速度、转移部位和范围以及治疗方式等因素具体掌握。对于同一个病灶,尽可能进行前后同一种方法检查。原则推荐对于常见转移部位,如肺、肝脏等脏器,即使基线检查未见转移,也应在每次评价疗效时进行评估。如果怀疑除靶病灶以外的其他部位出现转移,则需要对该部位一并进行检查评估。对于骨转移病灶的检查,除非作为观察病灶或有明确的症状,一般至少 6 个月评价一次。对于疾病进展缓慢的患者,可以降低影像学检查频率。一旦怀疑疾病进展或出现症状,无论是否到计划的检查时间,应迅速予以检查。

三、治疗基本原则

(一)治疗前准备

1. 多学科专家团队。晚期乳腺癌病情复杂,特别需要多个科室的联合诊治,多学科参与非常重要。晚期乳腺癌的治疗团队需要整合内科、外科、放疗、影像、病理专家以及心理、社会工作者、护士和姑息治疗等多学科的专业人员。

2. 鼓励患者参与治疗决策。在我国,多数患者不参与治疗决策过程,治疗决策多由患者家属参与并做出选择。而晚期乳腺癌的治疗是一个长期过程,患者的依从性影响着治疗效果,因此鼓励患者及其家属共同参与治疗决策和治疗方式的制定,确保患者对治疗决策有充分的知情权。

3. 鼓励患者加入临床研究。晚期乳腺癌的治疗,没有绝对的标准治疗方案。如果有临床试验可供选择,并且患者有意愿参与,在经过患者知情同意后,临床试验将是一个优先选择。

4. 治疗时,应考虑的其他因素。患者的主观感受往往反映了病情的严重程度,同时也反映了治疗对患者生活质量的影响,对治疗相关不良反应的客观可靠评价,是晚期乳腺癌患者生活质量管理的重要部分。医生应该使用标准的、经验性的工具或患者自我评价量表(Patients reported outcomes,PRO)来评估药物的安全性。通常使用不良反应常用术语标准(CTCAE)对不良反应的类型和严重程度进行评价。关注长期生存者的生活质量,这样可以更准确地反映患者的治疗获益。

(二)晚期乳腺癌的治疗策略可见图示

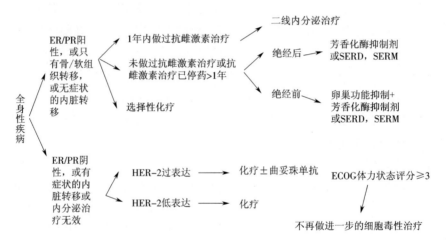

1. 晚期乳腺癌的治疗基本原则是控制疾病发展和改善生存质量,延长生存期,而非治愈。应优先选择毒性尽可能小的治疗方案。只要情况允许,毒性较小的内分泌治疗应优于细胞毒治疗进行选择。

2. 当原发灶和转移灶检测结果不一致时,目前更推荐首先根据转移灶结果选择方案。

3. 对高龄患者应根据具体病情尽量给予合理、有效的治疗;对于年轻患者避免过度治疗。

4. 晚期乳腺癌患者应首先进行全身治疗,对于急需解除症状或并发症的患者可以采用局部治疗。对于初治晚期乳腺癌患者是否切除原发灶有争议,部分患者可考虑姑息性手术;单一病灶的局部晚期乳腺癌应尽可能选择根治性治疗,不适合手术切除患者全身治疗应作为主要治疗手段。

四、晚期乳腺癌治疗注意事项

（一）全面评估患者的诊疗情况

制定晚期乳腺癌的治疗方案时，应充分评估患者病理类型、ER、PR、HER2 和 Ki67 等的表达情况，既往治疗（疗效、不良反应、耐受性等）、无病生存期、肿瘤转移部位、肿瘤负荷、年龄、一般状况、月经状况、并发症等，同时特别注意 HR 和 HER2 状态。根据患者症状严重程度、是否有快速控制疾病和症状的需求以及患者的社会、经济、心理因素做出必要的调整。

（二）辩证对待内脏危象

对有内脏危象的晚期乳腺癌的患者，由于疾病进展迅速，通过症状、体征和实验室检查评估后，应及时给予有效且能够快速缓解疾病的抗肿瘤治疗。对于伴发严重器官功能障碍者，更应注意纠正改善器官功能，经评定后方可实施抗肿瘤治疗。对于这些患者给予细胞毒类药物治疗要特别小心，尽量防止因药物因素导致重要器官功能进一步受损，甚至器官功能衰竭，导致死亡。

（三）注意既往内分泌治疗情况

临床上将内分泌耐药分为原发性内分泌治疗耐药和继发性内分泌治疗耐药。前者指术后辅助内分泌治疗 2 年内出现复发，或转移，或晚期乳腺癌一线内分泌治疗 6 个月内出现疾病进展；后者指术后辅助内分泌治疗超过 2 年出现复发，或转移，或辅助内分泌治疗结束后 12 月内出现复发，或转移，或晚期乳腺癌一线内分泌治疗超过 6 个月出现疾病进展。因此，在选择内分泌治疗时，应考虑既往内分泌治疗耐药情况，选择联合逆转耐药靶向药物或换用其他机制的内分泌药物治疗。

（四）卵巢去势的选择

对于绝经前 ER 阳性晚期乳腺癌患者，面临卵巢去势问题。正确选择内分泌治疗的前提是判断患者是否存在真正意义的绝经。如在接受辅助化疗期间复发转移的绝经前乳腺癌患者，停经不能作为判断绝经的依据，因为尽管患者在化疗后会停止排卵或出现停经，但卵巢功能仍可能正常或仍有恢复的可能。针对此类患者，如果考虑给予芳香化酶抑制剂作为内分泌治疗，则需要进行卵巢切除或连续多次监测促卵泡激素和（或）雌二醇水平，以确保患者处于绝经后状态。尤其是年轻患者，医生需根据具体情形采用手术、放疗或药物去势的方法。同时，还应考虑患者的经济因素、心理因素、患者意愿等因素合理进行选择。总体来说，手术及放疗去势因其在可逆性、可控性及副作用方面的劣势，逐渐被药物去势所取代。

第 2 节　不同分子分型晚期乳腺癌的治疗

一、激素受体阳性 /HER2 阴性晚期乳腺癌

目前普遍认为，激素受体阳性晚期乳腺癌是一种慢性疾病，患者的生存时间长、预后较好，平衡疗效和安全性是治疗的主要目标。大部分这类患者对内分泌治疗敏感，治疗获益大。而患者的获益取决于药物的有效性和治疗顺序的选择，因此，推荐首选内分泌治疗。但

是,对于存在内脏危象、明确存在内分泌治疗耐药、在内分泌治疗阶段出现疾病进展或肿瘤快速进展、症状明显需要快速减轻肿瘤负荷的患者,可以首选化疗,以便快速缓解临床症状,控制肿瘤发展,改善生活质量。据报道,发达国家激素受体阳性/HER2-乳腺癌晚期一线内分泌治疗比例达到60%~70%,当多线内分泌治疗无效时,才转为其他类型治疗。

绝经前、激素受体阳性晚期乳腺癌内分泌治疗:经OFS(Ovarian function suppression,卵巢功能抑制)治疗或卵巢去势后,按照绝经后晚期乳腺癌内分泌治疗方案进行。1896年,Beatson最早报道了卵巢切除治疗绝经前转移性乳腺癌。其后有学者证实了单药LHRHa(促黄体生成素释放素类似物,又称为促性腺素释放素激动剂,GnRHa与卵巢切除的总生存相似,可代替绝经前晚期乳腺癌的卵巢切除。药物性OFS治疗用于绝经前、激素受体阳性晚期乳腺癌,客观缓解率约为30%。针对LHRHa用于晚期乳腺癌的一项Meta分析结果显示,适合内分泌治疗的晚期乳腺癌患者,可以考虑LHRHa联合TAM的治疗方案,可明显延长总生存时间(死亡风险降低22%)和无进展生存时间。随着乳腺癌标准治疗的推进,绝大多数绝经前早期乳腺癌患者术后接受TAM辅助内分泌治疗,亦有相应研究结果证实了OFS + AI(Aromatase Inhibitor,芳香化敏抑制剂)作为绝经前晚期乳腺癌一线治疗的有效性,可提高疾病缓解率、疾病控制率,中位疾病进展时间为8个月。对于既往内分泌治疗有效的患者(至进展时间TTP>6个月),无论患者是否绝经,后续内分泌治疗仍然有可能控制肿瘤,疾病进展后可以换用不同作用机制的其他内分泌药物治疗,连续3线内分泌治疗,治疗无效通常提示内分泌耐药,应该换用细胞毒药物治疗。在内分泌治疗期间,应每2~4个月评估一次疗效,对CR、PR、SD患者应继续维持治疗,如肿瘤出现进展,应根据病情决定更换新的内分泌治疗或改用化疗等其他治疗;对于不适合内分泌治疗的患者可先行化疗,在疾病得到控制后再给予内分泌维持治疗。目前尚没有明确证据支持联合内分泌治疗,亦没有临床研究证实化疗和内分泌治疗同时给药可延长患者生存。另外,由于激素受体检测存在假阴性,对具有肿瘤进展缓慢、无复发生存时间较长单纯骨和软组织转移等特征的ER/PR阴性的ABC人群,仍有可能从内分泌治疗中获益。NCCN指南也特别指出,对于这部分患者也可尝试给予内分泌治疗。

绝经后、激素受体阳性晚期乳腺癌内分泌治疗:一线内分泌治疗首选AI;芳香化酶抑制剂对比他莫昔芬治疗绝经后激素受体阳性晚期乳腺癌III期临床研究结果汇总显示,总体上,三代AI较他莫昔芬更好的控制疾病且耐受性良好,已成为一线内分泌治疗的首选。研究发现,20%~50%既往使用AI治疗的ER+晚期乳腺癌患者会发生ESR1(编码雌激素受体基因)突变,ESR1突变的患者对AI耐药。在SAFIR-01研究表明,ESR1突变的激素受体阳性晚期乳腺癌预后较差。氟维司群可抑制ESR1突变的ER受体转录达到抑瘤作用,从而可能对ESR1突变的患者有一定疗效,成为AI耐药后的首选药物。而最新的临床研究结果显示,氟维司群也可以作为晚期乳腺癌一线治疗的选择。长期内分泌治疗后耐药发生率较高。临床前研究发现,耐药机制可能与m-TOR信号转导通路的激活有关。已有临床研究证实依维莫司联合内分泌治疗使用较单纯内分泌治疗可显著延长既往内分泌治疗失败患者的PFS。另外一种新的CDK4/6抑制剂Palbociclib联合来曲唑可作为绝经后晚期乳腺癌的一线治疗。一项比较 Palbociclib 联合来曲唑与安慰剂联合来曲唑一线治疗晚期乳腺癌的随机对照研究已经得到阳性结果，Palbociclib 联合来曲唑与安慰剂联合来曲唑相比明显延长了治疗组的 PFS 时间，也得到了 FDA 的批准。该药物在中国的上市临床研究还在进行当中。Palbociclib 联合氟维司群对既往使用 AI 类药物的乳腺癌患者也是一种有效的选择。

二、HER2 阳性晚期乳腺癌

HER2 阳性乳腺癌是一种特殊类型的乳腺癌。临床上 30% 晚期乳腺癌存在 HER2 过表达。HER2 阳性晚期乳腺癌恶性程度高，预后差，相比 HER2 阴性患者，5 年生存率降低 46%。对于 HER2 阳性晚期乳腺癌，除非患者存在禁忌证，都应尽早开始抗 HER2 治疗。对于 ER 阴性和 HER2 阳性的晚期乳腺癌，可根据病情选用单药或联合化疗与抗 HER2 治疗联合。对于 ER 阳性和 HER2 阳性的晚期乳腺癌，少量临床研究结果显示抗 HER2 治疗联合内分泌治疗可以获得 PFS 获益。但是由于没有 OS 获益的数据支持，临床上可根据病情选用内分泌治疗联合抗 HER2 治疗作为一线或二线治疗。

晚期乳腺癌患者应复查原发肿瘤标本，尽可能对复发转移病灶进行再次活检。患者病情发展不符合 HER2 阴性特点的应再次检测 HER2，以明确 HER2 状态。对于之前未明确 HER2 基因状态的晚期乳腺癌患者，应采用原位杂交或免疫组织化学法明确 HER2 基因状态，不建议采用 mRNA 检测和多基因序列检测。ISH 法显示 HER2 基因扩增或 IHC 法评分 3+ 可确定为 HER2 阳性，IHC 法评分 2+ 为临界值，应再进行 FISH 法进行确定。

靶向治疗药物的特点是高效、低毒、患者的耐受性好，能精确地作用于肿瘤细胞，而对正常组织的影响较小。曲妥珠单抗是全球第一个被批准用于 HER2 阳性乳腺癌治疗的靶向药物，它改变了 HER2 阳性乳腺癌的疾病自然进程，23.4% 的 HER2 阳性晚期乳腺患者的生存期超过 5 年。辅助治疗使用过曲妥珠单抗的晚期乳腺癌患者，仍应接受抗 HER2 治疗，推荐对停用曲妥珠单抗至复发间隔时间 ≤ 12 个月患者可选用二线抗 HER2 治疗；而对停用曲妥珠单抗至复发间隔时间 >12 个月患者选择曲妥珠单抗或曲妥珠单抗和帕妥珠单抗联合细胞毒药物作为一线抗 HER2 治疗方案。尽管曲妥珠单抗单药治疗 HER2 阳性晚期乳腺癌有一定疗效，但曲妥珠单抗与多种化疗药物有协同增效作用，联合化疗效果更好。

《NCCN 指南》2016 版推荐紫杉类 + 曲妥珠单抗 + 帕妥珠单抗的联合是最佳的一线治疗方案。CLEOPATRA 研究结果显示，曲妥珠单抗 + 帕妥珠单抗 + 多西他赛联合组患者的 mPFS 显著优于曲妥珠单抗 / 多西他赛组（18.7 个月比 12.4 个月，$P < 0.001$），OS 分别为 56.5 个月和 40.8 个月。尽管国内帕妥珠单抗尚未上市，但曲妥珠单抗联合紫杉类药物肿瘤缓解率仍可达 50%~60%，相比单药紫杉类药物，生存期仍显著延长。除了紫杉类药物，曲妥珠单抗与其他化疗联合均被证实是安全有效的，比如长春瑞滨、卡培他滨、吉西他滨、脂质体蒽环等。联合节拍化疗也是合理的。鉴于帕妥珠单抗未在中国上市且费用昂贵，目前推荐的一线治疗方案仍是化疗联合曲妥珠单抗。HERMINE 研究发现，对于 HER2 阳性晚期乳腺癌，越早使用曲妥珠单抗临床获益越大。对没有化疗适应证的激素受体阳性晚期乳腺癌患者，也可考虑接受曲妥珠单抗或拉帕替尼联合内分泌治疗。对于曲妥珠单抗治疗失败的

HER2 阳性晚期乳腺癌，T-DM1 是最佳的治疗选择，但 T-DM1 在我国也没上市。因此，可以选择拉帕替尼联合卡培他滨，或继续使用曲妥珠单抗，联合更换化疗药物或内分泌治疗方案，也可以考虑曲妥珠单抗联合拉帕替尼的双靶向治疗。

对于激素受体阳性和 HER2 阳性的晚期乳腺癌患者，可以接受内分泌治疗联合抗 HER2 的治疗（如曲妥珠单抗、拉帕替尼等）。拉帕替尼联合来曲唑治疗激素受体阳性绝经后晚期乳腺癌的III期临床研究发现，联合用药较单药组在中位无进展生存时间、临床获益率和有效率上均有明显优势，且可降低疾病进展风险。靶向治疗联合内分泌治疗应考虑既往内分泌治疗效果、病情发展速度、病灶位置及肿瘤负荷以及患者意愿等多方面因素谨慎给予。

部分患者在抗 HER2 治疗过程中病情进展，或在初始治疗有效后一段时间内出现病情进展，即曲妥珠单抗耐药问题。对于曲妥珠单抗耐药目前临床尚无明确定义，与其他治疗方式联合对于临床判断曲妥珠单抗耐药的复杂性指南尚无明确说明。部分文献提及曲妥珠单抗耐药也同样分为原发性和继发性耐药。曲妥珠单抗原发性耐药是指曲妥珠单抗一线治疗晚期乳腺癌后 3 个月内进行首次影像学评估时出现进展或曲妥珠单抗辅助治疗中或停药后 12 个月内出现复发转移病灶。曲妥珠单抗继发性耐药是指含曲妥珠单抗方案首次影像学评估时获得疾病缓解或稳定，但二线或后续治疗后疾病进展。无论曲妥珠单抗原发性还是继发性耐药，后续靶向药物的选择尚有空间。HERA 研究对辅助治疗发生远处转移后继续应用曲妥珠单抗治疗进行后续随访，提示复发时间对于接受后续曲妥珠单抗治疗 OS 无显著影响。PHEREXA 研究针对既往曲妥珠单抗治疗后疾病进展的 HER2+ 转移性乳腺癌患者，曲妥珠单抗 + 卡培他滨 + 帕妥珠单抗相比曲妥珠单抗 + 卡培他滨并未显著改善 PFS（11.1 个月比 9.0 个月）和 OS（36.1 个月比 28.1 个月），但提示曲妥珠单抗为基础的治疗进展后的晚期乳腺癌患者，继续给予曲妥珠单抗联合卡培他滨仍有较好的临床疗效。EMILIA 研究确立了 T-DM1 二线治疗新标准，其用于二线抗 HER2 治疗，显著延长 PFS 3.2 个月。显著延长 OS 5.8 个月。TH3RESA 研究证实了经 2 种以上 HER2 靶向治疗的晚期乳腺癌患者中，T-DM1 与医生选择治疗方式相比显著患者 OS 延长 6.9 个月，与对照组比较，T-DM1 有更长治疗周期，相比以往研究安全性更强。这些数据为 T-DM1 在 HER2 阳性晚期乳腺癌患者的使用提供了更坚实的证据，证实曲妥珠单抗一线治疗失败的 HER2 阳性乳腺癌可优先选择 T-DM1。由于 T-DM1 在我国未上市，因而对于 HER2 阳性晚期乳腺癌患者的二线治疗仍无法作为常规选择药物。

结合我国情况，针对曲妥珠单抗失败的患者，可选择：①继续使用曲妥珠单抗；②更换为拉帕替尼；③曲妥珠单抗联合拉帕替尼；④依维莫司联合曲妥珠单抗。二线进展后的治疗，首先推荐临床试验，其次患者如果未使用过拉帕替尼可以选择使用拉帕替尼，或将曲妥珠单抗再次使用，或放弃抗 HER2 治疗继续化疗。

三、三阴性晚期乳腺癌

三阴性乳腺癌（Triple Negative Breast Cancer，TNBC）是指 ER、PR 免疫组化标记均为

阴性，HER2 低表达或不表达的乳腺癌。这类肿瘤与乳腺癌分子分型中的基底细胞样型乳腺癌（Basal-Like Breast Cancer，BLBC）在组织形态、免疫表型、临床表现方面有很多相似之处，同样具有恶性程度高、侵袭性强、临床预后差的特点，因而成为近年来乳腺癌治疗的难点。文献报道其发病率占浸润性导管癌的 10%~17%。一项研究总结了 787 例三阴性乳腺癌患者的资料，其中位复发时间为 30.2 个月，2 年内发生复发的患者占 36.3%，2~3 年内发生复发的患者占 27.8%。TNBC 对内分泌治疗及常规分子靶向治疗均不敏感，化疗是主要的全身治疗手段。

（一）化疗选择

辅助治疗阶段曾接受蒽环类和紫杉类药物治疗的三阴性乳腺癌患者，如果不能入组临床试验，可以考虑接受以铂类药物为基础的治疗。国外也有指南推荐，对既往未用过蒽环类和紫杉类药物治疗的三阴性晚期乳腺癌患者，可以首选蒽环类和紫杉类药物化疗。2014年，SABCS 报道的 TNT 研究显示，在未经选择的晚期 TNBC 乳腺癌中，卡铂和多西他赛的主要终点 ORR 和次要终点 PFS 相似，但在 43 例存在 BRCA1/2 突变的患者中卡铂的 ORR 显著高于多西他赛。提示并不支持在三阴乳腺癌中卡铂治疗优于多西他赛，但 BRCA1/2 突变患者对卡铂敏感。在一项针对转移性 TNBC 患者的多中心单组 II 期临床 TBCRC009 研究中，整体的 ORR 为 25.6%，顺铂治疗组（32.6%）较卡铂治疗组（18.7%）高，提示晚期 TNBC 治疗中，顺铂可能比卡铂更为适合。

基于多项吉西他滨治疗晚期乳腺癌的大型 III 期的疗效和安全性随机临床研究证实，吉西他滨联合化疗成为转移性 TNBC 的重要选择。中国研究者的 II 期、III 期临床试验结果表明，顺铂联合多西他赛、顺铂联合吉西他滨的方案优于非铂类两药联合方案，与 TX（多西联合卡培他滨）相比，TP（多西联合顺铂）的 ORR（63% vs. 15.4%）更高，中位 PFS（10.9 个月比 4.8 个月）和 OS（32.8 个月比 21.5 个月）显著延长，对于考虑一线使用联合方案治疗的患者，推荐含顺铂的联合方案用于三阴性晚期乳腺癌患者的选择。CBCSG006 III 期临床研究纳入 240 例转移性三阴性乳腺癌患者，随机给予顺铂联合吉西他滨或紫杉醇联合吉西他滨行一线化疗，两组中位 PFS 期分别为 7.73 个月和 6.47 个月；不良事件发生率类似，无治疗相关的死亡发生。研究显示，顺铂联合吉西他滨对比紫杉醇联合吉西他滨，前者疗效更优。顺铂联合吉西他滨可作为晚期三阴性乳腺癌患者的替代治疗甚或首选，从而再次明确了顺铂在三阴性乳腺癌治疗中的重要地位。2015 版《中国 CBCS 指南》和《德国 AGO 指南》均推荐三阴性乳腺癌可选择吉西他滨加卡铂或顺铂。一项进一步比较上述两种含铂方案 GP 与 GC 一线治疗晚期三阴性乳腺癌的疗效和安全性的临床试验正在进行中。

（二）靶向治疗选择

对于三阴性晚期乳腺癌，特别是年轻患者，建议行 BRCA1/2 基因突变检测。2014 年 12 月，PARP 抑制剂被美国 FDA 批准用于治疗 BRCA1/2 突变的卵巢癌患者。虽然还没有批准乳腺癌的治疗，但有临床研究显示，其对 BRCA1/2 突变的乳腺癌也有效。2009 年，ASCO 年会公布的 BSI-201（Iniparib）治疗晚期 TNBC 的 II 期临床研究结果令人振奋，但其联合吉西他滨 / 卡铂的临床并未得到 PFS 和 OS 的获益。针对晚期 TNBC 抗血管生成治疗的探索一直在进行中。2010 年，ASCO 年会报道了 E2100、AVADO、RIBBON-1 三项研究的荟萃分析结果。其中 621 例 TNBC 结果显示贝伐单抗联合化疗可显著延长 PFS，但 OS 无获益。法国尼斯肿瘤中心的一项 II 期临床研究探讨了贝伐单抗联合紫杉醇 / 卡培他滨在三阴性晚期乳腺癌患者中的临床疗效和安全性，接受 4 周为一个周期的紫杉醇、卡培他滨、贝伐单抗的联合治疗，提示其对 TNBC 有很好的治疗效果且毒副反应可控。最近公布的 IMELDA 研究显示，一线多西他赛联合贝伐单抗治疗 3~6 周期后给予卡培他滨 + 贝伐单抗比单用贝伐单抗提高了 PFS 和 OS。阿帕替尼作为国内上市的首个抗血管小分子靶向药物，被证实在三阴性乳腺癌中获得较好的治疗效果。II 期研究中，ORR 为 10.7%，中位 PFS 为 3.3 个月，中位 OS 可达 10.6 个月，常见 3/4 级治疗相关不良事件为手足皮肤反应、蛋白尿、血小板减少、白细胞减少。

（三）抗雄激素治疗

近年来，发现大约 80% 的三阴性乳腺癌雄激素受体阳性，其中 55% 为强阳性。作为雄激素受体拮抗剂恩杂鲁胺的一项 II 期研究显示，118 例患者（AR IHC>0）接受恩杂鲁胺治疗（160mg po qd）。应用雄激素驱动基因标记（DX）预测疗效，阳性患者对恩杂鲁胺治疗有较好治疗反应，PFS 为 16.1 周比 8.1 周，提示雄激素受体拮抗剂有可能成为三阴性乳腺癌的新型靶向治疗。

四、不可手术的局部晚期，非炎性乳腺癌

约 20% 的乳腺癌在首诊时为局部晚期乳腺癌（Local Advanced Breast Cancer，LABC）。LABC 通常包括可手术的原发性乳腺癌（IIB、IIIA 期）和（或）累及皮肤或胸壁和（或）广泛淋巴结受累（IIIB、IIIC 期）。不可手术的 LABC 经过全身治疗多数可转变成可手术的乳腺癌。本章仅讨论不可手术、尚未扩散至远处的 LABC。

开始治疗前应行穿刺活检，获得组织学及生物标志物表达情况（ER、PR、HER2 和 Ki67）以协助制订治疗方案。LABC 存在高转移风险，开始全身治疗前建议完整评估分期，包括病史、体格检查、实验室检查、胸腹部影像、骨扫描，必要时可选择行 PET-CT 检查；

全身治疗应作为主要治疗手段。若全身治疗甚至放疗后，LABC 仍为不可手术，不应行姑息性乳房切除，除非手术可改善总体生活质量。在大多数情况下，推荐多学科综合治疗（全身治疗、手术、放疗）。化疗优选含蒽环、紫杉类方案。对 HER2 阳性的局部晚期乳腺癌，推荐曲妥珠单抗与紫杉类药物。

五、不可手术的局部晚期炎性乳腺癌

初始不可手术的局部晚期或炎性乳腺癌患者的总体治疗原则与非炎性局部晚期乳腺癌一致，首选全身化疗。经全身有效治疗后，如果局部情况允许建议行乳腺切除术联合腋窝淋巴结清扫，不推荐即刻行乳房重建术；即使在全身治疗获得 pCR 的情况下，也推荐序贯行局部区域放疗。

第 3 节　晚期乳腺癌的化疗

一、适应证和治疗原则

（一）化疗适应证

激素受体阴性、有症状的内脏转移、激素受体阳性对内分泌治疗耐药的患者或疾病进展迅速需快速控制。

（二）化疗的治疗原则

化疗采用细胞毒药物杀伤肿瘤，有效率高，比内分泌治疗见效快，但常伴有较高的不良反应发生率，影响患者生活质量。因此治疗方案的选择以及持续的时间，应该取决于方案的有效性和患者的耐受性。如一种方案有效，应持续该方案治疗直至疾病进展或发生不可耐受的不良反应。联合化疗和单药序贯化疗都是合理的选择。对年龄较大、肿瘤负荷较小的患者，可以优选单药序贯化疗；对于病情进展迅速、存在内脏危象或需要迅速缓解症状、控制疾病进展的患者，应首选联合化疗。

二、单药治疗

（一）蒽环类

蒽环类药物疗效确切、临床证据多，是治疗晚期乳腺癌的基石药物，临床常用的蒽环类药物有阿霉素（Adrimycin，ADM）、表柔比星（Epirubicin，E-ADM）、吡柔比星（Pirarubicin，THP）、米托蒽醌等。对既往未经治疗的晚期乳腺癌患者，阿霉素（Adrimycin，ADM）单药有效率为 38%~50%，对于以前接受过治疗的患者，阿霉素的有效率为 30%，由于表柔比星的心脏毒性、血液学和非血液学毒性均较比 ADM 低，因此临床常用 EPI 代替 ADM。

表柔比星（EPI）：60~90 mg/m²，iv，第 1 天，21 天为 1 周期

吡柔比星（THP）：60~75 mg/m²，iv，第 1 天，21 天为 1 周期

脂质体多柔比星：50 mg/m²，iv，第 1 天，28 天为 1 周期

（二）紫杉类

紫杉类药物由于其独特的作用机制和较高的疗效，目前已广泛应用于晚期乳腺癌的治疗。对于乳腺癌的一线治疗，紫杉醇单药有效率为 32%~56%，多西他赛为 54%~76%；对于蒽环类耐药的晚期乳腺癌，多西他赛是单药治疗有效率最高药物之一（19%~57%）。III 期临床研究证实，晚期乳腺癌解救治疗，多西他赛较紫杉醇 PFS 获益（5.7 个月比 3.6 个月）白蛋白紫杉醇较普通紫杉醇明显提高晚期乳腺癌患者 PFS（PFS 23.0 周比 16.9 周）。CALGB 9840 研究证实紫杉醇治疗晚期乳腺癌周方案优于三周方案（PFS 9 个月比 5 个月；OS 24 个月比 12 个月）。

常用方案：

紫杉醇（TAX）：175mg/m² iv，3h，21 天为 1 周期，或 80mg/m² iv 每周 1 次

多西他赛（TXT）：60~100 mg/m² iv，第 1 天，21 天为 1 周期

白蛋白结合紫杉醇：100~150 mg/m² iv，第 1、8、15 天，28 天为 1 周期

或 260mg/m² iv，第 1 天，21 天为 1 周期

（三）卡培他滨

单药一线治疗晚期乳腺癌患者疗效显著，客观反应率达 20%~46%；mTTP/mPFS 可达 3.9~8.4 个月，mOS 10~24 个月。晚期乳腺癌Ⅲ期临床研究比较了卡培他滨单药与 CMF 一线化疗的有效率及安全性，卡培他滨总有效率为 30% 高于 CMF 的 16%，PFS 和 OS 也显示出明显的生存优势，且耐受性良好。另一项研究比较了卡培他滨与 GN（吉西他滨 + 长春瑞滨）方案的疗效，卡培他滨单药与长春瑞滨 / 吉西他滨联合方案疗效相似，每组均有一例达到完全缓解，GN 方案组 16 例（26.7%）患者达到部分缓解，卡培他滨组有 12 例（22.2%）。卡培他滨组在中位反应时间（11.4 个月比 6.2 个月）、TTP（5.0 个月比 3.7 个月）以及 OS（14.6 个月比 12.5 个月）较长，但两组间没有统计学差异。

卡培他滨（Cap）1000~1250mg/m² po bid 第 1~14 天，21 天为 1 周期

（四）吉西他滨

晚期乳腺癌的一线治疗中，吉西他滨单药缓解率达 14%~37%。小规模的临床试验显示单药吉西他滨对于蒽环和紫杉耐药的晚期乳腺癌无论在缓解率、缓解时间、无进展生存均有获益，而在与其他药物联合应用有效率更高。

吉西他滨（GEM）800~1200mg/m² iv 第 1、8、15 天，28 天为 1 周期

（五）长春瑞滨

长春瑞滨为半合成的新型长春碱类药物，在抗瘤谱与毒性与其他长春碱类均有不同。长春瑞滨周方案对于曾经应用过蒽环或紫杉类的晚期乳腺癌患者在疾病缓解时间及生存期均有获益，单药有效率在 41%~45%。长春瑞滨与紫杉类药物并无交叉耐药，显示其在晚期乳腺癌中的治疗作用。

长春瑞滨（NVB）25mg/m² iv 第 1、8、15 天，28 天为 1 周期

（六）其他单药

艾日布林 *（Eribulin）1.4 mg/m² iv，第 1、8 天，21 天为 1 周期

伊沙匹隆 *（Ixabepilone）40 mg/m² iv，第 1 天，21 天为 1 周期

环磷酰胺（CTX）50 mg/m² po qd，21 天为 1 周期

卡铂（CBP）AUC=6 第 1 天，21~28 天为 1 周期

顺铂（DDP）75 mg/m² po qd，21 天为 1 周期

培美曲塞（PEM）500mg/m² iv，第 1 天，21 天为 1 周期

三、联合治疗

含蒽环类药物的联合化疗方案是晚期乳腺癌的标准治疗，其疗效优于传统的 CMF 方案，但由于在乳腺癌的辅助治疗中，蒽环类药物被广泛应用，因而在晚期乳腺癌治疗中，再次使用蒽环类药物的概率较小。CMF 化疗失败，辅助治疗未用过蒽环类和紫杉类化疗的患

---

* 中国大陆未上市。

者,首选以蒽环类或紫杉类为主的联合化疗方案;部分辅助治疗用过蒽环类和(或)紫杉类化疗,但临床未判定耐药和治疗失败的患者,也可使用蒽环类联合紫杉类(TA)。 紫杉类单药或与蒽环类联合是晚期乳腺癌的标准一线化疗方案。蒽环类联合紫杉类方案一线疗效达55%~63%,中位 TTP 为 7.8 个月;对于含紫杉类的联合方案,推荐的联合化疗方案有卡培他滨 + 多西他赛(XT)、吉西他滨 + 紫杉醇(GT),XT 和 GT 方案有明显的生存获益。由于辅助治疗中紫杉醇的广泛应用,在晚期乳腺癌的解救治疗中,更多数据支持使用多西他赛。在包括 511 例接受过蒽环类治疗的晚期乳腺癌患者的Ⅲ期研究中,XT 联合方案相比多西他赛单药不仅有更高的缓解率和更长的疾病进展时间,而且显著延长了患者的总生存(14.5 个月比 11.5 个月, $P<0.01$)。XT 方案的安全性好,主要不良反应为胃肠道反应及手足综合征;GT 联合化疗方案临床试验结果显示有生存获益,该方案的主要不良反应为血液学毒性,如血小板减少和贫血。长春瑞滨 + 卡培他滨(XN)虽然缺乏大规模临床数据,但在临床上已广泛使用,疗效肯定。一项临床研究显示,紫杉醇联合卡铂的方案有效且耐受性良好,在晚期乳腺癌患者的一线治疗中,客观有效率达 53%~62%,优于单药疗效;而对于 HER2 阳性晚期乳腺癌紫杉联合卡铂加曲妥珠单抗的治疗明显优于紫杉加曲妥珠单抗的治疗 。笔者对 2009—2015 年入组的 231 例晚期乳腺癌患者进行了紫杉联合蒽环类药物及紫杉联合卡铂治疗两种化疗方案一线治疗的有效性及安全性的评估,并进行长期随访,监测晚期乳腺癌患者初始治疗方案选择对预后的影响。结果显示,两组 ORR 分别为 68.1% 和 71.3%,两组患者在 PFS 和 OS 上无明显差别。紫杉类治疗失败的患者目前尚无标准方案推荐,可以考虑的药物有卡培他滨、长春瑞滨、吉西他滨和铂类,采取单药或联合化疗。GEICAM 研究证实,吉西他滨联合长春瑞滨方案治疗蒽环类、紫杉类治疗失败的晚期乳腺癌可提高 PFS。联合化疗可选用长春瑞滨联合顺铂(NP)、吉西他滨联合顺铂(GP)。据报道,既往治疗失败的晚期乳腺癌,NP 方案的有效率达 49%~61%,且 NP 方案对于有内脏和软组织转移的有效率较高,对于绝经前、后及一线或二线以上的方案均有较好疗效。

在解救化疗的剂量与期限方面,目前尚无统一认识。近年来资料显示,与常规化疗相比,大剂量化疗并未显示更好的姑息性治疗效果。最佳化疗期间尚不清楚,化疗 6 个月可能更为有效,而超过 6 个月的化疗能够延长 TTP,但也会增加相关毒性,并未显著延长生存期。临床医生应根据患者的具体情形,给予合理的联合化疗,并且应考虑晚期乳腺癌患者的全程管理问题。

常用联合化疗方案:

1.CAF 方案

环磷酰胺(CTX)100mg/m² po,第 1~14 天

多柔比星(ADM)30mg/m² iv,第 1、8 天

氟尿嘧啶(5-Fu)500mg/m² iv,第 1、8 天

28 天为 1 周期

2.FAC 方案

氟尿嘧啶（5-Fu）500mg/m^2 iv，第 1、8 天或第 1、4 天

多柔比星（ADM）50mg/m^2 iv，第 1 天

环磷酰胺（CTX）500mg/m^2 iv，第 1 天

21 天为 1 周期

3.FEC 方案

氟尿嘧啶（5-Fu）400mg/m^2 iv，第 1 天

表柔比星（EPI）50mg/m^2 iv，第 1、8 天

环磷酰胺（CTX）500mg/m^2 iv，第 1、8 天

28 天为 1 周期

4.AC 方案

多柔比星（ADM）60mg/m^2 iv，第 1 天

环磷酰胺（CTX）600mg/m^2 iv，第 1 天

21 天为 1 周期

5.EC 方案

表柔比星（EPI）100mg/m^2 iv，第 1 天

环磷酰胺（CTX）600mg/m^2 iv，第 1 天

21 天为 1 周期

6.CMF 方案

环磷酰胺（CTX）100mg/m^2 po，第 1~14 天

氨甲蝶呤（MTX）40mg/m^2 iv，第 1、8 天

氟尿嘧啶（5-Fu）600mg/m^2 iv，第 1、8 天

28 天为 1 周期

7.DX 方案

多西他赛（TXT）75mg/m^2 iv，第 1 天

卡培他滨（Cap）950mg/m^2 po bid，第 1~14 天

21 天为 1 周期

8.GT 方案

吉西他滨（GEM）1250mg/m^2 iv，第 1、8 天（第 1 天 GEM 在 TAX 后输注）

紫杉醇（TAX）175mg/m^2 iv，第 1 天

21 天为 1 周期

9.GC 方案

吉西他滨（GEM）1000mg/m² iv，第 1、8 天

卡铂（CBP）AUC=2 iv，第 1、8 天

21 天为 1 周期

10. 紫杉醇联合贝伐珠单抗

紫杉醇（TAX）90mg/m² iv，第 1、8、15 天

贝伐单抗 10 mg/kg iv，第 1、15 天

28 天为 1 周期

11.AT 方案

多柔比星（ADM）60mg/m² iv，第 1 天

紫杉醇（TAX）125~200mg/m² iv，第 1 天

21 天为 1 周期

12.AT 方案（Ⅱ）

多柔比星（ADM）50mg/m² iv，第 1 天

多西他赛（TXT）75mg/m² iv，第 1 天

21 天为 1 周期

13.GP 方案

吉西他滨（GEM）1250mg/m² iv，第 1、8 天

顺铂（DDP）75mg/m² iv，第 1 天或分为第 1~3 天

21 天为 1 周期

14.TE 方案

紫杉醇（TAX）150~175mg/m² iv，第 1 天

表柔比星（EPI）75mg/m² iv，第 1 天

21 天为 1 周期

15.TP 方案

紫杉醇（TAX）150~175mg/m² iv，第 1 天

卡铂（CBP）AUC=5 iv，第 1 天

21 天为 1 周期

四、HER2 阳性晚期乳腺癌的治疗方案

NCCN 指南 2016 版推荐紫杉类 / 曲妥珠单抗 / 帕妥珠单抗联合是优选的一线治疗方案，主要依据来自 CLEOPATRA 研究结果。对 HER2 阳性晚期乳腺癌的一线治疗中，曲妥珠单抗 / 帕妥珠单抗 / 多西他赛联合组患者的 mPFS 显著优于曲妥珠单抗 / 多西他赛组（18.7 个月比 12.4 个月，$P < 0.001$），1 年生存率分别为 23.6% 和 17.2%。当无法获得帕妥珠单抗时，曲妥珠单抗联合紫杉类药物肿瘤缓解率可达 50%~60%，中位生存期延长 10 个月左右。BRIRG 研究比较多西他赛 + 卡铂 + 曲妥珠单抗（TCH）方案与多西他赛 + 曲妥珠单抗（TH）一线治疗复发转移乳腺癌疗效相当（PFS 10.4 个月比 11.1 个月）。US Oncology 比较紫杉醇 + 卡铂 + 曲妥珠单抗与紫杉醇　+ 曲妥珠单抗方案用于 HER2 过度表达的转移性乳腺癌患者一线治疗，表明含卡铂的方案与不含卡铂的方案相比，前者客观缓解率（ORR）和中位无进展生存期（PFS）表现出明显的优势，在 HER2 高表达（IHC 3+）患者中，尤为突出。除了紫杉类药物，曲妥珠单抗与其他化疗联合均被证实是安全有效的，比如长春瑞滨、卡培他滨、吉西他滨、脂质体多柔比星等。目前，曲妥珠单抗不建议与蒽环类药物同时联合使用，联合其他化疗都是合理的。鉴于帕妥珠单抗未在中国上市且费用昂贵，目前推荐的一线治疗方案仍是化疗联合曲妥珠单抗。在临床上约有 20% 乳腺癌对曲妥珠单抗存在原发耐药，一部分在治疗后出现继发耐药。曲妥珠单抗治疗失败的 HER2 阳性乳腺癌，国内可以选择拉帕替尼联合卡培他滨，或继续使用曲妥珠单抗，仅更换化疗或内分泌治疗方案；也可以考虑曲妥珠单抗联合拉帕替尼的双靶向治疗。

1. 曲妥珠单抗 + 帕妥珠单抗 + 多西他赛方案

曲妥珠单抗 8mg/kg iv，第 1 天，之后 6mg/kg iv

帕妥珠单抗 840mg iv，第 1 天，之后 420mg iv

多西他赛 75~100mg/m² iv，第 1 天

21 天为 1 周期

2. 曲妥珠单抗 + 帕妥珠单抗 + 紫杉醇方案

曲妥珠单抗 8mg/kg iv，第 1 天，之后 6mg/kg iv

帕妥珠单抗 840mg iv，第 1 天，之后 420mg iv

紫杉醇（TAX）80mg/m² iv，每周 1 次

或紫杉醇（TAX）175mg/m² iv，第 1 天，21 天为 1 周期

3. T-DM1 方案

T-DM1 3.6 mg/m² iv，第 1 天，21 天为 1 周期

4. PCH 三周方案

紫杉醇（PTX）175 mg/m² iv，第 1 天

卡铂（CBP）AUC=6 iv，第 1 天

21 天为 1 周期

加曲妥珠单抗 4mg/kg iv，之后 2mg/kg iv，每周 1 次

或曲妥珠单抗 8mg/kg iv，之后 6mg/kg iv，21 天 1 次

5.PCH 周方案

紫杉醇（PTX）80 mg/m² iv，第 1、8、15 天

卡铂（CBP）AUC=2 iv，第 1、8、15 天

28 天为 1 周期

加曲妥珠单抗 4mg/kg iv，之后 2mg/kg iv，每周 1 次

或曲妥珠单抗 8mg/kg iv，之后 6mg/kg iv，21 天 1 次

6.TH 方案

紫杉醇（TAX）80~90mg/m² iv，第 1 天，每周 1 次

或紫杉醇（TAX）175mg/m² iv，第 1 天，21 天为 1 周期

加曲妥珠单抗 4mg/kg iv，之后 2mg/kg iv，每周 1 次

或曲妥珠单抗 8mg/kg iv，之后 6mg/kg iv，第 1 天

7.DH 方案

多西他赛（TXT）80~100mg/m² iv，第 1 天，21 天为 1 周期

或 多西他赛（TXT）35mg/m² iv，第 1、8、15 天

加曲妥珠单抗 4mg/kg iv，之后 2mg/kg iv，每周 1 次

或曲妥珠单抗 8mg/kg iv，之后 6mg/kg iv，第 1 天

8.NH 方案

长春瑞滨（NVB）25mg/m² iv，第 1 天，每周 1 次

或 长春瑞滨（NVB）30~35mg/m² iv，第 1、8 天

21 天为 1 周期

加曲妥珠单抗 4mg/kg iv，之后 2mg/kg iv，每周 1 次

或曲妥珠单抗 8mg/kg iv，之后 6mg/kg iv，第 1 天

9.LX 方案

拉帕替尼（LAP）1250mg po qd，第 1~21 天

卡培他滨（Cap）1000mg/m² po bid，第 1~14 天

21 天为 1 周期

10.XH 方案

卡培他滨（Cap）1000~1250mg/m² po bid，第 1~14 天

21 天为 1 周期

加曲妥珠单抗 4mg/kg iv，之后 2mg/kg iv，每周 1 次

或曲妥珠单抗 8mg/kg iv，之后 6mg/kg iv，第 1 天

11.LH 方案

拉帕替尼（LAP）1000mg po qd，第 1~21 天

21 天为 1 周期

加曲妥珠单抗 4mg/kg iv，之后 2mg/kg iv，每周 1 次

或曲妥珠单抗 8mg/kg iv，之后 6mg/kg iv，第 1 天

五、维持治疗

（一）维持治疗概念的由来

近年来，随着乳腺癌诊疗技术的发展，乳腺癌患者的 5 年生存率明显提高，即使是晚期患者，5 年生存率也可以达到 20% 以上，特别是激素受体阳性的乳腺癌。因而自 2006 年 WHO 提出将乳腺癌作为"慢性病"管理的概念，并于 2008 年提出维持治疗理念，即尽量通过持续治疗保持前期治疗所取得的疗效。基于这一理念，有学者于 2012 年提出了与"慢性病"治疗目标更为一致的"晚期乳腺癌全程管理治疗模式"，所谓维持治疗，即经过初始治疗后疾病得到控制，继续使用药物，直到疾病再次进展或因为不良反应无法使用，从而达到延长疾病控制时间，进而延长总生存为目的的一种治疗方式。

（二）维持治疗的必要性和适应证

晚期乳腺癌的治愈很难，但是随着新的治疗药物和治疗方法的运用，患者生存时间的明显延长，既往传统的间断治疗方式逐渐受到挑战。间断的治疗方式并没有显著改善患者的生存，目前，以卡培他滨为代表的多种维持治疗临床研究获得了令人振奋的结果，延长疾病控制时间从而延长患者的 PFS、OS。因而，维持治疗在晚期乳腺癌的治疗过程中具有其必要性。

维持治疗的适应证：适用于经过一线治疗获益的患者，包括治疗后达到 CR、PR 的患者，甚至包括 SD 的患者，如果患者本人在充分知情的前提下，也可以予以维持治疗。同时，合理选择一线治疗方案，在一线治疗有效后合理选择维持治疗，树立"一线 + 维持"的理念是晚期乳腺癌全身治疗的重要流程。这种治疗可持续应用直至疾病进展或出现不可耐受的不良反应。

（三）维持治疗的方案

不同分型对晚期乳腺癌维持治疗方案的选择不同。首先针对激素受体阳性的晚期乳腺癌患者，内分泌维持治疗是很好的选择。在 HER2 阳性的晚期乳腺癌患者中，维持治疗面临化疗和靶向治疗的选择，晚期三阴性乳腺癌维持治疗仍以化疗为主。不是所有的药物都适

合维持治疗,维持化疗的理想药物,应该是单药治疗有效、相对毒性低而且便于长期给药;同时,也不是所有的药物均可以进行维持治疗。MANTA 研究一线采用蒽环类联合紫杉类化疗后,再使用紫杉类维持治疗 8 个周期未取得 PFS 和 OS 优势。因此对于晚期乳腺癌患者的初始治疗,不仅要考虑一线化疗方案,还应考虑一线治疗有效后的维持化疗。化疗可根据情况,选择联合化疗或单药序贯化疗。总体上,联合化疗比单药化疗有更高的客观缓解率和更长的 TTP,但毒性也相对较大,而单药化疗毒性低,利于长期用药,对适合的患者可以有更好的生存获益。对于疾病进展缓慢、肿瘤负荷小、一般情况差的老年患者,可以选择单药化疗;对于疾病进展快、肿瘤负荷大、一般情况好的年轻患者,一线选用联合化疗。联合化疗制定的一线方案可包括维持治疗的单药。Gennari 等 Meta 分析纳入了 11 个随机对照临床试验,共 2269 例患者入组。研究者分析了一线化疗时间长短对晚期乳腺癌 PFS 和 OS 的影响。对照组均是采用固定的疗程数,研究组根据方案的设计分为 3 类:①与对照组相同化疗方案,延长疗程至肿瘤进展;②与对照组相同的化疗方案,延长至固定的疗程数;③与对照组相同方案治疗后,换成不同维持治疗方案(联合或单药)。结果显示,更长的一线化疗时间有显著改善患者 OS,肿瘤相关死亡率降低 9%(P=0.046),PFS 亦有显著改善($P<0.001$)。不同方案设计间无显著差异。因此应尽量延长维持治疗的时间,而维持治疗方案的选择应根据一线治疗情况;一线选择单药化疗的,可继续用至疾病进展;一线选择联合化疗的,可以考虑继续沿用原方案维持治疗;而一线方案不适宜长期维持或患者不能耐受的情况下可转换联合方案中的其中一种药物,或转换为方便、毒性相对较小的其他化疗药物,或者转入内分泌治疗药物。

1. 联合治疗原方案维持。韩国进行的一项 KCSG-BR07-02 试验评估紫杉醇联合吉西他滨的 GT 方案一线治疗转移性乳腺癌获得疾病缓解后再应用原方案维持,相比对照组不再继续治疗,获得明显的优势(PFS 7.5 个月比 3.8 个月,OS 32.3 个月比 23.5 个月),但不良反应要明显增加。

2. 单药维持。我国专家在晚期乳腺癌全程管理的理念下提出的"X-Based 后续 X 单药维持"的治疗方案。CSCO 自 2011.5~2012.12 发起的一项评估卡培他滨联合化疗后续卡培他滨维持治疗,其疗效和安全性的多中心前瞻性临床研究证实,卡培他滨联合化疗有效率近50%,90.6% 患者联合化疗未进展,83.9% 患者进入卡培他滨维持治疗,13.3% 患者进入转换治疗;与未进展未接受卡培他滨维持治疗的患者相比,PFS 明显延长(14.1 个月比 11.4 个月),因此"X-Based X"是晚期乳腺癌全程管理模式下的理想选择。而联合一线化疗方案不包含卡培他滨的化疗亦可转换入卡培他滨维持治疗。相关文献有报道如 AT 方案或 GT 方案转换入卡培他滨维持治疗可以达到提高生存获益的疗效,另外,A → T 方案一线治疗后采用脂质体多柔比星维持亦有文献报道。

3. 转换为内分泌维持治疗。对于激素受体阳性的晚期乳腺癌患者,内分泌治疗有效后的维持治疗虽然无数据支持,但已成为临床专家的经验共识。前期的化疗并不影响随后内分泌治疗的有效率,但不推荐内分泌治疗联合化疗,其不会增加获益,只会增加不良反应。

(四)维持治疗的时限

目前所有的循证医学数据均表明,维持治疗的时限是经 6~8 个一线化疗周期达到疾病缓解或稳定的患者,选用维持治疗可持续应用直至疾病进展或不可耐受的不良反应。

(五)维持治疗的药物选择

1. 卡培他滨。多项临床试验证明,卡培他滨适合用于维持治疗,其具有口服给药、不良反应轻、应用方便等维持治疗的一切特性。卡培他滨单药作为晚期乳腺癌的一线治疗,与经典的 CMF 联合方案相比, PFS 相当(6 个月比 7 个月),而 OS 明显延长(22 个月比 18 个月)。卡培他滨剂量维持治疗推荐剂量为 1250mg/m² bid,减少至 825mg/m²,其疗效劣于 1250mg/m² bid。

2. 脂质体多柔比星。GEICAM2001-01 研究在 A → T 方案一线治疗后采用 PLD 维持,确实延长了患者的 TTP(8.4 个月比 5.1 个月),但考虑 PLD 给药途径、使用方便和价格因素,很难在临床上广泛使用。脂质体多柔比星的维持治疗推荐剂量为 40mg/m²,每 21 天为一个周期。

3. 节拍化疗。近年比较热点的治疗方式,特别适合于病情较轻、肿瘤进展较慢的晚期乳腺癌患者。节拍化疗模式使用小剂量短间隔给药,同样具有一定的疾病缓解率,且不良反应发生率低。可选方案包括口服的卡培他滨,环磷酰胺、氨甲蝶呤、依托泊苷胶囊等。Colleoni 运用节拍化疗治疗了 171 例晚期乳腺癌患者,CTX 50mg 每日 1 次,MTX 2.5mg 每日 2 次口服,每周 2 次,或沙利度胺 200mg 每日一次口服,临床总获益 41.5%。Orlando 等静点曲妥珠单抗 6mg/kg 每 3 周联合 MTX 2.5mg 每日 2 次口服,疾病进展时间 6 个月,不良反应轻微。Dellapasqua 等运用 CTX 每日 50mg 口服、卡培他滨每次 500mg,每日 3 次联合贝伐单抗 10mg/kg 每 2 周 1 次,临床总获益 68%,患者临床疗效肯定,不良反应可耐受,值得临床探讨。

第 4 节　晚期乳腺癌的内分泌治疗

一、适应证

激素受体阳性晚期乳腺癌是一种慢性疾病,患者的生存时间长。此类患者对内分泌治疗敏感,临床获益大。对无病生存时间大于 2 年、无内脏危象、无症状或症状较轻的患者优先推荐内分泌治疗。根据患者对治疗的反应情况,可以进行 2~3 线的内分泌治疗。

二、内分泌治疗原则

(一)ER 和(或)PR 阳性绝经后患者

1. 绝经后患者一线内分泌治疗首选 AI,对特殊情况如经济条件受限等,他莫昔芬或托瑞米芬也可作为一线治疗药物。他莫昔芬辅助治疗失败的患者首选芳香化酶抑制剂。晚期乳腺癌患者在选择内分泌治疗药物时,应考虑患者在辅助治疗阶段使用的内分泌药物种类和时间。

2.现有的循证医学数据也支持氟维司群高剂量给药（500mg）作为一线内分泌治疗的首选药物，但是由于临床研究数量及入组人群数量较 AI 类药物尚少及价格原因，在我国临床实践中较少采用。

3.对于一线内分泌治疗失败的晚期乳腺癌患者，可以选择的药物包括他莫昔芬、托瑞米芬、不同机制的 AI、孕激素类药物（醋酸甲地孕酮 / 甲羟孕酮）、氟维司群、依维莫司联合依西美坦。

4.对于化疗致闭经患者，需要判断患者是否已绝经，特别考虑应用 AI 时，因为年轻患者化疗后月经恢复的比例比年长患者高。

(二)ER 和(或)PR 阳性绝经前患者：

对绝经前晚期乳腺癌患者，首选卵巢功能抑制包括药物去势如戈舍瑞林或亮丙瑞林、手术或放疗去势的基础上联合内分泌药物治疗，再遵循绝经后晚期乳腺癌内分泌治疗原则实施治疗。如果辅助治疗未使用过他莫昔芬或已中断他莫昔芬治疗超过 12 个月，可选择他莫昔芬单药或联合卵巢抑制或去势，如果辅助治疗接受过他莫昔芬治疗，可选择卵巢抑制或去势联合芳香化酶抑制剂。这里要强调的是：对 45 岁以下、未绝经的患者，在给予药物性卵巢功能抑制加用芳香化酶抑制剂时要慎重，要关注用药后闭径情况；因为如果卵巢功能不能被完全抑制，该疗法的效果不佳，虽然这种情况比较少见。

三、内分泌治疗方案选择

(一)单药内分泌治疗药物

1.选择性雌激素受体调节剂

他莫昔芬（TAM）20mg po qd 或 10mg po bid

托瑞米芬（TOR）60mg po qd

他莫昔芬一直是激素受体阳性晚期乳腺癌的一线治疗药物。他莫昔芬首个临床试验入组 170 例绝经后晚期乳腺癌患者，因不良反应发生率低使他莫昔芬成为乳腺癌内分泌治疗的优选药物。托瑞米芬与他莫昔芬有相似的效果，但具有不同的药代动力学特征和代谢通路，且安全性更优。在第 26 届圣安东尼奥乳腺癌会议上公布的一项小样本研究显示，使用托瑞米芬治疗既往至少 2 次内分泌失败的乳腺癌患者，有 60% 患者获益。

2.第三代芳香化酶抑制剂

非甾体类 AI：来曲唑（LET）2.5mg po qd

阿那曲唑（Ana）1.0mg po qd

甾体类 AI：依西美坦（Exe）25mg po qd

大量临床试验结果显示，芳香化酶抑制剂对激素受体阳性晚期乳腺癌的治疗效果较他莫昔芬更好，疾病进展时间更长，因此已作为绝经后 ER 阳性晚期乳腺癌一线内分泌治疗药物。P025 试验旨在验证来曲唑作为绝经后激素受体阳性晚期乳腺癌一线治疗的可能性，结果来曲唑组临床有效率优于他莫昔芬组（32% 比 21%），来曲唑组中位 TTP 为 9.4 个月，而他莫昔芬组仅有 6.0 个月，且在第一个 24 个月，来曲唑对提高 OS 有显著益处。两项阿那曲唑和他莫昔芬分别应用于绝经后 HR 阳性乳腺癌的随机双盲试验,一项显示阿那曲唑明显优于他莫昔芬,中位 TTP 为 10.7 个月比 6.4 个月。另一项研究表明,阿那曲唑组在 TTP、OS 方面同样好于他莫昔芬组的 TTP 及 OS。FEM-INT-01 比较了来曲唑与阿那曲唑治疗他莫昔芬耐药患者的结果,来曲唑相比阿那曲唑客观缓解率高,而中位进展时间和总生存两者无差别。IES031 及 027 研究发现,依西美坦相比于他莫昔芬作为晚期乳腺癌的一线治疗,依西美坦在无病生存获益、降低死亡风险及降低对侧乳腺癌发生风险方面均优于他莫昔芬,依西美坦中位 TTP 高于他莫昔芬(9.9 个月比 5.8 个月),OS 没有显著差异。而在 EFECT 和 SoFEA 研究中发现,非甾体类芳香化酶抑制剂治疗后的患者依西美坦疗效不佳,TTP 为 3.7 个月,PFS 为 3.4 个月。

3. 新型雌激素受体下调剂

氟维司群(Ful)500mg IM,第 1、15、29 天 之后,每 28 天 1 次。氟维司群有别于他莫昔芬及芳香化酶抑制剂,通过阻断并降解 ER,减少 ER 表达水平起到抗肿瘤作用。此药于 2011 年在我国上市。临床前研究表明,氟维司群具有剂量依赖性。CONFIRM 研究证实,每月 500mg 的给药方式相比 250 mg 具有良好的疗效,500mg 组的 PFS 显著优于 250mg(6.5 个月比 5.5 个月),OS 分别为 26.4 个月和 22.3 个月,且耐受性良好。2010 年,中国患者的 China Confirm 临床研究结果与 CONFIRM 临床研究结果一致。现行氟维司群(250mg 每月一次)的适应证为绝经后 ER 阳性的晚期乳腺癌患者,用于一线内分泌治疗和一线内分泌治疗进展或复发的二线治疗。

氟维司群 250 mg 作为内分泌治疗后进展的绝经后 ER 阳性的晚期乳腺癌患者的二线治疗,其疗效分别在北美和欧洲的 0021(n=400)和 0020(n=451)两项 III 期临床研究中证实。TTP、OR 和 CBR 等治疗终点与阿那曲唑相当,两者疗效差异无统计学差异,而在北美患者中,缓解时间显著长于阿那曲唑组。II 期 FIRST 研究比较了氟维司群 500mg 与阿那曲唑 1mg 作为一线内分泌治疗在绝经后转移性乳腺癌中的疗效,氟维司群组 TTP 显著长于阿那曲唑组(23.4 个月比 13.1 个月),疾病进展风险降低了 34%,证实氟维司群 500mg 作为晚期乳腺癌的一线内分泌治疗疗效更优。2012 年进行的 FALCON 研究进一步评估氟维司群 500mg 对比阿那曲唑 1mg 作为一线治疗的疗效和安全性。2016 年,ESMO 大会研究结果首次发布,氟维司群组相对于阿那曲唑组,延长了 PFS 达 9.5 个月(22.3 个月比 13.8 个月),降低进展风险达 41%。另外,III 期 EFECT 研究结果,在非甾体 AI 治疗后疾病进展的绝经后晚期乳腺癌患者中,比较氟维司群与依西美坦的疗效和安全性,结果证实,两者 TTP 相同(3.7 个月),OR 与 CBR 接近,疾病缓解时间氟维司群略优于依西美坦(7.5 个月比 5 个月),证明对于非甾体类 AI 治疗后进展的绝经后晚期乳腺癌患者,两者同样有效。因此,AI 辅助治疗失败后,可选择氟维司群 500mg 为一线治疗,并且对 ESR1 突变、AI 获得性耐药的患者依然有效。

基础研究表明,氟维司群与多种靶向药物联合具有增效作用,并能克服内分泌耐药。目前多项有关氟维司群与 EGFR 抑制剂及抗 HER2 靶向药物联合治疗晚期乳腺癌的临床研究正在进行中。III 期研究评估单用氟维司群及联用拉帕替尼在 HER2 阳性乳腺癌中的疗效和安全性；PrE0102 研究比较氟维司群与联合依维莫司在 AI 耐药晚期乳腺癌中的作用；PALOMA3 研究比较与 CDK4/6 抑制剂 Palbociclib 联合治疗 ER、HER2 阳性的晚期乳腺癌的疗效和安全性，将进一步扩大氟维司群在晚期乳腺癌不同分子分型中的作用。

4. 孕激素类

醋酸甲地孕酮 160mg po qd

甲羟孕酮 10mg po qd

孕激素类药物通过改变体内内分泌环境，经负反馈作用抑制垂体产生 LH 和 ACTH，或通过 PR 作用于乳腺癌细胞。孕酮类药物对绝经前及绝经后的患者均有效，其中对 ER 或 PR 阳性患者疗效更佳。孕激素对 TAM 治疗无效者也有效。

（二）内分泌治疗药物联合靶向药物

对于激素受体和 HER2 均阳性的晚期乳腺癌患者，可以接受内分泌治疗联合抗 HER2 的治疗（如曲妥珠单抗、拉帕替尼等）。TAnDEM 试验入组患者是绝经后 HER2 阳性 ER 阳性晚期乳腺癌，既往未接受针对晚期乳腺癌化疗且辅助化疗结束超过 6 个月以上的患者，结果显示阿那曲唑联合曲妥珠单抗能延长 PFS，提高 ORR 及 CBR。eLEcTRA 研究对比了来曲唑联合曲妥珠单抗与单药来曲唑，联合用药组提高了 TTP（14.1 月比 3.3 个月），但是没有 OS 获益。另一项 EGF3008 应用拉帕替尼联合来曲唑治疗激素受体阳性绝经后晚期乳腺癌的Ⅲ期临床研究发现，联合用药较单药组在中位无进展生存时间（8.2 个月比 3.0 个月）、临床获益率（28% 比 15%）和有效率（65% 比 39%）上均有明显优势，且可降低疾病进展风险。一些指南推荐，在化疗不作为明确适应证的情况下，使用曲妥珠单抗或拉帕替尼联合 AI 作为绝经后激素受体阳性和 HER2 阳性的晚期乳腺癌患者的一线治疗选择。BOLERO-3 研究，在 569 例局部晚期或转移性 HER2 阳性乳腺癌，既往紫杉类治疗进展的患者，应用长春瑞滨 + 曲妥珠单抗 + 依维莫司比较长春瑞滨 + 曲妥珠单抗显示出依维莫司可逆转曲妥珠单抗耐药。

（三）内分泌治疗耐药后的治疗

1. mTOR 抑制剂　依维莫司（EVE）10mg po qd

依维莫司是 mTOR 抑制剂。基础研究显示，依维莫司能够逆转内分泌治疗耐药，其机制可能与 mTOR 信号转导通路激活有关。BOLERO-2 研究是一项随机、双盲、安慰剂对照的Ⅲ期临床试验，纳入 724 例符合入选标准的绝经后患者，结果显示：中位随访 18 个月，依维莫司联合依西美坦组患者的中位无进展生存时间较安慰剂联合依西美坦组显著延长（7.82 个月比 3.19 个月；$P < 0.0001$）。独立中心评估的结果分别为 11.01 个月和 4.14 个月（$P < 0.0001$），且无论是整体人群还是前瞻定义的各个亚组（包括内脏转移的患者，在辅助治疗完成后 12 个月内复发的患者）都得出类似的结果。基于 BOLERO-2 研究的结果，2012 年，美国 FDA 批准依维莫司联合依西美坦治疗非甾体类芳香化酶抑制剂治疗失败的绝经后激素受体阳性、HER2 阴性的晚期乳腺癌患者。但依维莫司在增强疗效的同时，也增加了口腔炎、贫血和呼吸困难等不良反应事件的发生率。临床上，因口腔炎等不良反应难以耐受时，可给予依维莫司 5mg/d。另有证据显示，对内分泌治疗失败的患者，依维莫司也可以联

合应用他莫昔芬、来曲唑及氟维司群。在具体临床实践中,临床医生在选择依维莫司联合芳香化酶抑制剂时应根据病情,权衡治疗可能取得的疗效、药物不良反应以及患者的意愿决定治疗选择,给予个体化治疗。

注:依维莫司在我国尚未取得乳腺癌适应证,如果临床有患者使用的意向,应向患者及家属充分说明并签署知情同意书。

2. CDK4/6 抑制剂 Palbociclib

Palbociclib　125mg,连用 3 周,停药 1 周,28 天为一周期。

Palbociclib 是一种可口服的小分子细胞周期蛋白依赖性激酶(CDKs)4/6 抑制剂,具有抑制雌激素受体阳性的乳腺癌细胞生长活性的临床前应用证据,与抗雌激素治疗具有协同作用,联合来曲唑一线治疗优于来曲唑单药,可显著延长 ER 阳性和 HER2 阴性晚期乳腺癌患者的 PFS(24.8 个月比 14.5 个月,$P<0.001$)。Palbociclib 联合来曲唑较单药来曲唑将初治 ER 阳性 /HER2 阴性绝经后晚期乳腺癌患者的无进展生存时间从 10.2 个月延长到 20.2 个月。亚组分析,无论既往化疗、内分泌治疗、病灶多少均显示,Palbociclib 组要优于来曲唑单药组。PALOMA-3 研究,Palbociclib 联合氟维司群对绝经后 ER 阳性 HER2 阴性既往一线内分泌治疗进展后接受小于一线化疗的转移性乳腺癌患者,同时检测血浆 ESR1 突变情况,无论 ESR1 是否突变,Palbociclib 联合氟维司群均显示较好的生存优势及近期疗效。结论:Palbociclib 联合氟维司群对既往使用 AI 类药物的乳腺癌患者是一种有效的选择。2015 年,美国 FDA 批准 Palbociclib 联合来曲唑作为 ER 阳性 /HER2 阴性绝经后晚期乳腺癌的初治方案。2016 年,《NCCN 乳腺癌诊治指南》增加了 Palbociclib ＋氟维司群方案,适用于 HR 阳性 HER2 阴性的一线内分泌治疗失败的绝经后患者。我国正在进行相关临床验证,其有望进入我国临床。

(四)肿瘤闪烁现象

部分患者在内分泌治疗的 2~4 周时,可能会出现肿瘤增大现象,这种症状在有骨转移的患者中较为常见。患者的临床表现有显著好转,而骨影像学上原有病灶的放射性浓聚较前更为明显,再过一段时间又会消失,这是一种肿瘤的闪烁现象(Tumor flare)。通常表现为:肿瘤增大、骨痛、皮肤损害的红斑,肝功能化验值升高(特别是碱性磷酸酶的升高),CEA、CA15-3 升高,短暂的高钙血症,骨扫描的弥散吸收增加。这种现象随着 LH 和 FSH 的下降,雌激素也随之逐渐降低至绝经后水平而消失。临床医生不应认为是病情进展,应继续治疗,并注意控制骨痛、高钙血症等症状,可给予类固醇治疗,一般在 2~3 周症状可消失。肿瘤闪烁显现通常 预示着良好的疗效。

第 5 节　晚期乳腺癌的靶向治疗

一、抗 HER2 靶向治疗

(一)曲妥珠单抗

最早被应用于临床的抗 HER2 的靶向治疗药物是曲妥珠单抗。曲妥珠单抗能特异性地结合于 HER2 受体胞外段,从而阻断 HER2 同源二聚体的组成,达到抑制肿瘤细胞生长,并通过对抗肿瘤的血管生成以及作为诱导增强机体的免疫功能,同时具有抗体依赖的细胞毒作用(ADCC)提高抗体活性,增加化疗药物细胞毒性作用。曲妥珠单抗是 HER2 过表达乳腺癌治疗的基础。H0649g 是一项对于曲妥珠单抗单药治疗晚期乳腺癌的研究,对于针对晚期乳腺癌已接受一线或二线化疗的患者, ORR 为 14%。H0648g 对曲妥珠单抗联合化疗用于转移性乳腺癌的安全性和有效性的研究中发现,曲妥珠单抗首剂 4mg/kg,之后每周 2mg/kg,化疗采用紫杉醇 175mg/m^2, 21 天 1 个周期,以及环磷酰胺 600mg/m^2+ 表柔比星 75mg/m^2,与仅接受化疗相比,随机接受两种方案化疗的患者中位进展时间显著延长,总缓解率提高,中位缓解时间延长。化疗联合曲妥珠单抗与单纯化疗患者的 TTP 分别为 7.4 个月和 4.6 个月($P < 0.001$),缓解持续时间分别为 9.1 个月和 6.1 个月($P < 0.001$), OS 分别为 25.1 个月和 20.3 个月($P < 0.01$)。基于该临床研究结果,曲妥珠单抗于 1998 年被美国 FDA 批准用于转移性乳腺癌的一线治疗。M77001 临床研究对比曲妥珠单抗联合多西他赛相比多西他赛单药治疗,含曲妥珠单抗方案客观缓解率高达 61%,中位缓解持续时间超过 1 年。另一篇文献报道曲妥珠单抗治疗者的 mOS 被提高到 3.5 年(3.0~4.4 年)。治疗转移性乳腺癌可以提高患者的 OS,有些患者可以获得更长的生存时间。2002 年,曲妥珠单抗在我国上市,随后针对 HER1 和 HER2 的小分子酪氨酸激酶抑制剂拉帕替尼也在我国上市。这些药物应用的一般原则是:患者尽可能早地接受抗 HER2 的治疗,除非有禁忌证。辅助治疗未使用过曲妥珠单抗或曲妥珠单抗治疗结束后超过 1 年复发转移的 HER2 阳性乳腺癌,曲妥珠单抗联合化疗疗效和安全性均优于拉帕替尼联合。COMPLETE 试验结果显示曲妥珠单抗＋紫杉醇一线治疗优于拉帕替尼联合紫杉醇, PFS 分别为 11.4 个月和 8.8 个月(P=0.003)。因而,ABC3 会议共识提出对于 HER2 阳性晚期乳腺癌,一线化疗联合曲妥珠单抗在 PFS 和 OS 上优于化疗联合拉帕替尼。

(二)拉帕替尼

作为 HER1 和 HER2 的小分子酪氨酸激酶抑制剂拉帕替尼,临床通常被用于曲妥珠单抗治疗失败的 HER2 阳性晚期乳腺癌患者,包括曲妥珠单抗治疗中出现脑转移的患者。常用方案有拉帕替尼联合卡培他滨、拉帕替尼联合曲妥珠单抗等。临床试验证实,拉帕替尼与曲妥珠单抗联合可在一定程度上延长总生存和疾病进展时间,但与单药拉帕替尼相比无明显差异。EGF100151 研究中拉帕替尼＋卡培他滨组相比卡培他滨单药组, TTP 为 8.4 个月比 4.4 个月(P<0.001)。2007 年,美国 FDA 批准拉帕替尼联合卡培他滨治疗曲妥珠单抗耐

药的晚期 HER2 阳性乳腺癌。但一般不推荐一线使用拉帕替尼联合化疗,应考虑既往治疗、联合用药的毒性,根据不同的患者情况选择不同的联合化疗方案。

(三)帕妥珠单抗

帕妥珠单抗是第一个被称作"HER 二聚化抑制剂"的单克隆抗体。通过结合 HER2,阻滞了 HER2 与其他 HER 受体的杂二聚,从而减缓了肿瘤的生长。HER2 阳性晚期乳腺癌在曲妥珠单抗联合紫杉类药物的基础上加用帕妥珠单抗可进一步延长患者生存,中位生存期达 56.5 个月。 CLEOPATRA 研究结果显示,一线治疗中,曲妥珠单抗 / 帕妥珠单抗 / 多西他赛联合组患者的 mPFS 显著优于曲妥珠单抗 / 多西他赛组(18.5 个月比 12.4 个月, P < 0.001),1 年生存率分别为 23.6% 和 17.2%。从而,证实化疗 / 曲妥珠单抗 / 帕妥珠单抗联合方案较化疗 / 曲妥珠单抗方案有明显的生存获益,特别是对于既往未使用曲妥珠单抗的患者。另有研究结果显示,帕妥珠单抗不能单独发挥作用,而需要与曲妥珠单抗联合应用。当无法获得帕妥珠单抗时,曲妥珠单抗联合紫杉类药物肿瘤缓解率可达 50%~60%,生存期显著延长。

(四)T-DM1

T-DM1 是曲妥珠单抗与一种干扰肿瘤细胞生长的药物 DM1 偶联药物。2013 年美国 FDA 批准 T-DM1 作为 HER2 阳性晚期乳腺癌曲妥珠单抗治疗进展后的优选药物。EMILIA 研究比较了 T-DM1 和拉帕替尼 / 卡培他滨方案在二线治疗中的疗效,T-DM1 用于二线抗 HER2 治疗,显著延长 PFS 达 3.2 个月,显著延长 OS 达 5.8 个月。TH3RESA 研究证实了经紫杉、曲妥珠单抗、拉帕替尼治疗在 HER2 阳性转移性乳腺癌 T-DM1 与医生选择治疗相比具有临床意义并显著提高患者 OS,T-DM1 组中位 OS 提高了 6.9 个月。尽管相比对照组,T-DM1 有更长治疗周期,但相比以往研究安全性更强。这些数据为 T-DM1 在 HER2 阳性晚期乳腺癌患者的使用提供了坚实的证据,证实曲妥珠单抗一线治疗失败的 HER2 阳性乳腺癌可优先选择 T-DM1。

患者接受曲妥珠单抗联合化疗,临床获益患者可持续至少 6~8 个周期,当然也取决于治疗疗效和患者对化疗的耐受程度。抗 HER2 治疗的最佳持续时间尚不明确,如果没有出现疾病进展或不可耐受毒性,曲妥珠单抗治疗可持续使用至疾病进展。HERMINE 研究表明,对于既往接受过一线曲妥珠单抗治疗出现进展的晚期乳腺癌患者,继续使用曲妥珠单抗组与不再接受曲妥珠单抗治疗组相比,在无病进展期(16.8 个月比 7.1 个月)和中位生存期(>27.8 个月比 10.2 个月)均有明显优势。对一线接受曲妥珠单抗联合细胞毒性药物治疗后疾病进展的患者,继续曲妥珠单抗联合另一种细胞毒性药物,或变更为拉帕替尼联合卡培他滨,均可作为二线治疗选择。EGF100151 临床试验显示,T-DM1 是曲妥珠单抗治疗失败后的首选治疗方案。双重抑制 HER2 通路策略为曲妥珠单抗 + 帕妥珠单抗、曲妥珠单抗 + 拉帕替尼,也可作为二线以后的治疗选择。有研究显示,mTOR 抑制剂依维莫司对于既往接受过曲妥珠单抗治疗的晚期乳腺癌患者有一定疗效,也可作为二线选择。激素受体阳性患者可考虑曲妥珠单抗联合内分泌治疗,也可考虑暂时中断曲妥珠单抗治疗,待复发后再考虑继续使用,以减轻患者的经济负担。

二、抗血管生成药物

(一)贝伐单抗

作为第一个作用于 VEGF 的抗血管生成药物,人源化单克隆抗体贝伐单抗代表了抗血管生成治疗史上的里程碑。它通过抑制和封闭 VEGF-A 的生物学功能,减少肿瘤血管生成,抑制肿瘤的生长、转移。Ⅲ 期临床试验表明,贝伐单抗联合卡培他滨与对照组卡培他滨比较,联合用药组明显提高了 ORR(19.8% 比 9.1%)。另一项 E2100 临床研究中对 722 例转移性乳腺癌,进行了贝伐单抗联合紫杉醇组与单药紫杉醇组比较:ORR(36.9% 比 21.2%)明显提高, PFS(11.8 个月比 5.8 个月)明显延长。在 AVADO 的 Ⅲ 期研究中,评价不同剂量贝伐单抗联合多西紫杉醇与多西紫杉醇联合安慰剂一线治疗晚期乳腺癌的临床疗效,共计入组 736 例患者,随机分为多西紫杉醇联合安慰剂、多西紫杉醇联合 7.5mg/kg 贝伐单抗与多西紫杉醇联合 15mg/kg 贝伐单抗三组。主要研究终点指标 PFS,次要研究终点指标包括 ORR、缓解持续时间、治疗失败时间、OS、1 年生存率、安全性和生活质量等。结果显示,贝伐单抗联合多西他赛治疗有效率明显高于多西他赛单药组,ORR(64.1% 比 46.4%)明显提高,PFS(10.1 个月比 8.1 个月)明显延长,进一步证实了贝伐单抗联合化疗治疗一线转移性乳腺癌的疗效。另一项大型临床研究 RIBBON 进一步扩大了患者数量,入组 1237 例晚期乳腺癌患者。随机分为卡培他滨联合贝伐单抗或安慰剂、紫杉醇 / 蒽环联合贝伐单抗或安慰剂四组。结果显示,卡培他滨组与安慰机组对比:PFS(8.6 个月比 5.7 个月)和 ORR(64% 比 46%),紫杉醇 / 蒽环组 PFS(9.2 个月比 8.0 个月)和 ORR(51% 比 38%),均有明显改善. 但 OS 差异无统计学差异。贝伐单抗联合治疗的疗效可能与组合的化疗药物有关,而与不同化疗方案的配伍疗效差异很大,但肯定的结论是,紫杉类、卡培他滨与贝伐单抗具有较好的协同作用。 欧洲药品管理局医疗产品委员会目前批准的适应证包括:①贝伐单抗联合紫杉醇一线治疗转移性乳腺癌;②不适合紫杉类和蒽环类药物治疗的转移性乳腺癌,可考虑给予贝伐单抗联合卡培他滨一线治疗。因此,贝伐单抗仅可作为一线治疗或二线治疗的一种选择,并且不推荐其在二线以上的治疗中使用。

综合分析现有临床研究结果以及一项近期荟萃分析结论认为,在晚期乳腺癌中应用贝伐单抗,可以在 PFS 方面得到有限的获益,但没有延长 OS。另外,乳腺癌的异质性使得贝伐单抗在优势人群中的应用得到了关注。有研究者对 ECOG 2100、AVADO、RIBBON 三项大型临床研究中三阴性乳腺癌亚组的数据进行了回顾性分析显示,三阴性晚期乳腺癌患者可从联合贝伐单抗的治疗中显著获益。

(二)重组人血管内皮抑制素

重组人血管内皮抑制素(Endostatin)是 X Ⅷ型胶原 C 末端的蛋白水解片段,通过抑制形成血管的内皮细胞增殖迁移,促进内皮细胞 G1 期阻滞,增加内皮细胞凋亡,降低细胞间的黏附作用,从而抑制肿瘤新生血管的生成,是多重的血管生成抑制剂。目前研究证实,将表达 Endostatin 的基因治疗联合紫杉醇化疗处理 4TI 乳腺癌模型小鼠,两者均可通过抑制肿瘤血管生成,诱导细胞凋亡发挥抗肿瘤活性,具有协同抑制肿瘤生长的作用。国内有临床研究显示,使用重组人血管内皮抑制素联合化疗对于转移性乳腺癌的治疗能取得一定疗效。

(三)酪氨酸激酶抑制剂

索拉非尼是一种口服有效的小分子高选择性多靶点酪氨酸激酶抑制剂,可以选择性抑制血小板衍生生长因子受体(PDGFR)、VEGFR、C-kit 和 CD135 细胞因子受体,通过阻断血管生成信号传导通路途径抗肿瘤,具有较强的抗血管生成作用。索拉非尼联合卡培他滨 II 期研究取得了一定的疗效数据,其III期全球研究正在进行中。在一项名为 SOLTI-0701: IIb 期索拉非尼＋卡培他滨研究中,入组 229 例局部进展或转移性乳腺癌患者,联合索拉非尼后,中位 PFS 显著延长(6.4 个月比 4.1 个月),疾病进展或死亡风险 降低 42%。而另一种口服小分子多靶点酪氨酸激酶抑制剂舒尼替尼在晚期乳腺癌的四项III期试验汇总中全部失败,其他药物尚处于更早期的研发阶段。

第 6 节　晚期乳腺癌治疗注意事项

1. 晚期乳腺癌的治疗是一个复杂的过程。治疗方案需要参考治疗指南及规范,并考虑患者病情发展规律,结合患者体质状况、现有治疗手段、患者及家属意愿,甚至当地医保政策、患者经济状况等多方面因素谨慎制定。

2. 晚期乳腺癌一线治疗方案的选择尤为重要。大量研究表明,合理的一线治疗通常可以带来患者的总生存获益,而这种获益很少在二线以后的治疗当中获得。

3. 晚期乳腺癌的治疗应遵循指南或共识,但不应拘泥于各项指南及共识。所有可以给患者带来临床获益或生存获益的药物联合或单药方案都是可行的。

4. 全身治疗包括化疗、内分泌治疗及靶向治疗,是晚期乳腺癌的基础治疗,但是在此基础上并不排斥手术、放疗、射频、冷冻等局部治疗手段,特别是对于那些具有重要脏器转移并且明显临床症状需要缓解的患者。以上各局部治疗手段是全身治疗的重要补充。

5. 晚期乳腺癌的治疗应当持续到肿瘤进展或不良反应不能耐受。目前不推荐治疗方案的间断。

6. 对于具有脏器功能障碍的晚期乳腺癌患者,权衡考虑抗肿瘤治疗对患者带来的获益与对脏器功能损伤,不应片面追求治疗而忽略放化疗可能给患者带来不可挽救的损伤而导致患者生存时间缩短。

7. 对于肝功能受损严重的晚期乳腺癌患者,需要动态观察患者肝功能变化,评估患者残留肝功能的代偿情况,谨慎选择药物,以保障患者不出现严重药物性肝损伤而导致死亡等严重不良后果。

8. 对于肾功能不全患者,需根据药物的体内代谢特点选择治疗方案,尽量避免肾功能不全的进一步恶化,保持液体出入量及电解质平衡。若患者肌酐清除率＜40 mL/min,则不适于化疗。

9. 严重心功能不全患者不适于化疗。

10. 晚期乳腺癌在追求延长患者生存时间的同时应考虑尽量减少患者的痛苦。

(史业辉　王晓蕊)

参 考 文 献

1. 李惠平，Rugo HS，张瑾，等 . 首届中国进展期乳腺癌共识指南（草案）. 癌症进展，2013，11（6）：500~505

2. 李惠平，季加孚，侯宽永，等 . 芳香化酶抑制剂治疗晚期乳腺癌的临床研究 . 北京大学学报（医学版），2007，39（2）：193~196

3. 刘芊，王涛，江泽飞，等 . 药物性卵巢去势联合阿那曲唑治疗绝经前转移性乳腺癌患者的临床研究 . 肿瘤研究与临床，2012，24（6）：392~394

4. 江泽飞，邵志敏，徐兵河 . 人表皮生长因子受体 2 阳性乳腺癌临床诊疗专家共识 . 中华肿瘤杂志，2010，32（2）：158~160

5. 宋三泰 . 晚期乳腺癌如何选择内外科治疗 . 医学与哲学，2014，35（8B）：10~15

6. 徐兵河，江泽飞，胡夕春 . 中国晚期乳腺癌临床诊疗专家共识 2016，中华医学杂志，2016，96（22）：1719~1727

7. 乳腺癌诊治指南与规范（2013 版）. 中国癌症杂志，2013，23（8）：637-693

8. 余峰，张霄蓓，张晟，等 . 三阴性乳腺癌复发特征及危险因素分析 . 中华医学杂志，2014，94（28）：2180~2183

9. Alba E，Ruiz-Borrego M，Margelí M，2010，Maintenance treatment with pegylated liposomal doxorubicin versus observation following inductionchemotherapy for metastatic breast cancer: GEICAM 2001-01 study. Breast Cancer Res Treat，122（1）：169~176

10. Avan A，Avan A，Maftouh M，2015，Biomarker Analysis in CLEOPATRA:Searching for a Sensitive Prognostic Factor in Breast Cancer. Journal of Clinical Oncology. Lancet Oncol. 14（6）:461~471

11. André F，O'Regan R，Ozguroglu M，et al. 2014. Everolimus for women with trastuzumab-resistant，HER2-positive，advanced breast cancer（BOLERO-3）: a randomised，double-blind，placebo-controlled phase 3 trial. The lancet oncology，15（6）: 580~591

12. Barry P A，Schiavon G，MacNeill F A. 2014. Letter to the editor on Factors associated with surgical management following neoadjuvant therapy in patients with primary HER2-positive breast cancer: results from the NeoALTTO phase III trial. Annals of oncology， 25（4）: 909~910

13. Bajetta E，Procopio G，Celio L，et al. 2005. Safety and efficacy of two different doses of capecitabine in the treatment of advanced breast cancer in older women. J Clin Oncol， 23（10）: 2155~2161

14. Bergh J，Jonsson PE，Lidbrink EK，et al. 2012. FACT: an open-label randomized phase III study of fulvestrant and anastrozole in combination compared with anastrozole alone as first-line therapy for patients with receptor-positive postmenopausal breast cancer. J Clin Oncol. 30（16）:1919~1925

15. Bian L，Wang T，Zhang S，et al. 2013， Trastuzumab plus capecitabine vs. lapatinib plus capecitabine in patients with trastuzumab resistance and taxane-pretreated metastatic breast cancer. Tumour Biol，34（5）: 3153~3158

16. Blackwell KL，Burstein HJ，Storniolo AM，et al. 2010. Randomized study of Lapatinib alone or in combination with trastuzumab in women with ErbB2-positive，trastuzumab- refractory metastatic breast cancer. J Clin Oncol，28（7）: 1124~1230

17. Blackwell KL，Burstein HJ，Storniolo AM，et al. 2012. Overall survival benefit with lapatinib in combination with trastuzumab for patients with human epidermal growth factor receptor 2-positive metastatic breast cancer: final results from the EGF104900 Study. J Clin Oncol，30（21）: 2585~2592

18.Blumenthal GM，Scher NS，Cortazar P，et al. 2013. First FDA approval of dual anti- HER2 regimen: pertuzumab in combination with trastuzumab and docetaxel for HER2- positive metastatic breast cancer. Clin Cancer Res，19（18）: 4911~4916

19.Burris HA 3rd，Lebrun F，Rugo HS，et al. 2013. Health-related quality of life of patients with advanced breast cancer treated with everolimus plus exemestane versus placebo plus exemestane in the phase 3，randomized，controlled，BOLERO-2 trial. Cancer. 119（10）:1908~1915

20.Byrski T，Huzarski T，Dent R，et al. 2014. Pathologic complete response to neoadjuvant cisplatin in BRCA1-positive breast cancer patients. Breast Cancer Res Treat，147（2），401-405

21.Cardoso F，Costa A，Norton L，et al. 2014. ESO-ESMO 2nd international consensus guidelines for advanced breast cancer（ABC2）. Breast，23（5）: 489~502

22. Carlson RW，Allred DC，Anderson BO，et al. 2012. Metastatic breast cancer，version 1. 2012: featured updates to the NCCN guidelines. J Natl Compr Canc Netw，10（7）: 821~829

23.Chia S，Gradishar W，Mauriac L，et al. 2008. Double-blind，randomized placebo controlled trial of fulvestrant compared with exemestane after prior nonsteroidal aromatase inhibitor therapy in postmenopausal women with hormone receptor-positive，advanced breast cancer: results from EFECT. J Clin Oncol. 26（10）:1664~1670

24.Chirgwin J，Craike M，Gray C，et al. 2010. Does multidisciplinary care enhance the management of advanced breast cancer: evaluation of advanced breast cancer multidisciplinary team meetings. J Oncol Pract，6（6）: 294~300

25.Chen W，Zheng R，et al. 2016. Cancer statistics in China，2015. CA Cancer J Clin 66（2）:115~132

26.Colozza M，Minenza E，Gori S，et al. 2009. Extended survival of a HER2-positive metastatic breast cancer patient with brain metastases also treated with intrathecal trastuzumab. Cancer Chemother Pharmacol，63（6）:1157~1159

27.Cortés J，Fumoleau P，Bianchi GV，et al. 2012. Monotherapy after trastuzumab- based treatment andsubsequent reintroduction of trastuzumab: activity and tolerability in patients with advanced human epidermal growth factor receptor 2- positive breast cancer. J Clin Oncol，30（14）: 1594~1600

28.Cuzick J，Forbes J F，Sestak I，et al. 2007. Long-term results of tamoxifen prophylaxis for breast cancer—96-month follow-up of the randomized IBIS-I trial. Journal of the National Cancer Institute，99（4）: 272~282

29.Dawood S，Broglio K，Buzdar AU，et al. 2010. Prognosis of women with metastatic breast cancer by HER2 status and trastuzumab treatment: an institutional-based review . J Clin Oncol，28（1）: 92~98

30.Di Leo A，Jerusalem G，Petruzelka L，et al.2010. Results of the CONFIRM phase III trial comparing fulvestrant 250 mg with fulvestrant 500 mg in postmenopausal women with estrogen receptor-positive advanced breast cancer. J Clin Oncol，28（30）: 4594~4600

31.Di Leo A，Jerusalem G，Petruzelka L，et al. 2014. Final overall survival: fulvestrant 500 mg vs 250 mg in the randomized CONFIRM trial. J Natl Cancer Inst，106（1）: 337~341

32.Extra JM，Antoine EC，Vincent-Salomon A，et al. 2010. Efficacy of trastuzumab in routine clinical practice and after progression for metastatic breast cancer patients: the observational Hermine study. Oncologist，15（8）: 799~809

33.FERLAYJ，SHINHR，BRAYF，et al. 2013. GLOBOCAN 2008 v1.2，Cancer Incidence and Mortality Worldwide: IARC Cancer Base N0.10 [Internet]. Ly0n，France: International Agency for Research on Cancer; Everolimus plus exemestane as first-line therapy in HR+，HER2- advanced breast cancer in BOLERO-2 final progression- free survival analysis. Adv Ther，30（10）：870~884

34.Gennari A，Stockler M，Puntoni M，et al. 2011. Duration of chemotherapy for metastatic breast cancer: a systematic review and meta- analysis of randomized clinical trials . J Clin Oncol， 29（16）：2144~2149.

35.Geyer CE，Forster J，Lindquist D，et al. 2006. Lapatinib plus capecitabine for HER2-positive advanced breast cancer . N Engl J Med， 355（26）：2733~2743

36.Liang X，Di L，Song G，et al. 2014. Capecitabine maintenance therapy for XT chemotherapy- sensitive patients with metastatic triple- negative breast cancer. Chin J Cancer Res，26（5）：550~557

37.Massarweh S，Romond E，Black EP，et al. 2014. A phase Ⅱ study of combined fulvestrant and everolimus in patients with metastatic estrogen receptor（ER）- positive breast cancer after aromatase inhibitor （AI）failure. Breast Cancer Res Treat，143（2）：325~332

38.Marty M，Cognetti F，Maraninchi D，et al. 2005. Randomized phase Ⅱ trial of the efficacy and safety of trastuzumab combined with docetaxel in patients with human epidermal growth factor receptor 2- positive metastatic breast cancer administered as first-line treatment: the M77001 study group. J Clin Oncol， 23（19）：4265~4574

39.Johnston S，Pippen J Jr，Pivot X，et al.2009. Lapatinib combined with letrozole versus letrozole and placebo as first-line therapy for postmenopausal hormone receptorpositive metastatic breast cancer. J Clin Oncol，27（33）：5538~5546

40.Johnston SR，Kilburn LS，Ellis P，et al. 2013. Fulvestrant plus anastrozole or placebo versus exemestane alone after progression on non-steroidal aromatase inhibitors in postmenopausal patients with hormone-receptor-positive locally advanced or metastatic breast cancer（SoFEA）: a composite，multicentre，phase 3 randomised trial. Lancet Oncol. 14（10）:989~998

41.Kaufman B，Shapira- Frommer R，Schmultzler RK，et al. 2015. Olaparib monotherapy in patients with advanced cancer and a germline BRCA1/2 mutation. J Clin Oncol，33（3）：244~250

42.Kennecke H，Yerushalmi R，Woods R，et al. 2010. Metastatic behavior of breast cancer subtypes. J Clin Oncol 28（20）：3271~3277

43.Kaufman B，Mackey JR，Clemens MR，et al. 2009. Trastuzumab plus anastrozole versus anastrozole alone for the treatment of postmenopausal women with human epidermal growth factor receptor 2- positive，hormone receptor- positive metastatic breast cancer: results from the randomized phase Ⅲ TAnDEM study. J Clin Oncol，27（33）：5529~5537

44.Kim SB，Wildiers H，Krop IE，2016. Relationship between tumor biomarkers and efficacy in TH3RESA，a phase Ⅲ study of trastuzumab emtansine（T-DM1）vs. treatment of physician's choice in previously treated HER2-positive advanced breast cancer.Nov 15;139（10）:2336~2342

45.Houssami N，Macaskill P，Marinovich M L，et al.2010. Meta-analysis of the impact of surgical margins on local recurrence in women with early-stage invasive breast cancer treated with breast-conserving therapy. European Journal of Cancer， 46（18）：3219~3232

46.Hortobagyi GN. 1994. Multidisciplinary management of advanced primary and metastatic breast cancer. Cancer，74:416~423

47.Largillier R，Ferrero JM，et al. 2008. Prognostic factors in 1038women with metastatic breast cancer.Ann Oncol，19:2012~2019

48.Lee SJ，Park S，Ahn HK，et al. 2011. Implications of bone-only metastases in breast cancer: favorable preference with excellent outcomes of hormone receptor positive breast cancer. Cancer Res Treat，43（2）：89~95

49.Martín M，Ruiz A，Muñoz M，et al. 2007. Gemcitabine plus vinorelbine versus vinorelbine monotherapy in patients with metastatic breast cancer previously treated with anthracyclines and taxanes: final results of the phase III Spanish Breast Cancer Research Group（GEICAM）trial. Lancet Oncol，8（3）：219~225

50.Marty M，Cognetti F，Maraninchi D，et al. 2005. Randomized phase II trial of the efficacy and safety of trastuzumab combined with docetaxel in patients with human epidermal growth factor receptor 2-positive metastatic breast cancer administered as first-line treatment: the M77001 study group. Journal of Clinical Oncology. Jul 1；23（19）：4265~4274

51.Miller K，Wang M，Gralow J，et al. 2007. Paclitaxel plus bevacizumab versus paclitaxel alone for metastatic breast cancer. N Engl J Med，357（26）：2666~2676

52.Miles DW，Chan A，Dirix LY，et al. 2010. Phase III study of bevacizumab plus docetaxel compared with placebo plus docetaxel for the first-line treatment of human epidermal growth factor receptor 2- negative metastatic breast cancer. J Clin Oncol，28（20）：3239~ 3247

53.National Comprehensive Cancer Network.2016，NCCN Clinical Practice Guidelines in Oncology: Central Nervous System Cancers

54.Paridaens RJ，Dirix LY，Beex LV，et al. 2008. Phase III study comparing exemestane with tamoxifen as first-line hormonal treatment of metastatic breast cancer in postmenopausal women: the the European Organisation for Research and Treatment of Cancer Breast Cancer Cooperative Group. J Clin Oncol. Oct 20；26（30）：4883~4890

55.Park YH，Jung KH，Im SA，J Clin Oncol. 2013. Phase III，multicenter，randomized trial of maintenance chemotherapy versus observation in patients with metastatic breast cancer after achieving disease control with six cycles of gemcitabine plus paclitaxel as first-linechemotherapy: KCSG-BR07-02. May10；31（14）：1732~1739

56.Ramakrishna N，Temin S，Chandarlapaty S，et al. 2014. Recommendations on disease management for patients with advanced human epidermal growth factor receptor 2- positive breast cancer and brain metastases: American Society of Clinical Oncology clinical practice guideline. J Clin Oncol， 32（19）：2100~2108

57.Rakha EA，Starczynski J，Lee AH，et al. 2014. The updated ASCO/CAP guideline recommendations for HER2 testing in the management of invasive breast cancer: a critical review of their implications for routine practice. Histopathology，64（5）：609~615

58.Robert Nicholas，Leyland-Jones Brian，Asmar. 2006. Randomized phase III study of trastuzumab，paclitaxel，and carboplatin compared with trastuzumab and paclitaxel in women with HER2-overexpressing metastatic breast cancer.J Clin Oncol. Jun 20；24（18）：2786~2792

59.Robert NJ，Diéras V，Glaspy J，et al. 2011. RIBBON-1: randomized，double-blind，placebo-controlled，phase III trial of chemotherapy with or without bevacizumab for first- line treatment of human epidermal growth factor receptor 2- negative，locally recurrent or metastatic breast cancer. J Clin Oncol，29（10）：1252~ 1260

60.Robertson JF，Lindemann JP，Llombart-Cussac A，et al. 2012. advanced breast cancer: follow- up analysis from the randomized"FIRST"study. Breast Cancer Res Treat，136（2）：503~511

61.Rosen EL，Eubank WB，Mankoff DA. 2007. FDG PET，PET/CT，and breast cancer imaging. Radiographics，27（1 Suppl）：S215~229

62.Sledge GW，Neuberg D，Bernardo P，et al. 2003. Phase III trial of doxorubicin，paclitaxel，and the combination of doxorubicin and paclitaxel as front- line chemotherapy for metastatic breast cancer: an intergroup trial（E1193）. J Clin Oncol， 21（4）：588~592

63.Swain SM，Kim SB，Cortés J，et al. 2013. Pertuzumab，trastuzumab，and docetaxel for HER2- positive metastatic breast cancer（CLEOPATRA study）: overall survival results from a randomised，double- blind，placebo- controlled，phase 3 study. Lancet Oncol，14（6）：461~471

64.Xichun Hu，Jun Cao，Wenwei Hu ，Hu et al. 2014. RESEARCH ARTICLE Open Access；Multicenter phase Ⅱ study of Apatinib in non-triple-negative metastatic breast cancer；BMC Cancer　14:820~825

65.Von Minckwitz G，Rezai M，Fasching P A，et al. 2014. Survival after adding capecitabine and trastuzumab to neoadjuvant anthracycline-taxane-based chemotherapy for primary breast cancer（GBG 40—GeparQuattro）. Annals of Oncology，25（1）：81~89

第7章 乳腺癌治疗的不良反应及处理

第1节 概述

乳腺癌的药物治疗经历了一系列的发展历程，包括从 20 世纪 70 年代环磷酰胺、甲氨蝶呤及氟尿嘧啶等为代表的非蒽环类药物，20 世纪 80 年代阿霉素、表阿霉素为代表的蒽环类药物，到 20 世纪 90 年代紫杉醇、多西紫杉醇为代表的紫杉类药物，以及之后出现的分子靶向药物。但是，大多数抗肿瘤药物缺乏理想的专一性，在杀伤肿瘤细胞的同时也会对人体正常细胞产生损伤而导致化疗相关毒副反应。Hassett 等对 1998-2012 年 12 239 例年龄小于 64 岁的早期乳腺癌患者做回顾性调查发现，在接受辅助化疗的患者中，因各种原因需要急诊和入院治疗的比例为 61%，其中 16% 为化疗的严重不良事件。感染和发烧最常见，发生率为 8.4%，嗜中性粒细胞减少或血小板减少为 5.5%，脱水、电解质紊乱为 2.5%，恶心、呕吐或腹泻为 2.4%，贫血为 2.2%，全身症状为 2.0%，深静脉血栓或肺栓塞为 1.2%，营养不良为 0.9%。这是首次评估化疗实际严重不良事件的研究。此前有关化疗的不良反应信息大多来自药物临床试验，而临床试验的目的会有所不同，常会低估化疗的毒性。因此，临床实践中既需要认真评估患者从化疗中的获益，又要充分了解不同化疗方案、不同药物可能带来的不良反应，从而掌握预防和处理不良反应的方法，最大可能地降低化疗不良反应的影响，尤其是严重不良事件的发生。化疗药物的合理应用、化疗期间的安全性监测及有效管理，对患者接受和完成规范的乳腺癌化疗至关重要。中国卫生部《抗肿瘤药物临床应用指导原则》中对抗肿瘤药物应用原则有详细阐述，认真遵循该原则，也是乳腺癌化疗中安全性管理的前提。

一、药物治疗前的准备工作

（一）权衡利弊，最大获益

力求患者从抗癌治疗中最大获益，是使用抗肿瘤药物的根本目的。用药前应充分掌握患者病情，进行严格的风险评估，权衡患者对抗肿瘤药物治疗的接受能力、对可能出现的不良反应的耐受性和经济承受力，尽量规避风险，客观评估疗效。即使不良作用不危及生命，并能被患者接受，也要避免所谓"无效但安全"的不当用药行为。

（二）目的明确，治疗有序

抗肿瘤药物治疗是肿瘤整体治疗的一个重要环节。应针对患者肿瘤临床分期和身体耐受情况，进行有序治疗，并明确每个阶段的治疗目标。

（三）医患沟通，知情同意

用药前务必与患者及其家属充分沟通，说明治疗目的、疗效、给药方法以及可能引起的不良作用等,医患双方尽量达成共识,并签署知情同意书。

(四)治疗适度,规范合理

抗肿瘤药物治疗应行之有据,规范合理,依据业内公认的临床诊疗指南、规范或专家共识实施治疗,确保药物适量、疗程足够,不宜随意更改,避免治疗过度或治疗不足。药物疗效相近时,治疗应舍繁求简,讲求效益,切忌重复用药。

(五)熟知病情,因人而异

应根据患者年龄、性别、种族以及肿瘤的病理类型、分期、耐受性、分子生物学特征、既往治疗情况、个人治疗意愿、经济承受能力等因素综合制定个体化的抗肿瘤药物治疗方案,并随患者病情变化及时调整。特殊年龄(新生儿、儿童、老年)及妊娠期、哺乳期妇女患者和有重要基础疾病的患者需使用抗肿瘤药物时,应充分考虑上述人群的特殊性,从严掌握适应证,制订合理可行的治疗方案。

(六)不良反应,谨慎处理

必须参见说明书谨慎选择、合理应用抗肿瘤药物,充分认识并及时发现可能出现的毒副作用。施治前应有相应的救治预案,不良反应一旦发生,应及时处理。

(七)临床试验,积极鼓励

药物临床试验是在已有常规治疗的基础上,探索、拓展患者治疗获益的新途径,以求进一步改善肿瘤患者的生活质量和预后,应鼓励符合条件的患者积极参加。进行药物临床试验的机构须具有国家认可的相应资质,严格按《药物临床试验质量管理规范》(GCP)要求进行。严禁因药物临床试验延误患者的有效治疗。

二、化疗不良反应的评价标准

治疗相关不良反应的客观可靠评价,是乳腺癌患者生活质量管理的重要部分。每个患者对治疗不良反应的耐受性均存在差异。完整的化疗评价应根据抗肿瘤效果和不良反应综合判定,两者的判定同等重要。临床上评价不良反应的标准较多,常用的有"WHO 毒副反应判定标准"、美国国家癌症研究所(NCI)的《常见不良事件评价标准》(Common Terminology Criteria for Adverse Events,CTCAE),后者则是临床研究中更为普遍应用的评价体系。从 1983 年制定第 1 版以来,目前更新到 4.0 版本。它是同时包括急性不良反应与迟发性不良反应的分级系统。医生应该使用标准的、经验证的工具或患者自我评价量表(patients reported outcomes,PRO)来评估药物的安全性。通常应使用不良反应常用术语标准(CTCAE)对不良反应的类型和严重程度进行评价,这样可以更准确地反映患者的治疗获益和治疗危害。同时,专家组推荐的评价乳腺癌生活质量的量表为 FACT(http://www.facit.org/FACITOrg/Questionnaires;已注册并获准使用)。

第 2 节　药物过敏反应的处理

药物过敏反应又称为变态反应,是致敏患者对某种药物的特殊反应。药物或药物在体内的代谢产物作为抗原,与机体特异性抗体反应或激发致敏淋巴细胞,从而造成组织损伤或生理功能紊乱。化学结构相似的药物容易发生交叉或不完全交叉的过敏反应;某些疾病可使药物对机体的致敏性增加;有些化疗药物可引起机体的过敏反应,其引起机体过敏反应的确切机制尚不清楚。过敏反应可分为速发型和迟发型4种类型。过敏反应仅发生于少数患者身上,与药物已知作用的性质无关;与剂量无线性关系,反应性质各不相同。过敏反应的发生不易预知,通常不发生于首次用药。初次接触时需要诱导期,停止给药反应消失。

化疗前,应了解患者的药物、食物过敏史。化疗过程中要密切注意观察患者,因为大多数过敏反应发生在给药5分钟至半小时内。某些化疗药物患者在之前的治疗中出现过较轻的过敏反应,再使用时,过敏反应的发生率会高于之前治疗中的反应。因此,临床中的预处理用药可以在一定程度上减少过敏反应的发生,尤其是严重的过敏反应。紫杉类化疗药物是预处理用药最典型的例子。紫杉类化疗药物常规预处理方案为:在使用前12小时及6小时口服地塞米松20 mg,在用药前30分钟肌注苯海拉明50 mg以及静注西咪替丁300 mg。经此方法预处理后重度过敏反应可明显减少。特异性脱敏治疗是将可引起患者过敏反应的过敏原进行提取,将其配成不同的浓度定期给患者反复使用。即通过反复给患者注射特异性抗原,使体内产生相应的封闭性抗体,可防止变应原对靶细胞的攻击和细胞介质释放,使机体不出现过敏反应或仅出现很轻微的症状,从而达到预防与治疗的双重目的。在临床上,特异性脱敏治疗可应用于先前对铂类化疗药物过敏的患者。Robert等应用顺铂脱敏疗法,使之前对卡铂过敏的患者继续应用铂类药物化疗。其使用的顺铂脱敏疗法的方案(修订的Markman方案)如下:①化疗前口服地塞米松20 mg,共4天;②同时每晚口服苯海拉明50 mg,共4天;③在治疗日晨6点口服苯海拉明50 mg,开始顺铂输注前常规水化;④0.02 ml治疗浓度的顺铂皮内注射,观察30分钟,分别在第5、15和30分钟检查皮试结果;⑤如皮试结果呈阴性,则给予预处理用药雷尼替丁50 mg、地塞米松20 mg及昂丹司琼8 mg静脉推注;⑥将1/1000全量的顺铂化成50 mL生理盐水大于30分钟静脉滴注;⑦1/100全量的顺铂化成50 mL生理盐水大于15分钟静脉滴注;⑧1/10全量的顺铂化成50 mL生理盐水大于15分钟静脉滴注;⑨最后将剩余剂量的顺铂化成250 mL生理盐水大于30分钟静脉滴注;⑩化疗同时进行水化。除疾病进展停止使用顺铂外,所有病例(n=5)均顺利完成治疗,无发生过敏反应。但是,顺铂脱敏疗法并不适用于其他可引起过敏反应的化疗药物。目前尚无成熟和规范化疗药物的特异性脱敏疗法,有待更多研究的开展和证实。

针对患者的局部过敏反应,可应用苯海拉明或氢化可的松,每15分钟监测生命体征1次,持续1小时。如应用多柔比星或柔红霉素等药物引起静脉输液径路处皮肤发红时,应注意区分是局部过敏反应还是药物渗漏。一旦出现任何程度的过敏反应,首先应马上停用化疗药物,用生理盐水冲洗静脉直至症状消失,若无效则用氢化可的松25~50 mg和(或)苯海拉明25~50 mg静脉推注,皮肤发红消失后可继续缓慢滴注。如为1级过敏反应,轻者不需要特殊处理;对于有皮疹和严重瘙痒者,可口服抗组胺H1受体抗过敏药物,如阿司咪唑、西替利嗪及氯雷他定等药物,同时外敷复方醋酸地塞米松、氢化可的松或曲安奈德益康唑等软膏。瘙痒明显者可给予炉甘石洗剂外用。嘱患者穿着宽松纯棉制的内衣物,禁止搔抓患处,以防皮肤破溃而导致感染。对于 2 级过敏反应,可按照如下的具体技巧进行处理:①维持或开通静脉通路,静脉输液或生理盐水 100 mL/(m²·h);②氢化可的松 2 mg/kg,静注,最大剂量为 250 mg;③苯海拉明 0.5~1 mg/kg,静注,最大剂量为 50 mg;④ 10% 葡萄糖酸钙 10~20 mL,5% 氯化钙或溴化钙 10 mL 静注,后两者钙离子多,发挥作用快且强;⑤必要时给予吸氧,1~3 L/min。⑥继续密切观察病情变化,每 5~15 min 测血压、脉搏、呼吸等生命体征。全身过敏反应通常发生于用药后最初 15 分钟内,一旦发生,应立即抢救。虽然有些化疗药物应用时,可以通过用药前的预处理用药和脱敏疗法使过敏反应的发生率降低,但使用任何可能会引起过敏反应的化疗药物时,都必须常规准备抗过敏反应的药物(如肾上腺素、地塞米松、氢化可的松、苯海拉明、多巴胺等)以及气管插管或切开等抢救设备。如果发生该类药物过敏反应,应避免再次使用该类化疗药物,必须使用时,可考虑预防使用抗过敏药物以及脱敏疗法,但仍须慎重对待。

第 3 节　药物骨髓抑制的处理

骨髓功能抑制是化疗常见的非特异性毒性,主要表现为化疗药物对特定干细胞动力学的影响,而减少周围血液中成熟的、有功能的血细胞数量,其减少的程度与外周血液中血细胞成分的生存期有关。如红细胞的生物半衰期为 120 天,血小板为 5~7 天,粒细胞为 6~8 小时,所以化疗后首先表现出血细胞计数减少的是白细胞,然后是血小板、红细胞。大多联合化疗在用药后 1~2 周出现白细胞下降,10~14 天左右达到最低点,3~4 周时恢复至正常。

一、白细胞、粒细胞减低和中性粒细胞减少性发热(FN)

1 级白细胞减少且无继续降低趋势,密切观察,加强营养,可口服恢复血象的药物治疗,如利血生、鲨肝醇、利可君或中药制剂等。2 级白细胞减少是否给予造血生长因子的干预治疗,可根据患者的一般状况及既往化疗周期中骨髓抑制的特点决定。3 级及 4 级白细胞减少需常规应用粒细胞集落刺激因子。粒细胞集落刺激因子类药物主要是基因重组人粒细胞集落刺激因子(G-CSF)。CSF 是一种糖蛋白,它与细胞表面特殊的受体结合,刺激细胞增殖、促进分化及一些终末细胞功能活化;它是造血系统中细胞成熟、分化的重要调控因子,对髓系细胞的发育和分化非常重要。主要产生 G-CSF 的细胞是单核巨噬细胞、内皮细胞、成纤维细胞;这些细胞受到抗原刺激如细菌感染可诱导产生 G-CSF。G-CSF 能特异地作用于粒细胞巨噬细胞的前体细胞,促进其增殖分化,不仅能增加中性粒细胞的数目,还作用于成熟的中性粒细胞,促进其从骨髓向外周释放,增强其游走、吞噬及杀菌能力。可给予 150~300μg(50~100μg/m² 或 2~5 μg/kg),每日 1 次,皮下注射。治疗中密切监测血常规变化,直至中性粒细胞低峰计数至少达到正常值。嗜中性粒细胞减少是化疗中较严重的不良事件之一,可显著增加感染风险,甚至是致命性感染,也是化疗被迫减量或停药的最常见原因。为此,可推荐预防性应用 G-CSF。目前,根据 NCCN、ASCO 和 EORTC 均接受以 20% 的 FN(中性粒细胞减少性发热)发生危险为常规预防性使用 CSF 的起点。一般而言,剂量密集治疗方案需要生长因子支持化疗的应用。值得注意的是,用药期间需隔日检查白细胞和粒细胞计数,根据情况减量或停药。避免化疗开始前使用此药。不要与其他药物混合注射。有药物过敏史或过敏体质者慎用。可于每周期化疗的末次给药后 24、48 或 72 小时开始应用。每次 75~150μg(2μg/kg),皮下注射,每日 1 次,可连用 10~14 日。不良反应主要表现为肌肉、关节酸痛。

根据 2015 年 NCCN 肿瘤临床实践指南,NCCN 对发热的定义为单次口表体温 ≥ 38.3℃或 ≥ 38.0℃持续 1h 以上(多数发热由感染引起,但也可能由其他原因引起,如药物反应、肿瘤增殖、炎症反应、输血等,甚至还有一些原因不明的发热)。同时中性粒细胞 <0.5×10⁹/L或中性粒细胞 <1×10⁹/L,但预计在随后的 48 小时后将下降至 ≤ 0.5×10⁹/L。合并有粒细胞缺乏性发热、4 级白细胞减少合并感染的患者,应按如下原则处理:①保护性隔离;②予以足量粒细胞集落刺激因子治疗;③广谱抗生素抗感染治疗,同时行痰培养、血培养、尿常规等检查及药物敏感试验,腹泻者行大便细菌培养及涂片检测菌群分布;④每 1~2 天复查一次血常规;⑤配合口腔护理、肛周清洗等防护措施;⑥忌食生冷食物;⑦监测出入量,有入量不足、脱水征象者予以补液支持治疗;⑧监测重要脏器功能,尤其对一般状况较差的高龄患者或伴有心肺基础疾病、糖尿病等高危患者,治疗基础疾病的同时,可视病情予以营养心肌、抑酸、化痰等支持治疗,避免急性应激反应的发生,避免多脏器功能衰竭;⑨向患者及家属告知风险;⑩Ⅳ级骨髓抑制恢复后可延期 1 周左右再行下一周期化疗。

二、肿瘤化疗所致血小板减少症(CIT)

肿瘤化疗所致血小板减少症(Chemotherapy-induced thrombocytopenia,CIT)是临床常见的化疗药物剂量限制性毒性反应,可能导致降低化疗药物剂量或延迟化疗时间,甚至终止化疗,由此影响临床疗效和患者生存,并增加医疗费用。根据中国抗癌协会临床肿瘤学协作专业委员会于 2014 年《肿瘤化疗所致血小板减少症诊疗中国专家共识》中所求,CIT 是指抗肿瘤化疗药物对骨髓产生抑制作用,尤其是对巨核细胞产生抑制作用,导致的外周血中血小板 < 100 ×10⁹/L。CIT 的治疗包括输注血小板、给予促血小板生长因子。促血小板生长因子有重组人白细胞介素 11(rhIL-II)、重组人血小板生成素(rhTPO)、TPO 受体激动剂罗米司汀(Romiplostim)和艾曲波帕(Ehmmbopag)。目前,只有 rhTPO 和 rhIL-11 被国家食品药品监督管理总局(CFDA)批准用于治疗肿瘤相关的血小板减少症。化疗后血小板下降多见于含紫杉类和卡铂方案。1~2 级血小板减少可加强观察,不予药物处理。3~4 级血小板减少可予以白介素 -11(IL-11)、血小板生成素(TPO)等药物治疗,必要时输注血小板。此外,患者有肝功能障碍等伴随疾病及凝血功能障碍时,一旦发生血小板减少时就比单纯性血小板减少者易发生出血。当血小板 ≤ 10×10⁹/L 时,需预防性输注血小板。当患者的血小板 ≤ 20×10⁹/L 时,应考虑输注血小板。特别强调的是,预防性输注不可滥用,防止产生同种免疫反应导致输注无效。预计药物剂量可能引起血小板减少及诱发出血需要升高血小板时,可于给药结束后 6~24h 注射 rhTPO,剂量为 300 U/kg,皮下注射,每天一次,连续应用 14天。当化疗中伴发白细胞严重减少或出现贫血时,rhTPO 可分别与重组人粒细胞集落刺激

因子（rhG-CSF）或重组人红细胞生成素（rhEPO）合并应用。血小板为（25~75）×10⁹/L 时应用 rhlL-11。推荐剂量为 25~50μg/kg，皮下注射，每天一次，至少连用 7~10 天，至化疗抑制作用消失或达成共识停药标准。rhlL-11 因为主要经肾脏排泄，肌酐清除率 <30 mL/min 者需减少剂量至 25μg/kg。患心脏病者、老年患者和蒽环类药物引起骨髓抑制的患者应慎用 rhlL-11。

三、肿瘤相关性贫血（CRA）

肿瘤相关性贫血（Cancer related anemia，CRA）主要是指在疾病的发展过程中以及治疗过程中发生的贫血。根据 2015 年《肿瘤相关性贫血临床实践指南（2015-2016 版）》及 CSCO 上公布的《中国肿瘤相关性贫血共识》中指出，肿瘤相关的出血、肿瘤侵犯骨髓、肿瘤引起的营养不良、铁代谢异常、肾脏功能损伤及肿瘤相关的各种细胞因子对骨髓造血功能的影响，都会引起肿瘤相关性贫血。化放疗可导致肿瘤相关性贫血。骨髓抑制是肿瘤化疗和放疗的常见不良反应，细胞毒性药物尤其是铂类药物的广泛使用是导致肿瘤相关性贫血的一个重要因素。这些药物能促进红系细胞凋亡，同时还可造成肾脏损害，损伤肾小管细胞导致内源性 EPO 减少而引起贫血。化疗相关性贫血主要有以下危害：缺氧更易导致血管生成因子的产生，可能促进肿瘤生长；患者对化疗的耐受性降低，导致化疗疗程延迟和化疗剂量的降低；患者因贫血引起缺氧及组织器官功能受损，表现为头晕、疲劳乏力，降低患者的生活质量。晚期乳腺癌患者化疗相关性贫血需早期纠治，贫血的早期干预可显著减少输血率，显著提高促红细胞生成素（Erythropoietin，EPO）有效率。总体血清红细胞生成素水平 >200mu/mL 时，不推荐使用 EPO 治疗。EPO 起始剂量 150IU/kg，皮下注射，每周 3 次。8 周不能有效地减少输血需求或增加红细胞比容，可增加剂量至 200IU/kg。如红细胞比容 >40%，应减少 EPO 剂量直至红细胞比容降至 36%。当治疗再次开始或调整剂量维持需要的红细胞比容时，本品应以 25% 的剂量减量。输注全血或红细胞是治疗肿瘤相关性贫血的治疗方式。当 Hb<60 g/L 或临床急需纠正缺氧状态时可考虑输血治疗。恶性肿瘤发生大出血（消化道出血、肺出血、肿瘤出血）造成休克，则需快速输血治疗抢救生命。在乳腺癌辅助化疗阶段，一般无严重化疗相关性贫血发生。患者可在饮食、补充铁剂等方面更多地加以注意。

第 4 节　药物心脏毒性的预防

抗肿瘤药物的心脏毒性是由一系列不同的表现组成的，包括心律失常（尤其是 QT 间期延长引起的尖端扭转型室速）、血压变化、心肌缺血及栓塞、心肌收缩 / 舒张功能损伤。常见的可引起心脏毒性的抗肿瘤药物有细胞毒性化疗药物（蒽环类、紫杉类、氟尿嘧啶类和烷化剂类等）和分子靶向药物（如曲妥珠单抗和贝伐单抗）等。联合化疗或化疗加靶向治疗可增强抗肿瘤疗效，但往往会加重心脏毒性。

在 HER2 过表达乳腺癌辅助治疗中，蒽环类药物联合曲妥珠单抗对心脏毒性的影响也越来越受到关注。在 NSABP B31 研究中、1830 例接受蒽环类化疗的早期乳腺癌,按照接受曲妥珠单抗治疗分组,观察其严重充血性心衰(HF)的发生情况。7 年随访报道,治疗组心脏事件发生率为 4.0%,对照组为 1.3%;两组均有 1 例心脏相关死亡事件。通过年龄和左室射血分数(LVEF)评估,停用曲妥珠单抗后,多数患者 LVEF 可恢复正常。靶向治疗序贯蒽环类化疗对患者安全有效。Bowles 等对 1999—2007 年美国 12 500 例乳腺癌做回顾性队列研究,该项观察性研究来自非临床试验人群,中位年龄 60 岁。其中,29.6% 只接受蒽环类化疗,0.9% 只接受曲妥珠单抗治疗,3.5% 蒽环类联合曲妥珠单抗治疗,19.5% 接受其他化疗方案,46.5% 没有化疗。与非化疗组相比,蒽环类药物化疗组 HF 或心肌病(CM)风险增加(HR=1.40, 95% CI=1.11~1.76),但和其他化疗方案类似(HR=1.49, 95% CI=1.25~1.77)。而单用曲妥珠单抗或和蒽环类药物联合应用组,HF/CM 发生风险显著增加(HR=7.19, 95% CI=5.00~10.35)。而另一项类似的研究在老年乳腺癌患者中开展,年龄为 67~94 岁,中位年龄 76.2 岁,45537 例患者,随访 3 年。结果显示,在蒽环类辅助化疗基础上加用曲妥珠单抗,HF/CM 事件逐年增加,分别为 12.1%、17.9%、21.7%。研究者认为,老年乳腺癌赫赛汀联合蒽环化疗后,增加心衰和心肌病风险,且超出临床试验中数据。

　　以蒽环类药物为基础的联合治疗方案通常是一线治疗的标准方案。临床观察和研究显示,蒽环类药物导致的心脏毒性往往呈进展性和不可逆性,第一次使用蒽环类药物就可能对心脏造成损伤。蒽环类药物导致的心脏毒性可以分为急性、慢性和迟发性心脏毒性。多数患者在给药后可较快地发生心肌损伤,且随着时间延长更加明显。在予以蒽环类药物数年后,超过 50% 患者可发生左心室组织和功能亚临床心脏超声变化。蒽环类药物的慢性和迟发性心脏毒性与其累积剂量呈正相关。鉴于蒽环类药物在乳腺癌辅助治疗中的核心地位,筛选可以避免蒽环类化疗的患者:对于低危乳腺癌患者,尤其是 65 岁以上或者存在心脏风险的患者,TC 方案(紫杉类 + 环磷酰胺)乃至 CMF 方案可以作为一种不含蒽环类的治疗选择。由于不含蒽环类药物,TCH 方案(TC+ 曲妥珠单抗)应作为 HER2 阳性乳腺癌心脏毒性高危患者的优先方案;不能接受或耐受辅助化疗的患者,曲妥珠单抗单用或联合内分泌治疗也是适合的治疗。对于需要蒽环类辅助化疗的患者,在方案的选择上也可根据患者高危因素斟酌。蒽环类药物的迟发性心脏毒性与其累积剂量呈正相关,因此限制蒽环类药物的累积剂量可以降低其心脏毒性的发生率。采用蒽环类和紫杉类药物的序贯方案,如 AC×4 序贯 T(P)×4、FEC×3 序贯 T×3 等方案,可减少蒽环类药物的累积剂量,预防和减少其心脏毒性的发生。

　　2013 年的《蒽环类药物心脏毒性防治指南(2013 年版)》指出,减少蒽环类药物心脏毒性的策略有以下方面:心脏毒性药物治疗前充分评估毒性风险,酌情适当调整用药剂量或方案,加强监测心功能,采用其他剂型(如脂质体剂型)等。使用脂质体多柔比星有可能减少蒽环类药物心脏毒性的发生率。在应用过程中,早期监测和提前预防蒽环类药物引起的心脏毒性尤为重要。为此,CSCO、中华血液学会制定了《防治蒽环类抗肿瘤药物心脏毒性的中国专家共识》。右雷佐生(DZR)是唯一可以有效预防蒽环类药物所致心脏毒性的药物。推荐首次使用蒽环类药物前应用右雷佐生(DZR)以有效预防蒽环类药物心脏毒性。DZR

是螯合剂 EDTA 的类似物,容易穿透细胞膜并在细胞内发生酶催化和非酶催化水解反应。终产物与一些中间体均有铁螯合作用,不仅可以与游离态铁离子螯合,而且可以从 Fe^{3+} 蒽环类螯合物中夺取 Fe^{3+},从而抑制 Fe^{3+} 蒽环类螯合物诱导自由基的产生,进而抑制蒽环类药物的心脏毒性。另外,DZR 在无铁和酶的情况下,其本身就具有清除自由基(超氧阴离子自由基、羟基自由基等)和抗氧化的作用。多项循证医学数据显示,DZR 对接受蒽环类药物化疗的乳腺癌患者具有显著的心脏保护作用,且不影响蒽环类药物的抗肿瘤疗效。为了有效预防蒽环类药物导致的心脏毒性,应在第一次使用蒽环类药物前就联合应用 DZR,DZR 与蒽环类药物的剂量比为 10~20∶1(推荐 DZR∶ADM=20∶1,DZR∶EPI=10∶1)。DZR 使用专用溶媒乳酸钠配置后,再用 0.9% 氯化钠或 5% 葡萄糖注射液稀释至 200ml,快速静脉输注,30 分钟内滴完,滴完后即刻给予蒽环类药物。其他的心脏保护剂包括辅酶 Q10、左卡尼汀、N- 乙酰半胱氨酸、抗氧化剂(VitC 和 VitE 等)以及其他铁螯合剂(如去铁胺和 EDTA)等,荟萃分析显示对于蒽环类药物化疗没有明显的心脏保护作用。

第 5 节　消化系统不良反应的处理

一、化疗致恶心呕吐

在化疗的全身不良反应中,消化系统的毒性作用和不良反应最令患者烦恼,如恶心、呕吐、食欲缺乏、腹痛、腹泻、便秘,以及口腔黏膜溃疡、咽喉炎等。恶心、呕吐的发生率一般为 65%~85%。化疗所致恶心呕吐(Chemotherapy induced nausea and vomiting, CINV)往往是患者认为的最严重的化疗副作用,常见于蒽环类、铂类等药物的应用中。严重的呕吐可导致电解质紊乱、代谢性碱中毒,加重营养不良及恶病质。主要机制为药物引起 5- 羟色胺(5-HT)等物质释放,作用于大脑皮质、第四脑室化学感受区,并激活延髓呕吐中枢引起呕吐。化疗期间常规预防止吐,个别患者反应较重时需采用不同机制止吐药物联合应用。经常规处理,绝大多数患者能够达到无明显恶心呕吐。

《肿瘤治疗相关呕吐防治指南(2014 版)》指出,在肿瘤相关治疗开始前,应充分评估呕吐风险,制定个体化呕吐防治方案,在化疗前给予预防性止吐治疗。在末剂化疗后,接受高度和中度催吐风险药物进行化疗的患者,恶心 / 呕吐风险分别至少持续 3 天和 2 天。因此在整个风险期,均需对呕吐予以防护。高度催吐性化疗方案所致恶心和呕吐的预防,推荐在化疗前采用三药方案,包括单剂量 5-HT3 受体拮抗剂、地塞米松和 NK-1 受体拮抗剂。中度催吐性化疗方案所致恶心和呕吐的预防,推荐第 1 天采用 5-HT3 受体拮抗剂联合地塞米松,第 2 和第 3 天继续使用地塞米松。低度催吐性化疗方案所致恶心和呕吐的预防,建议使用单一止吐药物例如地塞米松、5-HT3 受体拮抗剂或多巴胺受体拮抗剂(如甲氧氯普胺)预防呕吐。轻微催吐性化疗方案所致恶心和呕吐的预防,对于无恶心和呕吐史的患者,不必在化疗前常规给予止吐药物。尽管恶心和呕吐在该催吐水平药物治疗中并不常见,但如果患者发生呕吐,后续化疗前仍建议给予高一个级别的止吐治疗方案。多日化疗所致恶心及呕吐的预防，5-HT3 受体拮抗剂联合地塞米松是预防多日化疗所致 CINV 的标准治疗。通常主张在化疗期间每日使用第一代 5-HT3 受体拮抗剂,地塞米松应连续使用至化疗结束后 2~3 天。解救性治疗的基本原则是酌情给予不同类型的止吐药。重新评估药物催吐风险、疾病状态、并发症和治疗;注意各种非化疗相关性催吐原因,如脑转移、电解质紊乱、肠梗阻、肿瘤侵犯至肠道或其他胃肠道异常,或其他并发症。重新审视上一次无效的止吐方案,考虑更换止吐药物。随着化疗次数的增加,预期性恶心呕吐发生率常有增加的趋势。预期性恶心呕吐一旦发生,治疗较为困难,所以最佳的治疗是预防其发生。预防途径是尽可能在每周期化疗中控制急性和迟发性恶心呕吐的发生。行为治疗,尤其是渐进式肌肉放松训练、系统脱敏疗法和催眠,可用于治疗预期性恶心和呕吐。苯二氮䓬类可以降低预期性恶心和呕吐的发生,但其有效性随化疗的持续而倾向于下降。可用药物有阿普唑仑和劳拉西泮等。同步放化疗的患者应根据化疗的催吐强度来接受预防性止吐药治疗,除非所计划的放疗的催吐风险较高。

二、化疗相关性腹泻(CTID)

化疗相关性腹泻(Chemotherapy Induced Diarrhea,CTID)是一种严重的甚至是致死性肿瘤治疗并发症,体液、电解质丢失的持续剧烈的腹泻可危及生命,肾功能不全,电解质紊乱、心血管功能不全、增加患者感染风险症、出现化疗相关的败血症;严重影响患者的生活质量,甚至可能危及生命。腹泻发生后可口服洛哌丁胺(2mg/2h)直到腹泻停止 12 小时。如口服洛哌丁胺后腹泻持续时间超过 24 小时,则口服抗生素 7 天。如口服洛哌丁胺后腹泻持续时间超过 48 小时,则停用洛哌丁胺,予以静脉补液。

腹泻原因是由于胃肠道上皮细胞受到破坏,小肠黏膜萎缩,肠绒毛变短或脱落,影响对营养物质的消化和吸收。腹泻发生的程度和持续时间取决于化疗药物的类型和剂量。应用大剂量 5-FU 和 MTX 时最易发生,严重者可呈血性腹泻。中等剂量强度的 5-FU 联合化疗方案、单药 CPT-11 和 5-FU 联合 CPT-11 方案化疗的腹泻发生率为 50%~80%,其中Ⅲ - Ⅳ度发生率≥ 30%。高剂量强度化疗方案具有更高的化疗相关腹泻发生率。紫杉类药物化疗中也会伴有腹泻与便秘,多数较轻,给予对症支持治疗即可好转。

三、化疗所致的口腔溃疡

口腔溃疡是消化道溃疡的一种表现形式,迅速增殖的黏膜组织容易受到化疗药物损伤,表现为口腔黏膜疼痛、部分可出现溃疡,常见于甲氨蝶呤和氟尿嘧啶类药物。抗代谢类药物所致的溃疡多发于唇颊黏膜,严重者可延及咽部、食道以至肛门,少数可波及阴道口及尿道。放线菌素 D 所致的溃疡,多在舌边及舌根,溃疡深,疼痛重。在常用的化疗药中,以甲氨蝶呤及放线菌素 D 发生的口腔溃疡最多且重,而氟尿嘧啶和依托泊苷次之。出现口腔黏膜炎患者,多于用药后 4~6 天出现,至停药一周左右患处可逐渐愈合。已患口腔溃疡者可行口腔护理,应用生理盐水冲洗溃疡局部,去除表面分泌物和坏死组织。应用漱口液预防细菌及真菌感染。患处局部上药,促进黏膜愈合。对于因疼痛影响进食的患者,进食前含漱利多卡因液止痛,给予维生素 B2 等多种维生素,必要时给予静脉营养支持治疗。监测体温变化,注意局部感染灶的情况,必要时及时应用抗生素治疗,尤其是抗厌氧菌的药物治疗。

第 6 节　化疗后肝功能异常的处理

据世界卫生组织(WHO)统计,药物性肝损伤(Drug-induced liver injury, DILI)已经上升为全球肝病死亡原因的第五位;发现因 DILI 引起的急性肝衰竭中,抗肿瘤药物位居第 2 位,占 11.9%。因此, DILI 成为肿瘤治疗过程中不可忽视的问题,而肝损伤在个体之间和药物之间的差异性很大,从而造成预测、诊断和防治的困难。抗肿瘤药物大多经肝肾代谢,因此肝脏毒性较为常见。抗肿瘤药物可能通过以下三种途径引起肝脏损害:直接损伤肝细胞;使肝脏基础病加重,特别是病毒性肝炎;由于潜在的肝脏疾病改变抗肿瘤药物的代谢和分泌,使药物在体内作用的时间延长,增加化疗毒性。与正常健康人群相比,既往有肝或其他基础疾病患者使用抗肿瘤药物后易发生 DILI,且发生暴发型肝炎的风险也较高,建议患者尽量避免应用有明确肝功能损害的抗肿瘤药物。如果无法避免使用肝损风险较大的抗肿瘤药物则应适当减量。更要注意的是,化疗时尽量避免合并使用两种以上 CYP450 抑制剂。

临床上常用的检测肝脏功能的指标包括转氨酶、碱性磷酸酶、胆红素、血清白蛋白和凝血时间。这些指标从不同方面客观反映了肝脏的活性。谷丙转氨酶(ALT)作为肝细胞损伤标志,比谷草转氨酶(AST)有更好的肝脏特异性。2009 年 FDA 再次将 ALT 确认为 DILI 评价研究的主要指标。用药期间加强 ALT 监测,有利于及时调整用药和减少 DILI 的发生。1989 年欧洲和美国专家在巴黎国际共识会议上对药物性肝损害达成共识(巴黎共识),将肝损害定义为:血清 ALT 或结合胆红素水平升高至正常值上限的 2 倍以上, 或 AST、ALP 和总胆红素水平同时升高,且其中 1 项指标高于正常值上限的 2 倍以上。此次会议还指出,其他生化检查指标对肝损害的诊断是非特异性的;而上述指标增高在正常值上限 2 倍以内时称为“肝功能检查异常”,而不宜称之为“肝损害”。抗肿瘤药物肝损害的诊断比较困难,一般符合以下条件时,认为药物性肝损害的可能性较大:化疗前无肝脏基础病,化疗后出现临床症状或血生化异常,停药后肝损害改善,再次用药后肝损害出现更加迅速和严重。鉴别诊断包括肿瘤进展、并存肝脏基础病和其他药物引起的肝损害等。所以在用药前和用药过程中,要检查肝功能。依据《肿瘤药物相关性肝损伤防治专家共识(2014 版)》,一旦出现抗肿瘤药物引起的肝损害,应停药或减量,并根据肝损害的程度决定下一步的治疗策略;正确使用抗炎、护肝、解毒药物;积极治疗原有基础肝病如慢性乙肝抗病毒治疗等;改变不良生活方式和饮食习惯;对于疗效不佳或肝功能衰竭患者及时咨询肝科医师,适时使用糖皮质激素或人工肝支持 / 肝移植治疗。大多数患者的肝功能在停药后可恢复正常。对抗肿瘤药物引起的肝损害目前尚缺乏特异性药物,可考虑应用保肝类药物。饮食中可多吃苦瓜、绿豆芽、茶、香菇、木耳、猴头蘑等菌类食品,多吃富含维生素的水果,如猕猴桃、蜜桃、苹果、葡萄等,多喝绿茶、乌龙茶、蜂蜜水。

第 7 节　化疗药物致神经系统病变

化疗药物的外周神经不良反应近年来越来越受重视,因其目前仍无有效的治疗和预防方法,使其成为具有神经毒性化疗药物主要的剂量限制性因素。化疗所致周围神经病变(chemotherapy induced periphera neuropathy,CIPN)是化疗药物对周围神经或自主神经损伤产生的一系列神经功能紊乱的症状和体征。许多化疗药物都具有周围神经毒性,如铂类、微管蛋白抑制剂、硼替佐米和沙利度胺等。由于不同药物毒性成分不同,因此神经损伤发生率、发生机制、损伤类型,以及临床表现严重分级存在多样性。CIPN 的发生会限制化疗药物剂量,严重影响日常生活和影响患者生活质量。

CIPN 是远端对称多神经病变,包括感觉、运动和自主神经病变。最常见的感觉神经损伤有远端肢体感觉异常和袜套状感觉缺失。本体感觉受损表现为精细运动受损和感觉性共济失调。部分可合并运动神经病变,表现为肌无力、萎缩或肌束震颤。可存在深反射、踝反射减弱。自主神经损伤的一些表现常难与周围神经功能障碍联系,如痛性痉挛、腹泻 / 便秘和低血压晕厥。神经源性疼痛,比一般躯体性疼痛易引起抑郁症,需要特殊治疗。CIPN 在药物停止使用后大多可好转或消失,也可持续存在甚至造成永久损伤。

在乳腺癌化疗中,紫杉类药物是外周神经毒性较为明显的化疗药物,主要表现为感觉周围神经病变。最常见的表现为肢端(手指、脚趾常见)轻度麻木和感觉异常,出现时间较早,有一定累积性,与单次剂量及应用频率更为相关。多西紫杉醇也有发生严重神经毒性的报道。化疗结束后可逐渐恢复,恢复期可能超过 1 年。也可应用营养神经药物减轻症状。

此外,近些年来,科学家也越来越关注"化疗脑"研究。"化疗脑"是许多肿瘤患者在接受化疗时经常抱怨的一种副作用,主要表现为化疗诱导的认知功能发生改变。有研究报道指出,一半以上的女性乳腺癌患者反映,在化疗结束一年后有认知困难,但原因一直不明。研究发现:用于治疗乳腺、卵巢、胃和结肠等部位恶性肿瘤的化疗药物氟尿嘧啶,可以损伤几种被称为"前体细胞"的重要细胞,其中包括中枢神经细胞,以及帮助"制造"髓鞘的树突细胞。而且,这种对中枢神经系统的不良影响,在化疗结束 6 个月以后仍持续存在。这一发现意味着,化疗性神经障碍的症状是有着生理学基础的。但这并不意味着每个使用者都会因此产生大脑损伤。

第 8 节　化疗中的卵巢保护

化疗对卵巢功能影响的个体差异很大。1997 年,Mastro 研究显示,早期乳腺癌患者化疗致闭经(Chemotherapy induced amenorrhea,CIA)发生率为 26%~89%,停止化疗后12%~20% 的患者可恢复卵巢功能。2002 年 Minton 研究显示,乳腺癌患者 CIA 发生率为20%~100%。因此年轻乳腺癌患者的卵巢保护也是近年来乳腺癌治疗领域中备受关注的焦点。化疗所致的卵巢功能损伤可表现为月经状态改变,如:月经周期紊乱、闭经及不孕。化疗引起的月经暂时或永久消失被称为化疗致闭经（CIA）。目前 CIA 定义的停经时间多采用比内斯（Bines）标准：开始化疗后 1 年内，停经 ≥ 6 个月。多数研究以月经状态评估化疗对卵巢功能损伤的程度：化疗后闭经为功能衰竭，月经不规律为功能部分受损，月经规律则为功能正常。虽然化疗对卵巢的影响和破坏是不可逆的，但化疗并未造成所有卵巢组织和卵泡细胞破坏，且卵巢自身具有储备功能，停止化疗后，部分患者仍然可以恢复卵巢功能。多项研究证实，化疗引起卵巢损伤的程度与患者年龄有关：CIA 发生率与年龄呈正相关，CIA 发生的时间和月经恢复率与年龄呈负相关。小于 40 岁的乳腺癌患者 CIA 发生率低于 40 岁以上的患者，但月经恢复率高；小于 40 岁的乳腺癌患者化疗后发生闭经时间晚于大于 40 岁的患者（48 个月 vs.24 个月）。这与卵巢储备功能有关，原始卵泡数目随年龄增长而逐渐减少，年长患者原始卵泡储备量少，对抗化疗损害能力较弱，易出现卵泡耗竭。对卵巢损害较大的化疗药有环磷酰胺，它是细胞周期非特异性药物，可同时作用于分裂增殖期细胞、卵母细胞及颗粒细胞，损害较直接。对卵巢损害较小的是氟尿嘧啶和甲氨蝶呤等细胞周期特异性药物，原始卵泡多处于静止期，这些药物较少引起卵巢损害。对卵巢损害不明确的包括多柔比星等蒽环类药物、铂类和紫杉类。月经状态、卵巢组织活检、LH、FSH 及雌激素等激素水平测定、B 超下卵巢体积和卵泡计数以及抗苗勒管激素，皆为卵巢功能评估方法。闭经超过 3 个月、FSH > 310 mIU/mL 可定义为卵巢功能受损，月经初潮至 35 岁间发生闭经且有 FSH 升高及雌激素降低等特征为卵巢早衰。

　　近年来，肿瘤患者生育力保存的研究取得了长足的进步，随着乳腺癌发病的年轻化以及治疗技术的进步，患者生存期已得到显著的延长；同时，生育力保存在肿瘤治疗中也逐渐具有重要的生理及社会意义。在欧美国家，为肿瘤患者保存生育力正逐渐成为肿瘤治疗当中的常规环节。保留女性生育能力的策略包括辅助生殖技术（ART）的实施，如：胚胎冷冻、卵母细胞冷冻、卵巢组织低温保存和卵巢移植，此外 LHRH-α 药物的应用也是策略之一。ART 中较为常用的技术有卵巢移位、卵子冷冻、性腺抑制药物及抗凋亡制剂、卵巢组织冷冻保存等方法。综合考虑原发病及治疗的种类和方案等因素后，育龄女性生育力受损的程度可以得到估计，而在多种生育力保存措施中，卵巢组织冷冻保存及再植有望成为金标准。然而，由于存在恶性肿瘤微残留的风险，这一技术的临床应用目前受到一定的限制。肿瘤细胞微残留检测技术以及卵母细胞体外成熟的发展可能为这一难题的解决提供有力的支持。LHRH-α 抑制垂体 - 性腺轴，可以抑制卵巢分泌雌激素；阻止原始卵泡的募集及进一步的发育成熟，有可能减少卵泡被化疗药物破坏及卵巢对细胞毒性药物的敏感性。此外，POEMS-SWOG 0230 研究的结果显示，接受化疗的绝经前女性接受联合戈舍瑞林的治疗方案可以预防卵巢功能早衰。对于有卵巢保护需要，且需行化疗的患者，化疗全程应用 LHRH-α 保护卵巢功能，用药需在化疗前 7~14 天预处理。对于 ER 阴性乳腺癌患者，LHRH-α 用于卵巢保护的疗效及安全性已被验证。然而临床上不建议 LHRH-α 常规用于卵巢保护，要保证生育功能，应借助妇产科辅助生殖技术。同时应用 LHRH-α 时需考虑药物不良反应。

第9节 骨丢失和骨质疏松的处理

绝经后乳腺癌患者与同龄健康女性相比,骨丢失进一步加速,骨折风险升高,具有骨丢失的多个危险因素,如化疗和应用芳香化酶抑制剂(Aromatase inhibitor, AI)治疗等。AI 在治疗乳腺癌的同时,可降低雌激素水平、加速骨丢失并增加患者的骨折风险。在绝经后雌激素水平降低的影响下,自然绝经女性的骨密度(Bone mineral density, BMD)每年下降 1.9%,并出现骨量减少及骨组织结构变化,使得骨质疏松及骨折的风险显著增加。欧洲肿瘤内科学会指南指出,女性乳腺癌患者骨折的危险因素包括芳香化酶抑制剂治疗、BMD T 值 <-1.5、年龄 >65 岁、体重指数 BMI<20kg/m^2、髋部骨折家族史、>50 岁有脆性骨折史、口服糖皮质激素 >6 个月和吸烟(目前吸烟和有吸烟史)。NCCN 指南推荐,当骨折风险评价工具(FRAX)显示 10 年内髋骨骨折风险 >3%,或其他主要骨折风险 >20% 时,患者处于高危骨折风险,建议及时进行干预治疗并保持每年随访。但 FRAX 使用时对绝经后乳腺癌患者骨丢失的影响可能低估。中国共识专家组推荐可参考 FRAX 结果评估。中国抗癌协会乳腺癌专业委员会于 2015 年更新发布《应用芳香化酶抑制剂的绝经后乳腺癌患者骨丢失和骨质疏松的预防诊断及处理共识》,建议以双能 X 线吸收法(DXA)测定的骨密度(BMD)综合因素(如 FRAX 工具),对接受 AI 治疗的绝经后乳腺癌患者进行骨丢失和骨质疏松风险分级。对于低危、中危、不具有危险因素的患者,予以补充钙剂和维生素 D;对于高危、中危、具有危险因素的患者,予以双膦酸盐治疗,并补充钙剂和维生素 D。此外以上所有患者均需每年检测骨密度和评估骨折风险。已有明确的循证医学证据表明,唑来膦酸可预防和治疗绝经后骨质疏松症,其中 Z-FAST 和 ZO-FAST 研究表明,应用唑来膦酸 4mg,每 6 个月静脉注射 1 次,可以有效地预防和治疗 AI 相关骨丢失。长期使用双膦酸盐有一定的肾毒性,定期监测肾功能,确保患者的血肌酐清除率 > 30 ml/min。若肾功能出现减退,则酌情减少双膦酸盐剂量或暂停药物治疗。此外,在使用双膦酸盐时,还必须关注血清维生素 D 水平,当血清 25- 羟基维生素 D < 25 nmol/L 时,患者可能发生持续性低钙血症,因此使用双膦酸盐时还应保证患者及时补充钙和维生素 D。双膦酸盐相关的下颌骨坏死罕见,绝大多数发生在恶性肿瘤患者长期应用双膦酸盐治疗以后,以及存在严重口腔健康问题的患者。因此,在进行静脉注射双膦酸盐前,应行预防性牙科干预,并且在使用双膦酸盐治疗期间,尽可能避免进行牙科手术。TEXT-SOFT 研究显示,绝经前卵巢抑制联合他莫昔芬或 AI 均会引起骨安全问题,因此,建议接受卵巢功能抑制治疗、BMD T 值 < -2 的患者同样需要进行双膦酸盐、钙剂和维生素 D 的干预。甾体类 AI 具有独特的雄激素样结构,较非甾体类 AI 对骨安全的影响较小,骨的安全性较好。对于骨丢失和骨质疏松风险评估为高度或中度危险,伴多个危险因素的绝经后乳腺癌患者,可考虑选择对骨丢失影响较小的甾体类 AI 进行治疗。

第 10 节　其他不良反应的处理

泌尿系统的毒性作用和不良反应表现有蛋白尿、血尿、少尿或无尿等。用药前和用药过程中均要定期监测肾功能，尽早发现问题及时予以治疗。

对呼吸系统有毒性作用和不良反应的化疗药物可引起急性化学性肺炎和慢性肺纤维化，甚至出现呼吸衰竭。应在用药期间定期检查肺部情况，停药后还要注意随访。发现肺部毒性反应，立即停止乳腺癌化疗方案并用激素治疗。

含蒽环或紫杉类方案化疗后大部分患者会出现脱发，也可能出现皮肤红斑、皮疹和色素沉着。无需特殊处理，化疗结束后会好转或消失。

手足综合征（Hand-foot syndrome，HFS），也称为掌跖感觉丧失性红斑（Palmoplantar erythrodysesthesia，PPE），为化疗药物引起的一种皮肤毒性。手掌 - 足底为主的四肢末端红斑和感觉异常，如疼痛、麻木、皮肤皲裂、水泡、溃破等，平均发生在用药后的 79 天，范围为 11~360 天，根据其严重程度分成 1~3 级。1 级手足综合征定义为出现下列任一现象：手和（或）足的麻木、感觉迟钝 / 感觉异常、麻刺感、红斑和（或）不影响正常活动的不适。2 级手足综合征定义为手和（或）足的疼痛性红斑和肿胀和（或）影响患者日常生活的不适。3 级手足综合征定义为手和（或）足湿性脱屑、溃疡、水疱或严重的疼痛和（或）使患者不能工作或进行日常活动的严重不适。多种抗肿瘤药物可发生 HFS，如卡培他滨、脂质体多柔比星等，但 3/4 级 HFS 发生率低。卡培他滨治疗引起的 HFS 呈剂量依赖性，可以通过及时剂量调整缓解症状。通过剂量调整，多数患者均能良好耐受卡培他滨的治疗，并获得很好的疗效。避免穿过紧的鞋子，避免反复揉搓手足；局部应用香脂、润滑乳液或羊毛脂等润滑剂，或含尿素软膏；药物防治 HFS 如维生素 B_6、塞来昔布等；加强局部伤口护理，及时咨询皮肤科医师；对于疼痛部位的皮肤采用软垫加用保护。

化疗前常规检查血常规、尿常规、肝功能、肾功能、血糖及心电图；化疗中常规应用预防性及保护性药物；化疗当天，增加饮水量，每天在 2500mL 以上，以加快药物及代谢产物排泄，减轻对肾脏损伤；化疗期间，患者应适当加强营养，包括补充蛋白质、能量及维生素等，注意休息，保证睡眠，选择清淡、易消化的食物，加强锻炼，保持心情愉快和家庭和睦，这些都是保证化疗安全进行的必要措施。因此，家属和患者很好的配合是保证正规治疗的前提。

第 11 节　化疗静脉导管的应用与注意事项

化疗药物渗漏到血管外、皮下会引起疼痛、肿胀及局部组织坏死。所以静脉给药时，切勿使药物外漏。可在完成静脉穿刺后，先用生理盐水 20mL 试验性注射，待不外漏并注入血管内后，再接上化疗药物。如果药液已经外渗，应立刻停止输液，抬高肢体，保留针头，回抽外渗药物，或行局部封闭治疗。还可拔除针头后，立即进行冷敷，然后，每天局部热敷或硫酸镁湿敷。为减少此类问题的发生，临床中广泛应用外周中心静脉导管。但导管的应用也会在化疗过程中增加感染、静脉血栓形成等化疗之外的并发症。对此,中华医学会肿瘤学分会及中华护理学会肿瘤专业委员会共同制定了《临床应用外周中心静脉导管在肿瘤化疗中血管通路选择的专家共识》。对操作流程及注意事项有详细的规定,也对其并发症的发生进行了指导。①静脉炎预防:通常可根据具体情况采取湿敷、湿热敷或药物的方法进行适当的运动,如握拳。②导管堵塞:导管堵塞是 CVC 及 PICC 常见的并发症,应按照规定的间隔时间采用生理盐水冲管及稀释肝素液封管。细胞毒性药物输注前,应抽回血以确定导管是否通畅。如果抽血时导管不通畅,应高度怀疑导管堵塞、纤维蛋白鞘的发生、导管异位。为了减少中心静脉导管堵管的发生,建议使用无针正压接头。③导管断裂:在进行 PICC 冲管及封管时,必须使用 10mL 以上的注射器。硅胶材质的 PICC 导管不应接触金属锐器物,同时应尽量使用整合型 PICC 导管。④保留时间:PICC 体内最长保留时间尚未明确规定,INS 指南中 PICC 的留置时间推荐为 1 年,但对于需要继续化疗的患者,综合风险利弊,建议签字同意,可考虑延长留置时间。

第 12 节 化疗药物的剂量调整

一、剂量调整标准及原则

化疗过程中依据不良反应进行剂量调整是化疗期间安全管理的重要环节。根据指南推荐,首次给予化疗药物剂量应按照标准剂量足量用药,如果出现任何 III 度以上不良反应,相关药物减量 15%~20%,二次应用如果再出现 III 度以上的不良反应,再减量 15%~20%,如果第三次出现 III 度以上不良反应,要停止化疗。

若疗程第 1 天 ANC ≤ 1.5×10^9/L 且血小板 <75×10^9/L,则用药暂缓。除脱发、恶心及呕吐外,其他 II 级及以上非血液学毒性需恢复至 0~1 级方可进行下一疗程治疗。最长可延迟 14 天以恢复血液及非血液学毒性。最多只允许两次减量。临床治疗中如果判定认为下列不良反应与治疗药物至少可能相关,应由医生根据患者具体情况,决定是否应减量或推迟下一疗程给药,剂量减少应基于上一疗程最严重的毒性反应级别。

骨髓抑制毒性及与骨髓抑制相关的严重并发症:4 级中性粒细胞减少症持续时间伴发热性嗜中性粒细胞减少症、4 级血小板减少症、3 级血小板减少症且伴出血。非骨髓抑制毒性:4 级口腔炎/呕吐/腹泻(辅助治疗过)、3 级外周神经学病变的持续时间 >7 天。血清肌酐大于 1.5 倍 ULN;AST 大于 2.5 倍 ULN,总胆红素大于 1.5 倍 ULN。

当出现 >2 级肝、肾功能损伤,3 级其他非血液毒性和 4 级血液性毒性等不良事件时,化疗最多可推迟 2 周以使毒性恢复至 1 级或完全恢复。由于毒性而推迟化疗超过 2 周的受试者应减少剂量。

二、化疗药物的剂量调整方案

如果患者在用药中出现上述不良反应,并通过积极的对症支持治疗无明显好转,通常应进行药物减量或停药,剂量调整如下:

表 7-1　化疗药物的剂量调整方案

毒性级别	剂量调整方法
1. 血液学毒性： 出现 4 级 WBC 或 ANC 减少伴发热,和(或)≥3 级血小板减少 2. 非血液学毒性： ≥2 级肝或肾功能损害;和(或)≥3 级其他非血液学毒性	1. 下一周期减少用药剂量至原剂量的 75% 2. 下一周期治疗前,上一周期的毒性需恢复至 1 级以内。若未恢复则延迟给药,直至恢复 3. 减量后的用药不再增加剂量 4. 如延迟用药超过 21 天,临床可考虑更换治疗方案
第二次出现上述情况	1. 下一周期减少用药剂量至原剂量的 50% 2. 其余同上
第三次出现上述情况	停药,考虑更换方案

（郝春芳　贾岩）

参 考 文 献

1.Andreyev J，Ross P，Donnellan C et al. 2014. Guidance on the management of diarrhoea during cancer chemotherapy. Lancet Oncol，15(10):e447~460

2.Bowles EJ，Wellman R，Feigelson HS et al. 2012. Risk of heart failure in breast cancer patients after anthracycline and trastuzumab treatment: a retrospective cohort study. J Natl Cancer Inst，104(17):1293~1305

3.Brufsky AM，Bosserman LD，Caradonna RR et al. 2009. Zoledronic acid effectively prevents aromatase inhibitor-associated bone loss in postmenopausal women with early breast cancer receiving adjuvant letrozole: Z-FAST study 36-month follow-up results. Clin Breast Cancer，9(2):77~85

4.Cavaletti G，Bogliun G，Marzorati L et al. 1995. Peripheral neurotoxicity of taxol in patients previously treated with cisplatin. Cancer，75(5):1141~1150

5.Chen J，Long JB，Hurria A et al. 2012. Incidence of heart failure or cardiomyopathy after adjuvant trastuzumab therapy for breast cancer. J Am Coll Cardiol，60(24):2504~2512

6.Cvetković RS，Scott LJ. 2005. Dexrazoxane: a review of its use for cardioprotection during anthracycline chemotherapy. Drugs，65(7):1005~1024

7.Demetri GD. 1996. The emergence of peripheral blood progenitor cells to support intensive chemotherapy for patients with breast cancer. Pharmacotherapy，16(3 Pt 2):94~100

8.Eidtmann H，de Boer R，Bundred N et al. 2010. Efficacy of zoledronic acid in postmenopausal women with early breast cancer receiving adjuvant letrozole: 36-month results of the ZO-FAST Study. Ann Oncol，21(11):2188~2194

9.Gressett SM，Stanford BL，Hardwicke F. 2006. Management of hand-foot syndrome induced by capecitabine. J Oncol Pharm Pract，12(3):131~141

10.Grisold W，Cavaletti G，Windebank AJ. 2012. Peripheral neuropathies from chemotherapeutics and targeted agents: diagnosis，treatment，and prevention. Neuro Oncol，14 Suppl 4:iv45~54

11.Hassett MJ，O'Malley AJ，Pakes JR et al. 2006. Frequency and cost of chemotherapy-related serious adverse effects in a population sample of women with breast cancer.J Natl Cancer Inst，98(16):1108~1117

12.Hershman DL，Lacchetti C，Dworkin RH et al. 2014. Prevention and management of chemotherapy-induced peripheral neuropathy in survivors of adult cancers: American Society of Clinical Oncology clinical practice guideline. J Clin Oncol, 32（18）:1941~1967

13.Hilkens PH, Verweij J, Vecht CJ et al. 1997. Clinical characteristics of severe peripheral neuropathy induced by docetaxel（Taxotere）. Ann Oncol, 8（2）:187~190

14.Loren AW, Mangu PB, Beck LN et al. 2013. Fertility preservation for patients with cancer: American Society of Clinical Oncology clinical practice guideline update. J Clin Oncol, 31（19）:2500~2510

15.Marty M, Espié M, Llombart A et al. 2006. Multicenter randomized phase III study of the cardioprotective effect of dexrazoxane（Cardioxane）in advanced/metastatic breast cancer patients treated with anthracycline-based chemotherapy. Ann Oncol, 17（4）:614~622

16.Moore HC, Unger JM, Albain KS. 2015. Ovarian protection during adjuvant chemotherapy. N Engl J Med, 372（23）:2269~2270

17.Pagani O, Regan MM, Walley BA et al. 2014. Adjuvant exemestane with ovarian suppression in premenopausal breast cancer. N Engl J Med, 371（2）:107~118

18.Romond EH, Jeong JH, Rastogi P et al. 2012. Seven-year follow-up assessment of cardiac function in NSABP B-31, a randomized trial comparing doxorubicin and cyclophosphamide followed by paclitaxel（ACP）with ACP plus trastuzumab as adjuvant therapy for patients with node-positive, human epidermal growth factor receptor 2-positive breast cancer. J Clin Oncol, 30（31）:3792~3799

19.Saloustros E, Tryfonidis K, Georgoulias V. 2011. Prophylactic and therapeutic strategies in chemotherapy-induced neutropenia. Expert Opin Pharmacother, 12（6）:851~863

20.Spivak JL, Gascón P, Ludwig H. 2009. Anemia management in oncology and hematology. Oncologist, 14 Suppl 1:43~56

21.Swain SM, Vici P. 2004. The current and future role of dexrazoxane as a cardioprotectant in anthracycline treatment: expert panel review. J Cancer Res Clin Oncol, 130（1）:1~7

第 2 篇
分　论

第 8 章　乳腺癌骨转移治疗

第 1 节　乳腺癌骨转移概述

乳腺癌是最常发生骨转移的恶性肿瘤之一。据报道，在复发转移性乳腺癌中骨转移发生率高达 65%~75%，而首发症状为骨转移者占 27%~50%。骨转移常导致骨疼痛加剧、病理性骨折、脊髓压迫，以及因骨折行手术、因骨疼痛行放疗、高钙血症等骨相关事件（SRE）的发生。骨转移伴发疼痛、骨折、功能障碍、心理障碍等会严重影响患者的生活质量，增加患者的死亡风险。因此，针对骨转移及 SRE 的防治是维护和改善骨转移患者生活质量的重要任务。

目前，乳腺癌骨转移的机制尚未被完全阐明。早在 1889 年，Stephen Paget 针对肿瘤转移的器官特异性提出了肿瘤转移的"种子－土壤"学说，以解释肿瘤转移的靶器官的差异。而"归巢学说"则认为，乳腺癌骨转移是肿瘤细胞特异性向骨的定居和归巢。然而，乳腺癌骨转移的调控机制非常复杂。正常骨代谢是通过成骨细胞的成骨作用与破骨细胞的骨吸收作用保持着动态平衡，其中骨保护素（Osteoprotegerin，OPG）、核因子 κB 受体活化因子配体（receptor activator of nuclear factor-κB ligand，RANKL）和核因子 κB 受体活化因子（Receptor activator of nuclear factor-κB，RANK）系统被认为是调节骨稳态的主要机制。成骨细胞可以分泌碱性磷酸酶、胶原酶、甲状旁腺激素受体，其中胶原酶可以促进骨质破坏。而生长因子如 BMPs、IGF-2、PDGF、IL-1 和 FGFs，也可以促进成骨细胞的生长和分化。RANKL 是肿瘤坏死因子家族中的一种，表达于成骨细胞和基质细胞，通过激活 T 细胞释放，在破骨前体细胞上与 RANK 结合而使破骨细胞形成。骨唾液蛋白（Bone sialoprotein，BSP）作为骨细胞外基质参与骨代谢。BSP 的 C 端可与成骨细胞和破骨细胞表面的 avβ3 识别并结合，使乳腺癌细胞和骨小梁黏附，活化破骨细胞产生溶骨性骨吸收，促进乳腺癌细胞骨转移。此外，BSP 阳性表达的肿瘤细胞还可通过 TGF-β1 和 EGF 信号通路，使细胞外信号调节激酶（Extracellular signal regulated kinase，ERK）磷酸化，刺激转录激活蛋白 -1（Activator protein 1，AP-1）产生，增加基质金属蛋白酶 -2（Matrix metalloproteinase-2，MMP-2）表达，进而促进骨转移。MMPs 是目前研究最多的与肿瘤骨转移相关的基因家族。MMPs 可在与破骨细胞黏附之前去除骨质上的表面胶原，促使肿瘤细胞侵犯骨质。在乳腺癌骨转移中，甲状旁腺激素相关蛋白（Parathyroid hormone related protein，PTHrP）刺激成骨细胞或基质细胞合成 RANKL，通过破骨细胞前体表面的 RANK 信号通路，诱导破骨细胞前体分化为成熟的破骨细胞，产生骨吸收活性，同时减少合成 OPG，进而 OPG 对 RANKL 促进破骨细胞活化的抑制作用减弱，促进骨吸收。骨吸收释放的 TGFβ 进一步刺激肿瘤细胞分泌 PTHrP，从而形成溶骨性转移 / 骨吸收的恶性循环。乳腺癌骨转移调控的具体机制及新型的治疗靶点还在不断探索中。

乳腺癌骨转移发病年龄较轻,平均 45 岁。乳腺癌骨转移发生后的中位生存期仍长达 2 年。因此,规范的骨转移治疗对乳腺癌患者尤为重要。《中国进展期乳腺癌共识指南(CABC 2015)》指出,有骨转移的转移性乳腺癌患者应在全身治疗中常规联合使用骨改良药物(如双膦酸盐、地诺单抗)。乳腺癌骨转移综合治疗的主要目标是:①缓解疼痛,恢复功能,改善生活质量;②预防和治疗 SREs;③控制肿瘤进展,延长患者生存期。针对乳腺癌骨转移患者采用综合性的治疗手段,包括手术、放疗、对原发病的系统治疗(化疗、靶向治疗、内分泌治疗等)、双膦酸盐类药物治疗、镇痛及支持治疗等。

第 2 节　乳腺癌骨转移的诊断

影像学检查对骨转移瘤的早期发现具有决定性意义。乳腺癌骨转移的诊断主要依赖于 X 线检查、骨放射性核素扫描(Emission computed tomography, ECT)、计算机断层扫描(Computed tomography,CT)和磁共振成像(Magnetic resonance imaging,MRI)、正电子发射计算机断层扫描(Positron emission computed tomography-computed tomography, PET-CT)等。X 线检查是骨转移诊断的基本方法,具有直观、诊断特异性高的优点,但对骨转移的阳性诊断率相对较低(约 57%),可以用作骨转移治疗的疗效评价。其影像学表现为溶骨性、成骨性及混合性三种。乳腺癌骨转移的影像学主要为溶骨性骨破坏,表现为虫蚀样或地图样骨质缺损,界限不清楚,边缘不规则,周围无硬化。溶骨区内可见残留骨小梁、残留骨皮质,无骨膜反应。成骨性病灶在乳腺癌骨转移中较少见,成骨性破坏呈斑点状、片状,致密度增高。混合性骨转移兼有成骨性和溶骨性两种影像学表现。乳腺癌患者胸骨的孤立性病灶多为骨转移,其可能性为 76%,远高于其他部位的骨病变。ECT 的高敏感性对骨转移早期筛查全身病灶诊断非常重要。在骨转移癌早期骨破坏仅达 5% 时,ECT 即可表现出异常,而 X 线检查只有骨质破坏到 30%~50%,且病灶 >2cm 时,才可检测到异常。然而,骨扫描也存在特异性较低,不易区分成骨性或溶骨性病变,也无法显示骨破坏程度的缺陷,同时,骨扫描也需除外假阳性和假阴性。骨扫描推荐用于乳腺癌出现骨痛、发生病理骨折、碱性磷酸酶升高或高钙血症等可疑骨转移的常规初筛诊断检查,也可用于局部晚期乳腺癌(T3N1M0 以上)和复发转移性乳腺癌患者的常规检查。CT 和 MRI 特异性较高,可清楚显示病灶大小、范围以及与周围组织器官的毗邻关系,有助于了解骨破坏的严重程度,但不适合做全身检查, CT 也可以用作骨转移治疗的疗效评价。脊柱 MRI 检查对了解脊髓是否受压及脊柱稳定性,了解骨转移的手术和放疗适应证很重要。但 MRI 特殊的成像原理使得诊断可能存在假阳性。因此,单纯 MRI 异常不能诊断骨转移。PET-CT 有较高的阳性率,可通过局部葡萄糖代谢活性的改变直接探知肿瘤灶,可以更早地显示骨髓内小的转移灶,并且可同时对肺、淋巴结及周围软组织的转移进行检测,有助于指导临床治疗的选择,但此检查手段价格相对较高。专家组认为,目前 PET-CT 在骨转移诊断的价值有待进一步研究,临床并不作为常规推荐。骨活检是诊断乳腺癌骨转移的金标准。针对临床可疑骨转移灶,尤其是那些不含软组织转移或内脏转移的单发骨病灶,应争取进行穿刺活检以明确病理诊断。

骨代谢生化指标可能提示诊断并可用于治疗过程的动态监测,但目前尚不能作为骨转移诊断的方法和临床常规推荐。传统的骨代谢生化指标缺乏特异性,受多种因素干扰,限制了其在骨转移诊断中的应用。针对骨转移特异敏感指标用于血清检测方面,成骨性指标如:骨特异性碱性磷酸酶(Bone-specific alkaline phosphatase, BALP)、Ⅰ型前胶原 C- 末端前肽(Procollagen type Ⅰ C-OOH-terminal propeptide,PICP)、Ⅰ型前胶原 N- 末端前肽(Procollagen type Ⅰ NH(2)-terminal propeptide, PINP)、骨钙素(Osteocalcin, OC)等;溶骨性指标如:Ⅰ型胶原碳端肽(C-terminal telopeptide region of type Ⅰ collagen, ICTP)、骨唾液蛋白(Bone sialoprotein,BSP)、抗酒石酸酸性磷酸酶(Tartrate-resistant acid phosphatase,TRAcP)等检测目前也在探索中。尽管测定这些标记物的变化可能对诊断有所帮助,但目前的研究结果认为,其用于早期诊断肿瘤骨转移的准确性及可靠性还需要进一步验证。

总之,对于乳腺癌骨转移的临床诊断,ECT 可以作为初筛检查,X 线、CT 可以明确有无骨质破坏,MRI 有助于了解骨转移对周围组织的影响尤其是脊柱稳定性,PET-CT 的价值有待进一步研究。换言之,临床上各种诊断方法都可以合理应用,必要时,应通过骨活检取得病理诊断。

第 3 节　乳腺癌骨转移的临床表现

一、症状

近半数骨转移患者在临床上可出现症状。临床表现主要是局部进行性骨痛、功能障碍、骨折、脊索及神经根受压症状。局部疼痛与压痛常是首发症状。疼痛有轻有重,夜间为甚。开始多为间歇性,与活动无关,之后持续性并加剧,休息和制动往往不能减轻,晚期剧痛需用药物止痛。深部的骨转移癌初期往往不易发现肿块,仅以疼痛及功能障碍为主要症状,在此情况下,X 线检查是必不可少的。位于浅表的骨转移癌,疼痛与肿胀往往同时出现,局部可扪及边界不清、质硬、不被推动的肿块。肿块大者可见浅表静脉怒张、皮温升高等。有些患者则以病理性骨折为首发症状,以及剧烈疼痛、畸形、出现异常活动等。而此前全无自觉症状,带瘤生存可长达几个月或几年。活动功能丧失是骨转移癌的重要特征。骨转移癌引起的下肢病理性骨折或脊柱破坏导致截瘫均可使患者活动功能丧失。骨转移晚期可有精神不振、食欲缺乏、消瘦、乏力、贫血和低热等全身症状。脊椎的骨转移常可压迫脊髓产生神经压迫症状。严重的溶骨病变可致高钙血症。恶性高钙血症可以有腹痛、顽固性呕吐、极度衰弱、严重脱水、速发肾衰,甚至昏迷死亡。

二、体征

局部肿块、局限性压痛、触疼、叩疼。疼痛常位于病灶平面下方,不易定位。病理性骨折引起相应的功能障碍。脊髓受压产生神经压迫的相应体征,如肢体无力、完全麻痹等。

第 4 节 骨转移的治疗

乳腺癌骨转移严重者会影响患者的生活质量,但骨转移本身一般不直接对生命构成威胁。有效地治疗手段较多,不合并内脏转移的患者生存期相对较长。乳腺癌骨转移综合治疗的主要目标是:①缓解疼痛,恢复功能,改善生活质量;②预防和治疗 SREs;③控制肿瘤进展,延长患者生存期。乳腺癌骨转移作为复发转移性疾病应以全身治疗为主,按照分类治疗原则选择化疗、内分泌治疗、分子靶向治疗。包括双膦酸盐在内的骨改良药物已经成为基本治疗,可以预防和治疗 SREs。合理的局部治疗可以更好地控制骨转移症状,其中手术是治疗单发骨转移病灶的积极手段,放射治疗是有效的局部治疗手段。《中国进展期乳腺癌共识指南(CABC 2015 版)》指出,如病理性骨折位于长骨,可予以外科固定及后续放疗,并需要进行整形外科的评估。如疼痛部位没有明确的骨折风险,可进行放射治疗。医生应根据患者的具体病情制定个体化综合治疗方案。《中国抗癌协会乳腺癌诊治指南与规范(2015版)》的治疗方案如图 8-1 所示。

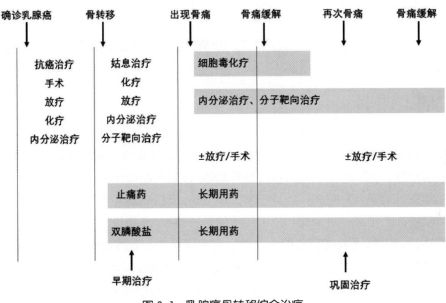

图 8-1 乳腺癌骨转移综合治疗

一、手术治疗

手术治疗骨转移的目的是延长患者生命,缓解症状,提高生活质量,预防或处理病理骨折,解除神经压迫。然而,临床上决定哪些患者最适合接受手术治疗,特别是进行预防性手术仍然较为困难。

乳腺癌骨转移的手术治疗方式包括骨损伤固定术、置换术和神经松解术。当病变影响邻近的关节或内固定不能提供早期和完全的负重时,就应采取肿瘤切除和关节成形术进行重建。假体应采用骨水泥固定,以利于早期恢复功能。因需要等待骨愈合及接受放疗,异体骨等生物重建方式不适合于骨转移瘤患者。随着四肢、脊柱内固定器材的改进,以及肿瘤假体的发展,使重建更加简单而持久,拓宽了骨转移瘤的手术治疗范围。但由于乳腺癌的骨转移经常发生在脊柱等较复杂位置,故手术难度较大,易造成切除不彻底的情况发生,导致复发或转移。近年来,微创技术在骨转移瘤的治疗中逐渐发展,微创手术可在局麻下进行,与常规传统手术相比,具有手术时间短、手术创伤小、手术费用低等优点,适用于一般情况较差、多处转移的患者。

二、放射治疗

放射治疗是乳腺癌骨转移姑息治疗的有效方法。放射治疗用于乳腺癌骨转移治疗的主要作用是缓解骨疼痛和减少病理性骨折的风险。放射治疗包括体外照射与放射性核素治疗两类。体外照射是骨转移姑息治疗常用的有效方法,主要适应证是有症状的骨转移灶,用于缓解疼痛及恢复功能。放射性核素治疗又可缓解全身广泛性的骨转移痛,但是骨髓抑制发生率较高,而且恢复较慢(约 12 周)。因此,放射性核素治疗仅选择性用于全身广泛性骨转移患者。

放射治疗缓解骨痛的有效率为 59%~88%。放疗止痛的机制在于放射线可以抑制或杀伤肿瘤细胞,阻止其对骨的侵袭破坏,提高成骨细胞活性,增加胶原蛋白合成新骨。放疗常需配合手术等其他治疗手段,单独应用多见于以下患者:①无法耐受手术,预期生存期短于 6 个月;②病理骨折风险较低;③脊柱病变无明显脊柱不稳和神经症状;④骨盆肿瘤未累及髋臼,无明显功能障碍者;⑤对放疗反应敏感的肿瘤。值得注意的是,放疗缓解骨痛需要一定的时间才能显效,因此对于放疗显效前(约 3 个月内)的患者,及放疗不能完全控制疼痛的患者,仍然需根据患者的疼痛程度使用止痛药治疗。

三、内科治疗

选择晚期乳腺癌的全身治疗方案,要考虑患者肿瘤组织的激素受体状况、HER2、年龄、月经状态以及疾病进展速度。疾病进展缓慢的激素受体阳性乳腺癌患者可以首选内分泌治疗;疾病进展迅速的复发转移性乳腺癌应首选化疗;而 HER2 过表达的患者应考虑含曲妥珠单抗的靶向治疗方案。

乳腺癌骨转移激素受体阴性患者术后无病生存期短,疾病进展迅速,合并内脏转移,对内分泌治疗无反应,应考虑化疗,可单药或联合化疗,但对单纯骨转移患者一般不主张采用联合化疗。对激素受体阳性、HER2 阴性的患者,首先考虑内分泌治疗。乳腺癌骨转移本身一般不直接构成生命威胁,且不合并内脏转移的患者生存期相对较长,因此,尽量避免不必要的联合化疗。而晚期乳腺癌患者,如治疗后疾病长期保持稳定则应视为临床获益,因为病情持续稳定 6 个月以上的患者生存期与临床缓解(CR+PR)的患者相同。由于内分泌治疗更适合长期用药,可以尽量延长治疗用药时间,以便延长疾病控制时间。绝经后晚期乳腺癌,他莫昔芬(Tamoxifen,TAM)治疗失败一线内分泌治疗的首选为第三代芳香化酶抑制剂(Aromatase inhibitor,AI),包括阿那曲唑、来曲唑和依西美坦。AI辅助治疗失败的患者可以选用氟维司群治疗,非甾体类AI治疗失败可以换用甾体类AI,或者甾体类AI联合依维莫司。随着CDK4/6抑制剂的出现,绝经后晚期乳腺癌的内分泌治疗也出现了更多的选择与组合方案。绝经前患者在卵巢功能抑制的基础上可以采取绝经后患者的治疗策略,首选卵巢功能抑制联合AI。HER2过表达的患者应考虑含曲妥珠单抗或拉帕替尼等抗HER2药物的治疗方案。HER2阳性且激素受体阴性的乳腺癌患者,推荐一线使用曲妥珠单抗联合化疗或内分泌治疗。

四、镇痛及支持治疗

骨转移患者中有50%~90%发生疼痛,其中50%为剧烈疼痛,30%为难忍性剧痛。镇痛治疗是缓解乳腺癌骨转移疼痛的主要方法。骨转移疼痛的止痛药治疗应遵循WHO癌症治疗基本原则:首选口服及无创给药途径,按阶梯给药,按时给药,个体化给药和注意具体细节。止痛药物的选择包括非甾体类抗炎药(对乙酰氨基酚、布洛芬、双氯芬酸钠、吲哚美辛、萘普生、塞来昔布、氯诺昔康等)、阿片类与非阿片类止痛药(吗啡缓释片、芬太尼透皮贴剂、羟考酮控释片、吗啡即释片、可待因、美沙酮等)、辅助用药(三环类抗抑郁药、抗惊厥药、NMDA受体拮抗剂、糖皮质激素等)。哌替啶不宜用于癌痛治疗。止痛药可与双膦酸盐类药物或放疗等方法综合治疗。

非甾体类抗炎药是骨转移止痛的基础用药,但当止痛效果不佳时,或出现中、重度疼痛时,推荐联用阿片类止痛药。选择阿片缓释剂需按时用药,这样有利于持续缓解骨痛。然而,骨转移痛患者在持续性慢性疼痛的同时,约63%的骨转移患者伴突发性(爆发性)疼痛。对频繁发作的突发性疼痛患者,可通过增加止痛药的按时用药剂量缓解疼痛。对少数患者则无法通过增加止痛药按时用药剂量控制疼痛,甚至因无法耐受药物不良反应而不能增加按时用药剂量。控制突发性疼痛的主要方法是备用速效或短效止痛药。控制突发性疼痛的短效止痛药单次用药剂量一般为日用剂量的5%~10%。对于难治的突发性疼痛患者,可考虑使用患者自控药泵法给药。发生神经病理性疼痛时,应根据病情选择辅助用药。如出现灼痛、坠胀痛等表现时,可选择联用阿米替林、去甲替林或多赛平等三环类抗抑郁剂;出现电击样疼痛或枪击样疼痛等表现时,可选择联用加巴喷丁或卡马西平等抗惊厥药。

支持治疗主要包括:心理支持,支撑器械、辅助仪器和运动辅助治疗,康复治疗。遵循晚期恶性肿瘤姑息治疗的基本原则,针对骨转移及其并发症予以患者对症处理及最佳的支持治疗。积极缓解肿瘤及骨转移所致躯体症状,提供心理及精神支持治疗,改善患者的功能状态和生活质量。预防和治疗骨转移患者因活动受限而长期卧床或活动减少所引起的各种病变或伴随症状,提高个体活动能力,帮助患者恢复骨骼自主活动功能及生活自理能力。指导恶性肿瘤骨转移患者在日常活动中如何注意避免对骨骼影响较大的动作和活动,以减低发生病理性骨折的风险。例如,活动时,避免突然扭转脊柱或肢体,避免负重及提重物,预防跌倒(包括必要的装置配备和改装、浴室安全性等)。对于床上翻身、身体转移和站立行走等日常生活活动能力部分受限的患者,需要医疗陪护人员辅助完成,必要时,配置支具及矫形支具等康复器具,帮助患者适当增加活动能力。对于卧床不起的患者,可酌情进行适当的床上活动。

第 5 节　双膦酸盐药物治疗

一、双膦酸盐治疗的适应证

双膦酸盐是内生性焦磷酸盐的同分异构体,具有非常强的抗骨质吸收活性,已于临床应用多年,用于治疗骨转移瘤导致的骨破坏和高钙血症,减少骨相关事件的发生。双膦酸盐通过抑制破骨细胞的分化与成熟,干扰破骨细胞在骨质吸收部位的聚集,抑制肿瘤细胞扩散、浸润和黏附于骨基质,抑制破骨细胞介导的骨吸收作用。研究表明,双膦酸盐可能存在一定的直接抗肿瘤作用,如诱导肿瘤细胞凋亡,抑制肿瘤细胞分泌产生 PTHrp、MMPs,并抑制这些物质的活性。双膦酸盐的适应证为:①高钙血症;②骨痛;③治疗和预防 SREs。目前在乳腺癌骨转移中使用骨改良药物的主要目的是治疗和预防 SREs,减少抗肿瘤治疗引起的骨丢失(Cancer treatment in duced bone loss,CTIBL),提高骨密度(Bone mineral density,BMD)。双膦酸盐可以治疗乳腺癌骨转移、降低骨转移患者的骨相关事件的发生风险。双膦酸盐可降低骨转移患者的椎体骨折、非椎体骨折、复合型骨折、高钙血症等风险。双膦酸盐在改善骨骼健康状况以及降低骨相关事件风险的疗效可靠,长期用药安全性好,而且适用于与化疗、放疗、手术、内分泌治疗等常规抗癌治疗联合应用,也可与阿片类止痛药联合用药。因此,双膦酸盐虽然不能取代常规抗肿瘤治疗及止痛治疗,但可作为恶性肿瘤骨转移综合治疗的基础用药。

二、双膦酸盐治疗的原则及方法

双膦酸盐化学结构中与中心碳原子连接的侧链不同,双膦酸盐类药物的临床活性和功效亦有所不同,其抑制骨吸收和影响骨矿化能力有显著差异。建议根据患者的具体情况,如肾功能、胃肠功能、给药途径及患者意愿决定药物的选择及给药途径。

第一代双膦酸盐有依替膦酸钠和氯膦酸二钠,以氯膦酸二钠为代表。氯膦酸二钠口服制剂用药方便。临床上也可以先采用静脉滴注氯膦酸二钠 400 mg/d,连用 3d,而后口服氯膦酸二钠 1600 mg/d,共 3~4 周作为 1 个周期的用法。氯膦酸二钠主要经肾脏清除,治疗中一定要维持足够的水分摄入,不能将氯膦酸盐与含有钙或其他二价阳离子的牛奶、食物或药物同服,会减少氯膦酸盐的吸收。第一代双膦酸盐依替膦酸钠治疗剂量会引起骨矿化障碍,故需周期性间歇治疗。

第二代是含氮的双膦酸盐.包括帕米膦酸二钠、阿仑膦酸钠,这些药物抑制骨吸收的体外活性作用要强于第一代药物。帕米膦酸盐静脉滴注,每次 60~90 mg,输注时间不短于 2 h,每 3~4 周用药 1 次。

第三代为具有杂环结构的含氮双膦酸盐唑来膦酸和不含环状结构含氮的伊班膦酸,作用强度和疗效比第二代进一步提高。唑来膦酸盐 4 mg，静脉滴注 >15 min，每 3~4 周注射 1 次。伊班膦酸盐 6 mg，静脉滴注 >15 min，每 3~4 周注射 1 次。唑来膦酸相对作用强度是第一代双膦酸盐依替膦酸钠的 10 万倍，是第二代双膦酸盐帕米膦酸钠的 100 倍，且一般治疗剂量不会引起骨矿化障碍。与第一代和第二代双膦酸类药物相比，唑来膦酸具有起效快、作用持续时间长、给药剂量小、安全和患者容易接受等优点。抑制破骨细胞的活性，诱导破骨细胞凋亡，还可通过与骨结合阻断破骨细胞对矿化骨和软骨的吸收，抑制肿瘤细胞释放的多种刺激因子引起的破骨细胞活性增强和骨钙释放。同时，唑来膦酸还可刺激成骨细胞分化，增强其成骨活性。研究表明，唑来膦酸可作用于破骨细胞同家族的内皮细胞，抑制内皮细胞的分化增殖，甚至诱导其凋亡。此外，还能抑制肿瘤细胞产生血管生长因子，并抑制其活性。对其他双膦酸盐药物治疗失败的患者仍有疗效。

一旦确诊恶性肿瘤骨转移，即建议开始双膦酸盐治疗。体外研究显示，双膦酸盐具有抗肿瘤作用，并且已有 ZO-FAST 和 ABCSG-12 研究显示，使用唑来膦酸可降低骨转移发生风险，而且也具有潜在的预防内脏转移的作用。但有关双膦酸盐预防乳腺癌骨转移的临床研究仍在进行中，目前临床上并不推荐使用双膦酸盐预防骨转移。对于乳腺癌骨转移患者，如果预期生存期 ≥ 3 个月，且肌酐低于 3.0 mg/dL，在治疗病情所需的化疗和内分泌治疗的同时，应及时给予双膦酸盐治疗。对于仅放射性核素骨显像阳性疑似骨转移的患者，不推荐给予双膦酸盐治疗。关于骨转移患者接受双膦酸盐治疗的持续用药时间问题，美国一项大型回顾性研究分析 8757 例乳腺癌骨转移患者的结果表明，唑来膦酸治疗时间越长，患者 SRE（P=0.0200）和骨折（P=0.0076）发生风险越低。中山大学肿瘤防治中心彭柔君等的回顾性分析结果表明，在全身治疗基础上配合唑来膦酸长期治疗（> 24 个月）的晚期乳腺癌骨转移患者较唑来膦酸治疗 6~24 个月患者的至 SRE 时间显著延长（15.4 个月比 7.0 个月，P=0.044），同时可明显延长患者无进展生存（PFS）期（23.6 个月比 10.3 个月，P=0.000）、总生存（OS）期（117.4 个月比 61.5 个月，P=0.000）。双膦酸盐用于晚期乳腺癌已有用药 2 年以上的安全性数据，因此，临床实践中推荐用药时间可达 2 年甚至更长时间，但应根据患者安全性和临床获益情况采用合理的用药时间。对于乳腺癌骨转移患者推荐使用 2 年，3~4 周给药 1 次，但是临床实践中应该鼓励在安全有效的情况下持续应用。而针对乳腺癌患者预防由于 CTIBL 导致的骨丢失则推荐使用 5 年，每年给药 2 次。谢晓娟等回顾分析了 183 例至少接受 6 个月双膦酸盐治疗的乳腺癌骨转移患者应用帕米膦酸二钠、唑来膦酸或帕米膦酸二钠序贯唑来膦酸的三组治疗。结果显示，胸椎和肋骨为骨转移的常见转移部位，骨转移至发生首次 SREs 的中位时间为 4.2 个月，51.9%（95/183）患者发生 SREs，累计 SREs 事件数达 167 次，其中 110 次（65.9%）发生在骨转移后 1 年内，SREs 类型以骨放疗为主。患者在不同双膦酸盐药物组的 SREs 发生率差异无统计学意义（P>0.05）。183 例患者骨转移后的中位生存期为 43.1 个月，激素受体阴性、无病生存期短、合并内脏及脊柱转移是影响乳腺癌患者骨转移不良预后的独立因素（P<0.05）。

双膦酸盐的主要不良反应为流感样症状（如发热、疲乏、寒战、骨关节痛和肌痛）、胃肠道反应（如恶心、消化不良、腹痛和食管疾病）、无明显临床症状的低磷血症等。肾功能不良是少见的严重不良反应。建议在双膦酸盐治疗前评估肾功能，对长期接受双膦酸盐治疗患者定期检查肾功能。下颌骨坏死是罕见的严重不良反应。下颌骨坏死的发病机制不明。报道发生该不良反应的病例大多为长期接受高活性双膦酸盐治疗，近期接受过拔牙及口腔外科手术治疗的患者。建议双膦酸盐治疗前，常规口腔检查及预先处理口腔疾病；双膦酸盐治疗期间，保持口腔清洁及慎行口腔外科治疗。长期使用双膦酸盐应注意每天补充 500 mg 钙和适量的维生素 D。目前不推荐使用骨溶解的生化指标作为监测使用双膦酸盐的常规检测项目。双膦酸盐的停药指征为：①使用中监测到不良反应，且明确与双膦酸盐相关。②治疗过程中出现肿瘤恶化，出现其他脏器转移并危及生命。③临床医生认为，继续用药患者不能获益。需要指出的是，经过其他治疗后骨痛缓解，不是停药指征。在应用双膦酸盐过程中发生了某些特殊的 SREs（高钙血症、骨手术、放疗），临床实践中不应停用，应该继续用药，可以考虑换用唑来膦酸等第三代双膦酸盐，患者仍可获益，但仍需更多的临床实践去验证。

第 6 节　地诺单抗

　　地诺单抗（Denosumab）是靶向 RANKL 的完全人源化单克隆抗体。早期随机临床研究显示，乳腺癌骨转移需接受双膦酸盐治疗者也可考虑地诺单抗治疗。Stopeck 等一项随机临床试验比较了地诺单抗和唑来膦酸在延缓或预防乳腺癌骨转移患者骨相关事件的结果，患者被随机给予地诺单抗 120 mg 皮下注射和安慰剂静脉滴注治疗（1026 例）或唑来膦酸 4 mg 静脉滴注和安慰剂皮下注射治疗（1020 例），每 4 周 1 次，主要研究终点为至首次 SRE 时间，结果显示，地诺单抗组至首次 SRE 时间以及至首次和后续（多次）SRE 时间均显著优于唑来膦酸组，地诺单抗组骨转移标志物下降更明显。两组总生存期、疾病进展时间、不良事件发生率相似。唑来膦酸组肾毒性相关不良事件和急性期反应发生率较高，地诺单抗组低钙血症发生率较高（地诺单抗组为 2.0% 对比唑来膦酸组为 1.4%，$P=0.39$），下颌骨坏死发生率较低。2016 年，在 ASCO 会议上，江泽飞等报道的一项随机双盲Ⅲ期临床研究结果显示，对于实体瘤骨转移的亚裔患者，地诺单抗的疗效显著优于唑来膦酸。该研究共纳入 485 例已被确诊实体瘤（主要为乳腺癌和非小细胞肺癌）骨转移的成人患者（ECOG 评分 0~2），按 2:1 随机分为地诺单抗组（n=326，120 mg，iv，每 4 周 1 次）和唑来膦酸组（n=159，4 mg，iv，每 4 周 1 次）治疗 49 周，随访至 73 周。结果显示，在尿Ⅰ型胶原交联氨基末端肽变化上，地诺单抗组为与唑来膦酸组之间具有显著性差异。骨特异性碱性磷酸酶自基线变化的平均值，地诺单抗组与唑来膦酸组之间具有显著性差异（-36.8% vs.-30.3%）。研究期间第一年发生骨相关事件的患者比例，地诺单抗组低于唑来膦酸组。在不良事件发生率上，两组无明显差异。对于乳腺癌骨转移患者，地诺单抗在延迟或预防 SREs 方面优于唑来膦酸，且耐受性良好。由于皮下注射方便，而且治疗期间无需监测肾功能，地诺单抗为骨转移患者提供了新的治疗选择。新版指南建议对乳腺癌骨转移患者使用地诺单抗、唑来膦酸或帕米膦酸预防 SRE。

第 7 节 小结

乳腺癌骨转移综合治疗的主要目标是：①缓解疼痛，恢复功能，改善生活质量；②预防和治疗 SREs；③控制肿瘤进展，延长患者生存期。ECT 是骨转移初筛诊断方法，MRI、CT 和 X 线检查是骨转移的影像学确诊检查方法，PET/CT 的价值有待进一步研究。必要时，需要通过骨活检取得病理诊断。乳腺癌骨转移以全身治疗为主，其中化疗、内分泌治疗、分子靶向治疗作为复发转移性乳腺癌的基本药物治疗，双膦酸盐类可以预防和治疗 SREs。合理的局部治疗可以更好地控制骨转移症状，其中手术是治疗单发骨转移病灶的积极手段，放射治疗是有效的局部治疗手段。

（贾岩　郝春芳）

参 考 文 献

1. 陈慧，沈赞 . 乳腺癌骨转移机制研究进展 . 中国癌症杂志，2009，19（12）：963~968

2. 江泽飞，陈佳艺，牛晓辉等 . 乳腺癌骨转移和骨相关疾病临床诊疗专家共识（2014 版）. 中华医学杂志，2015，95（4）：241~247

3. 申戈，宋三泰，江泽飞等 . 唑来膦酸治疗恶性肿瘤引起高钙血症的临床研究 . 中华肿瘤杂志，2005，27（10）：632~634

4. 谢晓娟，王忱，贾勇圣等 . 双膦酸盐治疗乳腺癌骨转移患者的临床病理特征及预后分析 . 中国肿瘤临床，2015，42（23）：1132~1137

5. Anagha PP，Sen S.2014. The efficacy of bisphosphonates in preventing aromatase inhibitor induced bone loss for postmenopausal women with early breast cancer: a systematic review and meta-analysis.J Oncol，2014:1~13

6. Berenson JR，Hillner BE，Kyle RA et al. 2002. American Society of Clinical Oncology clinical practice guidelines: the role of bisphosphonates in multiple myeloma.J Clin Oncol，20（17）:3719~3736

7. Berenson JR.2005. Recommendations for zoledronic acid treatment of patients with bone metastases. Oncologist，10（1）:52~62

8. Boissier S，Ferreras M，Peyruchaud Oet al. 2000. Bisphosphonates inhibit breast and prostate carcinoma cell invasion，an early event in the formation of bone metastases. Cancer Res，60（11）:2949~2954

9. Costa L，Lipton A，Coleman RE. 2006. Role of bisphosphonates for the management of skeletal complications and bone pain from skeletal metastases. Support Cancer Ther，3（3）:143~153

10. Gnant M，Dubsky P，Hadji P. 2012. Bisphosphonates: prevention of bone metastases in breast cancer. Recent Results Cancer Res，192:65~91

11. Gralow J，Tripathy D. 2007. Managing metastatic bone pain: the role of bisphosphonates. J Pain Symptom Manage，33（4）:462~472

12. Green JR. 2004. Bisphosphonates: preclinical review. Oncologist，4（9 Suppl）:3~13

13. Käkönen SM，Mundy GR. 2003. Mechanisms of osteolytic bone metastases in breast carcinoma. Cancer，97（3 Suppl）:834~839

14. Polascik TJ，Mouraviev V. 2008.Zoledronic acid in the management of metastatic bone disease. TherClin

Risk Manag，4（1）:261~268

15.Rosen LS，Gordon DH，Dugan W Jret al. 2004. Zoledronic acid is superior to pamidronate for the treatment of bone metastases in breast carcinoma patients with at least one osteolytic lesion. Cancer，100（1）:36~43

16.Yu SY，Jiang ZF，Zhang Li et al. 2010. Chinese expert consensus statement on clinical diagnosis and treatment of malignant tumor bone metastasis and bone related diseases. Chinese-German Journal of Clinical Oncology，9（1）:1~12

第9章　老年乳腺癌内科治疗

随着社会进步,医疗科技不断发展,人类寿命越来越长,伴随而来的是老龄化现象日益突出。恶性肿瘤发病率增加,也是人口老龄化的具体表现之一。根据卫生部信息统计中心和全国肿瘤防办试点地区调查资料显示:我国肿瘤发病率和死亡率均在 55~60 岁段开始呈大幅度上升, 65 岁年龄组是 55 岁年龄组的一倍, 70 岁年龄组是 55 岁年龄组的两倍, 80 岁年龄组是 55 岁年龄组的三倍。同样,年龄增长也是乳腺癌发病率和死亡率增加的一个主要危险因素。美国的一项统计研究表明,近一半的乳腺癌患者首诊年龄已 ≥ 65 岁。全球范围内,约 1/3 的乳腺癌患者年龄大于 65 岁。因此,如何根据老年患者的生理特点、疾病特点和药代动力学特征,制定合理治疗方案,改善老年乳腺癌患者的生活质量、延长生存期,已成为乳腺肿瘤医师直面的一个重要课题。

第1节　老年乳腺癌的特点

一、老年乳腺癌定义

世界卫生组织对老年人的定义为生理年龄 ≥ 65 岁的人群。新的划分标准将 60~74 岁定义为准老年人(老年前期或年轻的老年人), 75~89 岁为老年人, 90 岁以上为长寿老人。联合国提出的老年人的划分标准是发达国家 65 岁以上者,发展中国家 60 岁以上者为老年人,而我国对于年龄的期限习惯认为是 65 岁以上。在欧美乳腺癌重点人群年龄段为 50~70 岁, 30%~35% 的乳腺癌患者是年龄大于 70 岁的老年女性。在荷兰,每年新增病例中约有 30% 的患者大于 70 岁,预计到 2035 年该比例可能提高至 60%。在中国, 16.4%~25% 的患者年龄大于 65 岁。在乳腺癌诊治领域,临床习惯将大于 65 岁的定为老年乳腺癌。

二、老年乳腺癌的特点

依据 SEER 数据库报道,欧美国家 70 岁以上女性乳腺癌患者的预期中位生存期为 15.5 年。老年人随着年龄的增长及生理上的变化,对乳腺的自我体检不够重视,同时患者对疼痛等生理反应迟钝及缺乏社会交流,老年乳腺癌患者往往发现乳腺肿块较长时间后才就诊,因此,肿瘤体积较大,就诊时间较晚为其特点。老年患者多伴有基础疾病,如高血压、糖尿病、冠心病等。上述基础疾病以及相对较差的一般情况导致老年患者预期寿命短于其他年龄组患者。老年乳腺癌的临床、病理及生物学特点主要有:①并发症较多,降低了老年乳腺癌的手术治疗率;②肿瘤体积较大,发展较慢,分化较好,淋巴结转移晚;③肿瘤的组织学分型中,黏液腺癌、乳头状癌的比例较高;④ ER 和(或)PR 阳性者占 70%~80%, HER2 过表达者较少。外科手术是可切除的老年乳腺癌的主要治疗方式。老年患者一般可耐受根治性手术,手术死亡率约 1%~2%。大量的研究证实，保乳术与根治术的 DFS 和 OS 均相似。少量研究显示，对于年龄大于 70 岁的患者，保乳术后生活质量更好。伴有腋窝淋巴结转移的患者，应进行腋窝淋巴结清扫；对于腋窝淋巴结阴性者，前哨淋巴结活检术（SLNB）是安全的选择。对于大于 70 岁的乳腺癌患者，SLNB 可安全、准确地评估腋窝淋巴结状态。若原发灶 ≤ 3cm，临床无淋巴结转移证据，可考虑行 SLNB。对于前哨淋巴结（SLN）阳性者，非前哨淋巴结（non-SLN）是否清扫目前尚存争议。

循证医学指导临床实践的今天，以往乳腺癌临床研究的对象大多数为中青年女性，而老年乳腺癌的临床研究数据多数局限于回顾性的分析研究，前瞻性随机双盲对照的大宗临床研究数据相对匮乏，从而造成老年乳腺癌治疗指南的循证级别相对低下，因此如何有效治疗老年乳腺癌已成为乳腺癌临床研究的难点。

对老年患乳腺癌患者治疗前应首先考虑其机体功能状态，依据的标准是 CGA（Com-prehensive Geriatric Assessment，老年综合评估），CGA 体系是老年肿瘤评估的核心，该评估体系有别于既往所用的卡诺夫斯基体能状态（KPS）评分、美国东部肿瘤协作组（ECOG）评分。KPS、ECOG 评分系统较为笼统，并没有对脏器功能进行系统评估、分级，即使 KPS 或 ECOG 评分较好的患者，其中也有部分患者功能状态较差，不能耐受常规治疗。Li 等对我国 700 例 ≥ 65 岁的老年肿瘤患者的评估显示：在 ECOG 0 分 ~2 分的患者中，日常生活完全不能自理者占 12%。而 CGA 评估体系包括功能状况、合并症、合并用药、社会经济状况、老年综合征及营养状况几方面内容，主要分三个部分：①功能评估；②合并症评估；③合并用药评估；CGA 评估体系主要适用大于 65 岁体力较弱的老年患者。

第 2 节　老年乳腺癌内分泌治疗

一、辅助内分泌治疗

乳腺癌治疗已经进入分子时代，根据分子分型制定适宜的治疗方案是目前乳腺癌治疗的主要模式。与年轻乳腺癌相比，激素受体阳性的老年乳腺癌比例显著增高：30 岁 ~34 岁年轻女性中激素受体阳性的乳腺癌比例小于 60%，而 80–84 岁老年女性中则高达 85%。另外老年乳腺癌的 Ki67 及 HER2 表达水平也相对低下。因此，内分泌治疗成为激素受体阳性的老年乳腺癌主要甚至是首要的选择，对于不能耐受手术和化疗的老年乳腺癌患者，亦可以首选内分泌治疗。

对于激素受体阳性的极低风险肿瘤（直径 ≤ 10 mm，G1 导管癌，G1 或 G2 小叶癌），术后可免除辅助内分泌治疗。对于其他激素受体阳性患者，则要考虑内分泌治疗。多项大型临床研究（如 ATAC、BIG 1-98、IES-31、MA-17 等）证实，对于绝经后早期乳腺癌患者，术后 5 年芳香化酶抑制剂阿那曲唑或来曲唑或依西美坦疗效优于 5 年他莫昔芬；已经应用他莫昔芬 2~3 年的患者，换用依西美坦或阿那曲唑满 5 年的疗效优于单纯他莫昔芬 5 年的疗效；已经应用他莫昔芬 5 年的患者，后续强化使用来曲唑 5 年的疗效优于不用者。

对于老年患者,选择他莫昔芬还是芳香化酶抑制剂,既要考虑疗效,也要考虑安全性。与他莫昔芬相比,芳香化酶抑制剂类药物较少发生血栓栓塞事件、子宫内膜癌和认知功能损伤。另一方面,芳香化酶抑制剂类药物的骨折和肌肉骨骼相关不良事件的发生率增加。在 ATAC 探索性研究中,35.2% 的阿那曲唑组患者出现关节症状,其中 20% 导致治疗中断,只有 69% 完成治疗。此外,与他莫昔芬相比,芳香化酶抑制剂药物的相关骨折发生风险高 1.5 倍(从 0.9%~11%)。应鼓励所有患者在开始芳香化酶抑制剂时进行体力锻炼和补充钙 / 维生素 D,若骨密度 T 值 < -2 或有两个(以上)骨折危险因素时,应进行抗骨吸收治疗。芳香化酶抑制剂长期应用,对脂类代谢、心血管系统的影响,目前还不甚明确,值得进一步深入研究。老年患者应用芳香化酶抑制剂应注意以下几点:①推荐高危,有妇科、心脏等方面并发症的患者选用芳香化酶抑制剂治疗;②初始或在他莫昔芬治疗 2~3 年后使用;③定期监测骨密度和血脂;④美国临床肿瘤学会(ASCO)指南建议,对老年乳腺癌患者可考虑给予芳香化酶抑制剂治疗,但注意不应该经常更换芳香化酶抑制剂的种类。

二、新辅助内分泌治疗

在老年乳腺癌的新辅助内分泌治疗研究中,Semiglazov 等开展的研究对比了阿那曲唑和依西美坦 3 个月给药与多柔比星联合紫杉醇 4 周期化疗在激素受体阳性的绝经后老年患者中的疗效,结果显示,在临床客观缓解率、反应时间、病理完全缓解率方面,两个治疗组之间无显著差异,内分泌治疗组中保乳手术率略优于化疗组(33% 比 24%,P=0.58)。GEI-CAM/2006-03 研究对表柔比星联合环磷酰胺 4 周期给药与 24 周依西美坦的疗效进行比较,显示化疗组临床客观缓解率大于内分泌治疗组(66% 比 48%),但没有达到统计学意义(P= 0.075)。在 Ki67 ≤ 10% 亚组中,两个治疗组的临床客观缓解率相似(63% 比 58%,P=0.74)。

新辅助化疗的长期预后观察指标为 pCR。但对于新辅助内分泌治疗的 Luminal 型乳腺癌患者来说,这一指标意义不大,因为达到 pCR 的概率较低,且少部分患者会在该治疗期间出现进展。尽管实际工作中应用 Ki67 作为预后标志物还有一定阻力,但国际性共识中区别 Luminal A 型和 Luminal B 型乳腺癌的指标就是 Ki67。多项研究表明,Ki67 的数值可以预测辅助内分泌治疗的预后,且有研究表明,其与所用药物(来曲唑、阿那曲唑、依西美坦)无关。研究表明,治疗 2 周后以及治疗 12 周后的 Ki67 显著降低,多因素分析表明,治疗 2 周后的 Ki67 数值与无复发生存显著相关。

其他综合性指标,如术前内分泌治疗预测指数(PEPI)评分,具体是综合分析新辅助内分泌治疗后的多个指标,如病理检查的肿瘤大小、淋巴结情况、ER 情况、Ki67 水平。PEPI 得分低,尤其是 0 分者预后极好,但从化疗中获益低。也有研究在治疗后不同的时间进行活检测定 Ki67 水平,以 10% 为界,认为高于此数值则新辅助内分泌治疗获益可能性小,低于此数值新辅助内分泌治疗获益可能性大。随着精准医学时代的到来,如 Oncotype Dx21 基因分析,其包括了与免疫信号及凋亡等基因相关的检查,也在探索将其用于预测新辅助内分泌治疗效果。但由于样本数量较少,且缺乏随机及前瞻性研究,因此,应慎重解读这类研究结果。

　　新辅助内分泌治疗主要适合绝经后激素受体强阳性,疾病进展缓慢的老年患者,以芳香化酶抑制剂为主,治疗时间应大于 3 个月。由于不良反应轻、耐受性好、疗效确切,已逐渐成为新辅助治疗的选择之一。但应严格挑选可能获益的患者,以免治疗无效贻误治疗时机。

三、内分泌解救治疗

　　内分泌治疗是 激素受体阳性,HER2 阴性老年乳腺癌患者的治疗基石。在绝经后晚期乳腺癌患者中,芳香化酶抑制剂已经成为首选的治疗药物。但是,仍然有一部分患者存在内分泌治疗耐药问题,以致肿瘤复发。对于早期疾病复发或进展的患者,治疗选择包括使用其他芳香化酶抑制剂、雌激素受体拮抗剂或者化疗。氟维司群是一类新型甾体类雌激素受体拮抗剂而无激动剂效应,可以在细胞水平下通过与 ER 结合,阻断并降解 ER。由于 ER 有多个信号通路介入,氟维司群可以直接作用于 ER,同时引起 ER 降解及信号通路的阻断,能够阻止或延缓内分泌治疗的耐药。其可能带来的临床获益是获得持续肿瘤缓解和延缓耐药产生。因而,对于绝经后激素受体阳性晚期老年乳腺癌患者,在既往辅助内分泌治疗失败后,可以考虑使用氟维司群作为他莫昔芬、阿那曲唑、来曲唑或依西美坦的替代治疗。

　　mTOR 抑制剂依维莫司已成为 激素受体 阳性和 HER2 阴性晚期乳腺癌的治疗有效选择。一项随机,双盲,安慰剂对照的 III 期研究,探索了依维莫司与依西美坦,对比依西美坦与安慰剂用于 HER2 阴性的、激素受体阳性的晚期乳腺癌患者的疗效和安全性。研究表明,无论患者的年龄多大,依维莫司联合依西美坦治疗与 PFS 的改善相关,依维莫司联合依西美坦治疗(与依西美坦与安慰剂治疗相比),患者的口腔炎、肺炎、感染、皮疹及高血糖症风险增加,但老年患者的不良反应与年轻患者不良反应相似,而老年患者更易发生同治疗相关的死亡。在依维莫司治疗期间,推荐对老年患者进行密切监测,可适当减少剂量或采取 AE 管理的干预措施。

　　2015 年,FDA 宣布加速批准 Palbociclib 联合来曲唑作为内分泌治疗为基础的初始方案用于治疗 ER 阳性 /HER2 阴性绝经后晚期乳腺癌。与单药来曲唑比较,Palbociclib 联合来曲唑治疗 ER 阳性 /HER2 阴性 晚期乳腺癌患者能够将无进展生存期延长一倍。其他新的 CDK 抑制剂和组蛋白去乙酰化酶抑制剂的未来作用,值得新的随机对照试验进一步研究证实。

　　对 ER 和(或)PR 阳性老年乳腺癌晚期患者,首选内分泌治疗。内分泌治疗对 ER 和(或)PR 阴性肿瘤也可能有效。老年乳腺癌与中青年乳腺癌相似,如受体阳性或不确定,出现单纯骨转移或局部软组织转移,临床症状不明显的常以内分泌治疗开路。

第 3 节　老年乳腺癌化疗

一、辅助化疗

　　早期乳腺癌治疗以延长患者无病生存为目标,最终提高总生存。20 年来,随着临床研究的进展和治疗水平的提高,乳腺癌总体死亡率显著降低,但是这种临床获益只局限于中青年乳腺癌,老年乳腺癌并没有因此得到明显改善。研究发现:老年患者往往合并其他基础疾病,其死亡原因并不完全由乳腺癌引起,这种多疾病因素干扰了老年乳腺癌治疗的获益率分析。因此,老年乳腺癌治疗前必须要平衡分析患者总生存与预期寿命,从而制定合理的治疗方案。2013 年,JCO 杂志提出了一种可以借鉴的老年乳腺癌辅助化疗的评估模式:首先进行在线预期寿命评估(eprognosis.org),对于激素受体阳性、HER2 阴性的乳腺癌患者,如果预期寿命小于 5 年,无论临床分期,均可不考虑化疗;如果预期寿命在 5~10 年,根据临床分期,复发风险谨慎选择合理化疗方案;如果预期寿命大于 10 年,根据临床分期,复发风险选择合理化疗方案。

德国的Ⅲ期 ICE 试验(目前样本量最大的老年乳腺癌试验)结果显示,对中高危早期乳腺癌老年患者而言,卡培他滨单药化疗不优于完全放弃细胞毒性药物的治疗。这项前瞻性、多中心、随机 ICE 试验纳入淋巴结阳性或高危淋巴结阴性的乳腺癌患者,平均年龄为 71 岁,所有患者应用伊班膦酸盐治疗 2 年。1358 例患者被随机分为卡培他滨治疗组(6 周期)和不接受细胞毒性药物治疗组。所有入组患者均不适合应用传统的蒽环类联合紫杉类治疗:1/4 的患者年龄超过 75 岁,10% 患者的身体有一定程度虚弱(查尔森并发症指数为 2),15%~17% 的患者表现出身体机能下降和残疾。该研究的主要研究终点是 DFS,结果发现应用卡培他滨治疗组与不应用卡培他滨治疗组的 3 年 DFS(85.4% 比 84.3%)和 5 年 DFS(78.8% 比 75.0%)无显著差异。应用卡培他滨治疗的患者更易发生 3 级和 4 级不良反应。该研究结果明确显示:卡培他滨单药治疗并未使老年乳腺癌患者获益。CALGB 49 907 试验是一项前瞻性随机研究,结果发现,≥ 65 岁女性乳腺癌患者随机接受标准 CMF 方案或 AC 方案或卡培他滨单药化疗,中位随访 2.4 年,卡培他滨组肿瘤复发及死亡率是联合用药方案组的 2 倍,这在激素受体阴性亚组中表现最显著($P=0.001$),提示标准辅助化疗在老年乳腺癌中有重要意义。老年乳腺癌患者有合理的预期寿命,医生应根据其乳腺癌类型选择最佳治疗方案并进行充分治疗,只有在他们确实不适宜接受化疗时才放弃。一项Ⅲ期研究比较了表柔比星联合他莫昔芬对比他莫昔芬单药辅助治疗,两组患者 DFS 无统计学差异。对于蒽环类药物的选择,鉴于充血性心力衰竭的风险,国际老年肿瘤学会(SIOG)推荐脂质体多柔比星的使用。在状态良好的 70~85 岁老年激素受体阴性高危乳腺癌患者中,4 周期脂质体多柔比星联合环磷酰胺是可行的。其他可考虑方案包括 4 周期 TC 方案(多西他赛＋环磷酰胺),TC 方案逐渐成为老年乳腺癌的优选方案,且 TC 方案较 AC 方案(多柔比星＋环磷酰胺),无论在 DFS 和 OS,前者均优于后者。对 110 例大于 70 岁的老年乳腺癌回顾研究表明:55% 的患者能够适应 TC 方案,40% 的患者中度耐受,只有 5% 的患者感到疲倦。目前,在美国,4 周期 TC 方案已成为大于 65 岁老年乳腺癌普遍应用的术后辅助化疗方案,大约占到所有辅助化疗方案的一半。

对于老年乳腺癌,安全性问题是化疗能否进行的关键。健康的老年患者的用药剂量可以与青年患者相同,但前者对药物的毒性更敏感。CALGB 的研究结果显示,在 ≥ 65 岁的老年乳腺癌中,1.5% 的患者出现了治疗相关性死亡。另有研究表明,对于 66~70 岁之间的老年患者,不化疗、给予含蒽环类的方案、给予 CMF 方案,在随访 10 年内发生心衰比例分别为:28%、47%、33%。总之,在无心血管功能受限的情况下,可以给予 4 周期的含蒽环类的方案,HER2 阳性者可加用曲妥珠单抗,尽量避免与蒽环类合用。对有心脏禁忌证者,TC 方案可以替代含蒽环类的方案。当毒性反应明显时,可更换药物或者适当减量,但需注意任何化疗方案都有最低剂量要求。

二、新辅助化疗

新辅助化疗作为乳腺癌综合治疗常用手段之一,其应用越来越广泛,特别对于局部晚期乳腺癌患者。新辅助化疗通过降低肿瘤分期,增加保乳机会,虽然新辅助化疗和术后辅助化疗的 DFS 和 OS 并无明显差异,但是新辅助化疗中达到 pCR 的患者,其 DFS 和 OS 明显延长。另外,新辅助化疗还可以检测人体对化疗药物的敏感性,但是国内有关老年乳腺癌新辅助化疗的研究相对较少。周立艳等对天津市肿瘤医院 2003—2008 年收治的 75 例年龄 >65 岁且接受新辅助化疗的老年乳腺癌患者回顾分析后表明:75 例患者的临床 ORR 为 86.67%, pCR 率为 18.67%。单因素分析发现,原发肿瘤直径是老年乳腺癌患者新辅助化疗达 pCR 的影响因素(P=0.043)。老年乳腺癌患者 5 年 DFS 率和 OS 率分别为 70.90%、81.30% 。单因素分析显示,影响老年乳腺癌患者预后的因素包括:合并疾病、TNM 分期、病理类型、激素受体状态、不同新辅助化疗方案及 pCR。多因素分析显示,激素受体阴性是影响老年乳腺癌患者 DFS 的独立危险因素(P=0.022),合并疾病是 OS 的独立影响因素(P=0.001)。最后研究认为:老年乳腺癌患者具有特殊的临床特征和独立的预后因素,应综合评价病情,实现个体化新辅助化疗。CAPRICE 试验是研究脂质体多柔比星联合环磷酰胺序贯紫杉醇作为新辅助治疗老年或对心脏毒性药物耐受力差的高风险乳腺癌患者。50 例患者中,>65 岁占 84%,高血压疾病的占 64%,既往有心脏疾病的占 10%。结果表明:新辅助化疗后乳腺 pCR 率为 32%,乳腺和腋窝均 pCR 率为 24%,保乳率由化疗前的 26% 提高到 58.7%,而且左心室射血分数(LVEF)没有显著变化。研究证实:对于高危复发风险的老年乳腺癌患者,脂质体多柔比星联合环磷酰胺序贯紫杉醇新辅助治疗可提高保乳率,显著减少心脏毒性事件的发生,不良反应少,患者耐受性良好。

三、解救化疗

对于晚期乳腺癌,治疗目标是提高患者的生存质量,最大限度地维持患者的生理功能、改善现有的症状以及给予患者系统的姑息治疗。对于雌激素受体和孕激素受体阴性、疾病进展迅速、有症状的内脏转移或对内分泌治疗耐药的患者,首选单药化疗。单药序贯化疗与联合化疗相比,对疾病的总体控制时间是一样的。蒽环类和紫杉类是最有效的乳腺癌化疗药物,适用于未用过蒽环类和紫杉类的复发 / 转移患者。紫杉醇周疗方案、吉西他滨、长春瑞滨、卡培他滨等药物在老年晚期乳腺癌患者的治疗研究中已显示出良好疗效和耐受性。

Bajetta 等对 73 例中位年龄为 73 岁的老年患者进行卡培他滨治疗的研究。该研究包含 2 期,每期使用不同的卡培他滨剂量。标准剂量下, 2 例受试者(7%)发生了致死性毒性(1

例患者 75 岁；另外一例 80 岁），导致了 4 级腹泻和严重脱水。较低剂量下，依从性较好，反应率为 34.9%（95%CI，21.0%~50.9%），与标准剂量相似，但是有 3 例患者由于急性心梗、CHF、4 级腹泻而终止治疗。研究者得出结论，老年晚期乳腺癌女性患者应用低剂量卡培他滨是安全有效的。荷兰乳腺癌研究小组 BOOG 进行了一项多中心III期 OMEGA 研究，比较脂质体多柔比星与卡培他滨一线治疗 ≥ 65 岁晚期乳腺癌患者的疗效和安全性。在该研究中，所有患者被随机分配到接受 6 个周期脂质体多柔比星（每 4 周 1 次，每次 45 mg/m²）或 8 周期卡培他滨（1000 mg/m²，po，bid，21 天为 1 周期，第 1~14 天）治疗。由于入组患者困难和脂质体多柔比星药品供应的问题，该研究提前结束，未能完成纳入 154 名患者的计划，共纳入了 78 名患者，其中纳入的大多是年龄 ≥ 75 岁（54%）且耐受性差的患者（有 ≥ 1 个老年状况的患者占 71%），大多数患者完成了至少 12 周的治疗（脂质体多柔比星组 73%，卡培他滨组 74%）。脂质体多柔比星和卡培他滨的中位剂量强度分别为 85% 与 84%。中位随访 39 个月后，77 名患者出现病情进展，62 名患者死于晚期乳腺癌。脂质体多柔比星和卡培他滨的中位 DFS 分别为 5.6 月和 7.7 月（P=0.11），中位 OS 分别为 13.8 月和 16.8 月（P=0.59）。这两种治疗方法的安全性均可行，其中 3 度毒性反应包括乏力（两组均为 13%）、手足综合征（脂质体多柔比星组 10%，卡培他滨组 16%）、口腔炎（脂质体多柔比星组 10%，卡培他滨组 3%）、皮疹（脂质体多柔比星组 5%）和腹泻（脂质体多柔比星组 3%，卡培他滨组 5%）。在 10 名 ≥ 80 岁的患者中，只有 1 名完成了化疗，两组中分别有 3 名和 6 名患者因为毒性反应或病情进展而终止了治疗。该研究结果表明：在老年晚期乳腺癌患者的一线单药化疗中，脂质体多柔比星和卡培他滨的疗效和安全性相当，甚至可应用于体质较弱或 ≥ 75 岁的患者，但年龄 ≥ 80 岁的患者仍不太可能完成化疗。

　　另外，晚期乳腺癌化疗在控制症状的同时，尽可能减少毒性蓄积。给药时，要考虑药代动力学的因素，根据毒性进行必要减量。但因缺乏 I 类证据限定用药剂量，故需严格随访。对可能引起III - IV度粒细胞减少的方案，应提前给予集落刺激因子支持治疗。而骨髓抑制较小的方案（如周方案环磷酰胺、周方案多西他赛）则不需要预防用集落刺激因子。即使如此，用药时，也要对老年患者予以特殊重视，因为老年患者较青年患者更容易发生骨髓抑制，且血象恢复能力较差。

第 4 节　老年乳腺癌靶向治疗

　　对于无心脏禁忌证的 HER2 阳性患者，应考虑加用曲妥珠单抗治疗，但应密切监测心脏功能。因多数靶向治疗药物现仍处于临床试验阶段，而 70 岁以上的患者多被排除在试验之外，所以现在老年患者使用其他靶向药物的临床数据有限。

　　HER2 阳性的老年乳腺癌患者要考虑化疗联合曲妥珠单抗治疗，现在认为，这会使大多数老年患者受益，除外那些肿瘤体积小、激素受体阳性、腋窝淋巴结阴性及预期寿命可能小于 5 年的患者。意大利一项多中心的回顾性研究报告，曲妥珠单抗与紫杉类或长春瑞滨联合可取得 67% 的临床客观缓解率，中位 PFS 为 8.7 个月。NSABP B-31 研究显示，年龄超过

50 岁是曲妥珠单抗相关性充血性心力衰竭发生的独立预后因子。曲妥珠单抗随年龄增加，药物心脏毒性也更加明显。老年患者使用曲妥珠单抗时，要注意控制高血压、糖尿病等疾病，尽量避免同时使用含有蒽环类药物的治疗方案。帕妥珠单抗／曲妥珠单抗联合多西他赛治疗 HER2 阳性转移性乳腺癌的Ⅲ期 CLEOPATRA 研究及其老年亚组分析的结果表明，除 75 岁以上亚组由于患者数过少没有显示出获益外，其他年龄亚组均显示联合帕妥珠单抗治疗能显著优于联合安慰剂，而且 65 岁以上患者较 65 岁以下患者的获益更明显。因此，65 岁以上老年患者与年轻患者一样，双靶向治疗也能显著改善 PFS。

在 CLEOPATRA 研究中，帕妥珠单抗、曲妥珠单抗及多西他赛联用可以使老年患者获得更长的 PFS。但是，≥ 65 岁的患者经帕妥珠单抗、曲妥珠单抗及多西他赛治疗后，与 ≥ 65 岁的经安慰剂、曲妥珠及多西他赛治疗的患者相比，出现了更多的腹泻，中性粒细胞减少及味觉障碍的不良反应。65 岁及以上的患者（与小于 65 岁的患者相比），更易发生腹泻、食欲减退、呕吐、疲劳、无力及味觉障碍。相比之下，老年患者不易发生中性粒细胞减少和发热性中性粒细胞减少；其原因可能是老年患者更易减少剂量，并且接受多西他赛的中位周期数降低。

一项回顾性研究分析了 66 岁及以上的确诊为Ⅰ～Ⅲ期的乳腺癌患者接受曲妥珠单抗治疗的疗效。结果显示，CHF 率接近 30%，大幅高于临床试验报告的数据。在曲妥珠单抗治疗的患者中，CHF 率与以下因素相关：每周曲妥珠单抗给药、高龄、高血压、蒽环类药物的使用、并发症的增加、冠心病等。既往研究表明，HER2 阳性乳腺癌术后应用曲妥珠单抗治疗 1 年能够明显改善 DFS，但是，这些研究纳入老年患者很少，且心脏功能不好的患者全部被排除在研究之外。因此，老年患者接受曲妥珠单抗治疗需要谨慎，应用过程中必须密切接受心功能监测。

ECOG E2100 试验结果显示，贝伐单抗联合紫杉醇作为转移性乳腺癌的一线治疗，ORR 升高，DFS 延长。但目前仍鲜有数据证明，贝伐单抗应用于老年乳腺癌是获益还是危险性增加。但是另一项试验亚组分析中，贝伐单抗联合化疗时，大于 65 岁患者较容易发生动脉栓塞。

第 5 节　治疗风险与获益的平衡

早期老年乳腺癌患者选择治疗方案，最重要的是要评估每个患者的 DFS。在这个框架下再考虑所有其他因素，它能使肿瘤科医生能够快速谨慎的确定不同治疗方案的优势与不足。单独用年龄来估计患者的生存期也是不够的，一个平素健康的 80 岁老人的预期寿命可能超过 10 年，而 80 岁有心脏疾病的糖尿病患者一年内死亡率为 50%。许多健康相关的因素都必须考虑，包括致病因素之间的联系。Eprognosis.ucsf.edu 网站上的计算器，它采用多种有效的工具来将患者的个人资料转化为该患者在设定时期内的死亡风险。对于老年乳腺癌患者，医师需要确保在权衡治疗方案之前进行寿命估计，特别是当决定使用化疗，而不是将化疗作为温和治疗的补充。根据临床研究，化疗比内分泌治疗在 10 年的生存率上有 5%

的生存获益,但两者的 5 年生存率并无明显差异,而且 10 年内患者有 90%概率死于其他疾病。总的来说,化疗只增加 0.5%的生存获益,但有 99.5%可能因化疗产生不必要的痛苦。

另外,在 Adjuvant(adjuvantonline.com/index.jsp)和 PREDICT (predict.nhs.uk/predict. html)两网站上进行在线评估。PREDICT 网站的主要优点是,它可以预测 HER2 阴性和 HER2 阳性乳腺癌患者化疗的获益。Adjuvant 网站只适用于 HER2 阴性乳腺癌患者的预测,而且与 PREDICT 网站不同的是,它考虑了并发症对患者的影响。如果 10 年的生存获益小于 3%将不考虑化疗,获益在 3%~5%之间化疗与否尚待讨论,超过 5%则建议化疗。如果患者更倾向于延长生命,并认为忍受化疗以增大 3%的 10 年生存获益更合理。表 9-1 列出了对 70 岁以上乳腺癌患者辅助治疗的评价。

表 9-1　70 岁以上乳腺癌患者辅助治疗评价

危险分层	定义	治疗
淋巴结阴性		
低危	T ≤ 1cm,ER 和(或)PR 阳性,1 级	无需治疗或行内分泌治疗
中危	1cm<T<2cm,ER 和(或)PR 阳性,1 级或 2 级	内分泌 ± 化疗
高危	T ≥ 2cm,1 级或 2 级(任何 ER、PR)	内分泌 ± 化疗(ER/PR 阳性) 化疗(ER/PR 阴性)
淋巴结阳性 HER2 阴性		
ER 阳性	任何肿瘤	内分泌 ± 化疗
ER 阴性	任何肿瘤	化疗
HER2 阳性	T ≥ 1cm,任何 ER、PR	考虑化疗 ± 曲妥珠单抗治疗 内分泌治疗(ER/PR 阳性)

引自《乳腺病学》(第 4 版),有修改。

第 6 节　老年乳腺癌诊治的注意事项

随着人口老龄化和乳腺癌诊疗水平的提高,乳腺癌正逐渐成为一种年龄相关性疾病,年龄增长也是乳腺癌发病率和死亡率增加的一个重要因素,老年乳腺癌患者生存率低下的原因非常复杂,可能与诊断不及时、治疗不足以及老年患者的健康状况不良限制了治疗的机会有关。对于激素受体阴性的乳腺癌患者,化疗具有重要的作用,对于大于 75 岁的激素受体阳性的患者,化疗获益程度较小。所有激素受体阳性的老年女性患者都应该考虑内分泌治疗。HER2 阳性的老年乳腺癌考虑抗 HER2 靶向治疗和化疗。根据国际老年肿瘤学会(SIOG)与欧洲乳腺癌专家学会(EUSOMA)的老年乳腺癌处理国际专家共识及笔者的临床具体实践,总结出对老年乳腺癌患者诊治时的注意事项。

一、老年乳腺癌的处理决策应考虑的因素

生理年龄、预期寿命、潜在风险与绝对获益的平衡、患者的治疗依从性、患者意愿、不能完成治疗的潜在因素。

二、非乳腺癌致死原因分析

对于老年乳腺癌患者的结局,要考虑患者的"乳腺癌相对生存"、并发症以及脏器功能评估,才能够预测患者死于非乳腺癌因素的可能性。

三、老年患者的评估

老年医学与肿瘤学的联合能够优化老年乳腺癌患者的处理。多学科进行老年评估能够获取患者的一般健康状态与功能状态。在进一步进行 CGA 之前,进行筛查性评估是合理的。对于 CGA 评估时发现的能够逆转的临床问题进行积极干预,有助于减少后期治疗的并发症与死亡率,并有助于改善生活质量。一系列的老年医学评估能够确定病情恶化发生,而进行针对性的处理则可改善预后。

四、新辅助内分泌治疗

新辅助内分泌治疗适用于激素受体阳性且预期寿命较短的患者(2~3 年);经过有效治疗后不考虑手术或拒绝手术的患者。强烈推荐老年病学家的参与评估患者预期寿命与指导可逆性并存疾病的处理。基于不同内分泌治疗潜在的副作用的分析前提下,选择他莫昔芬或芳香化酶抑制剂都是合理的。

五、辅助内分泌治疗

(1)对于老年乳腺癌,并不清楚多大年龄他莫昔芬或芳香化酶抑制剂更有效。与他莫昔芬比较,芳香化酶抑制剂的疗效略强;但是由于老年人更容易受到药物毒性的影响,所以安全性对于医生选择药物很重要。

(2)老年乳腺癌的起始内分泌治疗应该选择他莫昔芬或一种芳香化酶抑制剂。起始给予他莫昔芬的患者,在 2~3 年后考虑换药时,应该给予一种芳香化酶抑制剂。对于健壮的老年乳腺癌患者,在 5 年他莫昔芬治疗后,可以考虑 5 年芳香化酶抑制剂的强化治疗。

(3)对于低复发风险的老年乳腺癌患者(pT1aN0),或存在其他威胁生命的并存疾病的患者,可以不进行内分泌治疗。

六、辅助化疗

(1)不应该基于年龄来决策辅助化疗,淋巴结阳性、激素受体阴性的年龄大的患者都会从辅助化疗中获得潜在的巨大获益。

(2)在方案选择中,4 疗程含蒽环类方案通常要优先于 6 疗程的 CMF 方案,标准的 AC或 CMF 方案化疗药优于单药卡培他滨。TC 方案亦可以作为老年乳腺癌辅助化疗的优选方案。

（3）与年轻患者相比，老年乳腺癌患者使用紫杉类方案毒性增加，但在健壮老年患者中，如果是高复发风险人群可以在蒽环类基础上加紫杉类，或者用紫杉类取代蒽环类以降低心脏毒性。

（4）HER2 阳性乳腺癌患者，无心脏疾病应该给予曲妥珠单抗联合化疗。

七、晚期乳腺癌

（1）对于激素受体阳性晚期老年乳腺癌，选择内分泌治疗。激素受体阴性的晚期乳腺癌患者，当进展较慢或尚未威胁生命时，可以考虑试用一次内分泌治疗。因为这种治疗方案不会降低生存，而且确实存在雌激素受体、孕激素受体的假阴性结果。

（2）激素受体阴性、内分泌治疗耐药或疾病进展迅速晚期乳腺癌患者，应给予化疗优选。单药化疗或联合口服化疗是老年晚期乳腺癌的合理选择。是否需要剂量减低以及给药间隔时间是否需要调整尚存有争议，但临床应该根据药理学与毒性考虑这些问题。

（3）老年 HER2 阳性晚期乳腺癌患者，应该接受 HER2 靶向治疗与化疗。对于 HER2 阳性激素受体阳性晚期乳腺癌患者，有化疗禁忌或不伴有威胁生命的情况，抗 HER2 治疗加内分泌治疗是一个选择。对于 HER2 阳性激素受体阴性患者，也可以选择单用曲妥珠单抗治疗。

（4）贝伐单抗在提高 PFS 方面有积极的作用；但是，其毒性以及成本 / 效益比等都是重要的议题，需要进一步深入研究。

（5）存在骨转移的乳腺癌患者的治疗方案，包括双膦酸盐、放疗。

八、药物安全与依从性

（1）在临床上，医生在给老年乳腺癌患者处方时，要谨慎。因为，这个群体存在生理年龄相关的药代动力学变化、并存疾病以及患者因为其他疾病而存在多重用药的问题。

（2）需要肾脏代谢的药物或有肾毒性药物时，必须进行肾功能评估。

（3）建议进行完备的治疗方案药物的复习，最好邀请一名临床药师。

（4）应该积极行推动患者对用药的依从性。

（5）由于老年患者的生理储备较差、药物不良反应不典型以及未知毒性会危及患者依从性，因此推荐，一旦出现不良事件，应该及时干预，而不是继续监测。

九、患者预期

医生应该为老年乳腺癌患者提供清晰的诊断信息、治疗选择、治疗预期以及潜在毒性。医生应关注每个患者的预期、个人意愿，尤其是生活质量。

十、治疗的障碍

应该确定与解决治疗方面的障碍。特别注意并存疾病的情况（尤其是认知状况、焦虑和抑郁）和社会环境（尤其是患者就诊时的交通问题），这些都会影响患者决定是否接受治疗。

目前,乳腺癌中的老年患者所占比例逐渐升高,但是,在循证医学为主导的医学发展阶段,老年乳腺癌的研究尚少。乳腺癌常用的指南对于老年患者(大于 70 岁)均无常规推荐的化疗方案。随着人均期望寿命的延长,老年乳腺癌的规范化治疗已迫在眉睫,希望未来有更多的临床试验可以将老年乳腺癌患者纳入研究,以期为制定规范的治疗提供依据。

(贾勇圣)

参 考 文 献

1. 储大同 . 老年肿瘤学 . 第 1 版 . 北京:人民卫生出版社,2009

2. 哈里斯 . 乳腺病学 . 王永胜等译 . 第 4 版 . 济南:山东科学技术出版社,2014

3. 佟仲生,李军楠 . 老年乳腺癌的化疗进展 . 中国老年学学会老年肿瘤专业委员会年会暨中国老年肿瘤学大会,2011,126~131

4. 周立艳,史业辉,贾勇圣等 . 75 例老年乳腺癌患者新辅助化疗疗效及预后分析 . 中华乳腺病杂志(电子版),8(3):20~26

5. Anderson WF,Katki HA,Rosenberg PS. 2011. Incidence of breast cancer in the United States: current and future trends. J Natl Cancer Inst,103(18):1397~402

6. Balducci L. 2007. Aging,frailty,and chemotherapy. Cancer Control,14(1):7~12

7. Bouchardy C,Rapiti E,Fioretta G,et al. 2003. Undertreatment strongly decreases prognosis of breast cancer in elderly women. J Clin Oncol,21:3580~3587

8. Crivellari D. 2002. Results of adjuvant treatments in breast cancer patients over 70 years old: the IBCSG experience. International Breast Cancer Study Group. Tumori,88:S81~82

9. Christman K,Muss HB,Case LD et al. 1992. Chemotherapy of metastatic breast cancer in the elderly. JAMA,268:57~62

10. Gil-Gil MJ,Bellet M,Morales S et al. 2015. Pegylated liposomal doxorubicin plus cyclophosphamide followed by paclitaxel as primary chemotherapy in elderly or cardiotoxicity-prone patients with high-risk breast cancer: results of the phase II CAPRICE study. Breast Cancer Res Treat,151(3):597~606

11. Hurria A,Brogan K,Panageas KS,et al. 2005. Patterns of toxicity in older patients with breast cancer receiving adjuvant chemotherapy. Breast Cancer Res Treat,92:151~156

12. H.B. Muss,2014. Adjuvant chemotherapy in older women with breast cancer: who and what? J Clin Oncol,32:1996~2000

13. Hughes KS,Schnaper LA,Bellon JR et al. 2013. Lumpectomy plus tamoxifen with or without irradiation in women age 70 years or older with early breast cancer: long-term follow-up of CALGB 9343. J Clin Oncol,31:2382~2387

14. Ibrahim NK,Frye DK,Buzdar AU,et al. 1996. Doxorubicin-based chemotherapy in elderly patients with metastatic breast cancer. Tolerance and outcome. Arch Intern Med,156:882~888

15. Jones S,Holmes FA,O' Shaughnessy J et al. 2009. Docetaxel with Cyclophosphamide Is Associated with an Overall Survival Benefit Compared with Doxorubicin and Cyclophosphamide: 7-Year Follow-Up of US Oncology Research Trial 9735. J Clin Oncol,27(8):1177~83

16. Kroenke CH,Kubzansky LD,Schernhammer ES et al. 2006. Social networks,social support,and survival after breast cancer diagnosis. J Clin Oncol,24:1105~1111

17. McDonald S,Iceton JB. 2012. The use of Doppler ultrasound in the diagnosis of chronic cerebrospinal

venous insufficiency. Tech Vasc Interv Radiol, 15(2):113~20

18.Muss HB, Berry DA, Cirrincione CT et al. 2009. Adjuvant chemotherapy in older women with early-stage breast cancer. N Engl J Med, 360:2055~2065

19.Pinder MC, Duan Z, Goodwin JS, et al. 2007. Congestive heart failure in older women treated with adjuvant anthracycline chemotherapy for breast cancer. J Clin Oncol, 25:3808~3815

20.Romond EH, Perez EA, Bryant J, et al. 2005. Trastuzumab plus adjuvant chemotherapy for operable HER2-positive breast cancer. N Engl J Med, 353:1673~1684

21.Semiglazov VF1, Semiglazov VV, Dashyan GA. 2007. Phase 2 randomized trial of primary endocrine therapy versus chemotherapy in postmenopausal patients with estrogen receptor-positive breast cancer. Cancer, 110(2):244~54

22.Schonberg MA, Marcantonio ER, Li D, et al. 2010. Breast cancer among the oldest old: tumor characteristics, treatment choices, and survival. J Clin Oncol, 28:2038~2045

23.Smorenburg CH, de Groot SM, van Leeuwen-Stok AE et al. 2014. A randomized phase III study comparing pegylated liposomal doxorubicin with capecitabine as first-line chemotherapy in elderly patients with metastatic breast cancer: results of the OMEGA study of the Dutch Breast Cancer Research Group BOOG. Ann Oncol, Mar; 25(3):599~605

24.Yood MU, Owusu C, Buist DSM, et al. 2008. Mortality impact of less-than-standard therapy in older breast cancer patients. J Am Coll Surg, 206:66~75

第 10 章　年轻乳腺癌的内科治疗

第 1 节　年轻乳腺癌的特点

目前,国际上对年轻乳腺癌的定义尚不统一,多数研究将年轻乳腺癌的发病年龄设在≤ 40 岁, St. Gallen 大会制定的乳腺癌术后复发风险分级则将年龄＜ 35 岁作为中危的判定标准之一。

随着乳腺癌发病率的不断上升, 2015 年乳腺癌达到我国女性新发恶性肿瘤的 15%,在 30~44 岁女性恶性肿瘤新发病例数中位居第一(约 55 500 例),大致占这个年龄段新发恶性肿瘤患者总数的 1/4,并且将成为我国 45 岁以下年轻女性恶性肿瘤死亡的主要原因。国外统计的结果显示乳腺癌的死亡率在不断下降,5 年、10 年和 15 年的相对生存率分别为 89%、83% 和 78%,分期较早的乳腺癌 5 年相对生存率甚至可达 99%,但这种有利趋势在年轻乳腺癌患者人群中并不明显。因此,对这类特殊患病人群,应给予更多关注。

大部分研究显示,年轻乳腺癌的特点是肿瘤体积大、组织学分级高、淋巴结阳性比例高、激素受体阴性率偏高、HER2 阳性率偏高。POSH 研究是目前规模最大的一项前瞻性观察研究,旨在评估 2956 例 40 岁以下女性乳腺癌的病理特征,研究表明,大部分肿瘤是导管癌(86.5%)、组织学Ⅲ级(58.9%);淋巴结阳性患者占 50.2%、多灶性患者占 27%;三分之一的患者为 ER 阴性、四分之一患者为 HER2 阳性。另外一项 399 例年轻乳腺癌患者的研究发现,患者脉管系统侵犯(34%)比例高。一项回顾性研究评估了年龄相关的乳腺癌病理特征,Gnerlich 等证明,年轻患者确诊时,肿瘤体积更大,淋巴结侵犯、组织学Ⅲ级、ER 阴性比例高。美国加利福尼亚肿瘤登记中心的人群调查显示,5605 例确诊年龄在 40 岁以下的乳腺癌患者,其 HER2 阳性率偏高(28.2%)。

此外,还应注意一类比较特殊的分泌型乳腺癌,这种类型的肿瘤总体上罕见,大多属于三阴性乳腺癌(Triple negative breast cancer, TNBC)表型,但是预后较好。分泌型乳腺癌占所有乳腺癌的比率约为 0.03%,发病中位年龄为 25 岁。相对于其他类型的乳腺癌而言,分泌型乳腺癌临床表现常为边界清楚的可活动性肿块,多位于乳晕周围,可有乳头溢血,肿瘤生长缓慢。超声表现与乳腺良性肿瘤相似,与周围界限清楚,多数较小。激素受体通常阴性或仅有部分弱表达,HER2 多数为阴性,而 CK5/6 、EGFR 通常为阳性,增殖指数 Ki67 一般较低。此类疾病有较长的自然病史并且预后良好。

乳腺癌易感基因相关性乳腺癌是近期的研究热点,其具有 DNA 同源重组缺陷的特点,约有 2% 的乳腺癌患者携带 BRCA1 突变,大多数 BRCA1 相关性乳腺癌有基底样分子亚型乳腺癌的特点。这一突变在三阴性年轻乳腺癌患者的比例较高,甚至达到 10% 以上。

年轻是否为乳腺癌不良预后的独立危险因素还有争议。在最近的一项研究中,Sheridan

等提出对于不同亚型的乳腺癌,年龄对预后的意义也不同。在这项研究中,激素受体阳性的年轻患者预后较老年患者差,在 Luminal 型亚组中年龄＜ 40 岁预示着预后不良。然而,HERA 试验的化疗联合曲妥珠单抗组,年龄＜ 40 岁并不是 DFS 和 OS 的预测因素。这些数据都印证了在不同的分子分型中,年龄＜ 40 岁对预后的意义也不同。此外,不同类型化疗亚组间,年龄也不是治疗效果的预测因素;同时年龄＜ 40 岁组曲妥珠单抗治疗也没有取得更多获益。

目前,年龄是否为影响预后的独立因素仍不明确,虽然大部分研究显示年轻乳腺癌患者的预后不良,但还有一些数据显示在特定的年轻乳腺癌人群中,单用内分泌治疗便可以取得非常良好疗效。因此,年龄本身是否为独立的预后不良指标仍存争议。

第 2 节　年轻乳腺癌患者的内科治疗

一、化疗

对于有(新)辅助化疗指征的年轻患者,没有证据显示某种治疗方案获益最大。以蒽环类为基础的标准化疗方案都是可以选择的。考虑到耐受性及有效性,蒽环和紫杉的序贯方案是较好的联合方案。如果有蒽环类禁忌证(心脏疾患、既往有过蒽环类应用史等),可以选择紫杉类和环磷酰胺的联合方案。

年龄是选用剂量密集型方案的指征之一,但需结合其他预后不良指标综合分析。Gepartrio 试验显示,在 TNBC 或组织学Ⅲ级的亚组中,年龄＜ 40 岁是 TAC 方案有效性的独立预测因素。但是,TAC 方案比剂量密集型方案 3、4 级不良事件更多。Ⅱ期临床试验和相关 Meta 分析显示,携带有 BRCA 突变或有乳腺癌 / 卵巢癌家族史的 TNBC 患者似乎可以从含铂类的新辅助化疗方案中获益。当在标准治疗方案中加入铂类,这些患者比非 TNBC 患者具有更高的 pCR 率。应该注意到上述的试验受试者样本量均较小,而且 pCR 在 BRCA 突变携带者中的预后意义也并不明确。因此,在早期乳腺癌患者中应用铂类药物尚不能作为标准治疗。

化疗能够诱导卵巢功能抑制(Ovarian function suppression, OFS),对激素受体阳性乳腺癌患者还有间接的内分泌治疗作用,化疗诱导闭经(Chemotherapy induced amenorrhea, CIA)即使是暂时的闭经,意味着治疗效果更好。在 IBCSG 13-93 试验中,ER 阳性且淋巴结阳性的绝经前患者,如果出现 CIA,其预后也较好,而且和他莫昔芬治疗无关。

当转移病灶的病理、免疫组化、侵犯范围等特点类似时,年轻患者的化疗方案选择和老年患者没有差别。年轻乳腺癌患者本身不是给予强化治疗或联合方案治疗的唯一指征。

二、内分泌治疗

除临床试验以外,不应该给予年轻患者新辅助内分泌治疗。年轻患者辅助内分泌治疗最佳持续时间还不明确,5 年他莫昔芬仍是激素受体阳性绝经前女性的一个治疗推荐。这个推荐是基于 EBCTCG 的 Meta 分析得来的,研究显示,5 年他莫昔芬对比无内分泌治疗,可以降低乳腺癌 15 年复发风险绝对值的 13%（33% 比 46%，$P<0.00001$），15 年死亡风险绝对值的 9%（24% 比 33%，$P<0.00001$）。这种获益在包括 < 45 岁年龄组的多个年龄组中都存在。ATLAS 和 aTTom 试验最近公布的数据显示，10 年他莫昔芬较 5 年他莫昔芬可以在更长的时间内起到降低乳腺癌复发的作用，尤其在 10~14 年期间相对风险降低最多。对 ATLAS 和 aTTom 试验的联合分析，共纳入了 17 477 例患者，结果提示，10 年他莫昔芬比 5 年降低了死亡相对风险的 16%（$P=0.008$）。在 ATLAS 试验中，延长 5 年他莫昔芬治疗，受试者 10 年内发生子宫内膜癌的绝对风险由 1.6% 上升到 3.1%，因子宫内膜癌死亡比例由 0.2% 上升到 0.4%，但是早期的研究提示子宫内膜癌的风险对绝经前女性影响很小。延长治疗后 10 年的肺栓塞发生率由 0.5% 上升到 0.9%，但是相关的死亡率不论是否延长治疗只有 0.2%，而且年轻女性比 > 60 岁的老年女性较少发生他莫昔芬相关血栓。鉴于延长他莫昔芬治疗的毒副作用相对较小，并且绝经前女性很少发生严重的毒副作用，年轻女性延长他莫昔芬治疗时间成为可能。

来自 TEXT 和 SOFT 研究的最新数据支持在绝经前女性中应用 OFS。TEXT 和 SOFT 这两项临床试验各入选了 3066 例和 2672 例激素受体阳性绝经前早期乳腺癌患者，在两项试验中受试者被随机分配到 5 年辅助内分泌治疗组：依西美坦联合 OFS 对比他莫昔芬联合 OFS。受试者平均年龄 43 岁，42% 的患者有腋窝淋巴结转移，36% 的患者肿物 ≥ 2cm。试验没有限定辅助化疗方案，OFS 可以通过曲普瑞林、卵巢放疗或卵巢切除实现。在 5.7 年随访时，依西美坦联合 OFS 对比他莫昔芬联合 OFS 显示出明显优势，5 年 DFS（91.1% 比 87.3%）、5 年无乳腺癌生存率（92.8% 比 88.8%）、无远处复发生存率均有获益。OS 及 3、4 级不良事件没有显著差异。此外，在生活质量上，依西美坦联合 OFS 组及他莫昔芬联合 OFS 组之间总体上没有区别。TEXT 和 SOFT 这两项Ⅲ期随机临床试验的联合分析提示，在年轻且复发风险高危的乳腺癌患者中，OFS 联合芳香化酶抑制剂（Aromatase inhibitors，AIs）的治疗已经占有一席之地。

目前的治疗原则中，他莫昔芬单药治疗仍是绝经前激素受体阳性早期乳腺癌的标准治疗，OFS 联合 AIs 或他莫昔芬可以考虑在复发高危人群中使用。

内分泌治疗是激素受体阳性患者的首选治疗手段，即使有内脏转移时，也是如此，除非有内分泌治疗耐药的证据或者急需控制的症状。对于 ER 阳性的年轻晚期乳腺癌患者，常采用卵巢去势的基础上给予 AIs 类药物、氟维司群、他莫昔芬治疗。值得指出的是，已经证明氟维司群在绝经后激素受体阳性晚期乳腺癌患者中有效，根据其作用机制推测，在年轻患者中可能同样有效，但是还没有大型临床试验验证。Bartsch 等开展的临床研究显示，先前用过他莫昔芬或 AIs 联合戈舍瑞林治疗的患者使用氟维司群联合戈舍瑞林，临床获益率为 58%，TTP 为 6 个月，OS 为 32 个月，值得临床探索。

三、靶向治疗

（一）抗 HER2 治疗

HER2 阳性的年轻早期乳腺癌患者应该给予标准的 1 年曲妥珠单抗辅助治疗。HERA

试验的亚组分析显示,年龄＜35 岁的患者和年龄较大的患者自 1 年曲妥珠单抗辅助治疗的获益相同。年轻晚期乳腺癌患者抗 HER2 的治疗建议也与年老患者没有差别。

(二)PARP 抑制剂

年轻乳腺癌患者可能伴有 BRCA1/2 基因突变,多数 BRCA 相关性乳腺癌有基底样分子亚型乳腺癌的特点,传统上这类乳腺癌会使用化疗手段进行治疗。随着 BRCA1/2 蛋白在 DNA 同源修复中作用的揭示,BRCA 相关性乳腺癌的生物学特性及相应的治疗手段也被发现。这类肿瘤对铂类及 PARP 抑制剂相对敏感。目前,已有多种 PARP(Olaparib、talazoparib、Veliparib、inaparib)抑制剂进入临床研究阶段,结果令人期待。

第 3 节　年轻乳腺癌相关问题

一、妊娠相关乳腺癌(Pregnancy associated breast cancer,PABC)

PABC 定义为在妊娠期间或分娩后 1 年内确诊的乳腺癌。乳腺癌是妊娠期间最常见的恶性肿瘤之一,其发生率在妊娠期妇女约为 1/3000,40 岁以下的女性乳腺癌约有 10% 处于妊娠期, PABC 占所有乳腺癌的 0.2%~3.8%。PABC 没有明确的易感危险因素,遗传或环境的危险因素和经过年龄调整后的普通人群类似。携带 BRCA 突变的个体发生乳腺癌风险会升高,但是她们在妊娠期的风险没有上升。

PABC 患者的治疗策略应该由肿瘤的生物学特性、肿瘤分期、妊娠阶段及患者和家属的意愿共同决定。推荐的治疗策略与非妊娠患者的标准治疗相一致。

(一)终止妊娠

妊娠期间确诊乳腺癌,不论患者是否已经有子女,是否终止妊娠及保留生育功能取决于患者自身意愿。医生应该向患者及家属告知终止妊娠并不能改善患者预后,是否终止妊娠是个人的选择。一些研究显示终止妊娠比继续妊娠的患者预后要差,但是这些研究并没有就疾病分期进行配对,而诊断时,考虑为预后不良的患者大多会被建议终止妊娠。

(二)化疗

化疗是乳腺癌重要的治疗手段,PABC 的化疗原则和非妊娠期患者相一致,但要考虑胎龄和总体治疗策略(包括手术时间、放疗的需求)。不论是新辅助还是辅助化疗都应该避免在妊娠早期应用。化疗药物的不良反应和治疗时所处孕周相关,受精及着床期(受孕的前 10 天)存活的全能干细胞数量决定了是发育成为正常的胚胎还是流产,所以,此时期化疗药物对胎儿的作用特点是全或无;组织形成期(受孕 10 天到 8 周)发生的胎儿损伤可能会导致先天畸形。为了保护胎儿,妊娠的前 10 周需要禁止化疗,对胎儿的短期随访数据显示,妊娠 14 周之后开始化疗,对胎儿可能是安全的。

医生应该尽量使用标准方案,有些研究人员推荐周方案表柔比星,因为该方案对胎儿安全有利,但是也有人认为,该方案非乳腺癌治疗的标准方案,不宜应用。比较推荐紫杉醇周方案化疗,其最大的优点就是化疗间期短,当意外分娩时,可以降低胎儿白细胞低下等并发症的风险。由于甲氨蝶呤有第三间隙效应,所以应避免其与氟尿嘧啶、环磷酰胺联合应用。剂量密集型方案可以改善患者 DFS 和 OS,特别是激素受体阴性患者,妊娠期间也可使用,此类方案在妊娠期间应用的数据有限。

(三)双膦酸盐及内分泌治疗

双膦酸盐应用于妊娠动物试验结果显示,其具有母体毒性,且会导致胎儿发育不良、死胎、低钙血症和骨发育迟缓等。因此,双膦酸盐是孕期禁忌药品并且美国 FDA 分级为妊娠 C 级。绝经前女性在妊娠前或孕期应用双膦酸盐有胎儿畸形的风险。

在妊娠期间,内分泌治疗药物会破坏母亲的激素环境,如他莫昔芬有潜在的胎儿毒性,并且和出生缺陷相关,包括头面部畸形、生殖器异常、死胎等,所以内分泌治疗应该推迟到分娩后。

(四)靶向治疗

目前的临床证据不支持 PABC 患者应用靶向治疗。Zagouri F 等对妊娠期间使用曲妥珠单抗患者的妊娠结局进行了 Meta 分析,共有 17 项试验纳入研究,最终的结论是不推荐 HER2 阳性的妊娠患者使用曲妥珠单抗治疗;HER2 蛋白在胎儿肾上皮细胞中高度表达,在 19 例暴露于曲妥珠单抗的胎儿中,3 例出现肾衰竭,4 例死亡;其中 8 例出现羊水减少,严重程度和曲妥珠单抗暴露时间相关。短期的治疗似乎毒性较小,存活胎儿的肾功能在药物排出后,可自行恢复。存活的 15 例胎儿中的 11 例在妊娠的前 3 个月无意间暴露于曲妥珠单抗中,没有出现先天畸形。以上发现可能和胎盘转运 IgG 的变化相关,随着孕周的增长,转运功能逐渐增强。还有一些个案报道,提出了与此相反的妊娠结局,在这些个案报道中,经过较长时间随访,发现患者子女各方面发育正常。新的靶向治疗药物,如贝伐单抗和酪氨酸激酶抑制剂等,还没有在妊娠患者中进行过试验,所以不能用于这类患者。

(五)支持治疗

医生普遍认为,有严格的适应证才可用药是妊娠期间用药的总体原则,支持治疗也应该遵循这个原则。医生通常在患者贫血或白细胞减少时使用生长因子,而且并没有观察到不良反应;指南也没有禁止使用这些药物,虽然这些药物在妊娠期间的安全性数据非常有限。类固醇激素的使用,首选甲泼尼松和氢化可的松,因为可大量地经胎盘代谢。地塞米松和倍他米松可通过胎盘,在妊娠早期反复使用这些激素可能与儿童注意力不集中、脑瘫及腭裂的发生有关。

(六)妊娠结局

产前有过化疗暴露的儿童的长期随访数据还很有限。一项研究随访了妊娠期间患恶性血液系统疾病且接受化疗的患者的子女,平均随访时间为 19 年,结果没有显示出神经、免疫及精神系统的先天异常。还有一项 57 名父母或监护人完成的调查显示,大部分儿童均正常发育,被调查的儿童年龄位于 2~157 月龄。只有两名儿童在学校需要特殊的关注:一个注意力缺失障碍,另一个是唐氏综合征。化疗药物心脏毒性的少量研究显示,蒽环类与胎儿急性心肌功能障碍相关。但是,对宫内有过蒽环类药物暴露史的 81 名儿童进行的心脏超声随访却没有检测到异常。妊娠期化疗的患者早产较常见,早产和儿童的认知缺陷相关。因此,应该尽可能避免医源性早产。

二、生育功能保留

虽然辅助化疗及内分泌治疗可以改善年轻乳腺癌患者 DFS 和 OS,但这些治疗也可以引起诸多副作用,如卵巢功能损害等,对年轻女性的生育能力造成威胁。医生应了解肿瘤患者生殖能力保留的治疗指南,并且有义务向患者告知肿瘤及肿瘤治疗相关的潜在生育问题。抗肿瘤治疗相关不孕和过早绝经都会引起心理不良应激,从而对年轻乳腺癌患者造成负面影响,因此应当受到重视。

(一)卵巢储备功能

卵巢储备功能是指女性卵巢皮质内含有的原始卵泡。女性没有生产原始卵泡的生理功能,出生后原始卵泡不再增加,卵巢储备完全消耗后,女性进入更年期。卵巢储备功能会影响化疗对生育功能的损害程度及生育功能保留措施的成功率,所以在生育咨询中有指导作用。评估卵巢储备功能的手段有窦卵泡计数、尿促卵泡素水平(Follicle-stimulating hormone,FSH)、抗苗勒管激素水平(Anti-Mullerian hormone,AMH)。AMH 可用来评估化疗后的生育能力。AMH 由小窦卵泡的颗粒细胞产生,其水平与原始卵泡计数成正比,是评估卵巢储备功能的良好指标。AMH 也可以用来预测卵巢对激素刺激或体外受精治疗的反应。然而,仍需要更多的研究来明确 AMH 在早期乳腺癌患者中的临床作用,特别是在预测治疗相关性不孕中的预测作用。

(二)抗肿瘤药物与卵巢功能损害

抗肿瘤药物会导致卵巢功能损害,表现为月经紊乱和过早绝经,不同药物所导致的治疗相关过早绝经风险相差迥异(表 10-1)。对早绝经风险的主要影响因素有:药物种类、剂量、剂量强度、使用方法、患者年龄、肿瘤类型、不孕的既往治疗史、合并疾病等。

表 10-1 乳腺癌患者抗肿瘤治疗后早绝经风险

风险程度	抗肿瘤治疗类型
高风险(＞80%)	CMF、CEF、CAF、TAC 6 周期用于 ≥ 40 岁女性
中等风险	CMF、CEF、CAF、TAC 6 周期用于 30~39 岁女性 AC 4 周期用于 ≥ 40 岁女性 AC 或 EC 4 周期 T
低风险(＜20%)	CMF、CEF、CAF、TAC 6 周期用于 ≤ 30 岁女性 AC 4 周期用于 ≤ 40 岁女性
极低风险或无风险	MTX;氟尿嘧啶;TAM;GnRHa 用于 ≥ 40 岁女性
风险未知	单克隆抗体(曲妥珠单抗)

缩写:CMF,环磷酰胺 / 甲氨蝶呤 / 氟尿嘧啶;CEF,环磷酰胺 / 表柔比星 / 氟尿嘧啶;CAF,环磷酰胺 / 多柔比星 / 氟尿嘧啶;TAC,多西他赛 / 多柔比星 / 环磷酰胺;AC,多柔比星 / 环磷酰胺;EC,表柔比星 / 环磷酰胺;T,紫杉醇。

卵巢功能衰退高风险与烷化剂相关,如环磷酰胺等。休眠的原始卵泡代表卵巢储备功能,一旦被激活就开始不可逆发育,直至排卵或萎缩消失;在正常卵巢中,激活和抑制因子间存在的平衡关系维持大部分原始卵泡处于休眠状态。近期的一项动物试验分析了环磷酰胺注射到小鼠卵巢的效应：环磷酰胺通过增加卵泡的激活破坏了这种平衡，使原始卵泡不断的激活、生长、凋亡导致了卵巢储备功能衰竭。

（三）生育功能保留手段

现行的一些生育功能保留手段已经成熟，并成为指南推荐的标准方法，如胚胎和卵母细胞冷冻保存；还有一些处于试验阶段，如卵巢组织冻存、化疗期间注射 GnRHa 进行卵巢功能抑制。已有研究证明，在年轻乳腺癌患者中应用 GnRHa 进行卵巢功能保护与化疗间没有交互作用，并且似乎对激素受体阴性乳腺癌的预后有改善作用。Moore 等近期发表的 POEMS 研究，受试者为激素受体阴性的乳腺癌患者，研究发现辅助化疗同时使用 GnRHa，可以降低 2 年卵巢功能衰竭率（22% 比 8%，$P=0.02$），并且不影响化疗效果。

（四）妊娠对预后的影响

多数研究数据显示：虽然妊娠期间的激素变化复杂，但乳腺癌确诊后自然受孕不会对预后产生影响。一项汇集了 14 个研究的 Meta 分析提示，乳腺癌后妊娠的患者比没有妊娠的患者死亡风险降低了 41%，OS 得到了显著改善。对此一些研究者认为是"健康母亲效应"的结果：这种预后的改善可能是因为健康女性的选择偏倚。为了进一步研究这个混合因素，这项 Meta 分析将无复发患者组做了亚组分析，发现妊娠女性的预后更好，但没有统计学意义。近期报道了一项多中心回顾性病例对照研究，此研究根据 ER 状态分组，目的是阐明妊娠对乳腺癌患者 DFS 的影响。结果发现，不论 ER 状态如何，妊娠对 DFS 没有影响。不仅如此，妊娠组还显示出更好的 OS，死亡风险降低了 28%（HR：0.72；95% CI：0.54~0.97），并且和 ER 状态没有交互作用。因此，即使是内分泌治疗敏感的乳腺癌，治疗后，妊娠仍是安全的，不应该阻止患者受孕。

结束抗肿瘤治疗后多久可以受孕，还没有生物学原理或临床证据来确定这个时间间隔的"黄金标准"。专家推荐，应避免在乳腺癌术后 2~3 年内怀孕，对高复发风险的年轻乳腺癌患者，乳腺癌术后 5 年以上妊娠相对安全。无论如何，患者受孕的时间应该个体化，主要考虑因素有患者年龄、复发风险、前期接受的治疗和对辅助内分泌治疗的需求等。

年轻乳腺癌虽然在所有乳腺癌中所占比例较低，但是大部分肿瘤恶性度高，预后差，应该给予高度重视，努力提高年轻人群对乳腺癌的警惕性，做到早发现、早治疗。此外，年轻患者面临生育、工作、家庭等诸多问题，在治疗方面应多学科通力协作，在达到预后改善的同时，尽可能提高年轻乳腺癌患者的生活质量。

（张杰）

参 考 文 献

1.Acevedo C，Amaya C，Lopez-Guerra JL. 2014.Rare breast tumors: Review of the literature. Reports of practical oncology and radiotherapy: journal of Greatpoland Cancer Center in Poznan and Polish Society of Radiation Oncology，19（4）:267~274

2.Amant F，Deckers S，Van Calsteren K，et al. 2010.Breast cancer in pregnancy: recommendations of an international consensus meeting. European journal of cancer（Oxford，England：1990），46（18）:3158~3168

3.Amant F，Van Calsteren K，Halaska MJ，et al. 2009.Gynecologic cancers in pregnancy: Guidelines of an international consensus meeting. International Journal of Gynecological Cancer，19（SUPPL.1）:S1~S12

4.Anders CK，Zagar TM，Carey LA. 2013.The management of early-stage and metastatic triple-negative breast cancer: a review. Hematology/oncology clinics of North America，27（4）:737~749，viii

5.Antonelli NM，Dotters DJ，Katz VL，et al. 1996.Cancer in pregnancy: a review of the literature. Part I. Obstet Gynecol Surv，51（2）:125~34

6.Avilés A，Neri N，Nambo MJ. 2006.Long-term evaluation of cardiac function in children who received anthracyclines during pregnancy. Annals of Oncology，17（2）:286~288

7.Azim HA，Jr.，Kroman N，Paesmans M，et al. 2013.Prognostic impact of pregnancy after breast cancer according to estrogen receptor status: a multicenter retrospective study. J Clin Oncol，31（1）:73~79

8.Azim HA，Jr.，Peccatori FA. 2010.Treatment of cancer during pregnancy: the need for tailored strategies. J Clin Oncol，28（18）:e302~303

9.Azim HA，Jr.，Peccatori FA，de Azambuja E，et al. 2011.Motherhood after breast cancer: searching for la dolce vita. Expert review of anticancer therapy，11（2）:287~298

10.Azim HA，Jr.，Santoro L，Pavlidis N，et al. 2011.Safety of pregnancy following breast cancer diagnosis: a meta-analysis of 14 studies. European journal of cancer（Oxford，England：1990），47（1）:74~83

11.Azim Jr HA，Azim H，Peccatori FA. 2010.Treatment of cancer during pregnancy with monoclonal antibodies: A real challenge. Expert Review of Clinical Immunology，6（6）:821~826

12.Bakkum-Gamez JN，Laughlin SK，Jensen JR，et al. 2011.Challenges in the gynecologic care of premenopausal women with breast cancer. Mayo Clinic proceedings，86（3）:229~240

13.Bartsch R，Bago-Horvath Z，Berghoff A，et al. 2012.Ovarian function suppression and fulvestrant as endocrine therapy in premenopausal women with metastatic breast cancer. European Journal of Cancer，48（13）:1932~1938

14.Bernhard J，Luo W，Ribi K，et al. 2015.Patient-reported outcomes with adjuvant exemestane versus tamoxifen in premenopausal women with early breast cancer undergoing ovarian suppression（TEXT and SOFT）: a combined analysis of two phase 3 randomised trials. Lancet Oncol，16（7）:848~858

15.Bonilla L，Ben-Aharon I，Vidal L，et al. 2010.Dose-Dense chemotherapy in nonmetastatic breast cancer: A systematic review and meta-analysis of randomized controlled trials. Journal of the National Cancer Institute，102（24）:1845~1854

16.Bozza C，Puglisi F，Lambertini M，et al. 2014.Anti-Mullerian hormone: determination of ovarian reserve in early breast cancer patients. Endocrine-related cancer，21（1）:R51~65

17.Cardonick E，Dougherty R，Grana G，et al. 2010.Breast cancer during pregnancy: Maternal and fetal outcomes. Cancer Journal，16（1）:76~82

18.Cardonick E，Iacobucci A. 2004.Use of chemotherapy during human pregnancy. Lancet Oncol，5（5）:283~291

19.Cardoso F，Costa A，Norton L，et al. 2012.1st International consensus guidelines for advanced breast cancer（ABC 1）. Breast，21（3）:242~252

20.Cardoso F，Costa A，Norton L，et al. 2014.ESO-ESMO 2nd international consensus guidelines for advanced breast cancer（ABC2）. Annals of Oncology，23（5）:489~502

21.Cardoso F，Loibl S，Pagani O，et al. 2012.The European Society of Breast Cancer Specialists recommendations for the management of young women with breast cancer. European journal of cancer（Oxford，

England：1990），48（18）：3355~3377

22.Chen W，Zheng R，Baade PD，et al. 2016.Cancer statistics in China，2015. CA: a cancer journal for clinicians，66（2）：115~132

23.Christinat A，Di Lascio S，Pagani O. 2013.Hormonal therapies in young breast cancer patients: when，what and for how long? Journal of thoracic disease，5 Suppl 1:S36~46

24.Collins LC，Marotti JD，Gelber S，et al. 2012.Pathologic features and molecular phenotype by patient age in a large cohort of young women with breast cancer. Breast Cancer Res Treat，131（3）：1061~1066

25.Copson E，Eccles B，Maishman T，et al. 2013.Prospective observational study of breast cancer treatment outcomes for UK women aged 18-40 years at diagnosis: the POSH study. J Natl Cancer Inst，105（13）：978~988

26.Dale DC，Cottle TE，Fier CJ，et al. 2003.Severe chronic neutropenia: Treatment and follow-up of patients in the Severe Chronic Neutropenia International Registry. American Journal of Hematology，72（2）：82~93

27.Davies C，Pan H，Godwin J，et al. 2013.Long-term effects of continuing adjuvant tamoxifen to 10 years versus stopping at 5 years after diagnosis of oestrogen receptor-positive breast cancer: ATLAS，a randomised trial. Lancet（London，England），381（9869）：805~816

28.Decensi A，Maisonneuve P，Rotmensz N，et al. 2005.Effect of tamoxifen on venous thromboembolic events in a breast cancer prevention trial. Circulation，111（5）：650~656

29.Gerber B，von Minckwitz G，Stehle H，et al. 2011.Effect of luteinizing hormone-releasing hormone agonist on ovarian function after modern adjuvant breast cancer chemotherapy: the GBG 37 ZORO study. J Clin Oncol，29（17）：2334~2341

30.Germann N，Goffinet F，Goldwasser F. 2004.Anthracyclines during pregnancy: Embryo-fetal outcome in 160 patients. Annals of Oncology，15（1）：146~150

31.Gnant M，Mlineritsch B，Stoeger H，et al. 2015.Zoledronic acid combined with adjuvant endocrine therapy of tamoxifen versus anastrozol plus ovarian function suppression in premenopausal early breast cancer: final analysis of the Austrian Breast and Colorectal Cancer Study Group Trial 12. Annals of oncology : official journal of the European Society for Medical Oncology / ESMO，26（2）：313~320

32.Gnerlich JL，Deshpande AD，Jeffe DB，et al. 2009.Elevated breast cancer mortality in women younger than age 40 years compared with older women is attributed to poorer survival in early-stage disease. Journal of the American College of Surgeons，208（3）：341~347

33.Goldhirsch A，Winer EP，Coates AS，et al. 2013.Personalizing the treatment of women with early breast cancer: highlights of the St Gallen International Expert Consensus on the Primary Therapy of Early Breast Cancer 2013. Annals of oncology : official journal of the European Society for Medical Oncology / ESMO，24（9）：2206~2223

34.Hahn KME，Johnson PH，Gordon N，et al. 2006.Treatment of pregnant breast cancer patients and outcomes of children exposed to chemotherapy in utero. Cancer，107（6）：1219~1226

35.Hartman AR，Kaldate RR，Sailer LM，et al. 2012.Prevalence of BRCA mutations in an unselected population of triple-negative breast cancer. Cancer，118（11）：2787~2795

36.Huober J，von Minckwitz G，Denkert C，et al. 2010.Effect of neoadjuvant anthracycline-taxane-based chemotherapy in different biological breast cancer phenotypes: overall results from the GeparTrio study. Breast Cancer Res Treat，124（1）：133~140

37.Isaacs RJ，Hunter W，Clark K. 2001.Tamoxifen as systemic treatment of advanced breast cancer during pregnancy - Case report and literature review. Gynecologic Oncology，80（3）：405~408

38.Ishizuka S，Satou S. 2016.A case of delivery of healthy infant in breast cancer patient incidentally treated with goserelin acetate and tamoxifen during pregnancy. Breast Cancer,23（1）:164~166

39.Ives A，Musiello T，Saunders C. 2012.The experience of pregnancy and early motherhood in women diagnosed with gestational breast cancer. Psycho-Oncology,21（7）:754~761

40.Kal HB，Struikmans H. 2005.Radiotherapy during pregnancy: Fact and fiction. Lancet Oncology，6（5）:328~333

41.Kalich-Philosoph L，Roness H，Carmely A，et al. 2013.Cyclophosphamide triggers follicle activation and "burnout"; AS101 prevents follicle loss and preserves fertility. Science translational medicine，5（185）:185~162

42.Keegan TH，DeRouen MC，Press DJ，et al. 2012.Occurrence of breast cancer subtypes in adolescent and young adult women. Breast cancer research: BCR,14（2）:R55

43.Kim J，Kim M，Lee JH，et al. 2014.Ovarian function preservation with GnRH agonist in young breast cancer patients: Does it impede the effect of adjuvant chemotherapy? Breast,23（5）:670~675

44.Lambertini M，Anserini P，Levaggi A，et al. 2013.Fertility counseling of young breast cancer patients. Journal of thoracic disease,5 Suppl 1:S68~80

45.Levy S，Fayez I，Taguchi N，et al. 2009.Pregnancy outcome following in utero exposure to bisphosphonates. Bone,44（3）:428~430

46.Lie Fong S，Laven JS，Hakvoort-Cammel FG，et al. 2009.Assessment of ovarian reserve in adult childhood cancer survivors using anti-Mullerian hormone. Hum Reprod,24（4）:982~990

47.Litton JK. 2012.Breast cancer and fertility. Current treatment options in oncology,13（2）:137~145

48.Loren AW，Mangu PB，Beck LN，et al. 2013.Fertility preservation for patients with cancer: American Society of Clinical Oncology clinical practice guideline update. J Clin Oncol,31（19）:2500~2510

49.Masuda N，Sagara Y，Kinoshita T，et al. 2012.Neoadjuvant anastrozole versus tamoxifen in patients receiving goserelin for premenopausal breast cancer（STAGE）: a double-blind，randomised phase 3 trial. Lancet Oncology,13（4）:345~352

50.Miller KD，Siegel RL，Lin CC，et al. 2016.Cancer treatment and survivorship statistics，2016. CA: a cancer journal for clinicians,66（4）:271~289

51.Moore HC，Unger JM，Phillips KA，et al. 2015.Goserelin for ovarian protection during breast-cancer adjuvant chemotherapy. The New England journal of medicine,372（10）:923~932

52.Munster PN. 2013.Fertility preservation and breast cancer: A complex problem. Oncology（Williston Park）,27（6）:533~539

53.Nicoletta T C，Matteo L，Sofie H，et al. 2014.Strategies for fertility preservation in young early breast cancer patients. Breast，23（5）:503~510

54.Nugent P，O'Connell TX. 1985.Breast Cancer and Pregnancy. Archives of Surgery,120（11）:1221~1224

55.Pagani O，Regan MM，Walley BA，et al. 2014.Adjuvant exemestane with ovarian suppression in premenopausal breast cancer. The New England journal of medicine,371（2）:107~118

56.Paluchshimon S，Friedman E，Berger R，et al. 2014.Does pathologic complete response predict for outcome in BRCA mutation carriers with triple-negative breast cancer? Journal of Clinical Oncology，32（15_suppl）:1023

57.Partridge AH，Gelber S，Piccart-Gebhart MJ，et al. 2013.Effect of age on breast cancer outcomes in women with human epidermal growth factor receptor 2-positive breast cancer: results from a herceptin adjuvant trial. J Clin Oncol,31（21）:2692~2698

58.Partridge AH, Pagani O, Abulkhair O, et al. 2014.First international consensus guidelines for breast cancer in young women (BCY1). Breast,23(3):209~220

59.Peccatori FA, Azim HA, Jr., Orecchia R, et al. 2013.Cancer, pregnancy and fertility: ESMO Clinical Practice Guidelines for diagnosis, treatment and follow-up. Annals of oncology : official journal of the European Society for Medical Oncology / ESMO,24 Suppl 6:vi160~170

60.Peccatori FA, Azim Jr HA, Scarfone G, et al. 2009.Weekly epirubicin in the treatment of gestational breast cancer (GBC). Breast Cancer Research and Treatment,115(3):591~594

61.Pentšuk N, Van Der Laan JW. 2009.An interspecies comparison of placental antibody transfer: New insights into developmental toxicity testing of monoclonal antibodies. Birth Defects Research Part B - Developmental and Reproductive Toxicology,86(4):1~17

62.Petrelli F, Coinu A, Borgonovo K, et al. 2014.The value of platinum agents as neoadjuvant chemotherapy in triple-negative breast cancers: a systematic review and meta-analysis. Breast Cancer Res Treat,144(2):223~232

63.Press MF, Cordon-Cardo C, Slamon DJ. 1990.Expression of the HER2/neu proto-oncogene in normal human adult and fetal tissues. Oncogene,5(7):953~962

64.Ribeiro J, Sousa B, Cardoso F. 2013.Optimal approach in early breast cancer: Adjuvant and neoadjuvant treatment. EJC supplements : EJC : official journal of EORTC, European Organization for Research and Treatment of Cancer [et al],11(2):3~22

65.Rodríguez-Pinilla E, Martínez-Frías ML. 1998.Corticosteroids during pregnancy and oral clefts: A case-control study. Teratology,58(1):2~5

66.Rosen A, Rodriguez-Wallberg KA, Rosenzweig L. 2009.Psychosocial Distress in Young Cancer Survivors. Seminars in Oncology Nursing,25(4):268~277

67.Sankila R, Heinavaara S, Hakulinen T. 1994.Survival of breast cancer patients after subsequent term pregnancy: "healthy mother effect". Am J Obstet Gynecol,170(3):818~823

68.Sheridan W, Scott T, Caroline S, et al. 2014.Breast cancer in young women: have the prognostic implications of breast cancer subtypes changed over time? Breast Cancer Res Treat,147(3):617~629

69.Tutt A, Robson M, Garber JE, et al. 2010.Oral poly(ADP-ribose) polymerase inhibitor olaparib in patients with BRCA1 or BRCA2 mutations and advanced breast cancer: a proof-of-concept trial. Lancet (London, England),376(9737):235~244

70.Van Calsteren K, Berteloot P, Hanssens M, et al. 2006.In utero exposure to chemotherapy: effect on cardiac and neurologic outcome. Journal of clinical oncology : official journal of the American Society of Clinical Oncology,24(12):e16~17

71.Visser JA, de Jong FH, Laven JS, et al. 2006.Anti-Mullerian hormone: a new marker for ovarian function. Reproduction,131(1):1~9

72.von Minckwitz G, Schneeweiss A, Loibl S, et al. 2014.Neoadjuvant carboplatin in patients with triple-negative and HER2-positive early breast cancer (GeparSixto; GBG 66): a randomised phase 2 trial. Lancet Oncol,15(7):747~756

73.Wapner RJ, Sorokin Y, Mele L, et al. 2007.Long-term outcomes after repeat doses of antenatal corticosteroids. New England Journal of Medicine,357(12):1190~1198

74.Wohlfahrt J, Olsen JH, Melbye M. 2002.Breast cancer risk after childbirth in young women with family history (Denmark). Cancer Causes and Control,13(2):169~174

75.Woo JC, Yu T, Hurd TC. 2003.Breast cancer in pregnancy: a literature review. Arch Surg,138(1):91~98

76.Zagouri F，Sergentanis TN，Chrysikos D，et al. 2013.Trastuzumab administration during pregnancy: a systematic review and meta-analysis. Breast Cancer Res Treat，137（2）:349~357

77.Zemlickis D，Lishner M，Degendorfer P，et al. 1992.Maternal and fetal outcome after breast cancer in pregnancy. American Journal of Obstetrics and Gynecology，166（3）:781~787

第 11 章　乳腺癌中枢神经系统转移

第 1 节　脑转移

脑也是乳腺癌易于转移的器官之一,乳腺癌转移至脑约占所有脑转移瘤的 20%,是仅次于肺癌的最常见脑转移肿瘤类型之一。乳腺癌脑转移(Breast cancer brain metastasis, BCBM)在所有晚期乳腺癌中比例为 10%~16%。年轻女性、组织学分级高、肿块较大(大于5cm)、有淋巴结转移、激素受体阴性、HER2 阳性的乳腺癌患者容易出现脑转移。有统计表明, HER2 阳性晚期乳腺癌患者中随着生存时间的推移(至患者死亡),脑转移比例可高达 40%~50%。

BCBM 中 80% 发生在大脑半球, 15% 在小脑,脑干仅占 5% 左右。最常见的临床表现为头痛、恶心、呕吐等高颅压症状。影像学检查首选增强 MRI 扫描,颅脑增强 CT 也有助于确诊。BCBM 的预后与年龄、分子亚型、KPS 评分、脑转移瘤个数和颅外转移情况等因素有关。确诊脑转移时,年龄 ≤ 60 岁, KPS 评分 ≥ 70 分的患者生存期更长;脑转移瘤个数多合并不可控制的颅外转移者预后差。不同分子分型的 BCBM 预后有差别:三阴性乳腺癌脑转移的总生存期仅 3~4 个月;虽然 HER2 阳性乳腺癌脑转移的发生率更高,但经过抗 HER2 治疗后,可获得较三阴性乳腺癌更长的生存期;对于 ER 阳性 /HER2 阴性且体能状态较好的晚期乳腺癌患者,即使发生多发性脑转移同时存在颅外转移,患者仍可以存活 2 年以上。

脑转移是一类异质性较大的疾病,对于不同预后的患者应采用个体化治疗。1997 年, Gaspar 等提出第一个用于脑转移瘤发生后患者的生存预测的 RPA 评分系统,将脑转移瘤患者按其预后影响因素分为 3 组, RPA1: KPS ≥ 70,年龄 ≤ 65 岁,原发灶已控制且无颅外转移; RPA3: KPS < 70; RPA2: 其他患者。3 组患者的中位生存时间(MST)分别为 7.1、2.3 和 4.2 个月。1999 年, Lorenzoni 等建立 BSBM 系统,该系统主要包含的参数包括 KPS 评分,颅外转移情况,原发肿瘤是否控制,但并未得到广泛应用。2008 年, Sperduto 等综合 RTOG 的 4 组研究,提出了新的预后评分 GPA 系统,见表 11-1。GPA 采用更简单实用的定量分析,能更好地提示预后,目前被广泛使用。2010 年,该学者考虑到不同组织学来源的脑转移生物学特点有差异,进一步提出了疾病特异性 GPA 见表 11-2。BCBM 的预后较大多数其他类型恶性肿瘤脑转移要好, MST 可达 13.8 个月。BCBM MST 根据 GPA 分级预后评估: 0~1 分,MST 为 3.4 月;1.5~2 分,MST 为 7.7 月;2.5~3 分,MST 为 15.1 月;3.5~4 分,MST 为 25.3 月。因此,根据对 BCBM 患者不同的评分可以初步预测患者的预后,根据此预后再进行后续治疗方案的选择是更加理性的方法,避免了盲目治疗手段的采用,对于减少患者痛苦,节约医疗资源都有着重要的意义。

表 11-1　脑转移 GPA 评分系统

评分	0	0.5	1
年龄	≥ 60	50~59	< 50
KPS	≤ 70	70~80	90~100
脑转移数目	≥ 3	2~3	1
颅外转移	有	—	无

表 11-2　BCBM GPA 评分系统

评分	0	0.5	1	1.5	2
年龄	≥ 60	< 60	—	—	
KPS	≤ 50	60	70~80	90~100	—
分子分型	TNBC	—	Luminal A	HER2	Luminal B

　　对于 BCBM 的治疗来说,大多数传统化疗药物以及大分子靶向药物,都不能透过血脑屏障,从而使颅内成为肿瘤的"避难所"。相比于乳腺癌的全身治疗,BCBM 的药物治疗效果不佳。目前,有新的数据证明,BCBM 与原发肿瘤在相同的遗传背景中有独特的基因突变,提示原发乳腺癌与 BCBM 可能需要不同的药物治疗,尤其是靶向药物。常规治疗的目的是,在延长生存期的同时尽可能保存神经功能,把对患者生活质量的影响降到最低。BCBM 预后在所有类型的脑转移瘤中相对较好,治疗后患者生存时间显著延长,较长的生存期凸显了治疗相关毒性对于生存质量的影响。各种 BCBM 的治疗方法对认知等神经功能和精神状态都可能产生不利的影响,因而需要治疗前的仔细评估和谨慎选择。

一、BCBM 的治疗

（一）局部治疗

　　局部治疗包括手术治疗、立体定向放射外科治疗（Stereotacticradiosurgery，SRS）和全脑放疗（Whole-brainradiotherapy，WBRT）。具体方法的选择取决于患者脑转移病灶的数量、大小、是否弥漫性转移、症状、手术可切除性、既往治疗史以及预后因素等。

　　1. 手术治疗

　　可以迅速减轻颅内压,缓解肿瘤占位效应症状,获取肿瘤组织明确病理诊断及分子病理诊断,重新评估肿瘤的生物学行为,从而为后续治疗策略提供依据。开颅手术原则上需要有治疗后 6 个月以上的预期生存时间,以及确保手术不会造成新的神经功能缺损。对于全身疾病控制良好的 BCBM,1~3 个脑转移病灶、病灶能完整切除者,手术作为Ⅰ类推荐。大体积 BCBM 引起严重高颅压及压迫症状,可考虑手术,同时进行姑息性减症治疗,术后行残余病灶和其他无法切除病灶部位 SRS 或 WBRT,降低术区及颅内其余部位复发风险。

　　2. 放疗

　　（1）立体定向放射外科治疗:单发脑转移病灶小于 3cm 或肿瘤无法完整切除时,可选择

SRS。1~3 个脑转移病灶,总的肿瘤体积较小时,SRS 作为Ⅰ类推荐。乳腺癌由于总体预后较好,当转移灶多于 3 个时,也可能从 SRS 中获益。同时,对于 WBRT 后颅内再次复发者,可选择 SRS。NCCN 指南推荐 SRS 后行 WBRT 降低术区及颅内其余部位复发风险。SRS 对于肿瘤位置没有特殊限制,在手术困难的功能区或深部肿瘤的治疗方面较外科手术有明显优势。与 WBRT 相比,SRS 在肿瘤区域可达很高的放疗剂量,而对周围组织损伤很小,治疗时间短,减少了照射次数,对周围正常神经功能的损害较轻,其水肿及放射性坏死等晚期并发症少见。SRS 剂量 15~24Gy(根据肿瘤大小,< 2cm 为 24Gy,2~3cm 为 18Gy,> 3cm 为 15Gy),局控率为 87%~93%,中位生存期为 7.6~13.5 个月。

(2)全脑放疗:对于多发脑转移(转移病灶 ≥ 4 个)、脑弥散广泛转移、有症状的脑膜转移、肿瘤位于功能区或同时伴全身广泛转移等情况,WBRT 可作为标准治疗;同时 WBRT 可以联合 SRS 或手术治疗,用以预防复发。另外,还可以作为复发患者的挽救治疗。预计生存时间小于 3 个月的 BCBM 患者,不建议行上述各种治疗,仅推荐行最佳支持治疗,部分经选择的患者可行 WBRT。WBRT 常用剂量为 30Gy/10f 或 37.5Gy/15f。尽管 WBRT 在缓解脑转移症状上有效,但也可导致近期或远期的不良反应。如 WBRT 与显著的急性疲乏有关,可持续至治疗结束后 3 个月 ~6 个月,具体机制考虑与脑白质脱髓鞘损伤有关。WBRT 治疗后数个月至数年的远期不良反应是脑白质病变及白质损伤,从而增加脑卒中的风险。特别值得关注的是神经认知后遗症,可能与海马沟回的损伤相关。近年来,部分学者提出用 WBRT 时,减少海马区治疗剂量,有助于减轻患者放疗后认知障碍,且不明显增加海马区肿瘤复发率。

3. 全身治疗

主要包括化疗、抗 HER2 靶向治疗和内分泌治疗。药物透过血脑屏障的能力与药物溶解度、血浆蛋白结合率以及分子量有关。有理论认为,脑放疗能够开放血脑屏障,从而提高药物在颅内的浓度。

(1)化疗。当手术、放疗等标准局部治疗之后,再次出现进展或脑转移伴随全身疾病进展时,化疗就成为最主要的治疗方式。大多数乳腺癌化疗药物,如紫杉醇、多西他赛、阿霉素、依托泊苷、长春新碱、甲氨蝶呤,以及博莱霉素等,在标准剂量时,都不能透过血脑屏障。而某些药物,如替莫唑胺、卡培他滨、铂类、拓扑替康及卡莫司汀等可透过血脑屏障并在临床研究中显示了确切疗效。既往有研究发现,脑转移放疗后,给予化疗能较单放疗延长生存期。替莫唑胺能透过血脑屏障,导致脑脊液浓度较高,是颅内原发胶质瘤的首选治疗药物,也可用于治疗多种其他颅内肿瘤。替莫唑胺能抑制 O6- 甲基鸟嘌呤 DNA 甲基转移酶(MGMT)阴性的乳腺癌,但对 MGMT 表达的乳腺癌无效。卡培他滨在人体虽然能否穿过血脑屏障还不明确,但卡培他滨及其代谢产物在动物模型中已证实能透过血脑屏障。曾有研究单药卡培他滨治疗 BCBM 患者,中位生存期为 13 个月,中位无进展生存期为 8 个月。BCBM 或肝转移的患者,使用 Etirinotecan pegol(长效拓扑异构酶Ⅰ抑制剂)可显著提高总生存时间。BEACON 研究中,Etirinotecan pegol 组中位 OS 较对照组(艾日布林 40%,长春瑞滨 23%,吉西他滨 18%,紫杉醇 15%,伊沙匹隆 4%)延长了 2.1 个月(12.4 月比 10.3 月)。

在 67 例有脑转移的亚组中，EP 组 OS 较对照组延长了 1 倍多（10.0 月比 4.8 月），脑转移患者 1 年生存率明显高于对照组（44.4% 比 19.4%），EP 组 ≥ 3 级不良反应发生率较对照组低（48% 比 63%）。

（2）内分泌治疗。内分泌治疗对于 BCBM 的获益未明，但很多研究显示，他莫昔芬、芳香化酶抑制剂、甲地孕酮对 HR 阳性脑转移有效。他莫昔芬及其代谢产物在脑组织中的浓度远高于血液中的浓度。因此，对于 ER 阳性没有全身症状的脑转移瘤患者，也可以考虑在局部治疗的基础上予以内分泌治疗。

（3）抗 HER2 靶向治疗。国际乳腺癌研究组 IBCSG 研究显示，HER2 阳性乳腺癌患者以脑转移为进展事件的发生率显著高于 HER2 阴性（10 年发生率 6.8% 比 3.5%）。一项针对 865 例乳腺癌术后脑转移患者的回顾性研究发现，HER2 阳性乳腺癌术后中位 35.8 个月发生 CNS 转移，转移后中位生存时间为 17.9 个月。HER2 过表达是脑转移的预后影响因素之一。有报道指出，在接受抗 HER2 靶向治疗曲妥珠单抗的 HER2 阳性晚期乳腺癌患者中，脑转移发病率明显增高，可能原因为：曲妥珠单抗显著降低 HER2 阳性乳腺癌的复发风险，患者总生存更长，因而其他非脑转移发生率相对降低，发生脑转移的概率相对增高。无脑转移 HER2 阳性患者使用曲妥珠单抗治疗与 HER2 阴性患者生存基本相同。Musolino 对 1458 例 I~III 期乳腺癌患者随访分析，曲妥珠单抗辅助治疗可显著延缓脑转移的发生。

大多数患者脑转移经过有效的局部治疗和抗 HER2 治疗为基础的全身治疗，可存活数年。ASCO 晚期 HER2 阳性乳腺癌脑转移指南提出，局部治疗是颅内病灶的标准治疗，生存预后较好且为孤立脑转移灶的可选择手术治疗、SRS 或 WBRT。预期生存较好且存在 2~4 处范围有限的脑转移，有大病灶且伴随症状的可选择手术切除 + 放疗，小病灶伴症状的可选择手术 +SRS，无症状患者可选择 WBRT 或 SRS，脑内弥漫多发病灶但预后较好者，首选在激素和脱水对症治疗基础上选择 WBRT，对预后差者给予姑息治疗为主。

目前，放疗仍是脑转移患者的标准治疗，FDA 没有批准任何针对脑转移患者的药物，脑转移系统性治疗发展的障碍在于像大分子的曲妥珠单抗这类药物不能透过血脑屏障。有文献报道，在既往未接受过治疗的 HER2 阳性乳腺癌多发脑转移患者中进行系统性治疗的研究结果，拉帕替尼联合卡培他滨的治疗作用优于预期，44 名患者中有 29 名出现中枢神经系统客观反应，9 名病灶体积减小 80%，治疗效果与全脑放疗效果相似，同时中枢神经系统毒性反应出现较小。认为拉帕替尼联合卡培他滨治疗 HER2 阳性乳腺癌脑转移成为可能。但 CEREBEL 试验比较了 HER2 阳性乳腺癌患者在接受拉帕替尼联合卡培他滨或接受曲妥珠单抗联合卡培他滨治疗后出现疾病复发以中枢神经系统转移为最早表现的发生率，结果两者在以中枢神经系统作为第一复发位点的发生率相似（3% 和 5%），而拉帕替尼联合卡培他滨组在中位无进展生存期和总生存期更短，曲妥珠单抗相比拉帕替尼 OS 延长 4.6 个月。曲妥珠单抗与拉帕替尼治疗 HER2 阳性晚期乳腺癌脑转移孰优孰劣仍无定论，但值得肯定的是，持续抗 HER2 治疗对 HER2 阳性晚期乳腺癌脑转移患者的预防及治疗中具有重要的作用。晚期进展期乳腺癌诊治共识中提出，全脑放疗和脑转移瘤本身对血脑屏障存在病理影响，可以增加血脑屏障的通透性，从而发挥抗 HER2 的治疗作用。

（4）三阴性乳腺癌脑转移。三阴性乳腺癌患者对于放疗有较高的客观反应率，但预后却更差。目前的治疗主要是放疗联合全身化疗。研究表明，三阴性乳腺癌脑转移患者 EP 方案、替莫唑胺 / 顺铂和替莫唑胺 / 卡培他滨三种方案的有效率分别为 38%、40% 和 18%。

（5）脑水肿的处理。脑转移瘤伴随的瘤周水肿会导致颅内压升高，目前，激素和脱水治疗是常规治疗手段。既往研究发现，抗血管生成药物贝伐珠单抗对于放射性脑坏死伴发的严重脑水肿具有显著疗效。2007 年，Gonzalez 首次报道贝伐珠单抗治疗放射性脑坏死的临床资料，结果显示 MRI、FLARI 像中病灶面积较少了 59.75%，之后，多项研究报道了贝伐单抗可治疗脑转移瘤瘤周水肿，可以显著减少脑水肿面积及消除水肿带对周围正常脑组织的压迫及占位效应，改善患者临床症状，进一步为放疗提供机会。在贝伐单抗治疗放射性脑坏死的研究中，国内学者推荐剂量为 5~10mg/kg，通过静脉注射每 2~3 周给药 1 次共 2~6 个周期。

第 2 节　脑膜转移

所有晚期乳腺癌中脑膜转移比例为 5%。脑膜包括硬脑膜、蛛网膜和软脑膜，后两者合称柔脑膜。乳腺癌脑膜转移分为硬脑膜型和柔脑膜型。前者通过破坏颅骨侵犯邻近硬脑膜，后者多为血行转移的肿瘤细胞转移至脉络膜丛后经脑脊液或毛细血管的穿支血管播散至柔脑膜，随脑脊液流动被输送到神经系统的各个部位，导致多灶或弥散性脑膜浸润，再沿着脑和脊髓表面的柔脑膜形成片状的肿瘤转移，累及颅神经或脊髓神经根。柔脑膜转移阻塞脑脊液回吸收，造成严重高颅压，多无脑膜刺激征。头痛、乏力、复视是此类患者最常见的症状。

虽然晚期乳腺癌患者的生存期逐渐延长，但本病对治疗的反应率和总生存率没有明显变化，生存预后极差，未治疗者中位生存期仅 6~8 周，治疗后中位生存期约 8~30 周。主要预后因素包括 KPS 评分、年龄、组织学分级、颅神经病变、全身肿瘤控制等。三阴性乳腺癌脑膜转移生存期较 HER2 阳性的脑膜转移更差。

一、脑膜转移瘤的诊断

脑膜转移起病隐袭，初期症状不典型，一旦有明确的临床表现往往进展迅速，难以控制，因而早期发现脑膜转移极为重要。但在临床工作中，常常出现误诊，这需要引起临床医生的注意。脑膜转移的诊断是综合性的，主要依靠临床表现、脑脊液细胞学和生化的检查及影像学检查的综合应用，有时患者的临床表现极为不典型，需要具有一定工作经验的高年资医生或专科医生联合会诊。脑脊液细胞学检查发现肿瘤细胞是诊断脑膜转移的金标准，但脑脊液检出率与病变部位、脑膜受累程度以及肿瘤生长方式有关，单一次腰椎穿刺的细胞阳性率不足 50%，腰穿三次以上的阳性率可达约 80%。脑脊液中乳腺癌标志物有辅助诊断价值，但无确切生存期预测作用，通常需要与乳腺癌标志物对照。MRI 常规平扫诊断乳腺癌脑膜转移的敏感性不高，故一般均需增强扫描，特别是大剂量对比剂增强扫描有利于病变的显示,增强 FLAIR 成像较增强 T1 成像有稍高的特异性和诊断符合率。柔脑膜型脑膜转移表现为广泛性脑回表面、脑沟、脑裂、脑池及室管膜下等部位弧线状强化,且形态不规则,可形成结节。也有少数脑膜转移仅表现为脑积水,而无脑膜强化。

二、脑膜转移瘤的治疗

临床上,脑膜转移瘤患者的治疗目标主要是改善或稳定神经功能、延长生存期、提高生活质量。脑膜转移瘤主要是由于肿瘤细胞发生弥漫性蛛网膜下隙浸润,由于蛛网膜下隙阻塞,导致大约一半的患者伴有脑积水及颅内压升高。颅内压增高及脑积水对临床症状及预后有至关重要的影响。长期脑脊液外引流有较高的颅内感染风险,不推荐使用。应用脑脊液分流手术(脑室腹腔分流、腰大池腹腔分流)可明显改善患者的高颅压症状,提高患者的生活质量,对于严重高颅压患者是迅速降低颅压的首选治疗。基于肿瘤细胞医源性种植至腹腔的风险,分流手术需谨慎实施。乳腺癌脑膜转移的主要治疗包括:脑脊液内药物治疗、放疗和全身治疗。

(一)脑脊液内药物治疗(鞘内治疗)

传统的鞘内治疗需反复腰穿,经硬脊膜穿刺针道部分化疗药物外渗至硬膜外,腰大池注药局部药物浓度过高可能产生脊神经损害。外科手术放置脑室内导管和皮下储液囊(Ommaya 囊),避免了后续治疗中反复腰穿的医源性损害,且无药物外渗问题,便于高频率穿刺给药,患者耐受性良好。脑脊液化疗药物种类有限,乳腺癌脑膜转移首选甲氨蝶呤,其他药物包括阿糖胞苷、噻替派、拓扑替康、依托泊苷等。鞘内注射曲妥珠单抗能够成功地用来治疗 HER2 阳性型乳腺癌的脑膜转移。

(二)放疗

放疗对延长乳腺癌脑膜转移患者的生存期和改善生存质量具有较好的效果。全脑全脊髓放疗具有重要意义,这是因其治疗范围涵盖了整个脑脊液分布区,但其治疗副作用较大,大多数患者不能应用,尤其是那些曾经接受乳腺癌放疗的患者。全脑放疗结合化疗是更常用的治疗方案,针对局部较大实质性病灶还可采用 SRS。对于无法承受全脊髓放疗的患者,影像学明显异常的部分建议局部放疗。

(三)全身治疗

乳腺癌脑膜转移的全身治疗基本等同于乳腺癌脑膜转移全身治疗,大量研究证实,尽管全身化疗对于颅内肿瘤无明确的治疗作用,但全身肿瘤的有效控制,对于脑转移和脑膜转移的治疗都具有潜在的益处。

出现脑膜转移首发症状距治疗间隔时间是独立的预后因素。及早诊断,及早治疗,对改善脑膜转移患者的疗效具有重要意义。

第 3 节　脊髓转移

乳腺癌脊髓转移是一种非常罕见的中枢神经系统转移,可以发生于脊髓各段,常与脑转移及其他器官转移伴发,其中脑转移超过 50%。脊髓内转移瘤患者通常全身瘤负荷较重,预后极差,从明确诊断到死亡的中位生存期仅为 3~4 个月。卡式评分大于 60 分的患者预后好于卡式评分不足 60 分的患者。

脊髓转移瘤的发生有三种机制:最常见的是血行转移,肿瘤细胞从瘤周血管沿动脉途径侵袭,或沿骨盆到颅内静脉窦的椎体静脉丛侵袭;其次脊膜转移的肿瘤细胞侵入脊髓,累及脊髓实质细胞;肿瘤细胞还可以通过硬膜外间隙、脑脊液、神经根等直接侵袭脊髓,此种转移途径少见。

一、脊髓转移瘤的诊断

脊髓内神经传导束密集,脊髓转移瘤体积不大就可能产生严重的症状。表现为偏侧瘫痪麻木,甚至截瘫、大小便控制障碍等完全性脊髓横断性损害症状。临床体征往往可以提示责任病灶的脊髓节段定位。明确诊断主要靠增强磁共振 T1 增强及 T2 加权成像,能敏感而特异地发现脊髓内病灶。乳腺癌椎体转移瘤突入椎管和椎管内硬膜外转移瘤体积较大时,造成脊髓压迫症,临床上会出现同样的脊髓功能障碍症状。MRI 可以明确鉴别诊断,CT 对于脊髓病变诊断困难,对椎体骨质有好的诊断价值。当患者不能行磁共振检查时,PET 也是一种发现脊髓病灶的有效检查手段。Flanagan 等研究发现,脊髓肿瘤病变中 81% 为代谢亢进,平均标准摄取值 SUV 为 3.3g/mL。

二、脊髓转移瘤的治疗

脊髓转移瘤的最佳治疗至今仍存在争议,常用的治疗方式包括手术切除、放射治疗、化疗和激素治疗。手术仅应用于一般情况好、预期生存期较长、单发病灶、神经症状恶化速度快或需要组织活检的患者。可以根据情况进行全切、次全切、病理活检及椎板切除减压术,但术后神经功能受损率较高。放疗能够保留脊髓功能并逆转早期暂时的功能障碍。一些研究证明,放疗对于脊髓转移瘤十分有效,放疗配合激素治疗被认为是阻止患者截瘫发生的有效治疗方法。由于癌细胞可能随脑脊液播散,少数学者主张给予全脊髓照射,但考虑到骨髓毒性及全脊髓照射疗效的不确定性,多数学者主张仅给予脊髓病灶局部照射。单纯化疗预后较差,激素治疗很少单独应用。

(史业辉　王鹏)

参 考 文 献

1.Andrews DW，Scott CB，Sperduto PW et al.2004. Whole brain radiation therapy with or without stereotactic radiosurgery boost for patients with one to three brain metastases: phase III results of the RTOG 9508 randomised trial. Lancet,363: 1665~1672

2.Brufsky AM1，Mayer M，Rugo HS et al. 2011. Central nervous system metastases in patients with HER2-positive metastatic breast cancer: incidence，treatment，and survival in patients from registHER. Clin Cancer Res,17:4834~4843

3.Colozza M，Minenza E，Gori S et al.2009. Extended survival of a HER2-positive metastatic breast cancer patient with brain metastases also treated with intrathecal trastuzumab. Cancer Chemother Pharmacol, 63:1157~1159

4.Dijkers EC1，Oude Munnink TH，Kosterink JG et al.2010.Biodistribution of 89Zr-trastuzumab and PET imaging of HER2-positive lesions in patients with metastatic breast cancer.Clin Pharmacol Ther, 87:586~592

5.Ekenel M，Hormigo AM，Peak S et al.2007. Capecitabine therapy of central nervous system metastases from breast cancer.J Neurooncol, 85:223~227

6.Kak M，Nanda R，Ramsdale EE et al.2015. Treatment of leptomeningeal carcinomatosis: current challenges and future opportunities.J Clin Neurosci, 22:632~637

7.Kocher M，Soffietti R，Abacioglu U et al.2011. Adjuvant whole-brain radiotherapy versus observation after radiosurgery or surgical resection of one to three cerebral metastases:results of the EORTC 22952-26001 study. J Clin Oncol, 29: 134~141

8.Komosinska K，Kepka L，Niwinska A et al.2010. Prospective evaluation of the palliative effect of whole brain radiotherapy in patients with brain metastases and poor performance status. Acta Oncol, 49: 382~388

9.Kak M，Nanda R，Ramsdale EE et al.2015. Treatment of leptomeningeal carcinomatosis: current challenges and future opportunities.J Clin Neurosci, 22:632~637

10.Linskey ME，Andrews DW，Asher AL et al.2010. The role of stereotactic radiosurgery in the management of patients with newly diagnosed brain metastases: a systematic review and evidence- based clinical practice guideline. J Neurooncol, 96: 45~68

11.Lee SS，Ahn JH，Kim MK et al.2008.Brain metastases in breast cancer: prognostic factors and management.Breast Cancer Res Treat, 111: 523~530

12.Leyland-Jones B.2009. Human epidermal growth factor receptor 2-positive breast cancer and central nervous system metastases. J Clin Oncol, 27:5278~5286

13.Lin NU，Bellon JR，Winer EP. 2004. CNS metastases in breast cancer.J Clin Oncol, 22:3608~3617

14.Mintz AH，Kestle J，Rathbone MP et al.1996. A randomized trial to assess the efficacy of surgery in addition to radiotherapy in patients with a single cerebral metastasis. Cancer, 78: 1470~1476

15.Moots PL1，Harrison MB，Vandenberg SR.1995.Prolonged survival in carcinomatous meningitis associated with breast cancer.South Med J, 88:357~362

16.National Comprehensive Cancer Network. NCCN Clinical Practice Guidelines in Oncology: Central Nervous System Cancers（version 1.2016）

17.Olson EM1，Najita JS，Sohl J et al. 2013. Clinical outcomes and treatment practice patterns of patients with HER2-positive metastatic breast cancer in the post-trastuzumab era.Breast, 22:525~531

18.Pestalozzi BC，Holmes E，de Azambuja E et al.2013. CNS relapses in patients with HER2-positive early breast cancer who have and have not received adjuvant trastuzumab: a retrospective substudy of the HERA trial（BIG 1-01）.Lancet Oncol, Mar; 14:244~248

19.Palmieri D，Duchnowska R，Woditschka S et al.2014. Profound prevention of experimental brain metastases of breast cancer by temozolomide in an MGMT- dependent manner. Clin Cancer Res, 20: 2727~2739

20.Perez EA，Awada A，O'Shaughnessy J et al.2015.Etirinotecan pegol（NKTR-102）versus treatment of physician's choice in women with advanced breast cancer previously treated with an anthracycline，a taxane，and capecitabine（BEACON）: a randomised，open-label，multicentre，phase 3 trial. Lancet Oncol, 16:1556~1568

21.Renfrow JJ，Lesser GJ.2013. Molecular subtyping of brain metastases and implications for therapy. Curr Treat Options Oncol, 14: 514~527

22.Ramakrishna N，Temin S，Chandarlapaty S et al.2014. Recommendations on disease management for patients with advanced human epidermal growth factor receptor 2-positive breast cancer and brain metastases: American Society of Clinical Oncology clinical practice guideline. J Clin Oncol，32:2100~2108

23.https://www.nccn.org/professionals/physician_gls/f_guidelines.asp

24.Shiau CY，Sneed PK，Shu HK et al.1997. Radiosurgery for brain metastases: relationship of dose and pattern of enhancement to local control. Int J Radiat Oncol Biol Phys，37: 375~283

25.Vecht CJ，Haaxma- Reiche H，Noordijk EM et al. 1993. Treatment of single brain metastasis: radiotherapy alone or combined with neurosurgery. Ann Neurol，33: 583~590

26.Welzel T，Niethammer A，Mende U et al. 2008.Diffusion tensor imaging screening of radiation- induced changes in the white matter after prophylactic cranial irradiation of patients with small cell lung cancer: first results of a prospective study. AJNR Am J Neuroradiol，29: 379~383

27.Wu X，Luo B1，Wei S et al.2013. Efficiency and prognosis of whole brain irradiation combined with precise radiotherapy on triple-negative breast cancer.J Cancer Res Ther，9 Suppl:S169~172

28.Y-S Lu，WW Chen，CH Lin et al.2013. Bevacizumab，etoposide，and cisplatin（BEEP）is highly effective in brain metastases of HER2 positive breast cancer progressing from whole brain radiotherapy – Subgroup analysis of a multi-center phase II studyCancer Res，73（24 Suppl）: Abstract nr P216~202

29.Zagouri F，Sergentanis TN，Bartsch R et al.2013.Intrathecal administration of trastuzumab for the treatment of meningeal carcinomatosis in HER2-positive metastatic breast cancer: a systematic review and pooled analysis. Breast Cancer Res Treat，139:13~22

第12章 乳腺癌常见急症及处理

乳腺癌患者在病程中常出现一些并发症与急症,甚至可以威胁到患者的生命,包括:胸腔积液、腹腔积液、心包积液、高钙血症、病理性骨折、上腔静脉综合征、肿瘤溶解综合征等,需要临床医生及时处理。

第1节 恶性胸腔积液

恶性胸腔积液(Malignant pleural effusion, MPE)是常见的肿瘤并发症,指原发于胸膜的恶性肿瘤或其他部位的恶性肿瘤转移至胸膜引起的胸腔积液。乳腺癌为第二位发病病因,仅次于肺癌,占恶性胸腔积液病例的23%。约50%的乳腺癌患者在疾病过程中将出现胸腔积液。约有70%的恶性胸腔积液发生在乳腺癌原发灶的同侧,20%发生在对侧,而10%发生在双侧。大多数病例可以在胸腔积液中找到恶性肿瘤细胞,如果胸腔积液伴纵隔或胸膜表面转移性结节,无论在胸腔积液中能否找到恶性肿瘤细胞,均可以诊断恶性胸腔积液。

一、临床表现

约25%的恶性胸腔积液患者临床上无明显症状,仅在查体时发现。最主要表现为进行性加重的呼吸困难、胸痛和干咳。呼吸困难的程度与胸腔积液量的多少、形成的速度和患者本身的肺功能状态有关。大量胸腔积液的患者常取患侧卧位,这样可以减轻患侧的呼吸运动,有利于健侧肺的代偿呼吸,缓解呼吸困难。肿瘤侵袭胸膜、胸膜炎症和大量胸腔积液引起壁层胸膜牵张均可引起胸痛。壁层胸膜被侵袭时多持续性胸痛,膈面胸膜受侵时,疼痛向患侧肩胛放射;大量胸腔积液牵张壁层胸膜引起的往往是胀满和隐痛。咳嗽多为刺激性干咳,由胸腔积液刺激压迫支气管壁所致。

二、诊断

确定恶性胸腔积液的金标准是胸腔积液中找到癌细胞,或胸膜活检组织中找到癌组织。

(一)临床症状及体征

呼吸困难是最主要的临床症状。在体格检查时,可发现患侧呼吸运动减弱,肋间隙饱满,积液区叩诊为浊音,听诊呼吸音消失。

(二)影像学检查

1.X线检查。少量胸腔积液时,液体积聚在胸膜腔的最低部位——肋膈角,X线胸片上可表现为肋膈角变平。中等量胸腔积液时,X线胸片上可见到液体超过膈面以上,呈现内侧低、逐渐向外侧升高变陡的典型的渗液曲线。大量胸腔积液时,渗液曲线的弧形液面超过肺门上缘,X 线胸片上仅在肺尖部的内侧见到以小部分透亮的肺组织,亦可表现为患侧完全不透亮。

2. 胸部 CT 检查。可以清楚地显示胸腔内液体的存在,以及液体量的多少。仰卧位时,液体积聚在胸腔背侧,可以见到肺脏被压缩的情况,同时,CT 能对胸腔积液的病因有所提示。

3. 超声检查。超声诊断胸腔积液的准确性要优于 X 线胸片。胸腔积液在超声检查上呈液性暗区,同时能显示液平的宽度、范围、距体表的深度、胸腔积液的内部结构、液体回声的特征、病变的范围以及与邻近组织的关系。另外,在超声的引导下,可以准确地进行胸液穿刺、进行胸膜或胸膜下肿物的穿刺活检。

4. 胸腔镜检查。①抽吸、收集胸腔积液,做细胞学检查;②探查胸膜腔,并对胸膜、肺和心包的可疑病变进行活检,而其他检查方法不能很好地显示出这些小结节;③对可疑的纵隔或肺门淋巴结采样进行组织学检查或培养。另外,对恶性胸腔积液患者在进行胸腔镜检查时,还可同时施行胸膜固定术。

(三)实验室检查

1. 胸腔积液性质的检查

(1)常规检查:恶性胸腔积液一般为渗出液。

渗出性胸腔积液的特点是蛋白含量超过 3g/100mL 或比重超过 1.016。在一些长期胸膜腔漏出液患者,由于胸腔内液体吸收的速率大于蛋白吸收的速率,胸腔积液内蛋白浓度也会增高,而且易与渗出液相混淆。所以,检查胸腔积液和血清中蛋白质和乳酸脱氢酶(LDH)水平,对于区分渗出液与漏出液有 99% 的正确性。

胸腔积液具有下列一个或多个特征即为渗出液:①胸腔液体蛋白 / 血清蛋白 > 0.5;②胸腔积液 LDH/ 血清 LDH > 0.6;③胸腔积液 LDH > 血清 LDH 上限的 2/3。大部分胸腔渗出液因含白细胞而呈雾状,渗出性胸腔积液的细胞学检查白细胞计数大于 0.5×10^9/L,白细胞计数小于 0.1×10^9/L 为漏出液。胸腔积液中,以中性粒细胞为主时,提示炎性疾病;以淋巴细胞为主时,则多见于进展性结核病、淋巴瘤和恶性肿瘤。红细胞计数超过 1×10^{12}/L 的全血性胸液见于创伤、肺梗死或恶性肿瘤。胸腔积液中葡萄糖水平低于血糖水平时,见于结核病、类风湿关节炎、脓胸及恶性肿瘤。胸液 pH 值通常与动脉血 pH 值平行,但在类风湿关节炎、结核病和癌性胸液中通常低于 7.20。

(2)细胞学检查。在恶性胸腔积液患者中,大约 60% 患者第 1 次送检标本中就能查到癌细胞,如果连续 3 次分别取样,则阳性率可达 90%。

2. 胸膜活检

恶性肿瘤常累及局部胸膜,其胸膜活检阳性率约为 46%,胸腔积液细胞学联合胸膜活检,可使阳性率达到 60%~90%。

三、治疗

（一）全身治疗

对无症状或症状轻微的恶性胸腔积液患者无需局部处理，只需全身治疗，如化疗。对原发肿瘤行化疗，有助于消除胸腔积液，并改善呼吸道症状。

（二）局部治疗

1. 胸腔穿刺及置管引流。胸腔穿刺的目的是确定病因，确定胸水再积聚的趋势、受累侧肺脏的复张能力以及缓解呼吸道症状。胸腔穿刺操作简单，能暂时缓解临床症状，但是，96% 的患者恶性胸腔积液在 1 个月内再发，反复穿刺，可能导致低蛋白血症，并由此引起血浆胶体渗透压降低，加速胸腔液体的产生。另外，进展期肿瘤患者通常处于分解代谢状态，胸水内蛋白的丢失可加重恶病质和营养不良。反复胸腔穿刺尚可引起脓胸、气胸、支气管胸膜瘘和包裹性胸腔积液等并发症。故常应用置管引流术，在胸腔穿刺时，要在肋间置入小口径引流管引流胸腔积液，以缓解症状，并方便药物的胸腔注射。

大量恶性胸腔积液的引流应逐步增加，首日一般不超过 1000mL，引流过程中一旦出现胸部不适、持续性咳嗽或血管迷走神经症状，应停止引流。这是因为，其可引发复张性肺水肿。

2. 胸膜固定术。在胸腔穿刺置管引流术后，如果引流胸腔积液较为彻底，且肺脏无明显萎缩，可行胸膜固定术防治恶性胸腔积液的复发。胸膜固定术，即在胸膜腔内注入硬化剂等药物，引起胸膜的弥漫性炎症反应，导致壁层胸膜和脏层胸膜粘连，以消除胸腔积液、闭合胸膜腔，缓解症状。在夹闭胸腔引流管后，嘱患者变换体位以使药物均匀分布于胸膜间隙。一般在胸管放置 3 天胸腔引流小于每天 250 mL 后开始，这时，由于积液减少而使脏、壁层胸膜间隙减小。当然，过长的等待也是不适宜的，胸腔注射药物治疗可以在 3 天后开始，而不管引流量的多少。

（1）胸膜固定术常可引起疼痛，故在硬化剂应用前经引流管注入利多卡因，可明显缓解疼痛。

（2）胸腔注射用药的选择

1）四环素、多西环素等作为有效的硬化剂曾被广泛应用，但有疼痛、发热等并发症。

2）中药制剂如榄香烯乳于胸膜腔内注射亦有较好的胸膜粘连的效果，榄香烯乳 300mg（60 mL）胸腔内注入，不良反应为发热、胸痛及轻度消化道反应。尤其疼痛剧烈，必要时，对症止痛治疗。

3）化疗药物用于阻止肿瘤的种植，最常用的化疗药物包括博来霉素、丝裂霉素、顺铂和卡铂等。①博来霉素 15~40mg + 生理盐水 50mL，副作用小，有效率在 80% 左右，不良反应有胸膜疼痛和发热；②丝裂霉素 10~20mg+ 生理盐水 50mL，不良反应包括消化道反应和骨髓抑制；③顺铂：一般 40~80mg/ 次，亦可大剂量 80~100mg/m²，溶于生理盐水 50mL，但注意要水化碱化，主要不良反应是消化道反应；④卡铂：300~400mg/m²，溶于 5% 葡萄糖 30~40mL，主要不良反应是骨髓抑制。

4）生物制剂。某些生物制剂也有很好的胸膜粘连作用，如假单胞菌制剂和白介素 -2

等。①假单胞菌苗注射液：2~4mL+ 生理盐水 20mL，胸腔内注入，不良反应为发热；②白介素 -2（IL-2）：200~400 万单位 + 生理盐水 20mL，胸腔内注入，不良反应为轻度发热、胸痛等。

5）滑石粉可以引起严重的反应性胸膜炎，其应用的成功率可高达 96%。比博来霉素或四环素更为有效，但不良反应也较大。其副作用包括疼痛和发热，偶有滑石粉微栓塞、局部肺炎、急性呼吸窘迫综合征及限制性肺疾病等。对那些有症状的恶性胸腔积液并且预计生存期很短的患者来说，滑石粉胸膜粘连术是理想的方法，但此法不适于患良性疾病的年轻患者和那些预计将来可能需要胸部外科手术的患者。

3. 胸腔内注射纤维蛋白溶解剂。适用于多房性恶性胸腔积液、单纯引流效果不佳的患者。可通过降解胸腔内的纤维蛋白，降低胸腔积液的黏稠度，减少多房性包裹性胸腔积液的形成，缓解呼吸困难的症状。常用的纤维蛋白溶解剂为尿激酶、链激酶等。

（三）手术治疗

1. 外科胸膜切除术。采用开放性胸膜切除的方法可控制胸腔积液复发，其有效率达 95%，但由于需要胸廓切开，且有 23% 的并发症发生率，应引起术者关注。其并发症包括脓胸、出血、心功能不全、呼吸衰竭等。其术中病死率达 10%~19%，故较少采用。对于预期有较长生存期，其他消除胸腔积液的方法又不能奏效，并且存在胸膜增厚肺脏膨胀受限的患者，可以采用这种式式。

2. 胸腔镜术。在镇静或全麻下行胸腔镜术已经成为治疗恶性胸腔积液的一种比较广泛的方法。相对于传统的外科手术，其安全性好，围术期病死率低（< 0.5%），并发症发生率低。

第 2 节　恶性腹腔积液

恶性腹腔积液（malignant ascites）：是指恶性肿瘤引起的腹腔过量液体积聚。晚期乳腺癌可转移到腹腔、腹膜引起恶性积液，称为周围性腹腔积液。如果转移阻塞静脉及淋巴管阻塞所引起的称为中心性腹腔积液。大约 3% 的恶性腹腔积液由乳腺癌引起。

一、临床表现

临床表现主要是腹胀、腹水征。如果是腹膜有癌细胞种植，常有腹膜炎的表现，持续性腹痛、压痛、可疑反跳痛、肠鸣音不活跃、少量腹水，化验腹水提示渗出液。合并门脉癌栓引起的腹水多以大量腹水为特点，化验提示腹水多为漏出液。当肝包膜表面癌结节破裂出血，常以渗出性出血为主，如果血管破裂出血，则以大量出血为主。临床表现是在原发肿瘤的基础上，肝区疼痛突然加重为特点，腹部诊断性穿刺抽出血性腹水可以明确。

二、诊断

腹腔积液的诊断一般较容易，除影像学检查外，主要依据腹部叩诊法：腹腔内积液超出 500mL，叩诊可检出腹部移动性浊音，大量腹腔积液时，两侧胁腹膨出如蛙腹，检查可有液波震颤。少于 500mL 的腹腔积液可借助超声检出,超声显示肝肾交界部位有暗区。

(一)影像学检查

超声及 CT 检查 不仅可显示腹腔积液,还可显示肝脏大小、肝脏包膜的光滑度,肝内占位性病变,腹膜变化情况,心脏大小、结构,心脏流入道及流出道的情况,血流情况,肾脏大小、形态、结构等。

(二)实验室检查

1. 一般性检查

(1)外观。漏出液多为淡黄色,稀薄透明,渗出液可呈不同颜色或混浊。不同病因的腹腔积液可呈现不同的外观。血性腹腔积液见于急性结核性腹膜炎、恶性肿瘤。

(2)相对密度。漏出液相对密度多在 1.010~1.018 之间。渗出液相对密度多在 1.01以上。

(3)凝块形成。渗出液内含有纤维蛋白原及组织、细胞破坏释放的凝血质,故易凝结成块或絮状物。

2. 生化检查

(1)黏蛋白定性(qualitative test of mucin)试验。漏出液为阴性;渗出液为阳性。定量,漏出液小于 0.25g/L;渗出液大于 0.25g/L。

(2)胰性腹腔积液淀粉酶升高。

3. 组织细胞学检查。腹腔积液中查瘤细胞,对肿瘤的诊断非常必要,其敏感度和特异性可达 90%。

4. 腹腔积液中肿瘤标记物情况。常伴有 CEA、CA153 等升高。

三、治疗

确定腹腔积液的性质,积极寻找病因。只有针对病因治疗,腹腔积液才可能减少或消失;为减轻大量腹腔积液引起的症状(包括腹胀、呼吸受限等),可进行必要的对症治疗。

(一)全身治疗

可通过全身化疗控制症状。

(二)局部治疗

主要有腹腔穿刺置管引流、腹腔内注射化疗药物或生物制剂及腹腔静脉分流术等。

1. 腹腔穿刺置管引流。当大量腹腔积液影响到患者的呼吸或患者腹胀症状重而难以忍受时,可采取腹腔穿刺置管引流,以减轻症状。每天腹腔积液引流量以 1000~3000mL 为宜。

2. 腹腔内注射化疗药物或生物制剂。腹腔内化疗比全身给药药物浓度要高 2.5~8 倍,并延长了药物与肿瘤直接接触时间。能用于胸腔化疗的药物一般能用于腹腔化疗,但疗效较胸腔积液差。腹腔内化疗的药物主要有表柔比星(40~80mg)、顺铂(40~80mg)、丝裂霉素(10~20mg)、卡铂(300~400mg)等。腹腔内化疗可致腹腔内感染率升高、腹痛、发热、肠梗阻等。生物制剂可以选用白介素 -2(IL-2)、干扰素(IFN-α)、肿瘤坏死因子(TNF)、沙培林(OK.432)等。还有中药制剂如香菇多糖、榄香烯乳等。

3. 腹腔积液颈静脉回流或经颈静脉肝内门体静脉分流术（TIPS）。乳腺癌患者很少采用。如腹腔积液系失代偿期肝硬化、门静脉高压、低蛋白血症所致，可采用腹腔积液浓缩回输法治疗，即将腹腔积液超滤后，再将腹腔积液中的蛋白质、电解质等物质经颈静脉回输入体内。腹腔积液颈静脉回流术是将硅胶管从腹腔内沿腹壁、胸壁下插入到颈静脉内，使腹腔积液引流入颈静脉内。TIPS 方法对降低门静脉压力、消退腹腔积液有较好的作用，但可能发生不可逆的肝性脑病并发症。

4. 腹膜膀胱导管。将腹水引入膀胱经尿道排出，很少应用。

5. 大网膜肿瘤切除。常应用于卵巢癌，乳腺癌很少应用。

（三）一般治疗

1. 限制水、钠的摄入。

2. 应用利尿剂。

3. 补充白蛋白。

（四）其他治疗

1. 腹腔内放射性同位素治疗。多用于广泛腹膜种植，或腹腔积液细胞学阳性但无肉眼的肿瘤者，严重的不良反应为肠坏死。

2. 抗 VEGF 靶向治疗。特异阻断 VEGF 的生物学作用，可抑制腹腔积液形成或增长，这可能是治疗恶性腹腔积液的有效途径，但仍需进一步临床证明。

第 3 节　恶性心包积液

恶性心包积液（Malignant pericardial effusion）指的是恶性肿瘤引起的心包腔液体过度积聚。恶性肿瘤侵犯心包者，以肺癌为最多见（约 35%），乳腺癌次之（约 25%）。

心包由脏层和壁层组成，两层之间为心包腔，正常情况下，心包腔内有 10~30 mL 液体，起润滑作用。肿瘤患者如心包内液体超过 50mL 即考虑恶性心包积液。某些肿瘤化疗药物也可引起心包积液，主要见于白消安、阿糖胞苷、维 A 酸的治疗中。

一、临床表现

症状的轻重与积液的形成速度相关，急性者心包积液量较少（< 250mL）时，即可出现较重的症状；而慢性者即使心包积液量较大（> 1000mL），其症状仍可较轻。常表现为：胸闷、心悸、呼吸困难、端坐呼吸、咳嗽、疲乏等，严重者可出现心功能衰竭。

二、诊断

根据病史、体检和实验室检查诊断恶性心包积液。应有恶性肿瘤病史且伴有心包积液，并在积液中找到肿瘤细胞。查体可见心脏搏动减弱，甚至消失，叩诊心脏浊音界向两侧扩大，且随体位有变化。少量心包积液时，听诊可闻及心包摩擦音；大量心包积液时，听诊心音遥远、心动过速等。

（一）影像学检查

1. 胸部 X 线检查。常可见心影异常，提示恶性心包积液的存在。但积液＜250mL 时，胸片常难于发现异常；积液量≥300mL 时，心影向两侧增大，腔静脉明显，心膈角呈锐角；大量积液时，其心影呈烧瓶状或梨形。

2.CT 或 MRI 检查。临床常用，比胸片灵敏。不仅可发现心包积液，还可发现转移灶部位。

3. 超声检查。超声为最简便最有价值的检查方法。超声显示：①心包壁层及心外膜层增厚（＞3mm）回声明显增强；②两层间有较低或强弱不等的回声。

（二）实验室检查

心包积液检查。在心包积液中找到肿瘤细胞，可确定心包积液的性质。

（三）特殊检查

诊断性心包穿刺术。

恶性心包积液常为渗出性或血性。血性心包积液送检细胞阳性率较高，但阴性并不能排除恶性心包积液。但心包穿刺术的危险性较高，可并发冠状动脉心房心室或内乳动脉的穿刺针损伤而造成心包积血、室性心动过速、室颤、虚脱气胸和（或）胸腔感染，甚至张力性气胸。由超声引导下的穿刺较为安全。

三、治疗

不取决于心包积液量的多少，而取决于其临床表现。如果心包积液的患者无特殊症状，可暂不行局部治疗如心包穿刺，而以全身治疗为主，如化疗，往往可同时缓解。如出现心脏填塞症状，应立即行心包穿刺置管引流术，以抢救生命，缓解症状。

（一）全身治疗

以化疗为主，靶向治疗和内分泌治疗也是全身治疗。当全身治疗有效，而肿瘤缩小并减少心包液的产生即可缓解恶性心包积液的临床症状。

（二）局部治疗

主要是指心包穿刺置管引流术。

治疗性心包穿刺置管引流术的基本操作与诊断性心包穿刺相同，最好在超声引导下穿刺置管。当心包积液引流较为彻底时，可行心包注射药物来治疗。

（三）心包注射药物

与胸腔注射药物类似，以化疗药为主，也可使用硬化剂，但对于预期存活较长的患者要慎用硬化剂，以避免缩窄性心包粘连。经过局部药物治疗后，约有半数患者可明显减少心包积液的产生。

（四）放射治疗

1. 放射性核素。虽然有一定的成果，但因放射性排出物的处理和费用较高的问题，不便广泛开展。

2. 外照射治疗。恶性心包积液常用治疗剂量为 20~40Gy。可使约半数恶性心包积液得到控制。

(五)外科治疗

外科治疗为恶性心包积液经常采用的方法,但因并发症和死亡率较高,因此不作为首选。

外科治疗包括剑突下心包切开术、开窗心包切开术和完全心包切开术。剑突下心包切开术步骤相对简便且局麻下即可进行,常作为首选术式。

第 4 节　高钙血症

高钙血症(Hypercalcemia)一般为血清钙≥2.75mmol/L,是一种常见的副肿瘤综合征,也是乳腺癌中最常见的代谢性并发症。当血清钙＞3.7 mmol/L 时,可能引起高钙血症危象,如严重脱水、高热、心律失常、意识不清等,患者易死于心搏骤停、坏死性胰腺炎和肾衰竭等。高钙血症常见于乳腺癌伴骨转移的患者,乳腺癌患者中约有 13% 发生高钙血症。

一、临床表现

血钙的正常值为 2.25~2.74mmol/L,而 2.75~3.0 mmol/L 为轻度增高,3.1~3.7 mmol/L 为中度增高,＞3.7 mmol/L 可能引起高钙血症危象。临床表现几乎可以包括各个系统,极易与药物的不良反应或晚期患者的衰竭症状,特别是中枢神经系统转移的临床表现相混淆。症状的严重程度和离子钙增高有关,与结合钙关系不大。常见临床表现如下:

全身症状:脱水、体重减轻、厌食、瘙痒、烦渴。

神经肌肉症状:轻者乏力、倦怠、淡漠;重者有头痛、肌无力、腱反射减弱、抑郁、易激动、步态不稳、语言障碍、听力、视力和定向力障碍或丧失、木僵、行为异常等精神神经症状。高钙危象时,可出现谵妄、惊厥、昏迷。脑电图示弥漫性慢波。慢性高钙血症出现代谢性碱中毒、氮质血症和异位钙化。

消化系统症状:表现为食欲减退、恶心、呕吐、腹痛、便秘,重者发生麻痹性肠梗阻。钙可刺激胃泌素和胃酸分泌,故高钙血症者易发生消化性溃疡。钙异位沉积于胰管,引起阻塞,可导致胰腺炎。

肾脏:早期表现烦渴、多尿,进一步导致肾损害。结果氮潴留、酸中毒,甚至肾衰竭。慢性高钙血症出现代谢性碱中毒、氮质血症和肾间质钙盐沉着。

心脏:高血压、血管钙化,心电图可见 Q-T 间期缩短、ST-T 改变、房室传导阻滞和低血钾性 u 波。如未及时治疗,可引起致命性心律不齐。

呼吸系统:因高钙血症可引起肾排水增多和电解质紊乱,使支气管分泌物黏稠、黏膜细胞纤毛活动减弱、支气管分泌物引流不畅,易招致肺部感染、呼吸困难,甚至呼吸衰竭。

二、诊断

血清钙浓度高于正常值为 2.75mmol/L,结合相应临床表现,即可诊断。高钙危象是指血清钙浓度超过 3.7mmol/L。直接测量血浆游离钙(离子钙),可排除结合钙(与人血白蛋白结合钙)影响,可更真实反映体内血钙浓度,由于临床钙测量值为游离钙和结合钙的总和,故实验室的血钙测定值一定要根据人血白蛋白水平校正,常用校正公式:血钙校正值＝血钙实测值+0.02×(40- 人血白蛋白浓度)mmol/L;血钙校正值＝血钙实测值+0.8×(4- 人血白蛋白浓度)mg/dL。

三、治疗

肿瘤引起的高钙血症,病因治疗即对肿瘤的有效治疗才是最基本的治疗。然而,高钙血症常为晚期肿瘤并发症,可视患者具体情况选择治疗措施。

治疗原则:减少钙的摄入,增加钙的排泄,增加骨对钙的结合。

(一)一般措施

尽可能做最低程度的活动,因不活动可加剧高钙血症。停用可增加血清钙的药物,如氢氯噻嗪,维生素 A、D 等。摄入低钙食物。

(二)特殊处理

1. 补液水化。大量输入生理盐水,输入量应大于 2000mL。输注足量生理盐水能恢复血容量,增加肾小球滤过率,并抑制近端肾小管对钙的重吸收。水化期间,应注意水、电解质平衡。

2. 利尿。呋塞米可进一步阻断对钙的重吸收,并增加钙的排泄,常用量为 40~80mg 静注。

3. 减少骨吸收的药物

(1)双膦酸盐。用双膦酸盐以减少骨的重吸收,使血钙不被动员进入血液。双膦酸盐可抑制破骨细胞活性。双膦酸盐可与骨矿物质牢固结合,并对膦酸酶裂解作用有抵抗,且半衰期长。除降低血钙外,还有明显止痛作用。

1)帕米膦酸二钠。为第 2 代双膦酸盐类药物。常用 60mg,加入 500mL 生理盐水稀释,静脉点滴 2~4 小时,每月 1 次。

2)唑来膦酸。为第 3 代双膦酸盐类药物,具有更强的效价强度,一般每次 4mg,静脉点滴 15 分钟,每月 1 次。

3)伊班膦酸钠。为第 3 代双膦酸盐类药物,2~4mg 静脉点滴 2 小时以上。

(2)降钙素。主要通过抑制骨吸收和增加肾脏对钙的清除,使血钙降低。能迅速改善高血钙而不良反应少,但作用短暂。当其他措施无效时,该药有效。每次 100~200U,皮下或肌肉注射,8~12 小时 1 次。

(3)糖皮质激素。如泼尼松 40~100mg/d,糖皮质激素可阻止破骨细胞激活因子引起的骨重吸收,大剂量还可通过增加尿中钙的排泄,抑制维生素 D 的代谢,减少钙的吸收而发挥降钙作用。

4. 有效的抗肿瘤治疗,控制骨转移灶。

5. 透析治疗。以上方法不能控制高钙血症,特别是在高钙血症的急性期,可考虑用不含钙的透析液透析。

第 5 节 病理性骨折

乳腺癌有 65%~75% 的患者会发生骨转移,而骨转移如不治疗或治疗不及时,可引起病理性骨折。病理性骨折时,骨的原有病变往往使骨折愈合迟缓,甚至几乎没有修复反应。

一、临床表现

有休克、软组织伤、出血、骨折等表现。如脊柱骨折时,可出现截瘫神经症状。

二、诊断

(一)病史

常有乳腺癌骨转移病史。

(二)查体

注意有无休克、软组织伤、出血,检查创口大小、形状、深度及污染情况,有无骨端外露,有无神经、血管、颅脑、内脏损伤及其他部位的骨折。

(三)影像学检查

正、侧位 X 线摄片和 ECT 等检查。复杂的骨盆骨折或疑有椎管内骨折者,应行 CT 或 MRI 检查。

三、治疗

(一)针对病因治疗

治疗乳腺癌骨转移,包括化疗、内分泌治疗、放疗、靶向治疗等,以及双膦酸盐类治疗骨转移。

(二)局部复位固定

以减少患者痛苦为目的。如果是开放性骨折,还应及时彻底清创,并酌情选用抗生素防止感染,同时给予破伤风抗毒血清注射。

(三)手术治疗

如是椎体骨折者,可行骨水泥椎体成形术治疗。

第 6 节 上腔静脉综合征

上腔静脉综合征(superior vena cava syndrome,SVCS)是由于上腔静脉阻塞引起的一系列症状及体征。上腔静脉的阻塞往往来自于肿瘤、炎症后纤维化或血栓形成。具有典型的临床表现,静脉回流受阻,出现引流区静脉扩张、局部水肿等症状和体征。

乳腺癌是引起 SVCS 最常见的转移性疾病之一,有报道,11% 的 SVCS 患者归因于乳腺癌。而上腔静脉血栓形成较少见(主要见于各种导管插入引起的血栓形成)。SVC 血栓形成的患者,主要是在有中央静脉插管或起搏器的情况下形成血栓的。肿瘤患者因输注化疗药物或高静脉营养使得中央静脉插管的应用增加,从而易于发生 SVCS。

一、临床表现

临床症状的轻重急缓与静脉回流受阻的部位、程度及侧支循环的形成有关。乳腺癌所致 SVCS 多为慢性改变。SVCS 的临床特征为面部、躯干和上肢非凹陷性水肿,头皮、颈部、胸壁静脉怒张,咳嗽、呼吸困难、胸闷、口唇发绀,甚至不能平卧,食管受压引起进食不畅,喉返神经受压引起声音嘶哑,眶周水肿,结膜充血,颅内压升高,头痛,视力下降。

二、诊断

出现特定的临床表现,且相关检查可辅助诊断。胸部 X 线检查可发现纵隔增宽,以及上纵隔、肺门或肺门周围肿块阴影。胸部增强 CT 和 MRI 是常用的诊断方法,可显示上腔静脉及其分支情况,并显示纵隔其他部位的解剖部位。血管造影和放射性核素静脉造影检查,可用于确定阻塞部位。

在 B 超或 CT 引导下经皮行肿块或淋巴结针吸活检,必要时,可行纵隔镜检查或开胸检查术。

三、治疗

SVCS 的治疗目标是缓解症状并尽可能治疗原发恶性病变。SVCS 患者的预后与原发疾病的预后密切相关。

(一)对症治疗

头高位卧床休息,吸氧,限制钠盐和液体入量,应用利尿剂缓解症状,或给予大剂量的皮质激素,可能通过减轻与肿瘤或放疗有关的炎症反应,使梗阻症状得以改善。必要时,适当使用止痛和镇静剂。当考虑伴有高凝血症及静脉血栓形成时,可适当应用抗凝剂。

(二)针对原发疾病治疗

1. 化疗。化疗可作为首选方法。待症状缓解后,再作放疗。化疗可缩小肿瘤,解除压迫,缓解症状。化疗时,应避免从上肢静脉注射,特别是右上肢静脉,因血流速度慢,甚至有血栓形成和静脉炎及不稳定的药物分布等情况,故宜选用下肢静脉。

2. 放疗。是常用的治疗方法,常可很快缓解症状。一般最初放疗用大剂量(3~4Gy/d),持续数天后,再改为常规剂量。放疗总量可视具体情况决定。放疗初期局部水肿加重,可配合地塞米松和利尿剂辅助治疗。如放疗效果不明显,可能提示存在血栓形成的阻塞。

3. 手术治疗。如对放、化疗不敏感的肿瘤也可采用手术治疗。但手术难度往往较大,并发症和死亡率均高。

(三)经腔血管成形术与支架植入术

采用球囊技术或插入可张开的金属丝支架进行经皮经腔血管成形已成功地用于开通 SVC 或维持 SVC 的通畅,该技术甚至在耐受最大剂量的放疗后仍可采用。对于导管诱发的 SVCS,通过血管成形装置给予溶栓药物可能会收到治疗效果。

（四）溶栓治疗

SVCS 常伴有血栓形成因静脉导管所致血栓形成的上腔静脉阻塞，应用尿激酶、链激酶以及重组组织型纤溶酶原激活物对 SVCS 进行溶栓治疗有效。溶栓治疗能防治血栓，但也有引起出血的潜在危险，因而需要有实验室检查配合，控制凝血时间及凝血酶原时间延长 1.5~2 倍。

第 7 节 肿瘤溶解综合征

肿瘤溶解综合征（Tumor lysis syndrome，TLS）是由于肿瘤细胞短时间内大量破坏，快速释放细胞内容物，导致代谢异常和电解质紊乱，引起以高尿酸血症、高钾血症、高磷血症、低钙血症和肾功能不全为主要表现的症候群，易并发急性肾衰竭、心律失常、抽搐，甚至威胁生命。多出现在对化疗敏感的快速增长的恶性肿瘤，其中包括乳腺癌。其发生率尚不清楚，但有报道，在实体瘤中发生率少于 0.3%。

化疗是导致 TLS 的主要诱发因素，能引起肿瘤细胞破坏的药物均有促发 TLS 的可能。肿瘤负荷重及增殖快、血清高乳酸脱氢酶和潜在的肾功能不全为高危因素。化疗前血尿酸水平高、有脱水表现等也易发生 TLS。TLS 的发生也与肿瘤分期有关，一般分期越晚可能性越大。当肿瘤细胞高度敏感或药物浓度超过一定程度时，就会引起大量肿瘤细胞坏死，细胞迅速被破坏，释放 DNA、磷酸、钾和细胞因子。磷、钾、黄嘌呤或尿酸累积的速度超过排出速度，TLS 发生。释放的细胞因子导致低血压、炎症和急性肾损伤。肾损伤后，排尿酸、黄嘌呤、磷酸和排钾作用减低，增加 TLS 风险。而 TLS 后，尿酸、黄嘌呤、磷酸钙晶体肾内沉积进一步加重肾损伤。

一、临床表现

TLS 多发生在化疗后 48~72 小时，表现为高尿酸血症、高钾血症、高磷血症、低钙血症和肾功能不全。

（一）高尿酸血症

发生率最高。轻度高尿酸血症表现为少尿、厌食、恶心及头昏、头痛、乏力等神经系统症状；重度高尿酸血症表现为无尿、步态不稳、呼吸深长，甚至出现呕吐、腹泻及血压下降等临床症状。

（二）高钾血症

高钾血症引起的神经肌肉应激性下降可表现为手足感觉异常、四肢软弱无力、腱反射消失、呼吸肌麻痹等。此外，高血钾尚可诱发心律失常、血压升高或降低，甚至发生心室纤颤或停搏。

（三）高磷血症和低钙血症

高磷血症和低钙血症常伴发出现。低钙血症可致心肌收缩功能降低，而血磷增高时，磷酸钙会沉淀在肾小管内，诱发、加重肾衰竭。在化疗期间，如患者感觉指端和腹部明显麻木和刺痛,面部肌肉、手足痉挛,手足抽搐,以及意识障碍。此时,应警惕高磷血症和低钙血症的发生。

(四)急性肾衰竭

当肾脏不能清除过多的尿酸时,尿酸在酸性环境下可在肾小管形成结晶,损坏肾小管。高磷血症时,膦酸盐结晶亦会沉淀于肾小管,引起肾组织损伤,从而导致氮质血症和肾功能不全,表现为少尿或无尿。

二、诊断

实验室和临床对 TLS 的定义(表 12-1)。

表 12-1　实验室和临床 TLS 定义

实验室 TLS (癌症或癌症化疗前 3 天至化疗开始后 7 天 ≥ 2 个表现)	临床 TLS (实验室 TLS+1 个表现)
UA ≥ 476 umol/L 或较基线增加 25%	CREA ≥ 1.5 正常值上限(ULN)
K ≥ 6.0 mmol/L 或较基线增加 25%	心律失常
P ≥ 1.45 mmol/L 或较基线增加 25%	猝死
Ca ≤ 1.75 mmol/L 或较基线减少 25%	惊厥或癫痫

三、预防

(一)水化治疗

化疗前 1 日、化疗期间及化疗后 2 日内,每日给予液体量约 3000mL 水化,可配合甘露醇及利尿剂等使用。因碱性环境影响 UA 前体溶解度,因此不推荐碱化尿液。

(二)别嘌醇

用于中低危 TLS 发生的预防,标准剂量为 200~400 mg/m²/d,最大为 800mg,通常给予 300mg/d,剂量需根据肾功调整,化疗开始后至少要服用 7 天。

(三)拉布立酶

主要用于高危 TLS 的预防,使用方法为 0.2mg/kg/d,持续 5~7 天。2~3 天可达稳态血药浓度,开始输注后的 24h,可使尿酸浓度降至每天 2~3mg 以下。

四、治疗

(一)水化、促进排尿

大量静脉输液可较快降低尿酸,静脉输液以维持每日尿量 3000 mL 以上,保证电解质平衡,不补钾。并使用呋塞米 20~40 mg 每日 1~2 次,甘露醇 250 mL 每日 1 次,以排泄过剩的尿酸。

(二)高尿酸血症的治疗

给予拉布立酶 0.2mg/kg/d,静脉输注,持续 5~7 天。

（三）高磷低钙的治疗

如果上述治疗都不能预防高磷发生，那么，最好的方法就是透析。P ≤ 1.62 mmol/L 时，可不处理。无症状的低钙无需处理，如果出现症状如心律失常、惊厥、强直等，给予葡萄糖酸钙 50~100mg/kg 治疗，但无需达到正常。

（四）高钾的治疗

当 K ≥ 6.0 mmol/L 或较基线增加 25% 时，需监测心脏。出现心脏毒性时，可葡萄糖酸钙治疗。K ≥ 7.0 mmol/L 时，需血液透析治疗，也可给予葡萄糖和胰岛素治疗。

（五）血液透析

如果上述治疗不能阻止肾功能恶化，或有明显的水过载，或有高钾、高磷、高尿酸和低钙，则需要血液透析。

（六）积极治疗各种并发症。

第 8 节　血栓性疾病

肿瘤患者的血栓性疾病是一种可危及生命状态，包括深静脉血栓形成和肺栓塞。乳腺癌常合并血栓性疾病，主要病因有乳腺癌患者常伴高凝状态、血管壁损伤、长期卧床、中心静脉置管等。

一、深静脉血栓形成

（一）临床表现

疼痛、栓塞侧肢体肿胀、皮温低等。

（二）诊断

1. 具备上述特定的临床表现。

2. D- 二聚体 乳腺癌患者 D- 二聚体常常升高，没有特异性，故不能单纯凭借 D- 二聚体的升高来判定。

3. 静脉血管 B 超 作为诊断的主要依据。小的栓塞往往没有明显的临床症状，但血管 B 超仍然可以做出诊断。

4. 当血管 B 超不能做出诊断时，可以考虑 CT 血管造影、MRI 或有创性静脉造影。

（三）预防

对于无临床抗凝禁忌的乳腺癌患者，如 D- 二聚体较高，可预防性加入抗凝治疗药物。而长期留置中心静脉导管的患者，并不推荐常规抗凝治疗。临床常用的抗凝药物，如低分子肝素钙［2850IU（0.3mL）/d 皮下注射］、右旋糖酐、华法林等。

（四）治疗

1. 药物治疗。包括抗凝治疗和溶栓治疗。

（1）抗凝治疗，低分子肝素钙 85IU/kg/q12h 皮下注射。

（2）溶栓治疗，如链激酶、尿激酶、重组组织纤维蛋白溶酶原等。但治疗中要监测血凝常规,以防引起出血。

2.腔静脉滤网。对于进展性的下肢远端静脉血栓、下肢近端血栓有抗凝禁忌证、拒绝抗凝治疗的患者,可于血管外科置入腔静脉滤网,以防止发生肺栓塞。

二、肺栓塞

肺栓塞(Pulmonary embolism,PE)即肺血栓栓塞(pulmonary thromboembolism),是由于血栓栓子堵塞肺动脉主干或分支,引起肺循环障碍的临床和病理生理综合征。常引起大面积的肺梗死,同时合并心脏衰竭,其发病迅速,死亡率较高。

(一)临床表现

常有深静脉血栓病史,突发气促、胸痛、心动过速、晕厥以及血氧饱和度下降。

(二)诊断

1.出现上述临床表现。

2.D-二聚体。常伴D-二聚体急性升高,故基线时,D-二聚体的测定非常重要。但要注意乳腺癌患者的D-二聚体往往偏高。

3.查体。呼吸和心律增快,肺部罗音,肺动脉瓣第二心音亢进。

4.胸片。呈现肺部斑片状或楔状阴影,盘状肺不张,一侧膈肌抬高,肺动脉增粗和局限性肺纹理减少。

5.心电图有右心受累表现。重度顺钟向转位、肺性p波、电轴右偏等改变。

6.肺血管造影。其征象为肺血管内缺损或肺动脉有断流现象,是诊断肺栓塞最准确可靠的检查。

(三)预防

同上述深静脉血栓形成的预防。

(四)治疗

1.对症支持治疗。卧床休息,吸氧、解痉、止痛,并采用氨茶碱、阿托品、吗啡以解除支气管和血管痉挛及止痛。如出现心衰或休克者可酌情使用毛花丙甙、多巴胺、异丙基肾上腺素及低分子右旋糖酐等。

2.抗凝及溶栓治疗

(1)低分子肝素钙。

(2)维生素k拮抗剂,如醋硝看豆素片、双香豆素。

(3)溶栓治疗,如链激酶、尿激酶、重组组织纤维蛋白溶酶原等。

3.外科手术治疗:①肺栓塞取栓术;②腔静脉阻断术;③导管抽吸静脉血栓术。

第9节　颅内压增高

侧卧位测量成年人平均脑脊液压力超过1.96kPa(相当于200mmH$_2$O)时,即为颅内压增高(Increased intracranial pressure)。乳腺癌患者多由脑转移引起。脑转移及其引发的水肿使颅内容物的总容积增加,颅内压力增高并超出其代偿范围,继而出现神经系统综合征。颅内压增高可引起一系列生理紊乱和病理改变,如不及时诊治,患者可能会出现脑疝而导致死亡。

一、临床表现

主要临床表现为头痛、恶心呕吐、眼底视神经盘水肿。头痛常为持续性加重,呕吐常为喷射性呕吐。

其他常见表现为意识障碍、视力减退、复视、耳鸣、眩晕、抽搐及去皮质强直。有些可表现为情绪不稳,易于激怒或哭泣,或情绪淡漠、反应迟钝、动作和思维缓慢等精神症状。瞳孔:早期忽大忽小或缩小。如果一侧散大、光反应消失说明形成了颞叶钩回疝。

二、诊断

(1)CT 或 MRI 可以发现颅内占位性病变,明确诊断。

(2)眼底检查。多出现视神经盘水肿,是颅内压增高最客观的体征。

(3)脑脊液检查。压力一般均高于 200mmH$_2$O,脑脊液检查常出现蛋白细胞分离,即蛋白含量增高,而细胞数正常。对于颅内压增高的患者,腰椎穿刺有促使脑疝发生的危险,对于临床怀疑颅内压增高,而其他检查又无阳性的患者,在无后颅窝体征或颈项强直时,可以考虑慎重进行,并应在给予脱水剂后,进行腰穿密闭测压为妥。

三、治疗

(一)降低颅内压和抗脑水肿。可迅速减轻症状,常在第一时间应用。常用药物:20%的甘露醇 250mL 快速静脉滴注,每 4~6 小时 1 次;呋塞米 20~40mg,每天静脉推注 2~4 次,常与甘露醇交替使用;甘油果糖注射液 250~500mL,每天静脉滴注 2~3 次;地塞米松 5~10mg,静脉或肌肉注射,2~3 次 / 天,或氢化可的松 100mg 静脉滴注,1~2 次 / 天。贝伐单抗抗脑水肿治疗已见报道。

(二)病因治疗。对于颅内转移灶可采用手术治疗、放疗和化疗。手术治疗可切除转移灶,降低颅内压,对于单发或特定部位的转移灶应以手术为主。放射治疗是治疗乳腺癌脑转移的有效方法,可以全颅照射和局部射波刀治疗结合。而化疗可选用能透过血脑屏障的药物,如卡莫司汀、洛莫司汀、替尼泊苷、替莫唑胺等。

(三)对症治疗。若药物治疗无效或颅内压增高症状不断恶化,可行脑室穿刺引流术,或施行颞肌下减压术、大骨瓣减压术等。同时注意保持呼吸道通畅,改善脑缺氧及脑代谢障碍,给氧及纠正水、电解质及酸碱平衡紊乱,以打断引起脑水肿的恶性循环。

(四)控制液体入量、防止快速输液。每天液体入量一般限制在 2000mL 以下,应根据患者对脱水药物的反应、尿量多少、中心静脉压及电解质的变化等因素综合考虑液体的入量及输液速度。

第 10 节 癫痫

乳腺癌患者脑转移,除颅内压增高为表现,部分患者还表现为癫痫发作。癫痫(Epilepsy)是以脑神经元异常放电引起的发作性运动、感觉、意识、精神、自主神经功能异常的一种疾病。

一、临床表现

根据临床发作类型分为:

(1)全身强直 - 阵挛发作(大发作)。突然意识丧失,继之先强直后阵挛性痉挛,常伴尖叫,面色青紫,尿失禁,舌咬伤,口吐白沫或血沫,瞳孔散大,持续数十秒或数分钟后痉挛发作自然停止,进入昏睡状态。醒后,有短时间的头昏,烦躁,疲乏,对发作过程不能回忆,若发作持续不断,一直处于昏迷状态者称大发作持续状态,常危及生命。

(2)失神发作(小发作)。突发性精神活动中断,意识丧失,可伴肌阵挛或自动症,一次发作数秒至十余秒。

(3)单纯部分性发作。某一局部或一侧肢体的强直,阵挛性发作,或感觉异常发作,历时短暂,意识清楚。

(4)复杂部分性发作(精神运动性发作)。精神感觉性、精神运动性及混合性发作,多有不同程度的意识障碍及明显的思维,知觉、情感和精神运动障碍。

(5)自主神经性发作(间脑性)。可有头痛型、腹痛型、肢痛型、晕厥型或心血管性发作。

二、治疗

(一)对于乳腺癌脑转移患者,积极治疗脑转移为主要手段。

(二)如出现癫痫大发作和癫痫持续状态,为急症,需要紧急处理。

1. 保持呼吸道通畅,防止窒息发生:癫痫大发作时,患者意识丧失,应将头位放低,偏向一侧便于唾液和分泌物由口角流出。必要时,可将舌用舌钳拉出,防止舌后坠堵塞呼吸道;不可强行喂水、喂药,以免误吸入呼吸道。

2. 积极有效的控制抽搐

(1)地西泮 10~20mg,缓慢静脉注射至抽搐停止。随后将 20~40mg 加入葡萄糖液中以每小时 10~20mg 速度静脉滴注,连续 10~20 小时,日总量不超过 120mg。

(2)异戊巴比妥钠:0.5g 溶于 10mL 注射用水中,以每分钟 50~100mg 速度缓慢静脉注射至发作停止。注射中要注意呼吸心跳变化。

3. 利尿脱水减轻脑水肿 20% 的甘露醇 250mL 快速静脉滴注,每 4~6 小时 1 次;地塞米松 5~10mg,静脉或肌肉注射,2~3 次 / 天,或氢化可的松 100mg 静脉滴注,1~2 次 / 天。

(董国雷)

参 考 文 献

1.Baryy W. Feig 等 . M. D. Anderson 肿瘤外科手册 . 曹旭晨等译 . 北京：人民卫生出版社，2009

2.Orlando E.Silva 等 . 乳腺癌实用指南 . 吴世凯，江泽飞等译 . 北京：人民军医出版社，2013

3. 于世英，胡国清等 . 肿瘤临床诊疗指南 . 第 3 版 . 北京：科学出版社，2013

4. 周际昌 . 实用肿瘤内科学 . 第 2 版 . 北京：人民卫生出版社，2005

5.Aydin Y，Turkyilmaz A，Intepe YS，et al. 2009. Malignant pleural effusions: appropriate treatment approaches. Eurasian J Med. 41（3）:186~193

6.Banarjee AK，Willets I，Robertson JF，et al. 1994. Pleural effusion in breast cancer: a review of the Nottingham experience. Europ J Surg Oncol. 20:33~36

7.Barni S，Cabiddu M，Ghilardi M，et al. 2011. A novel perspective for an orphan problem: old and new drugs for the medical management of malignantascites. Crit Rev Oncol Hematol. 79（2）:144~53

8.Baudon C，Duhoux FP，Sinapi I，et al. 2016. Tumor lysis syndrome following trastuzumab and pertuzumab for metastatic breast cancer: a case report. J Med Case Rep. 10: 178

9.Cairo MS，Bishop M. 2004. Tumour lysis syndrome: new therapeutic strategies and classification. Br J Haematol. 127（1）:3~11

10.Detterbeck FC，Rivera MP，Socinski MA，et al. 2001. Diagnosis and Treatment of Lung Cancer. WB Saunders Company；Philadelphia: pp. 428~433

11.Giglio P，Gilbert MR. 2010. Neurologic complications of cancer and its treatment. Curr Oncol Rep. 12（1）:50~9

12.Kirkinis MN，Lyne CJ，Wilson MD，et al. 2016. Metastatic bone disease: A review of survival，prognostic factors and outcomes following surgical treatment of the appendicular skeleton. Eur J Surg Oncol. pii: S0748-7983（16）300~543

13.Lassman AB1，DeAngelis LM. 2003. Brain metastases. Neurol Clin. 21（1）:1~23

14.Lee YTN. 1983. Breast carcinoma: pattern of metastasis at autopsy. J Surg Oncol. 23:175~180.

15.Lestuzzi C，Berretta M，Tomkowski W. 2015. 2015 update on the diagnosis and management of neoplastic pericardial disease. Expert Rev Cardiovasc Ther. 13（4）:377~389

16.Narechania S，Thiruchelvam N，Lokhande C，et al. 2015. Prolonged zoledronic acid-induced hypocalcemia in hypercalcemia of malignancy. J Community Support Oncol. 13（10）:374~377

17.Nishinari Y，Kashiwaba M，Umemura A，et al. 2014. Wakabayashi G. Pulmonary hilar lymph node metastasis of breast cancer induced bronchopleural fistula and superior vena cava syndrome. Am J Case Rep. 15: 492~495

18.Mott FE，Esana A，Chakmakjian C，et al. 2005. Tumor lysis syndrome in solid tumors. Support Cancer Ther. 2: 188~191

19.Vlenterie M，Desar IM，van Herpen CM，et al. 2014. Fatal microscopic pulmonary tumour embolisms in patients with breast cancer: necessary knowledge for future medical practice. Neth J Med. 72（1）:28~31

第 13 章　特殊类型乳腺癌

特殊类型乳腺癌在乳腺癌中所占的比例较低,近年来,随着乳腺癌发病率的逐年增加,在临床工作中也会经常遇到。本章从特殊病理类型乳腺癌(浸润性微乳头状癌、黏液癌、分泌型乳腺癌、化生性癌)和特殊临床类型乳腺癌(男性乳腺癌、炎性乳腺癌、乳腺恶性淋巴瘤、隐匿性乳腺癌、乳头 Paget 病)两个部分阐述,期望能给临床医师提供参考。

第 1 节　特殊病理类型乳腺癌

一、浸润性微乳头状癌

浸润性微乳头状癌(Invasive micropapillary carcinoma,IMPC)是乳腺导管癌的一种形态学范畴的新类型。2003 年,WHO 将该病正式编入乳腺肿瘤组织学分类。IMPC 的组织学定义是:肿瘤细胞排列成小的细胞簇位于类似脉管的间质裂隙中的微乳头状癌。

(一)流行病学

IMPC 的发病年龄和其他非特殊型浸润性导管癌类似,相对好发于中老年女性。文献报道,确诊年龄从 36~81 岁不等,中位年龄为 58.8 岁。纯型的 IMPC 较少见,以微小乳头呈中心性生长者在普通类型的浸润性癌中占 3%~6%。在 Paterakos 等报道中提到,在 1287 例乳腺癌中纯型的 IMPC 有 21 例,占 1.7%。

(二)临床表现

多数患者为乳腺肿物,甚至会同时发现腋下淋巴结肿大就诊,部分患者经乳房 X 线检查可见软组织影或小钙化灶。体积较小临床未触及的 IMPC 可经穿刺活检确诊。多数患者在主诉、乳房 X 线、肿瘤发生部位等方面,IMPC 与浸润性导管癌相比,没有明显的差异。Middleton 等报道了一组 IMPC 病例的临床分期,36% 患者为 II 期,57% 为 III 期,7% 为 IV 期。

(三)组织病理学

IMPC 镜下由肿瘤细胞排列呈圆形、卵圆形、不规则、大小不等的细胞簇构成,部分细胞簇中心有小的腺腔,但缺乏纤维脉管轴心。60% 以上病例存在肿瘤周围血管增生。无论是脉管内的癌栓,还是淋巴结中的转移灶以及胸水中的癌细胞,IMPC 肿瘤细胞均保持与原发病灶相同的组织学特征。但当肿瘤组织中缺乏原位成分时,应排除卵巢浆液性乳头状癌转移的可能。

(四)治疗和预后

IMPC 是一种排列方式独特、淋巴管侵袭力强、淋巴结转移率高的特殊类型乳腺癌,病理诊断时,要单独列出(尤其是伴发的病例)。同时,IMPC 具有不可忽视的发病率,且常和其他类型癌伴发,应引起临床医师及病理医师的重视。付丽等报道,其诊治 3801 例乳腺癌中有 IMPC 成分的有 115 例，IMPC 病例占同期乳腺癌的 3.03%（其中纯的 IMPC 20 例，占同期乳腺癌的 0.53%）。淋巴结转移率为 79.44%，平均淋巴结转移个数为 8.97 个。有随访资料者共 88 例，随访 2~25 个月，出现复发及转移共 10 例（11.33%），其中胸壁复发 3 例（3.41%），锁骨上下淋巴结转移 4 例（4.55%），出现骨及肺转移 3 例（3.41%）。免疫组化显示：ER 阳性率为 66.67%，PR 阳性率为 52.78%，HER2 阳性率为 21.05%，PCNA 指数（PI）为 0.53，P53 阳性率为 24.21%。EMA 免疫组化染色阳性部位在细胞膜的间质侧，与腺癌相反。IMPC 中细胞黏附分子 E- 钙黏附素（E-CD）表达阳性率为 85.94%，明显高于非特殊型浸润性导管癌（52.63%）。其结论认为：肿瘤的组织学分级、间质中淋巴细胞的浸润程度，以及淋巴管的密度是影响 IMPC 淋巴结转移的关键因素，而淋巴结转移率及淋巴结转移个数，不受肿瘤中 IMPC 成分多少的影响。因此，尤其是在决定手术范围、术后辅助治疗及对预后的判断等方面，应考虑将该病的病理和生物学特征作为一项决定性的因素。

治疗该病大多采用乳房切除术和腋淋巴结清扫术。对于有腋窝淋巴结转移或者虽无腋淋巴结转移但肿瘤直径大于 1.0cm 的患者，要进行辅助化疗；直径小于 1.0cm 的 IMPC 患者较少见，临床应根据患者具体情况个体化综合考虑是否需要化疗。对较大肿瘤的患者，尤其对考虑到术后有局部复发可能的患者，应慎重地给予胸壁放疗。有报道认为，IMPC 的独特生长方式与预后无关。但多数学者认为，IMPC 具有高度的淋巴管侵袭性，预后差。多数病例在发现肿瘤时，已经有局部淋巴结转移，甚至可出现远处转移。由于 IMPC 发病率较低，仍需要后续大宗病例的随访研究。

二、黏液癌

1938 年，Geschickter 首次将黏液癌分为纯型和混合型。2003 年，在 WHO 乳腺肿瘤组织学分类中，黏液腺癌被称为黏液癌，与囊腺癌和柱状细胞黏液癌及印戒细胞癌同归于黏液及其他伴富于黏液的肿瘤。纯型黏液癌指癌细胞产生大量黏液，在细胞外积聚成黏液湖，癌细胞占癌肿的 50% 以下。混合型黏液癌是指在纯黏液癌的组织结构中混有其他类型乳腺癌，通常为浸润性导管癌。混合型黏液癌预后比纯黏液癌差，因此组织学上区分两者有重要临床意义。要全面充分明确是纯黏液癌，才能肯定诊断。以上两型的共同特征为癌细胞产生大量细胞外黏液，肿瘤生长缓慢，转移晚，术后生存时间长。但是如果癌细胞胞浆内出现多量黏液，细胞核被挤向一侧呈"印戒状"，缺乏细胞外黏液，即所谓的印戒细胞癌，表现为恶性度高、转移早、预后差，应单独列为一型。

（一）发病情况

国外报道，乳腺黏液癌的发病率在 1%~6%，我国报道其发病率为 2%~2.8%，文献报道，纯黏液癌和混合型黏液癌的发病比例在 1：1 和 5：2 之间。发病年龄在世界不同地区存在差异，多数西方国家报道，发病年龄在 50~59 岁，以高龄和闭经后患者高发。而我国及日本的数据则认为，以绝经前和年轻患者多发。病程从发现病变到就诊时间长短不一，有数天发现，也有报道称病程较长者可达 20 年。

(二)临床表现及诊断

患者常以发现乳腺肿物就诊, 通常生长较缓慢, 触诊边界清楚、质地较软, 肿物常位于乳腺外上象限, 肿块较大, 直径常在 2.5~5.5cm 之间。肿物体积大时, 可有皮肤的粘连和胸壁的固定。

影像学检查纯黏液癌多为边界清楚的肿物, 易与良性病变混淆, 混合型黏液癌的肿物边缘多不规则。文献报道, 在边界不清楚和混合型肿物中钙化发生率为 75%, 在边界清楚型肿物中钙化发生率为 50%。细针吸细胞学检查易误诊为腺纤维瘤、囊性增生病等良性病变。组织病理学诊断依靠其镜下特征性表现, 仍需注意与印戒细胞癌、腺纤维瘤的广泛黏液样病变及乳腺的黏液囊肿样病变等病变相鉴别。

Weiss MC 研究了 879 例临床 I 期和 II 期的乳腺癌患者, 发现黏液癌中 ER 及 PR 阳性表达率明显高于其他类型乳腺癌, 并发现纯黏液癌和混合型黏液癌的 ER、PR 表达无明显差异。

(三)预后

美国部队病理学研究所(Armed Forces Institute of Pathology, AFIP)报道, 乳腺癌根治术后, 纯黏液癌 5、10、20 年生存率分别为 76%、72% 和 62%。Komaki K 等报道, 纯黏液癌 10 年生存率可达 90.4%, 混合型黏液癌为 66%。Toikkanen S 和 Kujari H 报道, 纯黏液癌 20 年生存率为 79% 左右, 混合型黏液癌为 28% 左右。影响预后的因素包括: 组织学类型(纯型比混合型预后好)、黏液含量(黏液含量越多, 可能预后越好, 但是一旦癌细胞突破黏液这道防线而发生腋窝淋巴结转移, 预后便与黏液量无关)、ER、PR 状态、有无钙化(有研究发现发生钙化的纯黏液癌存活率低于无钙化者)、肿瘤大小等。

黏液癌发生转移最多见于淋巴结、肺和骨, 据报道, 在原发癌切除后, 有最长达 30 年才发生远处转移者。纯黏液癌的转移率很低仅 2%~4%, 复发率仅 10%。混合型黏液癌随非黏液癌成分的不同转移率和复发率而不同。当肿物直径小于 3cm 时, 近期预后很好, 但仍有 12 年后死于肿瘤的报道, 故要长期随访。

(四)治疗

纯黏液癌发生广泛导管内扩散的概率很低, 淋巴结转移较混合型者少见。有报道, 肿瘤直径小于 3cm 时, 多无淋巴结转移, 故有学者主张, 对纯黏液癌可用单纯乳腺切除术, 可不行淋巴结清扫和术后的放化疗。而对混合型黏液癌, 则仍建议行改良根治术, 并参照伴发的其他类型的乳腺癌治疗原则, 酌情行术后辅助化疗及放疗。

三、分泌型乳腺癌

分泌型乳腺癌(Secretory carcinoma of breast)是一种罕见癌, Lirings 于 1917 年首例报道。1966 年 Mc Divitt 报道 7 例 3~15 岁女童乳腺癌, 命名为"幼年性乳腺癌"。以后的研究发现, 该类型乳腺癌不仅发生于儿童和青春期女性, 而是任何年龄及两性均可发生, 并根据细胞内外均有大量分泌物这一特点而命名为"分泌型乳腺癌"。2003 年已被列入 WHO 国际乳腺癌组织分型 - 上皮性肿瘤项下。

（一）分泌型乳腺癌的临床特征

分泌型乳腺癌的首发症状绝大多数表现为乳房内肿块,多数位于乳晕区附近,可单发或多发,质地硬,边界大多清楚,也可引起乳头回缩,肿物大小不一,最小 0.5cm,最大可达 20cm。任何年龄段均可发病,文献报道,最年轻者 3 岁,最大者 91 岁,不仅发生于女性,也可在男性发生,但后者发病年龄较轻,多小于 25 岁。牛昀等报道,26 例分泌型乳腺癌均为女性,发病年龄 16~75 岁,中位年龄 56 岁,从发现症状到就诊最短 1 个月,最长 20 年;肿物大小 1.2~10cm 不等;Ⅰ 期 7 例、Ⅱ 期 16 例、Ⅲ 期 3 例;24 例行腋窝淋巴结清扫术的患者中有 4 例发现淋巴结转移。随访 11 年,仅 1 例发生胸腔内转移。

（二）分泌型乳腺癌的病理诊断

分泌型乳腺癌光镜下组织学特点明显（细胞内外均有大量分泌物）,为该肿瘤最主要的诊断依据。根据肿瘤细胞的排列方式可将其分为实性、囊性和导管性三种结构。分泌型乳腺癌的细胞核染色质呈细颗粒性,异型不明显,核分裂少见,有时胞核被分泌物挤压至细胞边缘,使细胞呈印戒样。在癌细胞周边,偶可见到肿瘤细胞排列成乳头状结构。分泌型乳腺癌内外的分泌物对 PAS 染色呈强阳性反应,且耐淀粉酶消化,AB 染色呈蓝色,AB-PAS 染色部分呈蓝色部分呈紫红色。免疫组化染色 S-100、CEA、EMA 等呈阳性表达,ER 及 PR 多为阴性,少数呈阳性者以 PR 阳性居多。应注意与富脂质癌、印戒细胞癌、富含糖原的透明细胞癌及黏液腺癌相鉴别。可有腋窝淋巴结转移,其淋巴结转移灶亦可有丰富的分泌物且与原发灶形态相似,分泌型乳腺癌复发时,多保持其原有的组织学特点,很少变异,含有丰富的分泌物。

（三）分泌型乳腺癌的治疗

分泌型乳腺癌与其他类型乳腺癌一样,以手术治疗为第一选择。文献报道,局部切除术及根治术均有,由于局部切除病例常有复发,故对成年病例肿瘤较大、边界欠清,尤其是临床考虑可疑淋巴结转移者应行改良根治术或根治术。对肿物较小、边界较清的年轻病例,可行保留乳房的扩大局部切除。而对于儿童患者,多建议局部切除术联合前哨淋巴结活检术。由于分泌型乳腺癌也有术后发生转移死亡的病例,故对肿物较大术后病理明确有淋巴结转移者,应行术后辅助化疗。目前,相关文献报道认为,肿物小于 0.5cm 的,可不行术后辅助化疗,而肿物大于 0.5cm 的,建议行术后辅助化疗。成年患者保乳术后建议行放疗,而对于儿童患者鉴于考虑到放疗导致的肺纤维化及对骨生长的损伤无法估计,故不建议行放疗。

（四）分泌型乳腺癌的预后

多数文献报道,分泌型乳腺癌预后较好,McDivitt 等报道 7 例 3~15 岁女童患者,5 年生存率为 100%。但 Tavassoli 等报道的病例中仍提示有一定的侵袭性,在 11 例分泌型乳腺癌病例中,发现 4 例伴有腋窝淋巴结转移,其中 1 例于术后 10 个月死于远处转移。目前认为,预后与年龄、肿物边界及肿物大小相关:认为发病年龄小于 20 岁、肿物边界清楚及肿物小于 2cm 为预后良好的指征,但仍须结合多方面因素综合判断。男性分泌型乳腺癌因其发病年龄较轻,预后尚好。Hiroko 等总结 6 例男性患者,仅 1 例经局部切除后复发,再行全乳切除术后,20 年死亡。

四、化生性癌

化生性癌（metaplastic carcinoma）系指一类含有异源性肿瘤成分的乳腺癌的总称。其病变特点是在乳腺浸润性导管癌中伴有明显的鳞状细胞梭形细胞和间充质分化化生的区域。病理诊断应注明伴有何种类型成分的化生。一般认为，化生性癌只有当化生成分占比例超过 50% 时，诊断才能成立，而化生成分不超过 50% 时，称为"伴某种成分化生"。 2012年，WHO 提出的乳腺化生性癌的组织学分类为混合型化生性癌及化生性癌（非特殊型）：①低级别腺鳞癌；②纤维瘤病样化生性癌；③鳞状细胞癌；④梭形细胞癌；⑤伴有间叶分化的化生性癌。a. 伴有软骨样分化。b. 伴有骨样分化。c. 伴有其他间叶组织分化。考虑到化生性癌的组织学分类尚不十分统一，结合 2003 年版《WHO 化生性癌的组织学分类》，主要列出：伴鳞状细胞分化的腺癌、伴梭形细胞分化的腺癌、伴软骨或软骨化生的癌及癌肉瘤的相关特点。

（一）发病情况

化生性癌少见，其发病率约占乳腺浸润性癌的不足 1%，发病年龄平均为 55 岁。临床查体上，化生性癌与浸润性导管癌非特殊型无明显差异，多数患者可触及边界尚清楚的肿块，肿瘤直径为 3~4cm，极少数肿物可达 20cm 以上，多位于乳头部并可穿破皮肤形成溃疡。当有骨化生时，影像学检查可有明显显示。伴有鳞状细胞或软骨样分化者，肿瘤切面可见从珍珠样白色到硬性有光泽区域。对本肿瘤的诊断应在肿瘤不同区域广泛取材，避免遗漏化生性成分，并可在化生性肿瘤中找到典型的化生性病灶。

（二）伴鳞状细胞分化的腺癌

各种类型的乳腺癌（常为浸润性的导管癌）与化生的鳞状细胞成分以不同比例混合，灶性鳞状细胞巢多分化良好，伴灶性鳞状细胞分化的腺癌约占浸润性导管的 3.7%，称为乳腺癌伴鳞状细胞分化；而由明显的浸润性导管癌与化生的鳞状细胞癌成分混合组成者称为腺鳞癌，肿瘤完全由化生的鳞状细胞癌组成者为单纯性鳞状细胞癌。免疫组化染色对于伴鳞状细胞分化的化生性癌有重要价值。化生的鳞状细胞成分对高分子量 CK（CK34βE12 以及 CK5）均标记阳性，且 ER、PR 均阴性表达；而伴发的腺癌成分低分子量 CK 表达阳性，并且 ER、PR 均阳性表达。

本类型的肿瘤低度恶性，多数肿瘤预后良好，部分患者主要因肿瘤呈局部浸润性生长而手术，切除后，可复发。极少数病例可发生淋巴结转移，有文献报道，1 例直径大于 3.5cm 的低级别腺鳞癌发生腋窝淋巴结转移。由于发病率较低，临床治疗参照伴发的腺癌的治疗原则处理。

（三）伴梭形细胞分化的腺癌

伴梭形细胞分化的腺癌系由各种类型的乳腺癌与丰富的梭形细胞分化成分以不同比例混合组成。梭形细胞既不是鳞状细胞，也不是间叶组织，本质上是腺上皮来源，此类型在化生性癌中较为常见。

伴梭形细胞分化的腺癌主要发生在绝经后妇女，平均年龄为 63 岁。查体时，多可触及一个分离的肿块，实性、边界较清楚，近半数肿块出现在乳腺外上象限，少数可见肿块与皮肤或胸壁粘连,乳头溢液少见。镜下可见腺癌和梭形细胞以不同比例混合组成,两者之间可呈现形态上的移行。免疫组化染色显示:梭形细胞与上皮抗原标记物 CK7 反应阳性,而与 CK5/6 及鳞状细胞和肌上皮细胞分化的抗原标记物均呈阴性表达。

伴梭形细胞分化的腺癌一般预后较好,文献报道,5 年生存率可达 64%,腋窝淋巴结转移发生率约为 6%,但转移发生后多数患者预后差。有学者提出,肿瘤的大小和镜下肿物有无完整的边界对患者预后有明显影响。临床治疗多参照伴发的腺癌的治疗原则处理。

(四)伴软骨或软骨化生的癌

伴软骨或软骨化生的癌由浸润性癌与异源性的骨或软骨样分化的成分混合组成的化生性癌。此型肿瘤少见,患者平均年龄为 58 岁,临床查体多可触及质硬、活动性肿块,无乳头溢液表现。

光镜下可见癌组织直接向骨或软骨样基质转化,中间没有任何移行的过渡形态。特殊染色显示,化生的软骨基质为硫酸黏多糖。免疫组化染色显示:骨或软骨化生组织均可标记 S-100、Vimentin、CK 和 EMA 不同程度的阳性表达,部分病例也可 actin 阳性,而 ER 及 PR 均阴性表达。而化生成分外的癌细胞则多为 S-100、CK 和 EMA 阳性,而 Vimentin 阴性。有文献提出,肿瘤中的异源性成分似乎无明显临床价值,其生物学意义也不明确。对其组织学来源目前尚不明确,根据免疫组化染色结果及超微结构显示,多数学者支持其来源于肌上皮细胞。

本病预后较好,5 年存活率可达 68%,腋窝淋巴结转移率为 19%~25%,少数病例仍可见远处转移的文献报道。软骨和骨化生成分也可出现于转移癌中。与预后关系较为密切的因素是患者年龄较大(平均复发年龄 62 岁)、肿瘤体积较大、基质中细胞弥漫分布和软骨组织不典型化生。

(五)癌肉瘤

乳腺癌肉瘤非常罕见,国内文献报道仅占乳腺癌的 0.12%,天津市肿瘤医院从 1954—1993 年间收治乳腺恶性肿瘤为 7664 例,癌肉瘤仅 7 例,占 0.09%。癌肉瘤于 1864 年首先提出,为任何类型的癌和肉瘤按任何比例的复合,两者之间无过渡。2003 年 WHO 乳腺病理分类中将癌肉瘤归入化生性癌大类中。

癌肉瘤多见于中老年妇女,尤其是绝经后的老年女性。病期可有数周至数年不等,肿瘤体积一般较大,可达 16cm,天津市肿瘤医院 7 例癌肉瘤患者皆为女性,年龄 34~81 岁,中位年龄 62 岁,病期为 20 天 ~3 年,中位半年,肿物生长迅速,免疫组化可协助诊断。一般癌的成分多为 CK(+)、EMA(+),而肉瘤成分为 Vimentin 阳性。

癌肉瘤具有癌和肉瘤两种成分,两种成分均会发生转移,癌多转移至区域淋巴结,而肉瘤成分则以血行转移为主。治疗原则与乳腺癌非特殊型类似。确诊后,应行手术、化疗及放疗的综合治疗。上述天津市肿瘤医院 7 例患者中根治术 2 例,仿根治术 4 例,局部切除术 1 例,腋窝淋巴结 4 例发现转移癌,未见转移性肉瘤成分。术后,4 例行放化疗,3 例分别于术后 4 个月、8 个月、13 个月死于肺、腹腔、骨等多处转移,总体预后不良。目前认为,患者的年龄、肿瘤大小、肿瘤边界、初次手术切除是否彻底,对预后有重要影响。

第 2 节 特殊临床类型乳腺癌

一、男性乳腺癌

男性乳腺癌（Male breast cancer）发病率低，临床上少见，文献报道占乳腺癌总数的 1%。我国男性乳腺癌的发病率约为 0.5/10 万，占乳腺癌总数的 0.82%~1.2%，因其低发病率的特点，男性乳腺癌未像女性乳腺癌得以广泛研究，关于男性乳腺癌的报道多为小样本的回顾性分析，其临床治疗多参照女性 BC 的指导原则进行。

（一）发病因素

男性乳腺癌的发病因素较为复杂，有研究报道，可能与体内激素水平失衡、睾丸损伤、炎症、垂体催乳素瘤及遗传因素相关。还有相关报道提示，男性乳腺癌与饮食、嗜酒、吸烟、接触放射线及肿瘤家族史等危险因素相关。

1. 雌激素水平异常

Camus 等报道，11 例男性乳腺癌患者由于长期患慢性疾病服用螺内脂，改变了雌激素和睾酮的正常比例而发病。慢性肝炎、肝硬化患者由于长期肝功能异常，血中雌激素水平增加，也可导致乳腺癌的发生风险增加。Wilson 等发现 6 例男性前列腺癌患者，因给予雌激素治疗而罹患乳腺癌。而伴有 Kilinefelter 综合征（包括先天性睾丸发育异常、睾丸萎缩变小、睾丸机能损伤以及染色体异常者）发生乳腺癌的概率比正常人高 20 倍。Thomas 等研究了 227 例 MBC 患者，发现隐睾与男性乳腺癌的关系最大。Wooster 报道了分别在 55 岁及 75 岁患男性乳腺癌的兄弟俩，均患有尿道下裂及隐睾。

2. 易感基因突变和缺失

研究发现，易感基因突变和缺失可能也是导致男性乳腺癌的原因之一，同女性乳腺癌一样，男性乳腺癌患者的染色体上也存在易感基因。目前已经发现的乳腺癌的易感基因分别存在 17 号染色体（BRCA1）、13 号染色体（BRCA2）、8 号染色体（BRCA3）上，BRCA 系列基因属于抑癌基因，它们直接地参与了 DNA 损伤的修复。一旦 BRCA 发生突变或缺失，就失去了正常的抑癌功能。女性乳腺癌 - 卵巢癌家族中 BRCA1 为主要的突变类型，而男性乳腺癌的 BRCA1 基因突变相对较少，大多表现为 BRCA2 突变。Jonasson 等报道，为表兄弟的 4 例男性乳腺癌患者，其 BRCA2 突变阳性。

3. 男性乳腺发育

男性乳腺发育在青春期男性中较常见，发育的乳腺在青春期后可缩小，而后有再次增大的可能。有研究认为，1% 的男性乳腺发育症患者可能演变成乳腺癌，但 Crichlow 报道 625 例男性乳腺癌中，仅 17 例患者在邻近的乳腺组织中发现有男性乳腺发育症。故男性乳腺发育与男性乳腺癌的关系尚需要进一步研究。

（二）临床表现

与女性乳腺癌类似，75% 的男性乳腺癌患者有无痛性包块，是最常见的症状，疼痛的包块仅占到5%。部分患者早期就有乳头改变,9%有乳头回缩、6%有乳头溢液、6%有乳头溃疡,约1%患者有乳头Paget病。少数男性有腋窝淋巴结转移而无可触及的乳腺肿块。男性乳腺癌患者发病年龄偏大,病史较长,中位年龄为58岁。牛昀等分析52例男性乳腺癌患者,年龄为20~83岁,平均为61岁,50~60岁的患者较多。男性乳腺癌发病年龄比女性乳腺癌年长10岁。由于男性乳腺癌发病率低,致使医师和患者的警惕性不高,往往确诊时已到晚期。可表现为乳晕下或乳晕周围的无痛性肿块,质硬,边界不清,多与皮肤有粘连,乳头血性溢液或乳头糜烂比女性多见。由于男性乳头及乳晕下有丰富的淋巴管网,即使很小的肿瘤也很容易发生锁骨上及腋窝淋巴结转移。Cunha报道,男性乳腺癌癌周淋巴管浸润占64%,皮肤受累27%。与女性乳腺癌相似,男性乳腺癌的诊断同样依靠临床查体、乳腺钼靶、超声、粗针活检和细针细胞学检查。B超对女性乳腺癌的诊断率比较高,可达80%左右,同样适用于男性。钼靶检查中所见微钙化灶在男性乳腺癌中较少见。由于MBC乳头溢液发生率较高,故溢液细胞学检查对早期诊断有重要作用。细针细胞学检查曾被认为是一种安全快速有效的方法,但当细胞学检查为阴性,临床上仍怀疑为乳腺癌时,应行肿物切除活检。

(三)病理诊断

男性乳腺癌的病理类型与女性乳腺癌基本类似,各型乳腺癌均可见到,男性乳腺较少发育,只有在雌激素作用下,才有腺体分化和小叶形成,故男性乳腺癌最主要的病理类型是浸润性导管癌。Goss分析了229例男性乳腺癌,发现小叶癌占2.6%,74%~87%为浸润性导管癌。统计天津市肿瘤医院收治的52例MBC中,浸润性非特殊型乳腺癌占36例(36/52,69.2%),特殊类型14例(14/52,27%),非浸润性2例,合并有乳头派杰氏病占14%,比女性(2.8%)多4倍。男性乳腺癌的ER及PR阳性明显高于女性乳腺癌患者,但各家报道不一。Cutuli等统计105例男性乳腺癌患者,发现ER阳性率79%,PR阳性率77%。有研究发现,将男性乳腺癌与绝经后女性乳腺癌比较,则ER阳性率差异不大。关于HER2表达水平,有研究统计了58例MBC患者与202例女性乳腺癌患者比较,男性患者中仅有1例HER2蛋白表达增高,但没有基因扩增;而女性患者则分别有26%和27%的HER2蛋白表达增高及基因扩增。

(四)男性乳腺癌的治疗

男性乳腺癌的治疗原则与女性乳腺癌患者类似,以外科手术为主的综合治疗仍是公认的治疗方法。

1. 手术治疗

一直以来男性乳腺癌的标准手术治疗手段是乳腺癌根治术,目前该术式已逐渐被创伤较小的改良根治术或者单纯切除术代替。由于男性乳腺较小,切除范围常包括乳头。另外,至少1/3的男性乳腺癌患者确诊时已是Ⅲ期,手术切口吻合常需要背阔肌或腹直肌皮瓣移植。国内外研究均发现,男性乳腺癌患者淋巴结转移率较高,约为70%以上。因此,腋淋巴结清扫或者前哨淋巴结活检必不可少。

2. 放疗

由于男性乳腺癌就诊时多分期较晚,淋巴结转移率高,多数需要术后辅助放疗。目前,男性乳腺癌放疗方式仍参照女性乳腺癌患者。有回顾性研究表明,男性乳腺癌患者接受放疗后,5 年局部复发率可降至 3%~20%,可改善患者预后。

3. 内分泌治疗

最初的内分泌治疗的方式为腺体切除包括睾丸切除、肾上腺切除和垂体切除。Farrow 和 Adair 于 1942 年第一次提出睾丸切除术,Treves 等在 1944 年也提出术后或预防性睾丸切除来治疗原发性男性乳腺癌,该术式之后便成为解救治疗的标准治疗手段。对 447 例患者资料统计发现:对睾丸切除、肾上腺切除及垂体切除的反应率分别为 55%、80% 和 56%。近年来,他莫昔芬在治疗男性转移性乳腺癌的作用已得到认可。据报道,针对 39 例 II 期、III 期男性乳腺癌患者的研究发现:应用内分泌药物 1~2 年的男性乳腺癌患者 5 年生存率为 61%,对照组为 44%。证实应用他莫昔芬可改善预后,可作为性腺切除的替代手段。临床上 90% 左右的男性乳腺癌患者为 ER 阳性,他莫昔芬作为男性乳腺癌辅助抗雌激素治疗的推荐药物,已成为男性乳腺癌患者的常规治疗手段。有关芳香化酶抑制剂的作用目前的经验有限,有文献报道,健康青年男性受试者应用芳香化酶抑制剂阿那曲唑可见体内雌二醇浓度降低 50%,睾酮浓度提高 60%。也有文献报道,5 例转移性男性乳腺癌应用阿那曲唑或来曲唑可延长疾病稳定期,但病灶无明显减少。有限的经验表明,芳香化酶抑制剂可以使男性乳腺癌患者获益。由于芳香化酶抑制剂在男性患者中只能阻断 80% 的雌激素的产生,而无法抑制剩余雌激素的活性,可以部分解释效果不如他莫昔芬。鉴于芳香化酶抑制剂在女性乳腺癌患者中的良好效果,在男性乳腺癌患者中筛选激素治疗敏感患者,未来可能会有更广泛的应用。

4. 化疗及靶向治疗

目前对于男性乳腺癌患者能否从辅助化疗中获益尚未定论,化疗可用于转移性男性乳腺癌的治疗,但由于内分泌治疗的高反应率,化疗常作为二线或三线治疗措施。对内分泌治疗不敏感的患者,化疗可延缓疾病进展。女性乳腺癌治疗中的序贯应用内分泌治疗和化疗,在男性乳腺癌中值得借鉴。约 1/3 的男性乳腺癌患者免疫组化显示 HER2 过表达,但是很少有基因扩增。曲妥珠单抗解救治疗在男性乳腺癌中仅有少数个案报道。

(五)预后

男性乳腺癌预后的重要指标是疾病分期和腋窝淋巴结转移状态,5 年生存率分别为 I 期 70%~100%、II 期 50%~80%、III 期 30%~60%。有研究认为,男性乳腺癌较女性乳腺癌预后差,但如果考虑年龄和分期差异,则两者预后差异不大。故而男性乳腺癌预后较差归因于诊断时多分期较晚且年龄偏大。并且与女性乳腺癌患者比较,更多的男性乳腺癌患者由于年龄较大而术后未接受辅助内分泌治疗和化疗。

总之,目前男性乳腺癌的治疗措施与女性乳腺癌患者类似,由于病例有限,缺乏大规模的临床试验,最优化的治疗措施仍有待探讨。故应提高男性对乳腺癌的重视程度,做到早期发现、早期诊断、早期治疗,并在术后给予规范的辅助化疗和内分泌治疗,以提高男性乳腺癌患者的生存率。

二、炎性乳腺癌

炎性乳腺癌（Inflammatory breast carcinoma，IBC）是一种局部晚期乳腺癌，病情发展迅速，一般为数周至数月。至少 1/3 的乳腺皮肤红肿，外观呈橘皮样改变，可伴酒窝征和皮温升高，常无可触及的肿块，经病理诊断为乳腺癌（多为浸润性导管癌）。进行乳腺受累皮肤活检可见到皮下淋巴管内癌栓，有助于诊断 IBC，但不是必需的。因生长速度及外观与急性炎症相似而得名。相关研究报道，IBC 发病率占全部乳腺癌的 2.0%，平均发病年龄为 58.8 岁，整体预后较差。

（一）诊断

典型炎性乳腺癌的诊断主要依赖于临床症状和病理结果，50% 的患者不能触及明显的肿块，55%~85% 的患者在初诊时就发现腋窝或锁骨上淋巴结转移。炎性乳腺癌属于 T4d，再结合淋巴结核有无远处转移的情况，临床分期为ⅢB 期、ⅢC 期或者Ⅳ期。

1. 临床表现

明显的乳腺皮肤表现为特征，乳腺皮肤广泛红肿、发热，出现橘皮样外观或酒窝征。

2. 影像学检查

影像学检查主要用于以下目的：发现原发灶并进行影像引导的病理活检，区域分期诊断，诊断远处转移以及评价新辅助治疗疗效。常用的乳腺影像手段包括：乳腺 X 线照相和超声检查。当实质内病变不能显示时，也可选用乳腺核磁共振检查。同时，还应包括全身骨扫描（ECT）和胸腹部 CT 检查。PET-CT 既可显示局部病变，也可协助诊断有无远处转移，但相关研究资料不充分，不推荐用于常规检查，可用于原发病灶诊断不清的初期诊断的病例。

3. 病理诊断

由于炎性乳腺癌常用新辅助治疗，治疗前应行活检取得病理结果（绝大多数为浸润性导管癌）。推荐使用影像引导对乳腺原发灶和腋窝淋巴结进行穿刺活检，活检的标本应进行病理类型的诊断、组织学分级、ER、PR 及 HER2 的检测。并于新辅助治疗结束后行根治术后，再次行组织病理评价。同时建议性皮肤穿刺活检确定是否存在真皮淋巴管癌栓。

（三）鉴别诊断

1. 与感染性乳腺炎

感染性乳腺炎常见于哺乳期妇女，常伴有发热和血象异常（白细胞及中性粒细胞异常升高等），抗生素治疗大多有效，若切开引流可见脓液，治疗效果好。

2. 乳腺淋巴瘤

尤其是非霍奇金淋巴瘤，有时临床表现如同炎性乳腺癌，难以区分，需病理诊断鉴别。

3. 晚期乳腺癌皮肤侵犯

此种情况不能诊断为炎性乳腺癌，后者仅指原发病变。

（四）治疗

炎性乳腺癌预后差，1959 年，Treves 报道 114 例 IBC 患者接受乳腺癌改良根治术的随访结果发现，只有 4 例（3.5%）生存期超过 5 年，认为多数 IBC 患者在诊断时肿瘤已经扩散，单纯乳腺癌根治术治疗 IBC 并不恰当。对 IBC 的治疗应首先进行系统性治疗（包括化疗、靶向治疗和内分泌治疗），再进行手术和放疗，进展较快、疗效欠佳的可推荐患者入组相关临床试验。

1. 新辅助化疗和靶向治疗

新辅助化疗的益处在于对肿瘤降期，提高手术切除率，消灭微转移灶，并可通过化疗反应判断预后并指导后续治疗。但是由于 IBC 发病率低，目前缺乏前瞻性随机研究确定理想的化疗方案。MD Anderson 肿瘤中心报道 178 例使用 CAF 方案与 62 例使用 CAF 方案序贯紫杉醇方案的比较性研究，结果发现：接受含紫杉醇治疗的患者获得了更高的病理完全缓解率、PFS 及 OS，说明蒽环类及紫杉类药物对 IBC 有效，并且两者联合应用治疗 IBC 可获得更好的效果。大多数研究发现，对 IBC 行新辅助化疗后获得原发灶病理完全缓解的患者比有肿瘤残存的患者有更高的 DFS 和 OS。淋巴结的病理评价和生存率之间也有同样的关系。

鉴于 HER2 阳性的晚期乳腺癌（包括 IBC）的临床试验中，化疗联合曲妥珠单抗治疗比单独化疗可将病理完全缓解率提高 1 倍（38% vs 19%），故推荐化疗联合曲妥珠单抗靶向治疗。IBC 常同时存在 HER2 和 EGFR 基因过表达，同时拮抗此两个靶点的酪氨酸激酶抑制剂拉帕替尼是很有前景的治疗药物。现有多项化疗联合拉帕替尼治疗 IBC 的临床试验及相关研究在进行中。

2. 手术治疗

新辅助化疗后行乳腺癌改良根治术是目前推荐的治疗方式。手术时，应努力保证切缘阴性，因为残留肿瘤会导致复发率增加、生存率降低。姑息性切除仅用于处理难以愈合的伤口和止痛。对于炎性乳腺癌的乳腺重建手术仍应该持谨慎态度，因为重建手术可能会延迟放疗，也可能会影响对内乳淋巴结的照射。

IBC 常有淋巴管堵塞，是前哨淋巴结活检的禁忌证。有 55%~85% 的患者在初诊时就发现腋窝或锁骨上淋巴结转移，故全腋窝淋巴结清除是合理的。保留乳房手术不适用于炎性乳腺癌。De Boer 等报道，相对于全乳切除术后 15% 的局部复发率，保留乳房手术联合放疗局部复发率高达 67%。

3. 放射治疗

由于 IBC 术后局部和区域复发风险较高，常规进行放射治疗，放射野包括胸壁、锁骨上、下区和内乳区，总剂量为 55~66Gy。对于年龄 <45 岁、肿瘤切缘近或者阳性切缘、新辅助化疗后残留 4 枚或以上阳性淋巴结或对新辅助化疗反应差的病例，推荐剂量为 66Gy。术前放疗可能有助于提高手术切除率，但手术并发症增加，目前处于研究阶段。

总之，多学科联合治疗使 IBC 的治疗效果有了一定的提高，但目前关于 IBC 的临床数据多来自小样本的回顾性研究，需要多中心前瞻性随机对照研究来确定更佳的治疗方案。IBC 是一种进展很快的疾病，生物学行为不同于一般的局部晚期乳腺癌。目前，在发病机制方面的研究取得了一些进展，新的靶向治疗药物有望进一步提高炎性乳腺癌的疗效。

三、乳腺恶性淋巴瘤

乳腺恶性淋巴瘤（Malignant lymphoma of the breast）由 Gross 在 1880 年首次报道,是少见的恶性肿瘤,占全部乳腺恶性肿瘤的 0.12%~0.5%。临床上分为两种类型:一类是继发性恶性淋巴瘤,属于全身性病变的一部分或作为其他器官淋巴瘤的一个复发部位。另一类是原发性乳腺恶性淋巴瘤,首发于乳腺,是一种少见的结外恶性淋巴瘤,占结外淋巴瘤的 1.7%~2.2%。原发性乳腺恶性淋巴瘤的诊断标准一般按照 Wiseman 和 Liao 的标准:①以乳腺为首发部位; ②既往无其他部位淋巴瘤病史;③肿瘤组织标本病理确诊为恶性淋巴细胞浸润乳腺组织,交界部位既有淋巴瘤细胞浸润又有正常乳腺组织;④与乳腺淋巴瘤同时发生或随后累及区域淋巴结。后续一些学者将首发或主要病变位于乳腺,即使在进一步发展中病变侵犯了远处的淋巴结或骨髓的病例,也包括在乳腺原发性恶性淋巴瘤中。

(一)临床表现

原发性乳腺恶性淋巴瘤好发年龄,国外报道 45~65 岁,国内报道 37~45 岁。原发性乳腺恶性淋巴瘤多为女性患者,男性罕见。肿瘤多位于一侧,有资料报道右侧较左侧多见,偶有双侧受累。 临床表现多以乳腺无痛性肿块为首发症状,生长迅速,多发于外上象限,病变表浅。体检肿块呈圆形或结节状,质地较硬,肿块直径为 1~15cm。巨大时,可占据整个乳房。腋窝淋巴结肿大多见,少数有发热、盗汗、体重减轻等伴随症状。相比乳腺癌,原发性乳腺恶性淋巴瘤肿块边界较清楚,多活动,与周围组织无明显粘连,无乳头凹陷或溢液,无乳房皮肤橘皮样变。肿块上方皮肤呈青紫色多为 T 细胞淋巴瘤特征性表现。

(二)诊断

1. 影像检查

乳腺超声、钼靶和 MRI 等影像学检查在乳腺恶性淋巴瘤诊断中的特异性均较差。乳腺恶性淋巴瘤在超声中多表现为单发或多发的不规则、不均质、低回声肿块,边界模糊,超声表现类似乳腺癌,但内部回声一般较乳腺癌低,近似囊肿图像,后方声影增强。乳腺恶性淋巴瘤在钼靶片的表现大致可分为结节型或肿块型及致密型,结节型或肿块型可单发或多发,多数边缘清楚,而周围浸润少,无毛刺、钙化或漏斗征及皮肤凹陷征等乳腺癌典型的钼靶征象。致密浸润型者多表现为大片状密度增高伴皮肤增厚,需与乳腺炎症或炎性乳腺癌鉴别。乳腺恶性淋巴瘤的 MRI 检查多表现为乳腺肿块样高信号的病灶,动力学曲线多表现为快速增强型,部分伴有乳腺皮肤增厚。MRI 检查除辅助诊断作用外,还可以帮助评估疗效及监测复发。

2. 病理组织学检查

乳腺恶性淋巴瘤不仅临床诊断困难,病理上也易误诊,尤其是术中冰冻切片快速判断。据报道,术中冰冻切片阳性率仅占 38%。虽有报道细针穿刺阳性率可达 70% 以上,但肿块穿刺细胞学仅能做出提示性诊断,最终明确诊断仍需要组织石蜡切片及免疫组化检查。乳腺恶性淋巴瘤细胞 LCA、CD20 和 CD79a 均阳性, CD3、CD45Ro、CD5、CyclinD1、MPO 和 CD34 均阴性,部分病例表达 CD23、IgA、IgG、IgM、bcl-2、bcl-6 和 CD10, Ki-67 表达情况不一致,为 5%~70%。乳腺恶性淋巴瘤有时需要与淋巴细胞性乳腺炎、乳腺浸润性小叶癌和乳腺髓样癌相鉴别。根据 2001 年制定的 WHO 淋巴瘤分类,大多数乳腺恶性淋巴瘤为 B 细胞来源的非霍奇金淋巴瘤,主要为弥漫性大 B 细胞淋巴瘤和黏膜相关淋巴组织型节外边缘区 B 细胞淋巴瘤两种类型。而 Burkitt 淋巴瘤、滤泡性淋巴瘤、间变性大细胞淋巴瘤和淋巴母细胞性淋巴瘤以及各类 T 细胞淋巴瘤均少见。

(三)分期

原发性乳腺恶性淋巴瘤分期同其他类型淋巴瘤类似,均采用 Arbor 标准,及Ⅰ期病变局限于乳腺本身;Ⅱ期病变累及乳腺组织及同侧腋窝淋巴结;Ⅲ期病变累及乳腺及横膈两侧淋巴结,Ⅳ期病变除累及乳腺及淋巴结外,与淋巴结相关或非相关的组织中均有肿瘤存在。按症状分 A、B 两类:无症状为 A;有发热、盗汗、半年内体重减轻超过 10% 为 B。由于乳腺恶性淋巴瘤的诊断、分期与治疗的方式和预后有关,因此,在诊断本病时,除病理诊断外,还必须进行详细的全身浅表淋巴结以及纵隔、腹腔淋巴结、肝、胆、脾、外周血常规和骨髓检查,以除外其他部位淋巴瘤继发浸润性乳腺癌的可能。

(四)治疗

原发性乳腺恶性淋巴瘤至今仍没有规范的治疗方案,早些年多采用手术治疗,随后逐渐认识到这一疾病是全身疾病的局部表现。目前,治疗建议根据病情分期采用包括化疗、手术、放疗乃至生物治疗在内的综合治疗模式。

1. 手术治疗

早些年手术治疗术式包括肿块切除术、区段切除术、乳腺切除术、改良根治术或根治术。由于原发性乳腺恶性淋巴瘤是一种全身疾病的局部表现,其中以中、重度恶性患者占多数。同时单纯手术治疗术后早期有约 50% 的远处转移发生率,故单纯手术很难达到治愈的目的。目前多数学者不主张进行乳房切除手术。手术多用于在临床表现及细针穿刺活检难以确诊时切除肿块进而得到组织学标本之用,同时手术可以用于明确病理分型、降低局部肿瘤负荷为其他相关治疗创造机会。应当结合患者具体病情选择是否手术,以及制订合适的手术计划。

2. 放疗

放疗是控制局部病灶的重要方法,对局部高复发风险者有积极意义。目前文献建议,在乳腺肿块切除术后及开始联合化疗、放疗,并在化疗结束 3 个月内完成放疗,推荐照射剂量为 45~50Gy,可选择在化疗后或者化疗间隔期进行。放射治疗有益于提高患者总生存率。放疗禁忌与其他肿瘤放疗禁忌相似,如全身状况差、年龄偏大、局部放疗病史或患有风湿免疫学疾病,有以上风险者,应评估患者放疗得失后,制订治疗方案。

3. 化疗

淋巴瘤作为一种全身性疾病,有潜在复发、转移风险,在采用手术或放疗等控制局部肿块基础上,化疗这种全身治疗方法在控制复发、转移方面显得尤为重要。化疗方案主要采用含多柔比星类的以 CHOP 方案为基础的治疗 6~8 周期,亦可参照相对应病理类型选择化疗方案。但对于低度恶性原发性乳腺淋巴瘤化疗作用不明确,有学者认为低度恶性者如黏膜相关淋巴组织型节外边缘区 B 细胞淋巴瘤,易于原位复发而长期不发生远处播散,因此,对于此类患者可考虑不予化疗。

4. 分子靶向治疗

CD20 抗原是一种细胞表面蛋白,它几乎表达在所有的前 B 细胞及成熟 B 细胞,而不表达于干细胞及浆细胞。利妥昔单抗是一种鼠 / 人嵌合的单克隆抗体,能特异性地与 B 细胞抗原 CD20 反应。利妥昔单抗的抗肿瘤机制主要是通过介导抗体依赖的细胞毒作用和补体依赖的细胞毒作用,单药治疗复发难治性的 B 细胞性淋巴瘤总有效率为 48%,联合 CHOP 方案治疗总有效率可达 90% 以上。由于原发性乳腺恶性淋巴瘤大多是 B 细胞淋巴瘤,因此,利妥昔单抗为复发难治性原发性乳腺恶性淋巴瘤带来新的选择,有望提高 5 年生存率和治愈率。

总之,目前主张化疗和(或)放射治疗及靶向治疗是治疗原发性乳腺恶性淋巴瘤的最重要手段,而外科治疗手段常用于组织学诊断和肿瘤的分型。乳腺恶性淋巴瘤的预后主要与肿瘤的分型、分期和治疗的方式有关。

四、隐匿性乳腺癌

隐匿性乳腺癌(Occult breast cancer OBC)是指一类以腋窝淋巴结转移癌为首要甚至唯一临床表现的特殊类型乳腺癌,临床和影像学检查往往不能发现患者乳腺内病灶。隐匿性乳腺癌是一种罕见疾病,国内报道其发病率占同时期乳腺癌的 0.3%~0.5%,国外报道为 0.3%~1.0%。1907 年,Halsted 首先描述了 2 例隐匿性乳腺癌患者的症状、治疗方法和自然病程,此后隐匿性乳腺癌的诊断和治疗引起了学者的关注。

（一）发病因素

隐匿性乳腺癌的发病年龄与一般乳腺癌相当。隐匿性乳腺癌患者中,有部分病例在乳腺标本中找不到原发灶。国外文献报道,原发灶的检出率为 45%~80%,国内报道,检出原发灶的例数占术前诊断为隐匿性乳腺癌的 50%~56%。乳腺原发肿瘤的大小从 0.1~6.5cm 不等。目前学者认为,对乳腺标本采用连续病理切片检查,有利于检出肿物体积小、位置深或癌组织弥散不形成肿块的病例。对乳腺癌原发灶隐匿原因的研究尚没有明确的结论,目前多数学者倾向于以下几种可能性:　①原发灶的生长受机体特异的生物免疫防御机制的抑制,表现为微小病灶;　②纤维性乳腺炎造成乳腺组织增厚及病灶深在妨碍了小原发灶的检出或病理切片漏掉微小浸润癌;③可能肿瘤在亚临床水平时,血管生成发生在淋巴结而不是在乳腺。

（二）临床表现

患者多以腋窝淋巴结肿大或锁骨上淋巴结肿大为首发症状,少数伴疼痛。临床体检可以触及腋窝肿块,单个或多个融合状,乳腺没有可触及的肿物。有时乳腺尾部或腋窝副乳内占位可能被误认为腋窝淋巴结,可通过超声检查来鉴别。患者肿块大小可介于 1.0~14.0cm,可呈单发或多发。在累及腋部神经时,可伴有疼痛。若肿物压迫腋静脉,患肢可有水肿。

（三）诊断

1. 病理学诊断

隐匿性乳腺癌临床上少见，且原发灶难以定位，故其诊断相对较困难。该诊断一般须经腋窝肿块穿刺细胞学或活检证实。病理分型以浸润性导管癌多见，常伴有淋巴细胞浸润，癌细胞一般分化较差。在非浸润性癌中，以导管原位癌多见。如果患者肿物的组织病理学诊断为淋巴结转移性腺癌，虽因高度怀疑乳腺癌为其病因，但仍不能排除其他可引起腋下转移性腺癌的恶性肿瘤，如淋巴瘤、肺癌、甲状腺癌、黑色素瘤及消化系统肿瘤。在确定恶性肿瘤来源时，行粗针吸穿刺或手术肿块切除较细针吸穿刺更有优势，因前两者可提供更多的组织以行明确诊断所必需的病理学和免疫组化检查。腋窝淋巴结转移灶的转移癌组织学结构对其来源具有提示作用，ER、PR 的测定不仅有助于乳腺癌的诊断，而且有利于治疗方案的选择。两者阳性不能确定诊断，因除乳腺癌以外，黑色素瘤、肾细胞癌、结直肠癌中都可有 ER 的表达，两者皆阴性，也不能排除隐匿性乳腺癌的诊断。一些研究证明，有 50%~86% 的隐匿性乳腺癌患者不表达 ER。有学者报道，通过免疫组化方法检测 M4G3 蛋白在隐匿性乳腺癌中的表达率较高，与病理活检及免疫组化等检查相结合，有助于明确原发灶的来源。

2. 影像学检查

腋淋巴结转移性腺癌的诊断一经确立，患者即需要接受全身系统的检查。双侧乳腺的钼靶摄片、超声检查是对孤立性腋窝淋巴结转移性腺癌的常规检查项目，对发现乳腺内病灶有帮助。CT 在检查乳腺疾病方面有一定的优势，增强扫描更有助于发现隐匿性乳腺癌。MRI 强化扫描具有高度灵敏性，已成为检测的有力手段，且有助于隐匿性乳腺癌的术前定位，指导手术方案的选择。ECT 及盆腹腔 B 超有助于发现乳腺外的原发灶并排除其他部位恶性病变的转移。

（四）治疗与预后

目前，对隐匿性乳腺癌的治疗尚存在很多争论。多数学者认为，隐匿性乳腺癌的治疗应该包括对腋窝淋巴结的处理、对同侧乳腺未能发现的病灶的治疗以及术后的辅助治疗。被广泛接受的一种观点认为，腋淋巴结清扫对于疾病的局部控制是必需的，且通过对切除组织的免疫组化分析可获取激素受体表达情况以及淋巴结转移情况的信息，以利于指导术后辅助治疗并分析预后。过去很长一段时间，乳腺根治术被认为是隐匿性乳腺癌的标准治疗。但近期的一些研究表明，乳腺根治术加辅助放疗的患者与腋淋巴结清扫加辅助放疗的患者的总生存率之间没有明显的统计学差异。更有学者提出，确诊后立即行根治术是一种过度治疗，并建议在淋巴结清扫后，对未发现乳腺原发灶的患者可暂不予乳腺切除，可给予严密的观察，一旦乳腺出现，可检出病灶即予以保乳手术或乳腺切除术。但由于隐匿性乳腺癌发病率低，缺乏大规模的回顾性研究，此治疗效果还有待进一步观察。普遍认为，隐匿性乳腺癌相当于 Ⅱ／Ⅲ期非隐匿性乳腺癌，尽管缺乏有力的统计学证据，但辅助化疗及辅助内分泌治疗还是被常规的用于隐匿性乳癌的术后治疗，且辅助放疗对于腋下淋巴结转移个数超过 4 个的患者也被认为是必需的。

隐匿性乳腺癌虽然表现为转移性腋下肿物，但与 Ⅱ／Ⅲ 临床可检出的乳腺癌相比，其预后并不差,甚至比同期乳腺癌的预后更好。国外的文献报道:隐匿性乳腺癌患者的 5 年生存率为 50%~75%,与乳腺原发灶是否被找到无相关性。其预后因素包括原发癌的病理类型及腋窝淋巴结转移的数目,其生存率曲线随阳性淋巴结的数目增加而下降。

五、乳头 Paget 病

乳头 Paget 病是一种少见的乳腺癌类型,它是合并乳头和乳晕区病变的伴有特殊临床表现的乳腺癌。由于乳头与乳晕区皮肤常呈脱屑、糜烂、渗液、瘙痒等慢性湿疹样病变,曾称为湿疹样癌或上皮瘤性湿疹、乳头上皮内癌等,可伴或者不伴乳腺内肿块。1874 年, James Paget 报道 15 例本病,命名为 Paget 病(Paget's disease),并强调其与后发现的乳腺癌的关系。1881 年, Georg Thin 最早用显微镜诊断 Paget 病,并证实派杰细胞是恶性的,在病因学中,他首次阐明了 Paget 病和乳腺导管内癌的联系,为以后对本病的研究奠定了基础。关于本病的组织发生主要有两种理论:其一认为派杰细胞本质上是导管内癌细胞,沿着导管迁移至乳头表皮;其二认为派杰细胞是转化为恶性的角化细胞,并认为本病为一种独立的疾病。目前大多数学者较为支持第一张理论,认为 Paget 病是乳腺大导管发生,癌细胞沿导管系统蔓延至表皮。

(一)诊断

1. 临床表现

本病初起自觉症状不明显,往往无伴发的肿块,难以引起重视从而去医院就诊,或者误认为单纯皮肤病按湿疹对症治疗,因而易延误治疗。临床常有三种类型。①乳头糜烂型:仅出现乳头糜烂、湿疹样改变等症状,无可触及的乳腺肿块;②混合型:乳头糜烂和乳腺肿块同时存在;③乳腺肿块型:只有乳腺肿块,未发现明显的乳头糜烂等症状。在乳腺癌术后乳头常规取材病理学检查时,显微镜下发现。

2. 影像学检查

当发现乳头糜烂等症状,临床考虑为 Paget 病时,应行全乳的影像学检查以发现有无伴发的乳腺内肿物。乳腺 X 线检查可发现可定位亚临床肿物及可疑的微小钙化等病变,但是敏感性较低。乳腺核磁共振检查的敏感性较高,对乳腺 X 线及乳腺 B 超检查阴性的患者,仍可能会发现浸润性癌或导管内癌征象,对可疑 Paget 病的术前诊断评估中具有一定的意义。

3. 病理诊断

本病确诊主要靠病理诊断,乳头 Paget 病组织病理学特征是在乳头和乳晕表皮内可见呈巢团状或散在的派杰细胞,细胞体积大,呈圆形、卵圆形,境界清楚,胞浆丰富,淡染或透亮,细胞核增大淡染,核仁清楚且大,核分裂象易见,病变区的鳞状上皮可有增生和过度角化。本病组织病理学分为 3 种类型。① Paget 病伴发导管内癌:为最常见的类型,导管内癌可仅限于乳头下导管、乳头管内,也可能在乳腺内沿导管系统广泛蔓延。② Paget 病仅限于乳头和乳晕区表皮内,其下未见癌组织,此类型少见,学者们认为主要由于检查不细致导致。③ Paget 病伴发乳腺实质内浸润性癌。研究发现与导管内癌有关的乳头 Paget 病病例,其中

65%~100% 没有乳腺内可触及的肿块。反之,有临床可触及肿块病例几乎均为 Paget 病伴发浸润性癌。

(三)鉴别诊断

由于临床表现与一些病变的皮肤表现较为相似,本病经常被延误诊断。主要鉴别以下良性和恶性病变:

1. 乳头湿疹 多见于年轻患者,常双侧乳腺同时发病,受累乳头不变形,触及软,皮肤呈炎性征象,显微镜下细胞无恶性征象。

2. 乳头管腺瘤 是发生于乳头部导管的一种少见的良性病变。临床表现与 Paget 病难以区分,主要需要病理来鉴别诊断。

3. 皮肤鲍温病 也称上皮内癌、皮肤原位癌,为鳞状细胞原位癌,镜下病理检查易于 Paget 病区分,还可以用低分子角蛋白、HER2 等联合检测,当上述两指标均阳性时,可基本除外鲍温病。

(四)治疗与预后

Paget 病的外科治疗方式仍有争议,由于 Paget 病常伴有深部乳腺癌,全乳切除加或不加腋窝淋巴结清扫术是长期以来的标准手术方式,而局部切除术联合放疗也可以取得较好的效果。Paget 病还可行前哨淋巴结活检,文献报道,阳性率为 11%~28%。如果 Paget 病伴有浸润性癌,则按照普通乳腺癌的治疗原则进行系统性辅助治疗。

Paget 病的预后与是否伴有肿块和淋巴结转移有很大的关系。全乳切除或保留乳房不影响预后,死亡或复发的高危因素是深部有浸润性癌和可触及的肿物。意大利欧洲肿瘤研究所报道了 113 例 Paget 病,中位随访时间为 73 个月,5 例出现局部复发,14 例出现远处转移,5 年生存率为 81.2%。故影响 Paget 病的预后因素为:①乳腺内原发癌灶的病理类型(是否真正为原位癌);②腋窝淋巴结是否有转移;③临床表现形式(有无临床肿块);④治疗方法选择是否得当。

(王淑玲)

参 考 文 献

1. 付丽,傅西林.乳腺肿瘤病理学.北京:人民卫生出版社,2008,65~73

2. 郝春芳,王淑玲,佟仲生.一例转移性隐匿性乳腺癌的临床诊治,中国肿瘤临床,2013,40(1)59~63

3. 李树玲.乳腺肿瘤学(第二版).北京:科学技术文献出版社,2007,512

4. 刘婷婷,佟仲生,郝春芳等.男性与女性乳腺癌预后因素的生存分析,中华医学杂志,2010,90(44):3135~3139

5. 陆苏,刘红.44 例隐匿性乳腺癌的临床分析,中华肿瘤杂志,2011,33(7):550~552

6. 牛昀.乳腺肿瘤病理诊断学.天津:天津科学技术出版社,2006,91~105,169~171

7. 牛昀,傅西林,牛瑞芳,等.抗人乳腺癌单抗 M4G3 在隐性乳腺癌诊断中的应用.中华实验外科杂志,2003,20:654~685

8. 牛昀,范宇,傅西林.隐匿性乳腺癌的全乳腺次连续大切片检查.中华肿瘤杂志,1995,17:298~300

9. 张保宁.乳腺肿瘤学.北京:人民卫生出版社,2013,430~433

10. 中国抗癌协会乳腺癌诊治指南与规范（2015 版）. 中国癌症杂志，2015 年第 25 卷第 9 期 731~733

11.Alexe G，Dalgin GS，Scanfeld D，et al. 2007，Breast cancer stratification from analysis of micro-array data of micro-dissected specimens. Genome Inform，18:130~140

12.Adsay NV1，Merati K，Nassar H，et al. 2003，Pathogenesis of colloid（pure mucinous）carcinoma of exocrine organs: Coupling of gel-forming mucin（MUC2）production with altered cell polarity and abnormal cell-stroma interaction may be the key factor in the morphogenesis and indolent behavior of colloid carcinoma in the breast and pancreas. Am J Surg Pathol，27（5）:571~8

13.Baron PL，Moore MP，Kinne DW. 1990. Occult breast cancer presenting with axillary metastases. Arch Surg，125:210~214

14.Barton SR，Smith IE，Kirby AM，et al.2011. The role of ipsilateral breast radiotherapy in management of occult primary breast cancer presenting as axillary lymphadenopathy. Eur J Cancer. 47（14）:2099~2106

15.Dalgin GS，Alexe G，Scanfeld D，et al. 2007，Portraits of breast cancer progression [J]. BMC Bioinformatics，8:291.

16.Del Castillo M1，Chibon F，Arnould L，et al. 2015，Secretory Breast Carcinoma: A Histopathologic and Genomic Spectrum Characterized by a Joint Specific ETV6-NTRK3 Gene Fusion. Am J Surg Pathol，39（11）:1458~1467

17.Ellerbroek N，Holmes F，Singletary E，et al. 1990. Treatment of patients with isolated axillary nodal metastases in an occult primary carcinoma consistent with breast origin. Cancer，66:1461~1467

18.Fisher B，Costantino JP，Wickerham DL，et al. 2005. Tamoxifen for the prevention of breast cancer: current status of the National Surgical Adjuvant Breast and Bowel Project P-1 study. J Natl Cancer Inst. 16；97（22）:1652~1662

19.Guérin M，Gabillot M，Mathieu MC，et al. 1989.Structure and expression of c-erbB-2 and EGF receptor genes in inflammatory and non-inflammatory breast cancer: prognostic significance. Int J Cancer. 43（2）:201~208

20.Giordano SH，Perkins GH，Broglio K，et al. 2005.Adjuvant systemic therapy for male breast carcinoma. Cancer. 104（11）:2359~2364

21.Gianni L，Eiermann W，Semiglazov V，et al. 2010.Neoadjuvant chemotherapy with trastuzumab followed by adjuvant trastuzumab versus neoadjuvant chemotherapy alone，in patients with HER2-positive locally advanced breast cancer（the NOAH trial）: a randomised controlled superiority trial with a parallel HER2-negative cohort. Lancet. 375（9712）:377~384

22.Gogas J1，Kouskos E，Markopoulos C，et al. 2003，Carcinosarcoma of the breast: report of two cases. Eur J Gynaecol Oncol，24（1）:93~95

23. Hance KW，Anderson WF，Devesa SS，et al. 2005. Trends in inflammatory breast carcinoma incidence and survival: the surveillance，epidemiology，and end results program at the National Cancer Institute. J Natl Cancer Inst. 97（13）:966~975

24.Halsted W. 1907. The results of radical operation for the cure of carcinoma of the breast. Ann Surg，46（1）:1~19

25.Hayes TG. 2009. Pharmacologic treatment of male breast cancer. Expert Opin Pharmacother. 10（15）:2499~2510

26.Jacob JD，Hodge C，Franko J，et al. 2016，Rare breast cancer: 246 invasive secretory carcinomas from the National Cancer Data Base. J Surg Oncol，113（7）:721~725

27.Kristin LB，David RB. 2001. Occult Breast Cancer and Axillary Mass. Current Treatment Options in Oncology，2:149~155

28.Kemeny MM，Rivera De，Terz JJ，et al. 1986.Occult primary adenocarcinoma with axillary metastases. Am J Surg，152:43~47

29.Laronga C，Hasson D，Hoover S，et al. 2006. Paget's disease in the era of sentinel lymph node biopsy. Am J Surg. 192（4）:481~483

30.Marshall JK，Griffith KA，Haffty BG，et al. 2003. Conservative management of Paget disease of the breast with radiotherapy: 10- and 15-year results. Cancer. 97（9）:2142~2149

31.Masinghe SP，Faluyi OO，Kerr GR，et al.2011. Breast radiotherapy for occult breast cancer with axillary nodal metastases--does it reduce the local recurrence rate and increase overall survival? Clin Oncol（R Coll Radiol）. 23（2）:95~100

32.Merson M，Andreola S，Galimberi V，et al. 1992. Breast carcinoma presenting as axillary metastases without evidence of a primary tumor. Cancer，70:504~508

33.Meijer-van Gelder ME1，Look MP，Bolt-de Vries J，et al. 2001.Clinical relevance of biologic factors in male breast cancer. Breast Cancer Res Treat. 68（3）:249~60

34.Ma YI，Meng Gang. 2003，Diagnosis and treatment of occult breast cancer. Journal of General Surgery 12（5）:326~328.

35.Owen HW，Dockerty MB，Gray HK. 1954. Occult carcinoma of the breast. Surg Gynecol Obstet，98: 302~308

36.Ortiz-Pagan S1，Cunto-Amesty G，Narayan S，et al. 2011.Effect of Paget's disease on survival in breast cancer: an exploratory study. Arch Surg. 146（11）:1267~1270

37.Overmoyer B，Fu P，Hoppel C，et al. 2007. Inflammatory breast cancer as a model disease to study tumor angiogenesis: results of a phase IB trial of combination SU5416 and doxorubicin. Clin Cancer Res. 13（19）:5862~5868

38.Puglisi F1，Zuiani C，Bazzocchi M，et al. 2003，Role of mammography，ultrasound and large core biopsy in the diagnostic evaluation of papillary breast lesions. Oncology，65（4）:311~315

39.Plastaras JP1，Harris EE，Solin LJ. 2005 ，Paget's disease of the nipple as local recurrence after breast-conservation treatment for early-stage breast cancer. Clin Breast Cancer. 6（4）:349~353

40.Polgár C，Orosz Z，Kovács T，et al. 2002.Breast-conserving therapy for Paget disease of the nipple: a prospective European Organization for Research and Treatment of Cancer study of 61 patients.Cancer. 94（6）:1904~1905

41.Rosen PP，Kimmel M.1990. Occult breast carcinoma presenting with axillary lymph node metastases: a follow-up study of 48 patients. Hum Pathol，21:518-523

42.Ridolfi RL，Rosen PP，Port A，et al. 1977，Medullary carcinoma of the breast: a clinicopathologic study with 10 year follow-up.Cancer，40（4）:1365~1385

43.Sparano JA，Moulder S，Kazi A，et al. 2009.Phase II trial of tipifarnib plus neoadjuvant doxorubicin-cyclophosphamide in patients with clinical stage IIB-IIIC breast cancer. Clin Cancer Res. 15（8）:2942~3948

44.Sukumvanich P，Bentrem DJ，Cody HS 3rd，et al. 2007. The role of sentinel lymph node biopsy in Paget's disease of the breast. Ann Surg Oncol. 14（3）:1020~3

45.Treves N. 1959，The inoperability of inflammatory carcinoma of the breast.Surg Gynecol Obstet. 109（2）:240~242

46.Van OB，Bontenbal M，Henzen LS，et al. 1993. Axillary nodalmatastases from an occult primary consistent with breast carcinoma. Br Surg，80:299~300

47.Vlastors G，Jean ME，Mirza AN，et al. 2003，Feasibility of breast preservation in the treatment of occult primary carcinoma presenting with axillary metastases. Ann Surg Oncol,8（5）:425~431

48.Wapnir IL，Dignam JJ，Fisher B，et al. 2011. Long-term outcomes of invasive ipsilateral breast tumor recurrences after lumpectomy in NSABP B-17 and B-24 randomized clinical trials for DCIS.J Natl Cancer Inst. 103（6）:478~488

49.Willsher PC，Leach IH，Ellis IO，et al. 1997. A comparison outcome of male breast cancer with female breast cancer.Am J Surg. 173（3）:185~188

50.Willsher PC，Leach IH，Ellis IO，et al.1997.Male breast cancer: pathological and immunohistochemical features.Anticancer Res. 17（3C）:2335~2338

51.Wedam SB1，Low JA，Yang SX，et al. 2006.Antiangiogenic and antitumor effects of bevacizumab in patients with inflammatory and locally advanced breast cancer. J Clin Oncol. 24（5）:769~777

第 14 章　晚期乳腺癌姑息治疗

第 1 节　乳腺癌疼痛治疗

乳腺癌患者中的 40%~89% 在疾病不同阶段存在不同程度的疼痛问题,而晚期乳腺癌患者疼痛发生率更高达 70%~90%。全面、详细了解疼痛的部位、性质和程度,是有效治疗疼痛的先决条件。在疼痛治疗过程中,需要随时对患者疼痛给予评估,及时了解疼痛变化和治疗效果。疼痛评估是采用一种方法和标准,将疼痛这种主观的感受,通过数字、标尺、面部表情及手指等方法表达出来,使医护人员对患者的疼痛程度有了量的认识。在此基础上,可以为疼痛治疗提供指导。同时,对于治疗后的效果也有了评判标准。目前临床常用的评估方法主要有:文字描述评分法(Verbal descriptors scale, VDS)、数字评分法(Numerical rating scale,NRS)、口头评分法(Verbal rating scale,VRS)、视觉模拟评分法(Visual analogue scale, VAS)、Wong-Baker 面部表情评估法(The Modified Wong-Baker Faces Scale)、疼痛问卷调查表评估法等。

一、疼痛原因

术后慢性疼痛(Chronic post-surgical pain, CPSP)是很常见的临床现象,指临床上在排除其他原因引起的疼痛前提下(如恶性肿瘤复发、慢性感染等),发生在术后至少持续 3 个月以上的一种疼痛综合征。20%~50% 乳腺癌患者术后会出现 CPSP,尤其是年轻女性、接受放疗或腋窝淋巴结清扫术后患者。疼痛的高发部位依次为同侧胸壁、同侧腋窝、同侧上肢,一般术后 9 个月,腋窝是疼痛发生率最高的区域。临床表现为麻木、针刺感、烧灼感、触摸感觉减退、抓物无力等。75% 乳腺癌骨转移患者将经受疼痛及骨相关事件,包括病理性骨折、高钙血症和脊髓压迫症等。骨转移癌患者往往存在中到重度疼痛,由力学不稳定而诱发的疼痛多是由于脊髓压迫、椎体塌陷和病理性骨折引起。由于治疗方法的局限性,大部分骨转移癌患者疼痛未得到有效控制,疼痛也可表现为根性疼痛,临床表现为皮节分布区放射样疼痛。脊髓压迫是恶性病变侵犯硬膜外压迫脊髓所致,多见于肿瘤血行转移到椎体的骨髓后生长累及硬膜外。随着病因的发展和扩大,脊髓、脊神经根及其供应血管受压日趋严重,一旦超过代偿能力,最终会造成脊髓水肿、变性、坏死等病理变化,出现脊髓半切或横贯性损害及椎管阻塞,引起受压平面以下的肢体运动、感觉、反射、括约肌功能以及皮肤营养功能障碍,严重影响患者的生活和劳动能力。乳腺癌脑转移病程短且病情重,可短时间内危及生命。常表现神经系统方面的症状和体征,头痛为最常见症状,另外,可以出现定位功能差和精神异常症状。患者可出现半身瘫痪或活动受限、感觉异常、视盘水肿等。紫杉类、长春生物碱类、铂类等抗肿瘤药物可产生神经损伤毒性作用,诱发神经病理性疼痛,表现为痛觉过敏和痛觉超敏。抗肿瘤药物的这种效应被称做化疗诱导的神经病理性疼痛。30%~40% 接受化疗的患者会出现神经病理性疼痛,主要表现为感觉(非运动觉)异常,并且具有浓度依赖性。症状呈对称性的肢体远端"手套或袜套样"分布,表现为四肢远端麻木、刺痛或闪痛等。

二、药物治疗

按照世界卫生组织(World health organization, WHO)疼痛三阶梯治疗原则,85%~90% 患者疼痛能够得到有效控制。阿片类药物是控制中、重度癌痛的主要药物,且推荐以口服为主。吗啡、羟考酮、芬太尼可作为癌性中重度疼痛的基础用药,而对于癌性神经病理性疼痛,单用阿片类药物疗效欠佳,往往需要辅以其他辅助用药治疗改善患者疼痛,如三环类抗抑郁药、抗惊厥药、NMDA 受体拮抗剂以及其他药物。

(一)非甾体抗炎药

对于轻度癌性疼痛可以选用非甾体抗炎药治疗。临床上常用药物有对乙酰氨基酚、布洛芬、双氯芬酸钠、尼美舒利、氯诺昔康、塞来昔布、氟比洛芬酯及帕瑞昔布等。尽管它们的作用机制不尽相同,但都通过对前列腺素合成的抑制达到抗炎止痛的作用。使用非甾体类药物要警惕其心脏毒性、中风风险、肝肾功能损伤、胃肠反应、血小板减少等并发症。在预防和抗凝治疗过程中避免使用。对于难治性癌性神经病理性疼痛,如骨转移患者可以联合阿片类药物止痛治疗。目前不推荐长期使用。

(二)阿片类药物

常用的三大阿片类药物,羟考酮、吗啡、芬太尼均显示出良好的镇痛效果。羟考酮不仅作用于 μ 受体,同时也作用于 κ 受体,一般可以很好地控制疼痛。吗啡近年也被广泛应用于神经病理性疼痛治疗。芬太尼透皮贴主要经皮肤吸收,由于它缓慢的释放,被越来越多的肿瘤患者接受。对于口服困难患者,可以选择芬太尼透皮贴治疗。美沙酮作为阿片受体激动剂,主要与 μ 受体结合,该药同时也是 N- 甲基 -D- 天冬氨酸(N-methyl-D-aspartic acid receptor, NMDA)受体的拮抗剂,可拮抗 NMDA 受体,对神经病理性疼痛中枢敏化有治疗作用。但因为药物滥用,同时其不稳定的半衰期、药物蓄积风险和不良反应,在临床工作中不常规推荐使用。

(三)抗惊厥药

包括钠离子通道阻断剂和非钠通道阻断剂。钠离子通道阻断剂药物主要有:卡马西平、奥卡西平、拉莫三嗪及苯妥英钠等。非钠通道阻断剂药物主要有:加巴喷丁和普瑞巴林。加巴喷丁和普瑞巴林是神经病理性疼痛的一线用药。卡马西平是临床上治疗主诉为针刺样疼痛、灼烧样疼痛、电击样痛以及撕裂样痛的首选药物,如三叉神经痛。而新一代抗惊厥药加巴喷丁较卡马西平毒副作用更小,因此,临床上治疗神经病理性疼痛得以广泛应用。加巴喷丁通常起始剂量为每日 300 mg, tid,缓慢滴定至有效剂量,常用剂量每日 900~1800 mg。普瑞巴林是一种亲脂性 GABA 类似物,与加巴喷丁具有同样的结合位点,通过抑制中枢神经系统电压依赖性钙通道的亚基 α2-δ 蛋白,减少 Ca^{2+} 内流,从而调节影响痛觉传导通路的神经递质释放,减轻疼痛,可治疗神经损伤后的自发性痛、痛觉过敏和痛觉超敏。起始剂量为每日 150 mg,分 2 次服用,常用剂量 150~600 mg。为避免头晕及嗜睡,一般建议晚上开始服用,小剂量开始,逐渐缓慢加量原则。

(四)抗抑郁药

1. 三环类抗抑郁药

此类药物可作用于疼痛传导通路的多个环节,阻断多种离子通道,通过阻断中枢神经对 5- 羟色胺和去甲肾上腺素的重摄取而降低传入神经的痛觉传导,用药剂量为抗抑郁药常规剂量的 1/3~1/2。最常用药物为阿米替林,一般睡前服用,每次 12.5~25 mg,最大剂量每日 150 mg。其主要副作用为镇静、抗胆碱能副作用和体位性低血压,已逐步被甲阿米替林或地昔帕明取代。在临床上,通常用来治疗主诉为麻木样疼痛的神经病理性疼痛。此外,这类药物还具有改善睡眠、抗焦虑等辅助作用。

2. 非三环类抑郁药

(1)选择性 5- 羟色胺和去甲肾上腺素再摄取抑制剂

主要药物有度洛西汀、文拉法辛、米氮平,其镇痛机理主要是通过抑制脊髓后角去甲肾上腺素和(或)5- 羟色胺的再摄取,以及阻断钠离子通道和 NMDA 受体。近年研究发现,度洛西汀治疗肿瘤化疗引起的周围神经痛中的效果良好。度洛西汀的起始剂量为每日 30 mg,一周后调整到每日 60 mg。文拉法辛的有效剂量为每日 150~225 mg,qd。常见不良反应主要有恶心、口干、出汗、乏力、震颤、焦虑等。

(2)选择性 5- 羟色胺再摄取抑制药

主要包括舍曲林、帕罗西汀、氟西汀和西酞普兰等。选择性 5- 羟色胺再摄取抑制药,可以选择性地抑制 5- 羟色胺再摄取,而不影响去甲肾上腺素再摄取,但其镇痛效果不如三环类抗抑郁药明显。

(3)N- 甲基 -D- 天冬氨酸受体拮抗剂(N-methyl-D-aspartic acid receptor,NMDA)主要有氯胺酮、美沙酮、美西律、右美沙芬等,对神经病理性疼痛有一定疗效。美西律可通过阻断钠离子通道抑制神经元的高兴奋性而治疗神经病理性疼痛。美沙酮具有阿片受体激动剂特点,在癌性神经病理性疼痛治疗中具有一定价值。

(五)双膦酸盐类药物

近 20 年来,多项研究报道,放疗联合双膦酸盐治疗骨转移疼痛的疗效优于单纯放疗,联合组有效率为 92.9%,而单纯放疗有效率为 78.6%,疼痛缓解时间也长于单纯放疗。单纯放疗疼痛缓解时间为 50 天 ~21 月(中位 5 个月),而联合组疼痛缓解时间为 42 天 ~60 个月(中位 10 个月)。

(六)爆发痛处理药物

理想的救援药物有如下特点:有效、起效迅速、作用持续时间短、耐受性好、副作用小、患者愿意使用、容易获得、费用低廉。目前,临床上一般以强阿片类药物作为爆发痛的治疗药物,在国内仍然以即时吗啡为主导的爆发痛救援药物。目前,国外阿片类治疗爆发痛药物已经开始使用快速起效的剂型,如芬太尼鼻喷剂、芬太尼口腔黏膜泡腾片等,起效均在 5~10 min。

三、其他治疗

（一）骨转移疼痛治疗

肿瘤骨转移引起的顽固性疼痛,用止痛药物或化疗药物多难以缓解,而放射治疗可以获得较好的止痛效果。对于单一孤立骨转移灶,局部放疗可作为首选的止痛治疗方式。对于多发性骨转移瘤,应根据患者的身体情况和经济条件,选择放疗、放射性核素、双膦酸盐等联合治疗,以弥补单一方法的缺点。同时,要注意观察血钙变化,若发生血钙增高,应给予及时治疗,减少高血钙危象的发生。对于骨稳定性差患者放疗前给予骨水泥椎体成形术治疗是今后临床发展方向,可减少并发症发生,提高患者生活质量。

（二）脊髓压迫疼痛治疗

激素被证实可缓解因肿瘤压迫脊髓造成的脊髓水肿,使用多少激素为佳目前尚不明确。但目前普遍认为,首次给予大剂量激素治疗是有必要的。应给予 10 mg 地塞米松或等同剂量其他类型激素。激素同时能改善患者情绪,增加食欲,减轻炎症反应,显著提高患者各方面的生活质量。放射治疗解除脊髓压迫疗效肯定。如果压迫症状明显,病情发展快,则应先进行肿瘤手术切除减压和固定,然后再放疗,可获得比单纯放射治疗更好的疗效和更好的生存质量。

（三）脑转移疼痛治疗

脑转移预后极差,可以选择激素治疗、外科、放疗、化疗等治疗。对单发或少发脑转移,可以进行单纯立体定向放射治疗,但以结合全脑放疗为佳。多病灶脑转移瘤全脑放疗为通常治疗方式。

（四）射频热凝术

具有并发症少、定位准确、组织创伤少、疼痛的复发率低等诸多优点,成为目前治疗神经病理性的主要手段之一。射频热凝是利用可调控温度作用于神经节、神经干、神经根等部位,使其蛋白质凝固,阻断神经冲动的传导,使伤害性冲动(Aδ 和 C 纤维)向中枢传导减少,而对运动或感觉纤维(Aβ 纤维)不造成破坏。

（五）神经介入治疗

脊神经根(干、丛)介入治疗适用于区域性疼痛,可对相应的脊神经进行介入镇痛治疗,如颈、胸、腰、骶神经根,臂丛神经、腰丛神经等,一般不宜应用神经损毁术。交感神经介入治疗适用于持续性交感神经痛,常用方法包括星状神经节阻滞术、静脉内局部交感神经阻滞术等。对于胸、腰交感神经节及内脏神经丛可进行物理或化学性损毁或外科手术切断,以获得长期的治疗效果。肿瘤浸润或压迫内脏器官能导致难以描述的不适和局限性疼痛,患者常常描述内脏疼痛是模糊的、胀痛或钝痛,临床常使用的技术包括:颈、胸交感神经阻滞术、腹腔神经丛阻滞术、上腹下神经丛阻滞术及奇神经节阻滞术。

（六）心理治疗

大多数疼痛患者都存在一定的心理问题,伴有生活质量下降、睡眠和情绪的改变。心理治疗可为患者提供心理支持和帮助,改变患者不正确的认知活动、情绪障碍和异常行为,帮助患者树立战胜疾病的信心,常用的治疗方法包括:支持疗法、行为疗法、暗示疗法和催眠疗法等。

(七)其他治疗

如针对瘤体毁损技术、神经松解、椎体成形术、放疗、化疗、局部药物治疗、中医治疗等。

第2节　晚期乳腺癌的营养支持

乳腺肿瘤化疗患者的营养风险容易被忽视,钟冕等人对 123 名乳腺肿瘤内科化疗患者进行营养风险和营养支持状况的调查,发现 35.8% 患者存在营养风险,其中入院发生率为 27.5%,住院期间新增发生率为 8.3%。有营养风险患者中,只有 34.9% 患者接受营养支持,还有 65.1% 患者没有营养支持,19.5% 无营养风险患者却接受了营养支持。乳腺癌患者化疗期间存在较高的营养风险发生率,及早评估和发现其营养风险,有助于预测患者的化疗风险,减少化疗不良反应的发生,减少对免疫功能的损害,增加患者对化疗的耐受性。

一、营养筛查与评定

要进行合理的营养治疗,首先需要正确评定每个肿瘤患者的营养状况,筛选出具备营养治疗适应证的患者,及时给予治疗。为了客观评价营养治疗的疗效,则需要在治疗过程中不断进行再评价,以便及时调整治疗方案。

(一)营养风险的筛查

筛查方法强调简便快捷和高灵敏度,目前常用的营养筛查工具包括:主观全面评定量表(Subjective Globe Assessment, SGA)、患者营养状况主观评估表(Patient-Generated Subjective Global Assessment, PG-SGA)、微型营养评定量表(Mini Nutritional Assessment, MNA)、营养不良通用筛查工具(Malnutrition Universal Screening Tools, MUST)及营养风险筛查量表(Nutritional Risk Screening 2002, NRS2002)。

SGA 是美国肠外肠内营养学会(American Society of Parenteral and Enteral Nutrition, ASPEN)推荐的临床营养状况评估工具,发表于 1987 年,内容包括详细的病史与身体评估参数,能较好预测并发症的发生率,但作为营养风险筛查工具有一定局限性。MNA 发表于 1999 年,具有快速、简单、易操作等特点,其内容包括营养筛查和营养评估两部分,既可用于有营养风险的患者,也可用于已经发生营养不足的住院患者,适用于 65 岁以上老年患者及社区人群。MUST 由英国肠外肠内营养学会(British Association for Parenteral and Enteral Nutrition, HAPEN)多学科营养不良咨询小组于 2000 年发布,主要用于蛋白质 - 能量营养不良及其发生风险的筛查,适用于不同医疗机构的营养风险筛查,尤其是社区。NRS2002 由丹麦肠外肠内营养协会于 2003 年发表,为欧洲肠外肠内营养学会(European Society of Parenteral and Enteral Nutrition, ESPEN)推荐,适用于住院患者营养风险筛查。主要包括 3 个方面内容:①营养状况受损评分(0~3 分);②疾病的严重程度评分(0~3 分);③年龄评分,在以上评分基础上年龄 ≥ 70 岁者加 1 分;总分为 0~7 分。NRS 2002 基于 128 个随机临床研究,循证医学证据充分,通过综合分析患者的营养状况、疾病严重程度,以及年龄因素的干扰,减少了评价时因主观因素引发的误差,较为客观地反映被测者的营养风险,同时简便易行、易于推广。因此,中华医学会肠外肠内营养学分会根据以下原则:①以住院患者为对象;②具有循证基础;③相对简单易用。选择和推荐 NRS 2002 作为判断患者是否需要营养治疗的筛查工具。PG-SGA 是在 SGA 基础上发展而成的,是专门为肿瘤患者设计的营养状况评估方法,由患者自我评估部分及医务人员评估部分两部分组成,具体内容包括体重、摄食情况、症状、活动和身体功能、疾病与营养需求的关系、代谢方面的需要、体格检查等 7 个方面,前4 个方面由患者自己评估,后 3 个方面由医务人员评估,总体评估结果分为定量评估和定性评估两种,得到美国营养师协会(American Dietetic Association, ADA)等单位的大力推荐,是 ADA 推荐用于肿瘤患者营养评估的首选方法,中国抗癌协会肿瘤营养与支持治疗专业委员会推荐使用。

(二)进一步综合营养评定

经过筛查后,有营养风险的患者需进行营养治疗,但还要进行"评定",结合病史、体格检查、实验室检查、人体测量等多项指标来综合判断。

1. 病史。肿瘤病史、既往疾病史、膳食调查、药物史、社会生活习惯、生活方式、医疗保障、宗教及文化背景、经济状况等会影响患者对营养治疗的接受程度。

2. 体格检查。观察脂肪组织、肌肉组织消耗程度,水肿和腹水、头发和指甲的质量、皮肤和口腔黏膜等,有助于评价能量和蛋白质缺乏的严重程度。

3. 实验室检查。主要检测脏器功能,包括血浆蛋白、血尿素、肌酐、血浆 C 反应蛋白(CRP)及免疫功能,可作为非特异性的参考指标。

4. 机体测量。动态监测体重是最方便、最直接的临床指标,但易受干扰,如液体潴留、患者昏迷、瘫痪、水肿、巨大肿瘤等。另外,很多患者往往难以追溯末次准确称量的时间和具体数值。其他指标有上臂围(AC)、肱三头肌皮褶厚度(TSF)、上臂肌围(AMC),以及反应脂肪、骨骼肌储备等。

5. 机体功能及机体组成的测定:机体功能及机体组成变化,可为营养状况评价提供参考。

(三)推荐意见

1. 恶性肿瘤患者一经明确诊断,即应进行营养风险筛查。

2. 现阶段应用最广泛的恶性肿瘤营养风险筛查工具为 PG-SGA 及 NRS 2002。

3. NRS 2002 评分≥ 3 分为具有营养风险,需要根据患者的临床情况,制订基于个体化的营养计划,给予营养干预。

4. NRS 2002 评分＜ 3 分者,虽然没有营养风险,但应在其住院期间每周筛查 1 次。

5. 询问病史、体格检查及部分实验室检查,有助于了解恶性肿瘤患者营养不良发生的原因及严重程度,以对患者进行综合营养评定。

6. 营养风险筛查及综合营养评定,应与抗肿瘤治疗的影像学疗效评价同时进行,以全面评估抗肿瘤治疗的受益。

二、晚期乳腺癌患者营养治疗

肿瘤营养疗法（Cancer nutrition therapy，CNT）是计划、实施、评价营养干预，以治疗肿瘤及其并发症或身体状况，从而改善肿瘤患者预后的过程，包括营养诊断（筛查／评估）、营养干预、疗效评价（包括随访）三个阶段。肿瘤营养疗法是与手术、化疗、放疗、靶向治疗、免疫治疗等肿瘤基本治疗方法并重的另外一种治疗方法，贯穿于肿瘤治疗全过程，融汇于其他治疗方法之中。

化疗是晚期乳腺癌患者无法进行手术治疗时而采用的主要治疗方法之一。与手术治疗不同的是，化疗是一种全身性的杀灭肿瘤细胞的治疗手段，常会引起明显的不良反应，尤其是消化道反应，如恶心呕吐、腹痛腹泻和消化道黏膜损伤等。其会严重地削弱患者的食欲或影响进食过程，加重机体营养不足，进一步降低患者对化疗的耐受程度，导致患者无法完成化疗计划，从而影响患者的抗肿瘤治疗效果。因此，临床医生要重视化疗给肿瘤患者带来的营养风险，积极评估，及早应对，维持患者营养水平，为化疗提供良好的代谢环境。

晚期乳腺癌是不可治愈的，治疗目的是延长患者生存时间和改善生活质量，主要以内科为主的综合治疗。人工营养在姑息关怀中十分常见，对于许多患者和家属来说，营养常代表着生命的快乐来源，认为食物是补充营养的机会。随着末期疾病的不断恶化，患者的进食量明显减少。存在因素包括厌食、恶病质、胃肠道阻塞、便秘等。人工营养的主要作用是保持舒适度和生命质量，如果能接受自然食物或液体，即使很少量，也应该给予鼓励，采取少食多餐的方式。但是，当患者不能接受或者对饮食不感兴趣的时候，决不能强制。人工营养可能是姑息患者的恰当选择，但是必须定期进行重新评估。

（一）营养治疗的目标

预防和治疗营养不良或恶病质，提高对化疗的耐受性与依从性，控制化疗不良反应，改善生活质量。

（二）推荐意见

1. 虽然营养治疗能够改善化疗患者的生活质量，增加食欲，但是目前数据显示对血生化指标和临床结局没有明显改善作用。因此，对无营养不足的化疗患者，不推荐常规营养治疗。

2. 当化疗患者每日摄入能量低于每日能量消耗 60％ 的情况超过 10 天时，或者预计患者将有 7 天或者以上不能进食时，或者患者体重下降时，应开始营养治疗，以补足实际摄入与理论摄入之间的差额。为了降低感染风险，推荐首选肠内营养。如果患者因为治疗产生了胃肠道黏膜损伤，可以采用短期的肠外营养。

3. 建议肿瘤患者的营养治疗采用标准配方。

4. 因为担心营养对肿瘤的支持作用而放弃营养治疗，目前尚缺乏依据。如果存在临床指证，仍应该使用。

（三）乳腺癌化疗营养治疗

在 ASPEN、ESPEN、CSPEN 的恶性肿瘤患者营养治疗的临床指南以及中国恶性肿瘤营养治疗专家共识中均表明：化疗患者营养治疗的途径遵循"只要肠道功能允许，应首先使用肠道途径"的原则,优先选择肠内营养。符合营养治疗指征,但不能耐受肠营养,或存在消化道梗阻、化疗所致严重黏膜炎、肠道功能紊乱等情况,以及仅通过经口摄食和肠内营养途径,患者仍无法获得足够营养时,可给予肠外营养,一般为短期治疗。

肠内营养首先考虑鼓励口服,增加饮食频次或选择高能量密度食品。口服不足或不能时,采用管饲补充或替代。需长时间营养治疗且食管通畅的患者,建议实施经皮内镜下胃造口术(Percutaneous endoscopic gastrostomy,PEG)、经皮内镜下空肠造口术(Percutaneous endoscopic jejunostomy,PEJ)。食管梗阻时,建议经皮下影像下胃造瘘(Percutaneous radiologic gastrostomy,PRG)、穿刺导管空肠造瘘(Needle catheter jejuostomy,NCJ)或手术胃造瘘、手术空肠造瘘。

肠外营养适用肠内营养不能耐受者。对于化疗患者,不建议进行常规的肠外营养治疗。但如果患者因化疗产生了胃肠黏膜损伤,可以采用肠外营养,较之肠内营养,在这一时期肠外营养更加有效。可以为患者接受并给予胃肠道充分休息,以利于其功能恢复。

化疗患者营养治疗能量推荐按 20~25 k cal/(kg·d)来估算卧床患者,25~30 k cal/(kg·d)来估算能下床活动患者的能量需求量。

1. 推荐意见

(1)化疗患者常规不推荐肠外营养或肠内营养。

(2)化疗患者经营养筛查存在营养风险或营养不良时,当其每日摄入能量低于 60% 目标能量的情况超过 10 天时,或者预计患者将有 7 天或者以上不能进食时,或者患者体重丢失 > 5% 时,都应予营养治疗。

(3)营养途径推荐首选肠内营养。如果患者发生了化疗相关胃肠道黏膜损伤,或不能耐受肠内营养,可能采用短期肠外营养。

(4)通用型肠内及肠外营养配方适用于多数肿瘤化疗患者的营养治疗。患者无脂代谢异常时,可使用高脂肪低碳水化合物的配方,糖 / 脂肪比例可以达到 1∶1。

(5)中 / 长链脂肪乳剂可能更适合授受 PN 的肿瘤患者,尤其是合并肝功能障碍患者。

(6)ω-3PUFA 强化的 ONS 可能帮助非主观因素体重丢失肿瘤患者稳定体重。

(7)肠内免疫调节配方(含有谷氨酰胺、精氨酸、核苷酸和 ω-3PUFA 等)可能会减轻化疗所致黏膜炎、腹泻发生率,减轻化疗不良反应。

(8)当化疗患者发生严重感染时,免疫调节配方的应用参照危重病相关指南。

2. 化疗膳食原则

乳腺癌患者化疗期间要适当增加蛋白质摄入,少食高脂肪、高胆固醇类的食物,多食一些鱼肉、鸡肉、瘦猪肉或牛肉等;豆腐、豆浆、黄豆芽等豆类制品含有丰富的植物类雌激素,可以竞争性抑制体内雌激素的作用而起到抗癌效果;忌食油炸类食物,少吃腌渍食品,严禁食用刺激性强的调味品。膳食多样化,荤素搭配,酸碱平衡,注意食物的色、香、味。

在烹调时,多用蒸、煮、炖、尽量少吃油炸、油煎等高油脂烹调方法;少食用生、冷、硬类食物。

3. 化疗后饮食

乳腺癌化疗后的饮食应予比较容易消化的、合患者口味的、富含各种维生素及微量元素的食物,少食油腻的食物;部分食品兼具食疗抗癌作用,可有针对性地选择应用,如海带、海参等海产品,因为从海产品中可提取多种抗肿瘤活性物质。又如豆类及其制品和蔬菜,可补充必要的维生素、电解质。增加蛋白质摄入量,乳、蛋、鱼、肉、豆都是优质蛋白质来源。总体上说,动物蛋白质优于植物蛋白质,乳清蛋白优于酪蛋白。同时,适当进食一些新鲜的水果,如西瓜、猕猴桃、杏、苹果、梨、草莓、木瓜等含有丰富的维生素 C、维生素 B 等维生素,具有一定的抗癌作用。大枣不仅含有山楂酸这一抗癌成分,同时对化疗引起的白细胞降低、血小板减少有治疗作用。

化疗后恶心呕吐:在化疗前 2 小时内不宜进食。食物需清淡而避免过甜或油腻,特别不能摄食油炸、油煎的食物及奶油类食物。若呕吐严重,可在医生指导下服用止吐剂,并注意静脉补液,避免水和电解质代谢的紊乱。

化疗后食欲减退:应强调少量多餐,每日进餐次数不限,鼓励患者进食,想吃时就吃,并尽量多吃。若在进餐过程中感觉疲倦或不适,可休息片刻后再进食。

化疗后味觉改变:很多患者对甜味和酸味的感觉减弱,而对苦味较为敏感。对咸淡的感觉因人而异,变异较大。可试用糖或柠檬以增强甜味和酸味,选用香菇、洋葱等味道独特的食物。尽量不用或少用苦瓜、芥菜等苦味重的食物,并根据患者对咸淡的感觉调节食盐的用量。

4. 膳食纤维

2000 年,由国际谷物科技协会(International Association for Cereal Science and Technonlgy, ICC)和国际官方分析协会(Association of Offical Agricultural Chemists, AOAC)在爱尔兰组织的"膳食纤维"会议上,膳食纤维被列为继糖、蛋白质、脂肪、水、矿物质和维生素之后的"第七大营养素"。其定义目前仍存在争议,较为认可的是:"膳食纤维主要是不被人体利用的多糖,既不能被人类的胃肠道中消化酶所消化的且不被人体吸收利用的多糖,这类多糖主要包括纤维素、半纤维素、木质素、果胶及亲水胶体物质如海藻多糖等组分"。膳食纤维最主要的来源为粗杂粮、果蔬类、薯类、豆类和菌藻类。按其溶解特性,可分为可溶性膳食纤维和不可溶性膳食纤维。

目前大多数大规模的人群调查研究都支持膳食纤维有助于防止肿瘤疾病的发生和发展这一说法,膳食纤维不仅具有吸收、保存水分的特点外,还可以与肠道内有害及致癌物质结合并促其排出,促进致癌物质分解,促进益生菌生长,从而抑制致癌物生成,并促进其肠内分解。同时,可提高巨噬细胞能力、阻断亚硝胺合成及降低雌激素水平。Aune D 等于 2012 年发表的一项 Meta 分析,对膳食纤维摄入与乳腺癌的发病进行了研究。共纳入 16 项前瞻性研究,其中 9 项来自美国,6 项来自欧洲,1 项来自亚洲。结果显示,膳食纤维的摄入与乳腺癌的发病呈负相关,总膳食纤维摄入量最高组与摄入量最低组相比,合并的相对危险度(Relative risk, RR)为 0.93,95% 可信区间(confidence interval, CI = 0.9~0.98),其中来自于水果的膳食纤维合并 RR 为 0.95(95%CI = 0.86~1.06),来自于蔬菜的膳食纤维合并 RR 值为 0.99（95%CI ＝ 0.92~1.07），来自于谷物的膳食纤维合并 RR 值为 0.96（95%CI ＝ 0.90~1.072），表明总膳食纤维摄入与乳腺癌病呈负相关，增加膳食纤维的摄入是乳腺癌的保护因素。而过量的膳食纤维虽能促进有毒有害物质排空，但同时也易将人体所必需的一些营养物质带出体外，并会引起肠胀气、消化不良、腹泻等症状。因此，保证膳食纤维合理均衡的摄入是十分必要的。中国营养学会建议，居民每日膳食纤维摄入量应在 25~35 g。

（四）终末期患者姑息治疗

1. 恶病质　多数肿瘤患者的病情进展过程中，往往表现为不可逆食欲下降、体重丢失、营养状况恶化，直至死亡，这就是肿瘤恶病质（Cachexia）。Fearon K 于 2011 年在肿瘤恶病质国际共识中提出的定义：以持续性骨骼肌丢失（伴有或不伴有脂肪组织丢失）为特征，不能被常规营养支持完全缓解，逐步导致功能损伤的多种因素综合征。其中以骨骼肌丢失为恶液质的核心表现，蛋白（特别是肌肉蛋白）过度分解是其重要的病理生理改变。

按病因恶病质可以分为两类。①原发性恶病质：直接由肿瘤本身引起；②继发性恶病质：由营养不良或基础疾病导致。按照病程恶病质分为三期，即恶病质前期、恶病质期、恶病质难治期。

2. 肿瘤恶病质诊断标准：①无节食条件下，6 个月内体重丢失 ＞ 5%；② BMI ＜ 20 kg/m² （欧美人）、BMI ＜ 18.5 kg/m²（中国人）和任何程度的体重丢失 ＞ 2%；③四肢骨骼肌指数符合肌肉减少症标准（男性 ＜ 7.26，女性 ＜ 5.45）和任何程度的体重丢失 ＞ 2%。

3. 肿瘤恶病质营养治疗　对于晚期肿瘤患者，控制肿瘤和提高生活质量同样重要。当需要进行营养支持治疗时，胃肠道途径为首选。当患者不适合进行肠内营养支持时，可在一定条件下进行全肠外营养治疗。一些研究表明，多学科综合治疗小组领导下的营养咨询，可以改善营养状态、提高生活质量、增加能量摄入，甚至改进机体成分。但一项纳入了 7 项研究的 Meta 分析表明，虽然膳食咨询能够增加能量摄取，但并未带来生存率和生活质量的明显改善。即便如此，完善多学科综合诊疗制度，仍对患者的治疗有帮助。

4. 推荐意见

（1）对肿瘤恶病质患者需明确诊断，并进行分期及分级，有益于患者的抗癌治疗及营养治疗。

（2）对肿瘤恶病质患者进行营养评估，PG-SGA 是推荐的评估方法。

（3）恶病质患者表现为低摄入量以及代谢异常，均可导致蛋白质及能量负平衡，需要增加能量及营养素摄入以纠正能量及蛋白质的负平衡。

（4）密切的营养随访、营养咨询和对患者的营养教育及治疗恶病质的重要措施，仅是对食物的不同选择，以及对食物摄入量的认识，就能使患者摄入更多的能量及营养素，从而可能有助于改善患者营养状况。

（5）对于患者不能摄入足够食物满足营养需求时，建议补充营养剂，以 ONS 为首选。

（6）饮食调整及 ONS 总能量摄入不及标准量的 60% 达到 7 天时，建议管饲 EN，不能增加进食相关的痛苦。

（7）对于肠内功能衰竭的患者和预计生存期超过 2 个月，且营养不良可导致生存期缩短的肿瘤患者,推荐应用 PN。

（8）在饮食、ONS 或管饲 EN 不足的情况下,推荐给予 SPN。

（9）对进展期肿瘤患者选择 PN,要注重个体化及充分认识可能的并发症风险;特别对于难治性恶病质,PN 所带来的不良反应可能大于益处。

（10）推荐增加蛋白质摄入,尤其是富含 BCAA 的必需氨基酸的摄入。

（11）富含 ω-3PUFA 的膳食、肠内或肠外营养制剂可能是有益的,在保证总能量摄入的情况下可能更有效。

（12）治疗恶液质的最佳方法是治愈肿瘤。对于持续进展患者,需慎重考虑是否采用姑息抗肿瘤治疗药,不推荐为减轻恶病质而进行抗瘤治疗。

（13）药物治疗在临床医生建议下实施,包括:促进食欲的药物、促进胃动力的药物、甾体激素、非甾体抗炎药

（14）对各期恶病质患者,除营养支持外的非药物治疗,推荐包括鼓励适当锻炼、心理干预等。

（15）改善肿瘤恶病质可能需要多学科联合的方式和更早开始的干预。

（16）恶病质预防:进展期肿瘤患者,无论恶病质前期或恶病质期的高危人群,均应进行营养、药物及非药物治疗,包括通过营养咨询、营养教育等预防营养不良,以及治疗引起营养不良的原发疾病。

终末期患者营养治疗原则:减除肿瘤负荷,联合胃肠功能调理、营养素及能量补充,代谢调理剂治疗,延缓恶病质进展,以达到改善生活质量的治疗目的。

第 3 节　心理干预

晚期乳腺癌所面临的心理社会问题与早期患者不尽相同。晚期乳腺癌患者的平均症状水平显著高于早期乳腺癌患者,焦虑、压力及抑郁的发生增加,但这些随着治疗药物的使用、认知行为技巧的提高能逐渐得以缓解。不同类型晚期乳腺癌患者心理特点也有所不同。Willis 综述了 11 项研究,这些研究关注转移性乳腺癌对女性生活质量的负性影响,包括躯体、精神、社会及性幸福感等方面,发现早期乳腺癌治疗后发展为转移性乳腺癌的女性患者更容易经历癌症相关健康的负性后果,包括整体生活质量更低、较低的躯体、社会及情感功能,疼痛和疲乏明显增加。

一、隔离感

隔离感在不少研究中被患者提及,常指觉得没人能理解他正在经历的事情,也可能是觉得因为自身有必要保护其他人,而使其远离自己的痛苦。晚期乳腺癌女性患者普遍感觉到社会隔离,表示自己所经历的不能被理解,感觉社会负性地看待她们,或者觉得自己难以寻求到支持,认为自己经历着一个已变化且经常充满伤害的社会环境。隔离及负性情绪使得她们与家庭及朋友的关系变得困难。同时患者亲属也感到很难与患者分享感受,这种彼此

沟通的缺乏更放大了隔离感,从而更加深患者的死亡焦虑。

二、恐惧

晚期乳腺癌是一类毁灭性的疾病,患者在治疗周期中怀着不确定感的害怕、复发及临近死亡的恐惧惶恐度日。不少患者表述了疾病对健康安全感的影响以及临近死亡的恐惧如何影响她们对未来生活期待的能力。

三、抑郁焦虑

乳腺癌女性患者的抑郁发生率为 1.5%~46%,接受姑息治疗的似乎更容易受到抑郁的影响。有研究发现,驶向临终的疾病进展可能与心理痛苦的显著增加相关。例如,Bulter 等研究显示,转移性乳腺癌女性患者采用量表评估的心理痛苦,在整个疾病期间是呈稳定或者下降趋势的,直至临终前几个月,会突然增高。患者意识到治愈低可能性与更多的抑郁症状是相关的,肿瘤专家常常强调关注于进展的讨论可能会夺走患者的希望或者制造绝望,但实际情况却是频繁地讨论进展可能会减轻 MBC 患者一定程度的心理痛苦。但也有不一样的数据结果,研究显示,早期乳腺癌女性患者术后 3 个月 DSM-IV 精神疾病总体发生率为 45%,而转移性乳腺癌(初次诊断后平均 63 个月)的 DMS-IV 发生率为 42%,两者之间差异不显著。转移性样本中的 31% 为情绪障碍,6.5% 为重症抑郁,24.5% 为轻度抑郁,6% 为焦虑障碍。疲乏、既往抑郁病史、无助、绝望、放弃的认知态度显著与抑郁相关。晚期乳腺癌患者较少对脱发感到担忧,但更多对体相不满意。纵向追踪的数据分析晚期乳腺癌患者的抑郁焦虑变化轨迹,香港新确诊晚期乳腺癌女性患者,分别在第一次化疗、随后一个半月、3、6、12 个月随访等多个时间点评估,随访后发现大多数患者的焦虑(68%)和抑郁(68%)都处于稳定低水平,9% 呈现在持续的慢性焦虑及抑郁水平。乐观、癌症相关负性反刍、躯体症状能预测焦虑和抑郁轨迹。心理需求可预测焦虑轨迹。持续低水平痛苦组的女性患者有如下特点:乐观、较低水平心理支持护理需要、躯体症状痛苦水平低、低水平负性癌症相关反刍。

四、晚期乳腺癌患者心理痛苦的其他影响因素

(一)躯体症状

与其他晚期肿瘤一样,疼痛、疲乏、失眠、功能水平降低、呼吸急促以及消化道症状与晚期乳腺癌患者抑郁密切相关,但没有纵向数据支持这些症状与晚期乳腺癌患者抑郁发展的关系。

(二)癌症治疗

少数研究关注全身系统治疗对心理痛苦的影响,结果显示化疗可能与晚期乳腺癌患者的抑郁高发生率相关。IIB 及 III 期的乳腺癌患者前瞻性研究发现,化疗后抑郁比例增加,但这种增加并不显著。也有学者发现,手术、放疗、化疗对心理变量没有影响。此外,Mystakidou 的研究发现,未接受抗肿瘤治疗是所有晚期癌症患者抑郁症状的一个重要预测因子(其中 16.7% 为乳腺癌)。抗癌治疗与抑郁之间的关系还需要更多的长期纵向数据研究来阐述。

（三）积极经历

除了负性经历外，晚期乳腺癌患者也会报告一些积极心理反应。她们认为疾病状态的转变使得她们重新审视个人及灵性的成长，将生活数量转为对质量的关注。针对 2~7 年晚期乳腺癌患者调查发现，她们通过给予及接受其他乳腺癌患者的帮助获得了全新的生活意义和目的。从一开始觉得伤心、压力、害怕、失落及痛苦，随着接受了痛苦及失落、调整生活价值期望及生活关系后，压力逐渐缓解，最后痊愈，增加了幸福感，重新感受到生活的乐趣。

质性研究确诊时为 IV 期乳腺癌女性患者（确诊至调查时 3 个月 ~4 年），每人访谈 55 分钟。患者描述了她们在自我护理、休息、工作、练习、准备食物、家务及家庭娱乐活动方面所做的改变，从行为和认知两方面解释自己是怎样适应这些改变的。这些方法包括重新定义社会角色、减少参与度、提前规划及预防潜在的困难、学会寻求帮助。

（四）心理需求

晚期乳腺癌患者在心理社会方面有哪些需求？这些需求是否得到了满足？一项随机抽取 87 名日本某医院急诊晚期 / 复发乳腺癌女性患者，通过自评量表发现 17 个最常见的需求超过 50% 女性患者表示未得以满足，这些未满足的需求绝大多数属于心理或健康系统信息提供领域，其中心理社会需求包括害怕疾病扩散、担心治疗结果不在控制、焦虑、情绪低落或抑郁、死亡感、沮丧感、学会控制感、保持乐观（49.4%~78.8%）等。心理社会需求与心理痛苦及生活质量显著相关，如果能针对未满足的需求改进干预措施，生活质量和心理痛苦也可能会得以改善。

（五）心理干预

Fawzy 将恶性肿瘤患者心理干预归为四种主要类型：教育、个体治疗、认知行为训练、团体治疗。Mustafa 等针对晚期乳腺癌患者心理干预的 Meta 分析包括了 856 名患者的 6 项研究，心理治疗对晚期乳腺癌患者在 1 年时具有显著差异意义的中度生存效应（HR 1.46，95%CI 1.07~1.99）。但是对长期随访中却未再发现显著效应，其效果也只是在某些晚期乳腺癌患者的心理症状方面有改善。进一步的研究还有待开展。

1. 支持 - 表达性干预

支持 - 表达性团体心理治疗（Supportive-Expressive Group Psychotherapy，SEGT）最初便是为转移性乳腺癌患者设计的，用于是否能帮助患者应对生存危机的严峻考验。支持 - 表达性团体治疗目标包括相互支持、更加开放和情感表达、改善社会和家庭支持、整合改变的自我意识和体象、改善沟通技能、改善医患关系、对死亡和临终脱敏、生活的优先性排序。开始 SEGT 之前，需要认真做好计划和准备，团体组成最好在 10~12 个组员，每周活动一次，每次 90 min，内容无结构，交谈的主题是自然产生的，治疗师引导讨论。包括五大主要治疗策略：持续聚焦于癌症，促进情感表达，鼓励支持性互动，聚焦于具体的、个人的问题，促进积极应对。

2. 认知行为干预

认知疗法和认知行为治疗主要目的是理解一个人的认知歪曲和继发性的非理性思维如何对其恰当地处理应激性生活事件的能力造成不利影响，帮助患者识别自己的歪曲信念和负性自动思维,改善情绪。认知行为治疗是思想、感受和行为之间复杂的相互作用,针对这三个过程的临床相关数据进行收集和反馈,其最重要的贡献是改善患者的情绪、心理和社会功能。

认知行为干预对癌症早期的患者尤其有用,对一些进展期和晚期患者也有效,但这种效应大多是短期/中期的。

3. 正念减压治疗（Mindfulness-Based Stress Reduction,MBSR）

马萨诸塞大学的 Jon Kabat-Zinn 从佛教思想中提取出正念,发展了正念减压治疗。将正念定义为"用特殊的方法集中意念:有目的、关注当下时刻的、不加评判的。"正念减压有许多分支,用于处理个别人群的特殊问题,但最核心的因素是训练感受自身体验,同时完全从认知上接受自己。最开始的正念训练,很多患者的目的是为了减压,但随着训练的反复及熟练,他们会发现自己的学习目的从自我管理变为了自我探索,会去更多地理解自己的行为和想法,意识到自己那些不健康的习惯和反应,从而选择去改变。

第 4 节　支持治疗

晚期乳腺癌的姑息性支持治疗是乳腺癌治疗的重要组成部分,它涵盖了晚期乳腺癌患者自确诊直至死亡的全过程,姑息治疗主要分为 3 个阶段:①抗癌治疗与支持治疗相结合,支持治疗的目的主要是缓解癌症及抗癌治疗所导致的各种不适症状,保障治疗期间的生活质量。②抗癌治疗不再获益时,以姑息治疗为主,此时的支持治疗主要是缓解症状,减轻痛苦,改善心理、社会和精神的各种困扰,使患者及家属获得最佳的生活质量。③为预期生存时间为几天至几周的终末期恶性肿瘤患者提供临终关怀治疗及居丧服务。

支持治疗和姑息治疗的定义范围可能并不十分清晰,一般认为支持治疗是姑息治疗的一部分。支持治疗更多是积极治疗的方面,主要包括短期和长期的治疗相关并发症的评估与管理和晚期患者的症状控制,关注的是生活质量,对于跨学科的内容少有涉及。而姑息治疗的内容涵盖更广,除支持治疗外,还包括很多跨学科内容,如精神和心理支持、健康教育、家属或看护者的教育、晚期患者的护理、志愿者支持、居丧服务、哀伤辅导等。

本章节主要阐述一些晚期患者常见的症状控制,对于短期和长期治疗的并发症管理请详见"乳腺癌治疗的不良反应处理"章节。

一、支持治疗的适应人群

有未控制的肿瘤相关症状,如疼痛、呼吸困难、厌食和恶病质、恶心呕吐等。

（1）有与肿瘤诊断和治疗相关的中、重度生理和心理问题。

（2）有严重的伴发疾病、精神和社会心理状况。

（3）预期生命 ≤ 6 个月。

（4）患者及家属有对疾病发展过程了解和参与治疗决定的需求。

（5）患者及家属有姑息治疗的需求。

二、支持治疗前谈话

（1）与患者及家属沟通，使他们了解疾病发展的自然病程和预后，抗肿瘤治疗的意义和可能带来的不良反应和并发症，理解后续治疗的性质和方法。

（2）了解患者及家属对姑息治疗的预期和要求，做出相应的治疗决定和制定具体措施。

（3）治疗过程中反复与患者及家属沟通，及时了解他们的治疗预期和要求的变化。

三、肿瘤相关症状的控制

（一）厌食和恶病质

厌食和恶病质是一种复杂的代谢综合征，通常认为是由肿瘤释放的各种促炎性细胞因子引起的一系列代谢机制的改变，表现为蛋白质转换消耗增加、糖耐量降低、脂肪动员增强、脂肪合成减少和能量消耗波动。虽然乳腺癌的恶病质发病概率远小于消化道肿瘤和肺癌，但仍有大约 39% 的晚期乳腺癌患者会出现。严重的厌食和恶病质会降低患者接受癌症治疗（化疗）的能力，造成生活质量的降低。

正确识别厌食和恶病质的可治疗和可逆转的病因是治疗恶病质的关键，如疼痛、抑郁、胃肠疾患（便秘、恶心、呕吐或胃排空延迟）、言语不利（口干或黏膜炎）和认知障碍（精神错乱）。如果找不到具体的可治疗的病因，可以通过药物和非药物治疗的结合控制症状，缓解患者的痛苦。目前，多数的临床医师和营养师都认为营养支持治疗对于恶病质患者的生存并没有产生大的影响，其治疗的主要意义在于生活质量的提高。

非药物治疗对于厌食症患者及家人是极其有益的，特别是在减轻焦虑和痛苦方面。告知患者及家属厌食和恶病质的发生机制，提供心理支持使患者确信这种综合征是晚期肿瘤正常的一部分，有助于减轻或缓和恐惧及焦虑。非药物治疗包括饮食调整，如不食用有刺激性的食物，推荐患者喜欢的食物，少食多餐可能比一日三餐更可取。研究表明，营养咨询虽然能够短时间改善患者的进食量，但对患者的生存时间影响并不显著。

是否应用肠内或肠外营养治疗恶病质目前没有标准的指导方针，临床上通常需要考虑患者的预期寿命、胃肠道完整性及患者及家属的治疗态度来决定人工营养的应用。尽管如此，药物治疗仍然是最为常用的治疗手段。甲地孕酮和皮质类固醇是最为常用的药物。甲地孕酮能够增强食欲，改善进食、疲劳、体重和整体的生活质量。常规日剂量为 160mg。在使用中，甲地孕酮可能会增加血栓栓塞、外周水肿、高血糖、高血压和肝酶增加的风险。因此，在晚期患者使用这一药物前应综合考虑风险和受益。皮质类固醇可以明显地改善食欲、增加进食量，而且，对于控制疼痛、恶心作用显著。但其效果持续时间短，常常只有几周。目前没有明确的最佳用药、用量的给药方案。而且，这类药物的副作用会随用药时间延长而增加。因此，这类药物更适合生命期不到 6 周和（或）伴有呕吐及疼痛的患者。

其他药物如甲氧氯普胺、赛庚啶、盐酸肼屈嗪、己酮可可碱等，有时也被推荐用于治疗厌食和恶病质。但临床证实，此类药物对于增强食欲和增加体重效果并不明显。

（二）疲乏

疲乏是肿瘤晚期一种很常见的严重症状，几乎所有的晚期患者都有疲乏现象，特别是病情进展至终末期。它能使患者心理和生理承受能力降低,失去正常的生活能力。疲乏的主要组成部分包括:①比患病之前更费力;②休息后仍不能消除或缓解;③与活动强度或用力程度无太多联系。国际疾病分类 -10(ICD-10)对于疲乏的确定标准包括:严重乏力、精力减退或休息的需要增加、与任何近期的活动强度变化不成比例。同时,这些症状必须在过去的一个月内连续两周,而且每天或几乎每天都出现。

虽然疲乏是公认的最令人困扰的症状,但该症状的治疗往往并不是医生优先考虑的对象。一项研究指出,80% 的患者向医生描述过疲劳症状,但其中一半患者没有得到任何建议和治疗,另一半得到的回复是休息和食物补充。几乎没有医生建议他们使用维生素、药物或运动。

疲乏多数因营养不良、恶病质、药物和放射治疗、疼痛、情绪和睡眠障碍、水电解质紊乱(如低血钾、低血钠、脱水等)、缺氧、代谢障碍(如肿瘤消耗、血糖变化、酸中毒)、血象过低(如贫血)、心肝肾衰竭、内分泌紊乱或感染等引起。治疗一般先针对病因(如止痛、抗感染、保护心肝肾功能),纠正不足(如水电解质、血糖、红细胞、白细胞、血小板,血氧),支持治疗中可考虑加用一些皮质激素如地塞米松或孕激素甲地孕酮、甲羟孕酮,但没有证据支持其作为终极治疗方案,通常都是短期应用。也可佐以精神兴奋剂,如哌甲酯、莫达非尼、右旋安非他明。但这类研究目前比较少,并且出现一些矛盾的结论。

(三)发热

发热是晚期肿瘤患者常见的症状之一。引起发热的原因很多,常见有感染、药物过敏、恶性肿瘤本身及自身免疫现象。大约一半以上的患者是感染性发热,约有 13% 的患者是由于恶性肿瘤本身引起的。有观点认为,癌细胞快速增值时,癌肿血液供应差,大量癌细胞坏死,释放出致热物质,诱导如 IL-1、TNF、IL-6 及 IFN 等细胞因子的产生,从而使体温升高。癌症发热往往有几个方面的特点:癌症发热可不伴有白细胞升高和血沉加快;发热持续时间长,可达数周,发热时轻时重,如伴有感染可出现连续高热,待感染消除后仍有持续发热;癌症发热时,应用抗生素及抗过敏药物效果欠佳,而抗癌药物却可使发热(尤其是高热)消退。在不明原因发热癌症患者中,鉴别感染性发热或非感染性发热有时是比较困难的。应用非甾体类药物可能有助于诊断,非感染性发热对非甾体类抗炎药有效,而感染性发热则无效。因为癌症发热常常也伴有不同程度的感染性发热,因此,当发热原因不明时,及时使用抗生素是非常有必要的,只有当足量抗生素使用无效后,才可以诊断肿瘤热。低粒细胞性发热常出现在粒细胞 ≤ 0.5×10^{9}/L 时,此时必须给予经验性抗菌治疗,同时给予粒细胞集落刺激因子(G-CSF)或粒细胞 - 巨核细胞集落刺激因子(GM-CSF),以促进粒细胞的增殖和分化。必要时,还可给予成分血白细胞的输注。此外,保护性隔离防止交叉感染、加强口腔及皮肤护理、病房紫外线消毒或者入住无菌病房都有助于粒细胞减少性发热的恢复。

(四)便秘

便秘是和疼痛、疲乏并列的晚期肿瘤患者最痛苦的三大症状之一。但在临床上常常被医护人员忽略。事实上,便秘的预防和治疗是极具挑战性的,因为晚期癌症患者便秘的原因多种多样,阿片药物的使用、长期卧床活动能力受限和饮食摄入的减少是最常见的原因。此外,化疗期间应用的 5-HT3 受体拮抗剂,如格雷司琼、昂丹司琼等,其主要的副作用就是便秘。临床上应用的抗胆碱能药物、噻嗪类、三环类抗抑郁药、含铝的制酸剂及利尿药,也都可以引起便秘。近年来报道,植物碱类化疗药,包括长春碱(VLB)、长春新碱(VCR)、长春地辛(VDS)、去甲长春碱(NVB)、紫杉醇(TAX)、紫杉特尔(TXT)、丙卡巴肼(PCZ)及米托蒽醌(MIT)等化疗药物的神经毒性能作用于胃肠道平滑肌,使之蠕动减弱,从而出现肠麻痹,进而出现便秘。

当患者出现便秘时,应全面评估患者的饮食习惯和药物治疗方案,研究能否存在可能的替代药物使得便秘症状的严重性最小化。在某些适合改变治疗药物的情况下,医师应该尽力调整症状控制和副作用之间的不平衡。

晚期的肿瘤患者活动减少、食物摄入减少及食物中纤维素摄入量的减少,这种生活方式无疑都会促进便秘的发生。因此,生活方式的改变,饮食的调整和泻药能够治疗大多数的便秘情况。但如果出现小肠或大肠梗阻,则往往需要手术治疗。

阿片药物可以减少胃肠蠕动,因此刺激性泻药往往是最佳选择。多库酯钠和番泻叶可以有效地预防阿片药物引起的便秘。此外,阿维莫潘、甲基纳曲酮和口服纳洛酮等新一代药物能够抑制胃肠道周边的阿片受体,因此,对于长期服用阿片药物的患者能够发挥一定作用。但这类新药价格较高,通常更适合那些价格低廉药物没有反应的便秘患者。

(五)腹泻

腹泻在恶性肿瘤患者中并不常见,有报道一般的住院恶性肿瘤患者或姑息恶性肿瘤患者中,只有 10% 的人出现过腹泻。化疗、放疗或手术都可能导致吸收不良引起腹泻。此外,细菌感染、脂肪吸收困难,对特殊食物过敏、精神心理因素都可能引发腹泻。过量使用泻剂也是常见的腹泻原因。如果是非泻药引起的腹泻,轻度腹泻通常予以饮食调整即可缓解,或者给予口服补液及口服广谱抗生素(喹诺酮类)。长时间的腹泻则需要使用铋剂或其他肠道镇静剂。长期腹泻者均需要补充营养及钾。化疗药物特别是伊立替康(CPT-11)会引起迟发性的腹泻。一旦出现化疗导致的迟发性腹泻,从第一次稀便出现就应立即服用洛哌丁胺,首次 4 mg,此后每 2 小时服用 2 mg,末次稀便后持续服用 12 小时,同时加强液体的摄入。如治疗超过 48 小时应该考虑使用生长抑素,注意电解质的变化,防止电解质紊乱导致的休克或心律失常,同时调整下次化疗的剂量。

(六)呼吸困难

在晚期患者中,呼吸困难并不像疼痛、疲乏或者便秘那样常见,但却是治疗上最棘手的症状之一。呼吸困难会严重影响患者的生活质量,给患者造成极度的痛苦。在 40 个临终关怀机构进行的美国临终关怀研究(National Hospice Study)指出,70% 的恶性肿瘤患者在生命最后 6 周出现呼吸急促。30% 出现中度至重度的痛苦感觉。此外,几乎所有的呼吸困难患者都会出现一系列的症候群,比如疲劳、疼痛和无法集中精神、食欲下降、失眠、恶心和便秘。

一般情况下认为主要由以下三种机制引起的:①呼吸阻力增加,比如胸腔积液和阻塞性肺病;②呼吸肌异常,比如恶病质;③通气需要增加,比如血氧不足或贫血。正是由于多种异常的同时存在,呼吸困难的机制变得更加复杂。有报道发现,有 23.9% 的呼吸困难恶性肿瘤患者无法确定呼吸困难发生的原因。

呼吸困难患者的评估和临床治疗方法的确定应该基于通过详细的病史、查体资料评估患者所有的潜在致病因素。对于特别晚期的姑息患者,有时使用放射学检查或实验室采血往往并不十分恰当,而是应该以患者的状态和预后考量治疗方法的可行性。一个距离死亡只有几小时或者几天的住家患者,直接使用吗啡而不需任何客观检测也是恰当的。而一个距离死亡数周甚至数月的患者则需要更多的检测和评估。此外,患者和家属的意愿对治疗方法的选择是极其重要的。对于无法治疗或无需治疗的病因,一般也无需再进行诊断试验来确定致病因素。

因为晚期肿瘤患者的呼吸困难存在很多非肿瘤因素的影响,如感染、贫血、胸腔积液或肺栓塞,因此呼吸困难的治疗应以病因治疗为主要目标。当潜在致病因素无法纠正或患者的状态、个人意愿或预后极差不适合纠正,那么,此时的治疗目标就应以缓解症状提高舒适感为治疗重心。尽管最佳的治疗方案、管理路线和剂量目前并没有共识,但阿片药物是治疗呼吸困难的基石。对于吗啡的研究最为全面,目前仍作为黄金标准。对于因为疼痛已经接受吗啡治疗的患者,在间歇期使用 30%~50% 的稳定剂量一般能够缓解呼吸困难,无论口服、静脉注射或者皮下注射都具有明显的效益。此外,尽管缺乏高级别的证据支持,但众多的研究显示,喷雾式吗啡或喷雾式芬太尼对于呼吸困难患者效果更佳,尤其是对于全身阿片药物无反应的患者可以尝试使用。另外一种缺少证据的疗法是使用喷雾式呋塞米。此外,苯二氮卓、支气管扩张药和皮质类固醇也常用于呼吸困难的缓解。苯二氮卓能够缓解呼吸困难带来的极度焦虑和恐惧。对于已知存在气道阻塞的患者使用支气管扩张药物有益。皮质类固醇可以缓解哮喘、慢性阻塞性肺病和上腔静脉综合征。

大量的随机试验表明,非药物疗法也能够减轻晚期肿瘤患者呼吸困难的痛苦,因此,联合药物和非药物的治疗是缓解呼吸困难的最佳手段。非药物疗法包括给患者换一个舒服的姿势(避免平躺)、促进空气流通、保持凉爽、舒适的室温、必要的放松和呼吸训练、使患者避免用力和建议使用分散注意力的技术(按摩、音乐)等。对于低氧的慢性阻塞性肺病的患者,氧气疗法的效果可能会很显著。但对于很多氧饱和度大于 90% 的末期肿瘤患者,氧气疗法可能并不改善呼吸困难的症状。此时是否应用氧气疗法更多的是依据患者和家属的意愿。

总之,呼吸困难的治疗既要综合化也要个体化。尽管使用阿片药物的证据确凿,但治疗的最佳时机、药物和管理路线仍有争议,此时更多的是依赖医生的个人经验。

(七)昏迷

昏迷是脑功能严重障碍的一种临床表现,其生命体征尚存而持续性意识丧失。终末期患者尤其是生命时间无多的患者多见。根据对疼痛有无退缩反应、瞳孔反射与角膜反射是否存在等可将昏迷程度分成浅昏迷和深昏迷。浅昏迷患者的意识大部分丧失,无自主活动,受强刺激时,可出现痛苦表情和肢体退缩反应;受到疼痛刺激时,可出现防御反射。角膜反射、眼球运动和吞咽反射尚存在。常有病理反射,可发生尿失禁或尿潴留。深昏迷时,患者意识完全消失,所有深浅反射均消失,四肢松弛性瘫痪,仅维持呼吸循环功能。晚期乳腺癌患者昏迷的常见原因为颅脑转移、高热、感染、代谢障碍、电解质紊乱、脑出血等。患者出现昏迷多数预示病情已晚,预后极差,治疗宜适度。

对颅脑占位性病变、恶性肿瘤中枢神经系统受侵犯行脱水、激素等治疗。高热、感染、代谢障碍、电解质紊乱、脑出血等应针对病因支持治疗。浅昏迷可用局部姑息性放疗。支持治疗包括保证糖分和营养适度,维持静脉通路,纠正酸碱失衡,保持水和电解质的平衡。加强护理,尽量使患者头部偏向一侧,注意保暖,留置导尿管,保持皮肤干燥清洁,注意防治褥疮。另外,保持呼吸道通畅,缺氧或呼吸困难可给予氧气。有感染时,选用合理抗生素。必要时,可酌情使用神经营养药物。但深昏迷时,患者已无大痛苦,若家属同意或有要求,尽量不进行过度处理。

(王昆　成宪江　曾亚奇　郝建磊　管冰清)

参 考 文 献

1. 高崇荣,樊碧发,卢振和等. 神经病理性疼痛学. 北京:人民卫生出版社,2013

2. 李增宁,陈伟,齐玉梅等. 肿瘤患者特殊医学用途配方食品应用专家共识. 肿瘤代谢与营养电子杂志,2016,(2)3:95~99

3. 苏静,吴蓓雯,谢小皎等. 乳腺疾病患者营养状况的现状调查. 解放军护理杂志,2014,(23)31:1~5

4. 斯瑞克兰. 姑息药学关怀. 王晓波等译. 北京:人民卫生出版社,2012,107

5. 石汉平. 2012. 肿瘤营养学. 北京:人民卫生出版社

6. 田畅. 癌症晚期患者常见症状群的调查分析. 天津护理,2014,(6)227:525~526

7. 徐铭,张彩霞. 膳食纤维与恶性肿瘤的关系. 肿瘤代谢与营养电子杂志,2015,(3)2:42~48

8. 张露露,姜斌. 吗啡应用于终末期肿瘤患者呼吸困难的安全性研究. 现代肿瘤医学,2016

9. 钟冕,黄洁明. 乳腺肿瘤内科化疗患者营养风险和营养支持状况分析. 国际医药卫生导报,2015,(17)21:2524~2525

10. 中国抗癌协会. 肿瘤营养治疗通则. 肿瘤代谢与营养电子杂志,2016,(1)3:28~33

11. 中国抗癌协会乳腺癌专业委员会. 中国抗癌协会乳腺癌诊治指南与规范(2015版). 中国癌症杂志,2015,(9)25:692~750

12. 中国抗癌协会乳腺癌专业委员会. 中国抗癌协会乳腺癌诊治指南与规范(2015版). 中国癌症杂志,2015,(9)25:62~754

13. Alexander K,Goldberg J,Korc-Grodzicki B. 2016. Palliative Care and Symptom Management in Older Patients with Cancer. Clin Geriatr Med,32:45~62

14. Arathuzik D. 1994. Effects of cognitive-behavioral strategies on pain in cancer patients. Cancer Nurs,17:207~214

15. Au A,Lam W,Tsang J et al. 2013. Supportive care needs in Hong Kong Chinese women confronting advanced breast cancer. Psychooncology,22:1144~1151

16. Aune D,Chan DS,Greenwood DC et al. 2012. Dietary fiber and breast cancer risk: a systematic review and meta-analysis of prospective studies. Ann Oncol,23:1394~1402

17. Backonja M,Woolf CJ. 2010. Future directions in neuropathic pain therapy: closing the translational loop. Oncologist,15 Suppl 2:24~29

18.Banning M，Tanzeem T. 2013.Managing the illness experience of women with advanced breast cancer: hopes and fears of cancer-related insecurity. Eur J Cancer Care（Engl），22:253~260

19.Bottomley A，Jones L. 1997. Breast cancer care: women's experience. Eur J Cancer Care（Engl），6:124~132

20.Butler LD，Koopman C，Classen C et al. 1999. Traumatic stress，life events，and emotional support in women with metastatic breast cancer: cancer-related traumatic stress symptoms associated with past and current stressors. Health Psychol，18:555~560

21.Butler LD，Koopman C，Cordova MJ et al. 2003. Psychological distress and pain significantly increase before death in metastatic breast cancer patients. Psychosom Med，65:416~426

22.Byar KL，Berger AM，Bakken SL et al. 2006. Impact of adjuvant breast cancer chemotherapy on fatigue，other symptoms，and quality of life. Oncol Nurs Forum，33:E18~26

23.Cardoso F，Harbeck N，Mertz S et al. 2016. Evolving psychosocial，emotional，functional，and support needs of women with advanced breast cancer: Results from the Count Us，Know Us，Join Us and Here & Now surveys. Breast，28:5~12

24.Cella D，Davis K，Breitbart W et al. 2001. Cancer-related fatigue: prevalence of proposed diagnostic criteria in a United States sample of cancer survivors. J Clin Oncol，19:3385~3391

25.Chen BQ，Parmar MP，Gartshore K. 2014. Supporting women with advanced breast cancer: the impact of altered functional status on their social roles. Can Oncol Nurs J，24:194~203

26.Classen C，Butler LD，Koopman C et al. 2001. Supportive-expressive group therapy and distress in patients with metastatic breast cancer: a randomized clinical intervention trial. Arch Gen Psychiatry，58:494~501

27.Cosgriff JA，Pisani M，Bradley EH et al. 2007.The association between treatment preferences and trajectories of care at the end-of-life. J Gen Intern Med，22:1566~1571

28.Coward DD. 1990. The lived experience of self-transcendence in women with advanced breast cancer. Nurs Sci Q，3:162~169

29.Cramer H，Lauche R，Paul A et al. 2012.Mindfulness-based stress reduction for breast cancer-a systematic review and meta-analysis. Curr Oncol，19:e343~352

30.Distelhorst SR，Cleary JF，Ganz PA et al. 2015. Optimisation of the continuum of supportive and palliative care for patients with breast cancer in low-income and middle-income countries: executive summary of the Breast Health Global Initiative，Lancet Oncol，16:e137~147

31.Dong JY，He K，Wang P et al. 2011. Dietary fiber intake and risk of breast cancer: a meta-analysis of prospective cohort studies. Am J Clin Nutr，94:900~905

32.Duffy JR，Warburg FE，Koelle SF et al. 2015. Pain-related psychological distress，self-rated health and significance of neuropathic pain in Danish soldiers injured in Afghanistan. Acta Anaesthesiol Scand，59:1367~1376

33.Eccleston C，Hearn L，Williams AC. 2015. Psychological therapies for the management of chronic neuropathic pain in adults. Cochrane Database Syst Rev:CD011259

34.Edelman S，Bell DR，Kidman AD. 1999. A group cognitive behaviour therapy programme with metastatic breast cancer patients. Psychooncology，8:295~305

35.Edelman S，Lemon J，Bell DR et al. 1999. Effects of group CBT on the survival time of patients with metastatic breast cancer. Psychooncology，8:474~481

36.Edmonds CV，Lockwood GA，Cunningham AJ. 1999. Psychological response to long-term group therapy: a randomized trial with metastatic breast cancer patients. Psychooncology，8:74~91

37.Farghaly HS，Abd-Ellatief RB，Moftah MZ et al. 2014.The effects of dexmedetomidine alone and in combination with tramadol or amitriptyline in a neuropathic pain model. Pain Physician，17:187~195

38.Fawzy FI，Fawzy NW，Arndt LA et al. 1995. Critical review of psychosocial interventions in cancer care. Arch Gen Psychiatry，52:100~113

39.Finnerup NB，Attal N，Haroutounian S et al. 2015. Pharmacotherapy for neuropathic pain in adults: a systematic review and meta-analysis. Lancet Neurol，14:162~173

40.Galluzzi KE. 2007. Managing neuropathic pain. J Am Osteopath Assoc，107:ES39~48

41.Goodwin PJ，Leszcz M，Ennis M et al. 2001. The effect of group psychosocial support on survival in metastatic breast cancer. N Engl J Med，345:1719~1726

42.Grabsch B，Clarke DM，Love A et al. 2006. Psychological morbidity and quality of life in women with advanced breast cancer: a cross-sectional survey. Palliat Support Care，4:47~56

43.Gradishar WJ，Anderson BO，Balassanian R et al. 2015. Breast Cancer Version 2.2015. J Natl Compr Canc Netw，13:448~475

44.Haidet P，Hamel MB，Davis RB et al. 1998.Outcomes，preferences for resuscitation，and physician-patient communication among patients with metastatic colorectal cancer. SUPPORT Investigators. Study to Understand Prognoses and Preferences for Outcomes and Risks of Treatments. Am J Med，105:222~229

45.Higashiguchi T，Ikegaki J，Sobue K et al. 2016. Guidelines for parenteral fluid management for terminal cancer patients. Jpn J Clin Oncol. [Epub ahead of print]

46.Hopwood P，Howell A，Maguire P. 1991. Psychiatric morbidity in patients with advanced cancer of the breast: prevalence measured by two self-rating questionnaires. Br J Cancer，64:349~352

47.Kenne Sarenmalm E，Thoren-Jonsson AL，Gaston-Johansson F et al. 2009. Making sense of living under the shadow of death: adjusting to a recurrent breast cancer illness. Qual Health Res，19:1116~1130

48.Kissane DW，Grabsch B，Clarke DM et al. 2007. Supportive-expressive group therapy for women with metastatic breast cancer: survival and psychosocial outcome from a randomized controlled trial. Psychooncology，16:277~286

49.Kissane DW，Grabsch B，Love A et al. 2004. Psychiatric disorder in women with early stage and advanced breast cancer: a comparative analysis. Aust N Z J Psychiatry，38:320~326

50.Koopman C，Nouriani B，Erickson V et al. 2002. Sleep disturbances in women with metastatic breast cancer. Breast J，8:362~370

51.Kotepui M. 2016. Diet and risk of breast cancer. Contemp Oncol（Pozn），20:13~19

52.Kralik D，Brown M，Koch T. 2001. Women's experiences of 'being diagnosed' with a long-term illness. J Adv Nurs，33:594~602

53.Lam WW，Soong I，Yau TK et al. 2013. The evolution of psychological distress trajectories in women diagnosed with advanced breast cancer: a longitudinal study. Psychooncology，22:2831~2839

54.Levesque M，Savard J，Simard S et al. 2004. Efficacy of cognitive therapy for depression among women with metastatic cancer: a single-case experimental study. J Behav Ther Exp Psychiatry，35:287~305

55.Li XM，Liu DQ，Wu HY，et al. 2009. Controlled-release oxycodone alone or combined with gabapentin for management of malignant neuropathic pain. Chinese Journal of Cancer research，21（3）:80~86

56.Lutz S，Norrell R，Bertucio C et al. 2001. Symptom frequency and severity in patients with metastatic or locally recurrent lung cancer: a prospective study using the Lung Cancer Symptom Scale in a community hospital. J Palliat Med，4:157~165

57.Mack JW，Weeks JC，Wright AA et al. 2010. End-of-life discussions，goal attainment，and distress at the end of life: predictors and outcomes of receipt of care consistent with preferences. J Clin Oncol，28:1203~1208

58.Mahon SM，Cella DF，Donovan MI. 1990.Psychosocial adjustment to recurrent cancer. Oncol Nurs Forum，17:47~52; discussion 53~54

59.Massie MJ. 2004. Prevalence of depression in patients with cancer. J Natl Cancer Inst Monogr:57~71

60.Mayer M. 2010. Lessons learned from the metastatic breast cancer community. Semin Oncol Nurs，26:195~202

61.Meisel JL，Domchek SM，Vonderheide RH et al. 2012. Quality of life in long-term survivors of metastatic breast cancer. Clin Breast Cancer，12:119~126

62.Miranda CR，de Resende CN，Melo CF et al. 2002. Depression before and after uterine cervix and breast cancer neoadjuvant chemotherapy. Int J Gynecol Cancer，12:773~776

63.Mosher CE，Johnson C，Dickler M et al. 2013.Living with metastatic breast cancer: a qualitative analysis of physical，psychological，and social sequelae. Breast J，19:285~292

64.Mustafa M，Carson-Stevens A，Gillespie D et al. 2013. Psychological interventions for women with metastatic breast cancer. Cochrane Database Syst Rev:CD004253

65.Mystakidou K，Tsilika E，Parpa E et al. 2008. Personal growth and psychological distress in advanced breast cancer. Breast，17:382~386

66.Okamura M，Yamawaki S，Akechi T et al. 2005. Psychiatric disorders following first breast cancer recurrence: prevalence，associated factors and relationship to quality of life. Jpn J Clin Oncol，35:302~309

67.Perreault A，Bourbonnais FF. 2005. The experience of suffering as lived by women with breast cancer. Int J Palliat Nurs，11:510，512~519

68.Pinder KL，Ramirez AJ，Black ME et al. 1993. Psychiatric disorder in patients with advanced breast cancer: prevalence and associated factors. Eur J Cancer，29A:524~527

69.Ristevska-Dimitrovska G，Filov I，Rajchanovska D et al. 2015.Resilience and Quality of Life in Breast Cancer Patients. Open Access Maced J Med Sci，3:727~731

70.Rossi RE，Pericleous M，Mandair D et al. 2014. The role of dietary factors in prevention and progression of breast cancer. Anticancer Res，34:6861~6875

71.Solano JP，Gomes B，Higginson IJ. 2006. A comparison of symptom prevalence in far advanced cancer，AIDS，heart disease，chronic obstructive pulmonary disease and renal disease. J Pain Symptom Manage，31:58~69

72.Spiegel D，Bloom JR，Kraemer HC et al. 1989. Effect of psychosocial treatment on survival of patients with metastatic breast cancer. Lancet，2:888~891

73.Spiegel D，Bloom JR，Yalom I. 1981.Group support for patients with metastatic cancer.A randomized outcome study. Arch Gen Psychiatry，38:527~533

74.Stommel M，Kurtz ME，Kurtz JC et al. 2004. A longitudinal analysis of the course of depressive symptomatology in geriatric patients with cancer of the breast，colon，lung，or prostate. Health Psychol，23:564~573

75.Uchida M，Akechi T，Okuyama T et al. 2011. Patients' supportive care needs and psychological distress in advanced breast cancer patients in Japan. Jpn J Clin Oncol，41:530~536

76.Ventzel L，Jensen AB，Jensen AR et al. 2016. Chemotherapy-induced pain and neuropathy: a prospective study in patients treated with adjuvant oxaliplatin or docetaxel. Pain，157:560~568

77.Weeks JC，Cook EF，O'Day SJ et al. 1998.Relationship between cancer patients' predictions of prognosis and their treatment preferences. JAMA，279:1709~1714

78.Willis K，Lewis S，Ng F et al. 2015. The experience of living with metastatic breast cancer-a review of the literature. Health Care Women Int，36:514~542

79.Zainal NZ，Booth S，Huppert FA. 2013. The efficacy of mindfulness-based stress reduction on mental health of breast cancer patients: a meta-analysis. Psychooncology，22:1457~1465

80.Zhang CX，Ho SC，Cheng SZ et al. 2011. Effect of dietary fiber intake on breast cancer risk according to estrogen and progesterone receptor status. Eur J Clin Nutr，65:929~936

81.Zhe H. 2016. The assessment and management of constipation among patients with advanced cancer in a palliative care ward in China: a best practice implementation project. JBI Database System Rev Implement Rep，14:295~309

第15章 乳腺癌治疗新靶点研究进展

分子靶向治疗（Molecular target therapy）是一种新型治疗肿瘤的方法，是在细胞分子水平上，针对已经明确的致癌位点（该位点可以是肿瘤细胞内部的一个蛋白分子或是一个基因片段），来设计相应的治疗药物，药物进入体内后特异性与致癌位点相结合并发生作用，导致肿瘤细胞特异性死亡，而肿瘤周围正常组织细胞较少受累，所以分子靶向治疗又被俗称为"生物导弹"。靶向治疗使肿瘤治疗更趋精准，多靶点药物的问世，靶向治疗更趋于个体化。

乳腺癌分子靶向治疗是指针对乳腺癌发生、发展有关的癌基因及其相关表达产物进行治疗。分子靶向治疗药物通过特异性阻断肿瘤细胞或相关细胞信号转导通路，改变细胞基因表达，从而抑制或杀死肿瘤细胞。乳腺癌的分子靶向治疗是继化疗和内分泌治疗后的又一种有效的内科治疗手段。每年都有一系列新型分子靶向药物投放市场，并在临床实践中取得了显著疗效，分子靶向治疗药物的单独或联合应用能够提高乳腺癌的疗效，从而把乳腺癌治疗推向了一个前所未有的新阶段。

第1节 抗HER2的靶向治疗

20世纪80年代末，在20%~30%的乳腺癌患者中发现HER2高表达（包括基因扩增或过表达），HER2过表达与乳腺癌的复发、转移和预后呈正相关。大量研究数据已表明，HER2阳性乳腺癌患者需要接受抗HER2靶向治疗。在抗HER2的靶向药物中，曲妥珠单抗是最早被批准上市的靶向治疗药物，现已成为HER2阳性乳腺癌患者新辅助治疗、术后辅助治疗及晚期解救治疗的标准用药。在此基础上科学家并没有停止继续探索的脚步，抗HER2治疗的新型制剂不断涌现。本文着重阐述新型靶向治疗药物。

一、帕妥珠单抗

帕妥珠单抗是人源化单克隆抗体，与HER2胞外受体结构域Ⅱ区结合，抑制HER2受体二聚化。帕妥珠单抗与曲妥珠单抗的HER2胞外结合位点不同，是两种靶向药物联合治疗增加患者临床获益的分子生物学基础。由于曲妥珠单抗是结合在HER2胞外结构域Ⅳ区，因此帕妥珠单抗和曲妥珠单抗分别结合不同的HER2胞外区域位点，理论上两者作用机制互补，具有协同效应。临床研究表明，联合使用帕妥珠单抗和曲妥珠单抗能更完整的阻断HER2介导的信号通路并显著增强抗肿瘤效应，并且在曲妥珠单抗治疗进展后仍有效。

一项Ⅱ期临床试验表明，对于66例之前接受过曲妥珠单抗治疗并进展的HER2阳性的患者，联合使用帕妥珠单抗和曲妥珠单抗的ORR约为24.2%，CBR约为50%，不良反应包括轻中度的腹泻（64%）、乏力（33%）和恶心（27%）。联合治疗的毒副作用相对较小,左室射血分数下降不具有临床意义。在 CLEOPATRA 试验中,在曲妥珠单抗联合多西他赛中加入帕妥珠单抗后,将中位总生存(mOS)由 40.8 个月提高到 56.5 个月。2012 年 6 月,美国 FDA 批准帕妥珠单抗用于转移性 HER2 阳性乳腺癌的一线治疗。NeoSphere 的研究结果加速批准了帕妥珠单抗在新辅助治疗中的应用。试验中患者被随机分到 A 组曲妥珠单抗 + 多西他赛(pCR: 29.0%);B 组帕妥珠单抗 + 曲妥珠单抗 + 多西他赛(pCR: 45.8%);C 组帕妥珠单抗 + 曲妥珠单抗(pCR: 16.8%);D 组帕妥珠单抗 + 多西他赛(pCR: 24.0%)。该研究显示出了双靶向治疗在一定程度上改善了单靶向治疗的疗效。

二、T-DM1

T-DM1 是曲妥珠单抗和化疗药物 DM1（Maytansinoid）通过耦联技术结合在一起的新型抗体—药物耦联物。当 T-DM1 与 HER2 结合后,发生细胞内吞作用并释放细胞毒药物 DM1,可以通过抗微管作用使肿瘤细胞凋亡。除了化疗药物本身的细胞毒性,T-DM1 还保持曲妥珠单抗的原有活性。

两项单臂 II 期临床试验进一步证实 T-DM1 单药治疗 HER2 阳性转移性乳腺癌患者的安全性和有效性。TDM4258g 试验共入组 112 例既往平均接受过 17.6 个月曲妥珠单抗治疗的患者,T-DM1 单药的 ORR 是 25.9%,mPFS 达 4.6 个月。另一项 II 期临床试验 TDM4347 显示了相似的试验结果:110 例既往接受过含曲妥珠单抗的方案包括曲妥珠单抗、拉帕替尼、蒽环类药物、紫杉类药物及卡培他滨等药物治疗的 HER2 阳性转移性乳腺癌患者接受 T-DM1 单药治疗后,ORR 约为 34.5%,CBR 为 48.2%,mPFS 达 6.9 个月,中位缓解时间为 7.2 个月。回顾性检测证实其中 80 例确定为 HER2 阳性乳腺癌,其 RR 为 41.3%,mPFS 为 7.3 个月。这表明 T-DM1 特异性靶向 HER2 阳性肿瘤,T-DM1 的抗肿瘤效果主要依赖 HER2 状态。另外,在 II 期临床试验中,T-DM1 的耐受性良好,限制性毒性反应同 I 期临床试验一致。随机多中心的 III 期临床试验 EMILIA 研究纳入了 991 例既往接受曲妥珠单抗和紫杉类药物治疗的 HER2 阳性转移性乳腺癌女性患者。在 mPFS 方面,T-DM1 组为 9.6 个月,卡培他滨联合拉帕替尼组为 6.4 个月($P<0.0001$),中位 OS(30.9 个月比 25.1 个月),3~4 度不良反应发生率 T-DM1 组比卡培他滨联合拉帕替尼组低(41% 比 57%)。证明了 T-DM1 比卡培他滨联合拉帕替尼疗效更优。根据该临床试验结果,2013 年美国 FDA 正式批准 T-DM1 作为治疗 HER2 阳性晚期乳腺癌患者的药物。

三、拉帕替尼

拉帕替尼与曲妥珠单抗的作用机制不同,属于表皮生长因子受体(EGFR)的小分子酪氨酸激酶抑制剂,与来那替尼(Neratinib)、阿法替尼(Afatinib)类似,能靶向结合胞质中受体酪氨酸激酶的 ATP 结合位点,从而抑制自身磷酸化和下游信号通路。

临床前研究证实,拉帕替尼对曲妥珠单抗耐药的细胞株及移植瘤模型均具有抗肿瘤活性。随机 III 期临床试验表明,相比拉帕替尼单药,联合使用拉帕替尼和曲妥珠单抗能明显延

长曲妥珠单抗耐药 HER2 阳性晚期乳腺癌患者的 PFS（12.0 周比 8.1 周），提高 CBR（24.7%
比 12.4%）。基于一项关键性Ⅲ期临床研究结果，2007 年，美国 FDA 批准拉帕替尼联合卡
培他滨用于治疗曲妥珠单抗治疗后进展的 HER2 阳性晚期乳腺癌。324 名既往接受曲妥珠
单抗、蒽环类和紫杉醇治疗进展的 HER2 阳性晚期乳腺癌患者随机接受拉帕替尼联合卡培
他滨治疗或卡培他滨单药治疗。与卡培他滨单药相比，联合组降低 51% 的疾病进展风险。
延长 TTP（8.4 个月比 4.4 个月），提高 ORR（22% 比 14%）及 CBR（27% 比 18%）。此外，联
合治疗组还有效降低中枢神经系统转移的风险（2% 比 6%）。这表明拉帕替尼是针对
HER2 阳性乳腺癌的有效靶向药物，对曲妥珠单抗治疗失败及脑转移患者具有肯定的疗效。
有关新辅助治疗方面的 NeoALLTO 临床试验将曲妥珠单抗加拉帕替尼和单独使用拉帕替
尼或曲妥珠单抗进行对比，发现用双重抗 HER2 治疗的 pCR 率显著提高（分别为 51.3%，
24.7%，29.5%，$P<0.01$）。拉帕替尼因其小分子的生物结构特点在脑转移方面的治疗作用备
受关注，2012 年，《柳叶刀》上发表了 LANDSCAPE 试验（拉帕替尼联合卡培他滨治疗
HER2 阳性有脑转移乳腺癌的 Ⅱ 期试验），结果显示：29 例（65.9%）获得了中枢神经系统客
观缓解（脑转移所有病灶消失或者所有可测量病灶体积总和缩小 ≥ 50% 并且没有不可测量
病灶的进展），所有患者均获得部分缓解。提示了拉帕替尼联合卡培他滨对于临床症状轻
微和体能症状良好的 HER2 阳性脑转移乳腺癌患者是一个有效的治疗方案，但是没有将两
药联合与全脑放疗进行直接有效的对比成为该试验的局限之处。

四、来那替尼

来那替尼（Nerabinib）是一种口服的 HER1，2，4 酪氨酸激酶抑制剂。2015 年，ASCO 会
议上公布了 ExteNET 结果：该试验入组了 2840 例接受过辅助化疗及 1 年曲妥珠单抗治疗
的早期 HER2 阳性乳腺癌患者，随机分到来那替尼组或安慰剂组。结果显示，来那替尼可以
显著性改善无侵袭疾病生存率，提高了 2.3%（$P = 0.002$），亚组分析激素受体阴性患者未见
明显获益（$P = 0.735$）。来那替尼组在 DFS 上明显提高 2.9%（$P = 0.002$）。提示在 HER2
阳性早期乳腺癌中，经过规范的辅助曲妥珠单抗治疗后，使用来那替尼 1 年治疗，相比安慰
剂可以明显提高 DFS。这一研究也是在原则上突破了目前靶向治疗 1 年的标准，提示延长
靶向治疗时间，可进一步提高治疗效果。

第 2 节　抗血管生成靶向治疗

一、贝伐单抗

血管新生是导致肿瘤生长和转移的主要原因，因此，靶向抗血管新生的治疗也是乳腺癌
治疗的重要策略之一。贝伐单抗是一种人源化单克隆抗体，通过竞争性结合 VEGF 结合来
阻断胞内酪氨酸激酶激活进而阻断下游信号的促进血管生成。2014 年，AVATAXHER Ⅱ期
临床试验在曲妥珠单抗联合多西他赛新辅助治疗中加入贝伐单抗，结果显示：PETdetaSUV
（FDG 肿瘤摄取的相对变化）预测的 pCR 率从 24.0% 提高到 43.8%。2014 年，CALGB40603

试验(在标准的紫杉醇新辅助化疗方案中增加贝伐单抗或卡铂)显示:对于基底型乳腺癌患者而言,与单纯应用紫杉醇相比,在标准的新辅助化疗方案中加入贝伐单抗可以将患者的 pCR 率从 45% 提高到 64%(P=0.0009)。2007 年的 E2100 试验显示:贝伐单抗联合紫杉醇一线治疗晚期乳腺癌可以显著改善患者的 DFS(11.8 个月比 5.9 个月)和 ORR(36.9% 比 21.1%),但 OS 无明显获益。随后的 AVADO、RIBBON 研究显示,贝伐单抗联合紫杉、蒽环及卡培他滨一线及二线治疗 PFS 获益程度均显著低于 E2100 研究,且存在严重不良反应。因此,2010 年 12 月,美国 FDA 撤销了贝伐单抗在晚期乳腺癌的适应证。然而,贝伐单抗在晚期乳腺癌的研究并未终止。IMELDA 研究显示,HER2 阴性转移性乳腺癌经过多西他赛联合贝伐单抗一线治疗后,卡培他滨联合贝伐单抗维持治疗较贝伐单抗单药维持治疗 PFS 和 OS 均获益。TINIA 研究显示,贝伐单抗联合化疗一线治疗进展后,二线及三线贝伐单抗联合单药化疗无病生存获益。尽管以上阳性结果重新唤起人们对贝伐单抗治疗的信心。但是,鉴于获益与风险的评估,2014 年,美国 ASCO 进展期 HER2 阴性乳腺癌治疗指南提出,贝伐单抗只适合于症状严重或危及生命的内脏转移患者。

二、雷莫卢单抗

雷莫卢单抗(Ramucirumab)是一种针对 VEGFR2 的完全人源化的单克隆抗体。ROSE/TRIO-12 研究显示,雷莫卢单抗联合多西他赛对比多西他赛联合安慰剂治疗转移性乳腺癌仅有 PFS 获益趋势(9.5 个月比 8.2 个月,HR=0.88,P=0.077),并未达到主要终点。上述研究显示,抗血管生成靶向药物在乳腺癌中的治疗尚需深入探讨,未来需要寻找疗效预测靶点,优化获益人群,才能给患者带来更大获益。

三、阿帕替尼

阿帕替尼是小分子 VEGFR-2 酪氨酸激酶抑制剂。药效学研究表明,该化合物可通过抑制 VEGFR 酪氨酸激酶活性,阻断 VEGF 与其受体结合后的信号传导,抑制肿瘤血管生成,从而治疗肿瘤。阿帕替尼在人体生物利用度高,安全性及耐受性良好。上市前后一系列大规模的随机、对照临床试验证实,阿帕替尼在多种恶性肿瘤中具有一定的客观有效率和生存获益,如胃癌、非小细胞肺癌、乳腺癌等。

阿帕替尼在治疗晚期三阴性乳腺癌的 II 期研究,中位 OS 可达 10.6 个月,中位 PFS 为 3.3 个月,ORR 为 10.7%,CBR 为 25%,3/4 级血液学毒性为血小板减少(13.6%),白细胞减少(6.8%),中性粒细胞减少(3.4%)和贫血(1.7%)。一项多中心、开放、单臂研究中,非三阴性乳腺癌患者出现转移后接受含蒽环类、紫杉类、卡培他滨方案至少 1 个,最多 4 个周期化疗或激素受体阳性患者至少接受一个内分泌药物或 HER2 阳性患者至少接受一种抗 HER2 药物治疗,本研究的主要终点是 PFS。次要终点包括 ORR、DCR、OS 和毒性。阿帕替尼 500mg 每天,4 周为 1 周期,所有 38 例患者的中位 PFS 为 4 个月,36 例患者有资格进行疗效分析,ORR 16.7%(6/36)。DCR 66.7%(24/36),中位 OS 10.3 个月。最常见的 3/4 级治疗相关的不良事件是高血压(20.5%)、手足综合征(10.3%)、蛋白尿(5.1%)。作为国内为数不多原研抗肿瘤新药,会在临床上积累更多的临床数据。同样也越来越为国内肿瘤专家所重视。

第 3 节　PI3K-AKT-mTOR 通路抑制剂

PI3K-AKT-mTOR 信号通路是细胞内三大主要信号通路之一,在肿瘤发生发展过程中起重要作用,其中 PI3K-AKT 下游的 mTOR 是该通路的关键激酶,主要调节肿瘤细胞的增殖、生长、存活和血管生成等生物学作用。主要机制有:①通过磷酸化作用激活 PI3K-AKT-mTOR 信号通路,抑制凋亡因子活性,同时激活抗凋亡因子表达;②通过抑癌基因 PTEN 的磷酸化作用实现 PI3K 的负反馈调节,PTEN 表达的减少间接刺激 PI3K-AKT-mTOR 活动从而导致肿瘤形成;③最近研究表明,PI3K-AKT-mTOR 信号通路在肿瘤干细胞自我更新和抗化疗或放疗中也起着重要的作用,被认为是肿瘤复发和转移的一个重要原因。

一、mTOR 抑制剂

mTOR 为 ER、HER2 等肿瘤相关信号通路的下游信号分子,对 mTOR 活性进行抑制,可以有效阻止促进肿瘤细胞生长的上游信号通路进一步向下传递。PI3K-AKT-mTOR 通路活化参与曲妥珠单抗治疗耐药;另一方面,它还与 ER 信号通路交互激活,参与内分泌治疗继发耐药的发病机制。

依维莫司是首个获批用于治疗激素受体阳性 /HER2 阴性晚期乳腺癌的 mTOR 抑制剂。BOLERO-2 临床试验结果显示,依维莫司联合依西美坦组在 PFS 方面有统计学差异。抗 HER2 治疗的 BOLERO-3(依维莫司联合长春瑞滨加曲妥珠单抗治疗 HER2 阳性晚期乳腺癌的Ⅲ期临床试验)结果显示:依维莫司组比安慰剂组 mPFS 分别为 7.00 个月和 5.78 个月($P<0.001$)。2015 年,ASCO 会议美国学者报道了 PIK3CA 突变或者 PTEN 无表达或低表达的患者,可从依维莫司联合曲妥珠单抗联合化疗中获益。

二、PI3K 抑制剂

磷脂酰肌醇 3- 激酶(PI3K)是细胞内外信号传递的桥梁分子,是 Akt 主要的上游信号分子,其主要功能是催化 PIP2 转化为 PIP3,使信号传递至 Akt/mTOR。SF1126 是第一个进入临床试验的多靶点 PI3K 抑制剂。PI3K 抑制剂目前主要有泛 PI3K 抑制剂 Buparlisib(BKM120)及 Pictilisib(GDC-0941),PI3Kα 抑制剂 Alpelisib,PI3Kα,δ,γ 抑制剂 Taselisib。2014 年 SABCS 公布了 FERGI 试验结果,PI3K 抑制剂 Pictilisib ＋氟维司群对比氟维司群＋安慰剂治疗 ER 阳性、芳香酶抑制剂耐药晚期或转移乳腺癌的Ⅲ期临床试验中,Pictilisib 联合氟维司群对比氟维司群单药可以提高 mPFS(5.1 个月比 6.6 个月,HR=0.74),但无统计学差异。PIK3CA 突变状态不能预测在氟维司群基础上加用 Pictilisib 是否能够带来获益。在 ER、PR 均阳性的亚组中,Pictilisib 的增加使 PFS 由 3.7 个月提高到 7.4 个月($P=0.002$),但是 ER、PR 均阳性是否可以作为 Pictilisib 使用的条件还需要进一步证实。除此之外,研究 Taselisib 联合来曲唑在 ER 阳性晚期乳腺癌疗效的 GDC-0032 正在进行Ⅰb 期研究,表现出两药联合很好的耐受性。

三、AKT 抑制剂

在 AKT 抑制剂的研究中,临床前研究显示,AKT1 和 AKT2 双重抑制剂比单一抑制效果更好。具有 ATP 竞争特点的总 AKT 抑制剂,如 AT-13148 和 A-443654 正在临床观察中。MK-2206 已进入晚期乳腺癌的临床试验中,GSK690693 也已进入晚期实体瘤的临床试验中,它们都是 AKT 的变构抑制剂,主要针对 AKT 的三个亚型。

第 4 节　CDK4/6 抑制剂

乳腺癌的发生与细胞周期调控密切相关,例如癌基因的激活或抑癌基因的失活,使细胞周期的调控发生异常,从而导致细胞的无限增殖和肿瘤的形成。细胞周期蛋白 D(Cyclin D)可通过自身的"周期蛋白框",结合并激活细胞周期蛋白依赖性激酶 4 和 6(Cyclin-dependentkinase 4 and 6,CDK4/6),形成的 cyclinD-CDK4/6 复合物可磷酸化视网膜母细胞瘤基因(Retinoblastoma,Rb)及其他 Rb 家族成员,如 p107 和 p103,继而释放转录因子 E2F,促进细胞周期相关基因的转录,使细胞进入 S 期。以上调控过程还可受到 CDK 抑制剂的影响,如 INK4(Inhibition of CDK4)蛋白,包括 p16 INK4A、p15 INK4B、p18 INK4C 和 p19 INK4D,可抑制 CyclinD-CDK 4/6 复合物的形成;细胞周期依赖性激酶抑制蛋白(CDK inter-acting protein/kinase inhibitor protein,Cip/Kip)家族,包括 $p21^{Cip1}$ 和 $p27^{Kip1}$,则对 CDK4 复合物具有双向调节作用。因此,cyclinD-CDK4/6-Rb 通路可作为乳腺癌新的潜在治疗靶点,由此一些 CDK 抑制剂应运而生。

第 1 代 CDK 抑制剂因对作用靶点缺乏选择性,毒副反应较明显,其发展受到了很大限制;第 2 代 CDK 抑制剂针对第 1 代的缺陷进行了改进,可特异性地靶向某个 CDK,如 CDK 4/6。常见的 CDK 4/6 抑制剂主要包括 3 种:PD0332991(Palbociclib)、LY2835219(Abemaciclib)和 LEE011。基于多项临床前研究的结果,CDK4/6 抑制剂对于 ER 阳性的乳腺癌亚型具有更高的抗肿瘤活性,故目前多数临床试验入组的患者 ER 阳性、HER2 阴性,并常常联合内分泌治疗,仅仅有少部分研究是以具有预测治疗反应潜能的分子标志物为基础入组患者的,而这些分子标志物主要包括 Rb、p16、cyclinD1 基因等。因此,深入探究 CDK 4/6 抑制剂在乳腺癌中的作用机制、筛选最适合该治疗的人群,对于优化其在临床的应用和发展至关重要。

一、CDK 4/6 抑制剂在 ER 阳性乳腺癌中的研究

据统计,约 75% 乳腺癌患者 ER 呈阳性,雌激素介导的信号通路在该肿瘤亚型的发生发展中起了关键作用。实际上,ER 与 CyclinD1 通路之间存在着相互作用。研究表明,CyclinD1 过表达与乳腺癌他莫昔芬耐药相关,CDK6 过表达与氟维司群耐药相关。研究提示,CDK 4/6 可能是逆转 ER 阳性乳腺癌患者内分泌耐药的潜在治疗靶点。

一些临床研究确实显示出 CDK 4/6 抑制剂在 ER 阳性乳腺癌患者中的作用。一项 II 期

临床研究(NCT01037790)显示,尽管 Palbociclib 对于既往多线治疗的晚期乳腺癌患者,仅仅显示出较小的抗肿瘤活性(临床受益率为 21%),但对于 ER 阳性的这部分患者而言,可使疾病达到部分缓解或稳定。一项 II 期临床研究(PALOMA-1)比较了在 ER 阳性 /HER2 阴性晚期乳腺癌患者中,来曲唑联合 Palbociclib 与来曲唑单药的疗效差异,结果显示,联合组的 PFS 显著优于单药组(20.2 月比 10.2 月,*P*=0.0004),前者的不良反应事件主要包括轻微的中性粒细胞减少、白细胞减少、乏力和贫血。根据 2016 年的 ASCO 会议报道的 III 期 PALOMA-2 研究,在 ER+/HER2- 晚期乳腺癌一线治疗中,与安慰剂 + 来曲唑相比,Palbociclib 联合来曲唑显著改善患者中位 PFS,PFS 延长大于 10 个月 (24.8 个月比 14.5 个月),亚组分层结果表明均有利于 Palbociclib 联合来曲唑组的患者;安全性结果显示 Palbociclib 耐受性良好。同期报道的 PALOMA-3 试验证实,Palbociclib 与氟维司群联合治疗方案对既往使用过 AI 类药物的乳腺癌患者来说是一种有效的治疗选择,较安慰剂联合氟维司群显著改善了中位 PFS(P<0.01)。在临床获益率(CBR)方面也有统计学差异,Palbociclib 治疗有效性与 ESR1 突变状态无关。

2016 年报道的另两种 CDK4/6 抑制剂也取得相当的可喜结果。Abemaciclib 单药治疗的 II 期研究在已接受多种治疗的难治性 HR+/HER2- 晚期乳腺癌患者中缓解率为 19.7%、中位 PFS 为 6 个月、中位 OS 为 17.7 个月的有效结果。ESMO 公布的 III 期 MONALEESA-2 试验中期分析结果显示,接受 CDK4/6 抑制剂 Ribociclib 联合来曲唑与单用来曲唑的患者相比具有统计学上和临床意义的 PFS 增加,在患者亚组和其他次要终点方面治疗获益是一致的;Ribociclib 耐受性良好。因此,2016 年度为 CDK4/6 抑制剂的元年实不为过。此外,还有多项临床研究正着力于评估 CDK 4/6 抑制剂联合内分泌治疗对 ER 阳性乳腺癌患者的疗效,这些研究结果将有助于明确 CDK 4/6 抑制剂在该乳腺癌亚型中的作用。

二、CDK 4/6 抑制剂在 HER2 阳性乳腺癌中的研究

相较于 ER 阳性乳腺癌,HER2 阳性的患者比例相对较少,其治疗手段主要是化疗联合靶向治疗,靶向药物如曲妥珠单抗、拉帕替尼、帕妥珠单抗及 T-DM1 等。多项研究通过乳腺癌小鼠模型证明,CyclinD1-CDK4 复合物在 HER2 介导的肿瘤形成过程中发挥了重要作用,并且在 HER2 阳性的乳腺癌中,Cyclin D1 和 CDK 4 的表达水平往往较高。相关的临床前研究表明,与 ER 阳性类似,HER2 阳性的乳腺癌细胞株对 CDK 4/6 抑制剂也具有较高的敏感性,并且 Palbociclib 与曲妥珠单抗或 T-DM1 联合使用可产生协同效应,提示 CDK 4/6 抑制剂也可能给 HER2 阳性乳腺癌患者带来获益。目前,仅有一项针对 HER2 阳性乳腺癌患者的临床研究(NCT01976169),其研究目的是探究 Palbociclib 联合 T-DM1 对经历过抗 HER2 治疗的患者的作用。然而,迄今还没有相关的临床研究数据能够证实 CDK 4/6 抑制剂在 HER2 阳性乳腺癌患者中的确切疗效。

三、CDK 4/6 抑制剂在三阴性乳腺癌中的研究

三阴性乳腺癌(Triple-negative breast cancer, TNBC)由于 ER、PR 和 HER2 均阴性,缺乏

特异性的治疗靶点,故在不同乳腺癌亚型中预后最差。靶向细胞周期可能成为 TNBC 患者新的治疗策略,但多数临床前研究结果表明,CDK4/6 抑制剂对大部分 TNBC 患者的疗效并不佳,而迄今为止,无法明确哪些患者能够从 CDK 4/6 抑制剂的治疗中获益。目前,涉及 CDK 4/6 抑制剂在 TNBC 中作用的临床研究仅有一项(NCT01037790),该研究入组的 8 例 Rb 阳性的 TNBC 患者,经 Palbociclib 单药治疗后,其中 7 例进展,仅 1 例获得了疾病稳定。因此,目前为止尚无足够证据证明,TNBC 患者可从 CDK 4/6 抑制剂的治疗中获益。

第 5 节　PARP 抑制剂

聚腺苷酸二磷酸核糖聚合酶(PARP)和 BRCA1/2 通过同源重组均可以对受损伤的 DNA 进行修复。在三阴性乳腺癌中,BRCA1/2 常缺陷或突变,在此基础上对 PARP 进行抑制,就可以达到促进肿瘤细胞凋亡的目的。目前在研的 PARP 抑制剂包括 AZD228(Olaparib)、BSI-201(Iniparib)、AG14699、ABT888(Veliparib)、INO1001、BMN673 和 MK4827 等。目前有多种 PARP 抑制剂,如 Iniparib,Veliparib 和 Olaparib 已在进行相关的临床试验。2011 年,《新英格兰杂志》发表了 Iniparib 联合化疗对晚期三阴性乳腺癌患者的 II 期临床研究。该试验纳入了 123 例晚期三阴性乳腺癌患者,随机分为吉西他滨＋卡铂＋ Iniparib 和吉西他滨＋卡铂两组。结果显示,临床获益率分别为 56% 和 34%,mOS 分别为 12.3 个月和 7.7 个月,而且不良反应无显著差异。但是,在随后的大样本III期临床试验中却未显示出两组的 PFS 和 OS 有显著性差异。究其原因,三阴性乳腺癌是异质性疾病,PARP 抑制剂并非对全部三阴性乳腺癌治疗有效,只是对部分存在 DNA 修复缺陷的乳腺癌有效。2011 年发表的 II 期临床研究显示,Iniparib 联合 GC 方案新辅助化疗病理评估达残余肿瘤负荷(Residual cancer burden,RCB)指数为 0/1 比率的患者 BRCA1/2 突变患者最高(BRCA1/2 突变者:100%,BRCA1/2 非突变者:43%)。未来 PARP 抑制剂的研究需要寻找疗效预测指标,BRCA1/2 基因突变乳腺癌由于存在 DNA 修复异常,可能是 PARP 抑制剂单药或联合铂类方案化疗的优势人群。

第 6 节　雄激素受体抑制剂

近年来研究发现,乳腺癌组织中异常表达雄激素受体(AR),其与乳腺癌临床病理特征和生存预后的关系密切,AR 信号转导通路同样在乳腺癌演进过程中起重要作用。AR 不仅可以作为判断乳腺癌预后转归的预测因子,而且可能作为一个新靶点来指导临床个体化治疗。

目前针对 ER 阴性 /PR 阴性 /AR 阳性晚期乳腺癌应用比卡鲁胺抗雄激素治疗的多中心、开放性II 期临床研究(NCT00468715)正在展开,试验组接受比卡鲁胺(150 mg/d),连服 4 周,重复治疗 6 个月。主要研究终点为 6 个月治疗反应率,次要终点为 1 年无进展生存期和药物安全性。研究期间监测患者激素水平(包括雌二醇、总睾酮、游离睾酮及性激素结合球蛋白），并应用免疫组化分析 CK5/6、CK17、SPDEF、ALCAM、HER2、FGFR4、PSA 等指标。另一项英国启动的针对晚期 AR 阳性转移性乳腺癌绝经后女性患者，通过抑制细胞色素 P-450 类固醇酶途径而阻断雄激素受体（醋酸阿比特龙，CB7630）的临床试验（NCT00755885）正在开展。

第 7 节　其他靶向药物

一、Sacituzumab govitecan

Sacituzumab govitecan 也叫 IMMU-132，是把人源化单抗 hRS7 和拓扑异构酶抑制剂 SN-38 通过共价键偶联而成的抗体药物偶联物（ADC）。hRS7 是抗滋养层细胞表面抗原（TROP-2）的单克隆抗体。多种人类肿瘤细胞，如乳腺癌、宫颈癌、结直肠癌、肾癌、肝癌、肺癌、胰腺癌、前列腺癌等细胞表面表达大量的 TROP-2（比如 TNBC 表达超过 90%），这种抗原在正常组织中的表达有限。因此 hRS7 能选择性地结合 TROP-2，并把抗癌药 SN-38 有效地输送到这些肿瘤组织。2015 年，ASCO 年会报道三阴性乳腺癌试验，34 例之前平均经过 4 次化疗的晚期乳腺癌患者中的 21% 有效（1 例 CR），74% 的患者疾病没有恶化。Sacituzumab govitecan 的耐受性良好，中性白细胞减少症是唯一的 3/4 级副作用。其他和给药相关的不良事件还有腹泻（9%）、贫血（6%）、白细胞减少（3%）、淋巴细胞减少（3%）、肺炎（3%）、呕吐（3%）和头晕（3%）。一项 II 期临床试验 60 例 TNBC 患者至少接受 1 次治疗，ORR 为 33%，中位 PFS 为 5.6 个月，中位 OS 为 14.3 个月。

二、组蛋白去乙酰化酶抑制剂

组蛋白去乙酰化酶抑制剂（Histone deacetylase inhibitor，HDACi），是一类化合物，有干扰与组蛋白去乙酰化酶的功能。组蛋白去乙酰化酶抑制剂通常可分为两大类：NAD^+ 依赖性酶和 Zn^{2+} 依赖性酶。目前研究已发现，组蛋白乙酰化与去乙酰化调节失衡在乳腺癌的发生与演进过程中起着重要作用。根据组蛋白去乙酰化酶抑制剂的化学结构主要分为以下 3 类：①酰胺类，如恩替诺特、帕比司他等；②羟肟酸类，如曲古抑菌素 A、辛二酰苯胺异羟肟酸等；③脂肪酸类，如丙戊酸、丁酸盐、丁酸苯酯等。一项以绝经后非甾体芳香酶抑制剂耐药的晚期 ER 阳性的乳腺癌患者为研究对象的多中心、双盲的 II 期临床试验（NCT00676663）发现，依西美坦联合恩替诺特组 PFS（4.3 个月比 2.3 个月）和 OS（28.1 个月比 19.8 个月）均显著长于依西美坦组。基于这项研究数据，2014 年恩替诺特治疗晚期乳腺癌患者的Ⅲ期临床试验（E2112）宣布开始，试验预计 2017 年完成。

总之，组蛋白去乙酰化酶抑制剂已成为肿瘤靶向治疗的研究新热点，其对肿瘤细胞迁移、侵袭、转移的抑制作用和抗肿瘤血管生成作用也被证实。组蛋白去乙酰化酶是抗肿瘤药物的一个可靠靶点，具有选择性的组蛋白去乙酰化酶抑制剂已经成为抗肿瘤药物研究的热门领域，对肿瘤表观遗传及个体化治疗提供了有益的方向。

乳腺癌的分子靶向带来很多的惊喜，为临床决策提供了更加广阔的思路。以曲妥珠单抗为首的抗 HER2 治疗打下了 HER2 阳性患者治疗的基石，无论是新辅助、辅助及复发转移的治疗中都表现出了卓越的疗效，并且与帕妥珠单抗联合的双靶向治疗让疗效迈上新台阶。T-DM1 的二线治疗以及拉帕替尼在脑转移方面的应用，成为肿瘤医生对抗乳腺癌的有力武器。PI3K/AKT/mTOR 通路的抑制剂可以逆转内分泌及抗 HER2 治疗耐药。贝伐单抗可以提高新辅助治疗特别是基底型乳腺癌患者的 pCR 率。BRCA1/2 突变的 PARP 抑制剂提示，在基因层面对乳腺癌患者进行个体化治疗。CDK 4/6 抑制剂在一定程度上解决了肿瘤细胞周期失控。总而言之，乳腺癌分子靶向治疗的未来充满挑战，同时，使对乳腺癌的治疗越来越有信心。

（陆宁）

参 考 文 献

1.André F，O'Regan R，Ozguroglu M，et al. 2014. Everolimus for women with trastuzumab-resistant, HER2-positive, advanced breast cancer（BOLERO-3）: a randomised, double-blind, placebo-controlled phase 3 trial. Lancet Oncol，15:580~591

2.Bachelot T，Romieu G，Campone M，et al. 2013. Lapatinib plus capecitabine in patients with previously untreated brain metastases from HER2-positive metastatic breast cancer（LANDSCAPE）: a single-group phase 2 study. Lancet Oncol，14:64~71

3.Brufsky AM，Hurvitz S，Perez E，et al. 2011. RIBBON-2: a randomized, double-blind, placebo-controlled, phase III trial evaluating the efficacy and safety of bevacizumab in combination with chemotherapy for second-line treatment of human epidermal growth factor receptor 2-negative metastatic breast cancer. J Clin Oncol，29:4286~4293

4.Cerqueira A，Martín A，Symonds CE，et al. 2014. Genetic characterization of the role of the Cip/Kip family of proteins as cyclin-dependent kinase inhibitors and assembly factors. Mol Cell Biol，34:1452~1459

5.Chang CH，Wang Y，Zalath M，et al. 2016. Combining ABCG2 Inhibitors with IMMU-132，an Anti-Trop-2 Antibody Conjugate of SN-38，Overcomes Resistance to SN-38 in Breast and Gastric Cancers. Mol Cancer Ther，15:1910~1919

6.Giessrigl B，Schmidt WM，Kalipciyan M，et al. 2013. Fulvestrant induces resistance by modulating GPER and CDK6 expression: implication of methyltransferases, deacetylases and the hSWI/SNF chromatin remodelling complex. Br J Cancer，109:2751~2762

7.Gianni L，Pienkowski T，Im YH，et al. 2012. Efficacy and safety of neoadjuvant pertuzumab and trastuzumab in women with locally advanced, inflammatory, or early HER2-positive breast cancer（NeoSphere）: a randomised multicentre, open-label, phase 2 trial. Lancet Oncol，13:25~32

8.Ha K，Fiskus W，Choi DS，et al. 2014. Histone deacetylase inhibitor treatment induces 'BRCAness' and synergistic lethality with PARP inhibitor and cisplatin against human triple negative breast cancer cells. Oncotarget，5:5637~5650

9.Krop IE，Kim SB，González-Martín A，et al. 2014. Trastuzumab emtansine versus treatment of physician's choice for pretreated HER2-positive advanced breast cancer（TH3RESA）: a randomised, open-label, phase 3 trial. Lancet Oncol，15:689~699

10.Mackey JR，Ramos-Vazquez M，Lipatov O，et al. 2015. Primary results of ROSE/TRIO-12, a randomized placebo-controlled phase III trial evaluating the addition of ramucirumab to first-line docetaxel chemotherapy in metastatic breast cancer. J Clin Oncol，33:141~148

11.Mauro L，Pellegrino M，Giordano F，et al. 2015. Estrogen receptor-α drives adiponectin effects on cyclin D1 expression in breast cancer cells. FASEB J，29:2150~2160

12.Martina JA，Chen Y，Gucek M，et al. 2012. MTORC1 functions as a transcriptional regulator of autophagy by preventing nuclear transport of TFEB. Autophagy，8:903~914

13.O'Shaughnessy J，Osborne C，Pippen JE，et al. 2011. Iniparib plus chemotherapy in metastatic triple-negative breast cancer. N Engl J Med，364:205~214

14.Pitts TM，Davis SL，Eckhardt SG，et al. 2014. Targeting nuclear kinases in cancer: development of cell cycle kinase inhibitors. Pharmacol Ther，142:258~269

15.Robert NJ，Diéras V，Glaspy J，et al. 2011. RIBBON-1: randomized，double-blind，placebo-controlled，phase III trial of chemotherapy with or without bevacizumab for first-line treatment of human epidermal growth factor receptor 2-negative，locally recurrent or metastatic breast cancer. J Clin Oncol，29:1252~1260

第16章 精准医学诊疗技术在乳腺癌中的应用

精准医学是以个体化医疗为基础,随着基因组测序技术发展以及生物信息与大数据科学的交叉应用而发展起来的新型医学概念与医疗模式,本质上是通过基因组、蛋白质组等组学技术和医学前沿技术,对于大样本人群与特定疾病类型进行生物标志物的分析与鉴定、验证和应用,从而精确寻找到疾病原因和治疗靶点,对一种疾病不同状态和过程进行再次精确分类,最终实现对于疾病和特定患者进行个性化精准治疗,以便提高疾病诊治与预防效率。人类基因组计划的完成使得人类得以从基因的角度分析和理解疾病的发生、发展和耐药成为可能。基于生物标志物的肿瘤靶向治疗的普遍应用,使某些类型肿瘤的客观缓解率和5年生存率均有较大幅度提高,成为精准医学在肿瘤领域应用的成功典范。2015年1月奥巴马在国情咨文演讲中提出"精准医学计划",并正式推出该计划。2015年3月,中华人民共和国国家卫生和计划生育委员会医政医管局公布了首批肿瘤高通量基因测序等临床应用试点单位名单,也预示着由我国政府层面上推动精准医疗的开始。

精准医学的精髓是从分子生物学本质思考疾病,依据驱动因子将疾病重新分类,以驱动因子为靶向,寻找并验证治疗手段,在精准诊断的基础上,实现对疾病精准的评估、分期及治疗。对疾病的重新分类,需要利用循证医学手段,基于系统生物学理念,建立独特的个人信息,结合生物学样本。传统的肿瘤分类标准是按部位和病理形态学,而随着对分子表型的认识深入,肿瘤有可能按其分子表型进行划分,并进行有目的靶向治疗。基因芯片技术的发展极大地丰富了疾病的分子诊断水平,但部分类型的肿瘤仍缺乏对应的特异性分子标志物,例如三阴性乳腺癌(TNBC)由于缺乏特异性的治疗靶点及预后判断指标,已逐渐成为乳腺癌研究领域的难点。同时,TNBC高度异质性的特点使其临床个体化治疗存在着极大的盲目性和局限性,这也给疾病的诊治带来更多的挑战。随着基因芯片技术的发展也为TNBC的治疗提供了新的机遇,基于基因表达谱分析结果TNBC可分为6个亚型,这为TNBC的分类治疗奠定了理论基础,其成果应用于临床还有待于更多的试验加以证实。如何将分子分型与易于检测的临床病理指标相结合,还需要做大量的转化医学工作,并针对临床治疗方案开展多中心临床研究,探讨临床上不同治疗方案对患者的影响。以下介绍精准医学诊疗技术在乳腺癌领域中的进展。

第1节 高通量测序

高通量测序技术是对数百万个DNA分子进行同时测序,使得对一个物种的转录组和基因组进行细致全貌的分析成为可能的技术,也称为深度测序(Deep sequencing)或下一代测序技术（Next generation sequencing，NGS）。

NGS 应用于乳腺癌检测有利于从全基因水平上深度了解基因变异，已有研究显示易感基因 BRCA1/2 与乳腺癌发病的关系密切，遗传性乳腺癌患者约 90% 发生突变，BRCA1/2 的外显子分子量大，突变的形式具有多变性，不同突变类型及位点对乳腺癌发病机制仍不清楚，原有的基因检测方法不能满足检测高频突变的要求。在有乳腺癌家族史的女性中，仅有 10%~15% 的 BRCA1/2 突变携带者，70%~80% 的家族性乳腺癌患者的遗传原因仍有待发现。而且 NGS 在 BRCA1/2 突变检测的同时，把如 PTEN 和 P53 等基因检测纳入其中，来探索更广泛的基因变异与肿瘤的相关性。高通量测序技术为寻找癌症易感基因，科学和完整地考查基因水平差异提供了可能。

一、全外显子组测序

全外显子组测序也称目标外显子组捕获，是指利用序列捕获技术将全基因组外显子区域 DNA 捕捉并富集后进行高通量测序的一种基因组分析方法。该方法是一种选择基因组的编码序列的高效策略。全外显子测序相对于基因组测序成本较低，对研究已知基因的 SNP、Indel 等具有较大的优势。外显子（Expressed region）是真核生物基因的一部分，它在剪接（Splicing）后，仍会被保存下来，并可在蛋白质生物合成过程中被表达为蛋白质。外显子是最后出现在成熟 RNA 中的基因序列，又称表达序列。其既存在于最初的转录产物中，也存在于成熟的 RNA 分子中的核苷酸序列。在人类基因中大约有 180,000 外显子，占人类基因组的 1%，约 30MB。全外显子组测序结果可靠，且相比于全基因组测序，全外显子组测序成本低、效率高，在疾病机制的研究中有相当的应用前景。近年来，利用全外显子组测序已经成功鉴定出乳腺癌的众多基因变异。新近一项研究对 9 例不携带 BRCA1/2 基因突变的早发性家族性乳腺癌患者进行了全外显子组测序，发现有 2 例患者携带 RECQL 基因突变。另外一项研究，在 439 例家族性乳腺癌患者和 1588 名对照组中筛选该基因，在病例组中又发现了 7 例该基因突变携带者，而对照组中只有 1 位，表明 RECQL 也是乳腺癌的易感基因，其突变可能参与了家族性乳腺癌的发生。

二、全基因组测序

全基因组测序深度（Sequencing depth）是指测序得到的碱基总量（bp）与基因组大小的比值，它是评价测序量的指标之一。测序深度与基因组覆盖度之间是一个正相关的关系，测序带来的错误率或假阳性结果会随着测序深度的提升而下降。测序的个体，如果采用的是双末端或 Mate-Pair 方案，当测序深度在 50×~100× 以上时，基因组覆盖度和测序错误率控制均得以保证，后续序列组装成染色体才能变得更精准。随着全基因组测序成本的不断下降，其已成为肿瘤研究的最佳选择之一。相较比全外显子测序，全基因组测序在检测导致疾病发生的潜在基因突变方面更加有效尤其是在单核苷酸位点变异（SNV）上。全基因组测序不但可以检测编码区和非编码区的点突变和插入缺失，还可以在全基因组范围内检测拷贝数变异以及结构性变异。有研究分别用两种测序方法分析了 6 个不相关的个体，结果显示,全外显子组测序在鉴定单核苷酸变异、插入和缺失突变检测方面劣于全基因组测序,且无法检出拷贝数变异。

三、单细胞基因组测序

单细胞全基因组测序技术是在单细胞水平对全基因组进行扩增与测序的一项新技术。其原理是将分离的单个细胞的微量全基因组 DNA 进行扩增,获得高覆盖率的完整的基因组后进行高通量测序用于揭示细胞群体差异和细胞进化关系。无论全外显子组测序还是全基因组测序检测都是以大量细胞的混合 DNA 为样本,所获结果为一群细胞中信号平均值的分析,单个细胞独有的特性被忽视。单细胞测序技术的出现解决了组织样本测序时无法解决的细胞异质性难题。联合单细胞测序和标靶单细胞深度测序建立了一种称作 nuc-seq 的新测序方法,不仅能确认变异,还能精确的检测数千个细胞的变异频率。有研究提示该技术分别检测了 ER 阳性乳腺癌和三阴性乳腺癌的肿瘤细胞,未发现基因组完全一致的肿瘤细胞,且三阴性乳腺癌细胞的突变率更高。肿瘤化疗的耐药突变有可能在化疗前就已经存在于肿瘤内的少量细胞中,可利用单细胞测序进一步发现证实。

四、全转录组测序

转录组(Transcriptome)广义上指某一生理条件下,细胞内所有转录产物的集合,包括信使 RNA、核糖体 RNA、转运 RNA 及非编码 RNA;狭义上指所有 mRNA 的集合。蛋白质是行使细胞功能的主要承担者,蛋白质组是细胞功能和状态的最直接描述,转录组成为研究基因表达的主要手段,转录组是连接基因组遗传信息与生物功能的蛋白质组的必然纽带,转录水平的调控是目前研究最多的,也是生物体最重要的调控方式。利用高通量测序技术进行 cDNA 测序,全面快速地获取某一物种特定器官或组织在某一状态下的所有转录本。利用该技术可以进行基因非编码区界定、可变剪切研究、低丰度新转录本发现、融合基因鉴定和编码序列单核苷酸多态性的研究等。转录组研究能够从整体水平研究基因功能以及基因结构,揭示特定生物学过程以及疾病发生过程中的分子机理。相比较于芯片技术,全转录组测序技术灵敏度更高,能检测到低丰度表达的基因,检测到单个碱基的差异和对 RNA 表达的定量化研究,且测序成本比基因芯片低。测序得到的完整 RNA 序列,可用于发现新基因并进一步完成单个碱基水平和全基因组范围的生物信息学分析和基因功能的研究。

第 2 节　表观遗传学检测

肿瘤的发生不仅仅是基因缺陷的结果,表观遗传学修饰也发挥重要作用。 DNA 甲基化、组蛋白翻译后修饰和微小 RNA(MicroRNA , miRNA)调控是最重要的三种表观遗传学修饰,它们的变异可干扰靶基因表达,从而影响肿瘤发生、发展及预后。乳腺癌的发生包括导致基因异常表达的遗传学和表观遗传学改变。遗传学是指 DNA 序列改变的基因异常表达,表观遗传学是指无核苷酸序列改变 DNA 或染色体因修饰作用引起的基因表达改变,发生在 DNA 复制后的转录或 mRNA 的翻译过程,能在细胞增生过程中稳定传递,具有遗传性和可逆性。基因的表观遗传改变发生在转变细胞的染色体水平,能调节染色体结构形成常染色体或异染色体,从而使基因的表达激活或沉默。

肿瘤表观遗传学在肿瘤的诊断中具有重要意义。由于常规肿瘤标志物敏感性和特异性的不足,目前尚无理想的生物标志可用于乳腺癌的早期诊断。一些抑癌基因 CpG 岛甲基化已被当作肿瘤早期诊断的标志物用于临床。研究乳腺癌患者血清中 4 个基因(APC、GSTP1、RASSF1A 和 RARb2)的异常甲基化,发现至少有一个基因甲基化,其诊断乳腺癌的敏感性和特异性分别为 62% 和 87%。当基因功能与某些化疗药物治疗效果相关时,表观遗传学改变可使某种基因的表达沉默,导致药物的作用减弱或消失,因此,药物表观遗传学可用于评估患者对化疗的反应。最典型的例子是 ERα 基因的表达被认为是乳腺癌内分泌治疗敏感性最重要的预测因子,ER 缺失表达常与其基因启动子过甲基化相关。除了免疫组化检测 ERα 蛋白的表达,ERα 甲基化状态的分析是另一种决定乳腺癌患者内分泌治疗是否有效的方法之一。组蛋白去乙酰化(HDACs)抑制剂同样可以用于乳腺癌的治疗,由 HDAC 引起的启动子区组蛋白的乙酰化是肿瘤抑癌基因失活的重要机制,HDAC 抑制剂逆转组蛋白乙酰化水平,恢复某些抑癌基因的表达,目前被认为是逆转内分泌耐药的主要机制。

另外,非编码 RNA(Non-coding RNA)是指不编码蛋白质的 RNA。其中包括 rRNA、tRNA、snRNA、snoRNA 和 miRNA 等多种已知功能的 RNA,还包括未知功能的 RNA。这些 RNA 的共同特点是都能从基因组上转录而来,但是不翻译成蛋白,在 RNA 水平上就能行使独特的生物学功能。在乳腺癌发生发展过程中,miRNA 也起到了重要的作用。Zhou 等在对 16 例乳腺癌组织标本分析研究中发现,miRNA -9 在有复发的乳腺癌组织中的表达显著高于无复发的乳腺癌组织,其表达与 ER 的表达密切相关。同时 miRNA -9 高表达组患者比低表达组患者预后差。

第 3 节　药物基因组学

药物基因组学是基因功能学与分子药理学的有机结合,区别于一般意义上的基因学,它不是以发现人体基因组基因为主要目的,而是相对简单地运用已知的基因理论改善患者的治疗。药物基因组学以药物效应及安全性为目标,研究各种基因突变与药效及安全性的关系。药物基因组学是研究基因序列变异及其对药物不同反应的科学,所以它是研究高效和特效药物的重要途径,通过它为患者或者特定人群寻找合适的药物。药物基因组学强调个体化;因人制宜,有重要的理论意义和广阔的应用前景。药物基因组学根据不同的药物效应对基因分类,有可能大大加速新药开发的进程。

临床医生常根据乳腺癌患者的临床和病理特征来选择治疗方案,然而,具有相似特征的患者在应用相同的化疗方案后结果却不尽相同。该差异一部分是由肿瘤生物学特性导致的,如 ER 和 HER2 的表达情况,但同时药物代谢酶、药物转运蛋白、受体和其他药物靶向的基因多态性也与药物效应和毒性密切相关。因此,乳腺癌治疗方法的改进和发展在很大程度上取决于药物基因组学的研究与应用。

通过基因型的运用来指导药物使用的临床决策并未广泛实践。药物基因组的临床使用发展缓慢是有多方面原因的。药物基因组学使用程序无法满足临床设定的需要,数据的标准或性质未达成共识,仍需要进一步完善相关技术。通过嵌入电子医疗记录系统的即时工具的发展,可能达到这个目标。为了获得临床信息,医生和其他健康管理者通过这个工具了解生物医学领域。

第 4 节　液体活检

液体活检(Liquid biopsy)是运用静脉血液样本替代肿瘤组织行病理学和分子生物学的检测手段,包括血浆循环肿瘤 DNA(Circulating tumor DNA,ctDNA)和循环肿瘤细胞(Circulating tumor cells,CTCs)的检测;以实时评估肿瘤在不同临床阶段的发展状况和生物学行为,指导临床个体化治疗。

循环肿瘤细胞(CTCs)是指从实体瘤中脱落出来并进入外周血液循环的肿瘤细胞,可出现在肿瘤进展的早期阶段,单个细胞或细胞集群并呈现部分或完整的上皮间质转化(EMT)表型。这些细胞随着血液循环流动,有可能会驻留于远处器官并且发展为临床可检测到的转移病灶。随着 CTC 临床应用价值凸显,许多研究机构和研发团队都在推出不同的CTC 检测技术。分离和富集方法通常基于 CTC 物理性质或免疫学特征,包括梯度离心法、过滤法、免疫磁性分选法等;分析检测技术分为细胞计数法和核酸检测法,如免疫细胞化学法、RT-PCR 等。为提高检测敏感性,基于上述原理发展出一些新方法,如光纤阵列扫描术、酶联免疫斑点术和 CTC-chip 等。目前,Cell Search 系统使用广泛,已被美国 FDA 批准用于乳腺癌、结直肠癌及前列腺癌等预后评估。研究显示,治疗前的 CTCs 数目是转移性乳腺癌患者 PFS 和 OS 的独立预测因子。

ctDNA 在高复发风险早期乳腺癌患者的鉴定中,有助于制定有效的术后辅助治疗方案,评估了血浆 ctDNA 的分析用于监测乳腺癌微小残留病变(MRD)的可行性。Garcia-Murillas 等对 55 例早期接受辅助化乳腺癌患者的前瞻性研究表明:术后 2~4 周单一或连续血浆样本中的 ctDNA 检测能够准确预判肿瘤的转移复发;连续血浆样本中 ctDNA 的"突变跟踪"分析能提高肿瘤复发预测的灵敏度,中位时间较临床诊断提前 7.9 个月。同时研究也证实了 ctDNA 的靶向深度测序可有效识别 MRD,结果较原发灶能更准确反映肿瘤的遗传学变化。

第 5 节　精准治疗策略

肿瘤异质性(Tumor heterogeneity)是指同一种肿瘤内存在不同基因型的细胞而导致其表型的差异,可分为瘤间异质性和瘤内异质性(Intratumor heterogeneity)。瘤间异质性指相同种类的肿瘤在不同患者个体中所出现的差异,而瘤内异质性指同一个体身上的同一块肿瘤内存在的明显差异。肿瘤异质性是肿瘤治疗过程中疗效出现明显差异、产生耐药性的重要原因。从分子机制解释肿瘤异质性,微小 DNA 突变和染色体结构不稳定,导致出现异倍体和异常的染色体,引起复制性应激(Replactive stress),从而出现肿瘤的异质性。

基于肿瘤组织标本库,通过全基因测序及新一代测序技术实现深度测序循环肿瘤细胞和循环肿瘤 DNA,可以进一步筛选和鉴定的肿瘤驱动基因,预测疗效和判断预后,从而实现肿瘤的精准诊断和精准治疗。美国 SEER 数据库(Surveillance Epidemiology and End Results Program)是在美国国立癌症中心(National Cancer Institute,NCI)的管理下,把各种数据资源有效整合,从而产生大量有意义的临床统计分析数据,如细胞学检查报告、病理报告、基因检测信息、随访记录和治疗方式等。大量的临床研究数据分析多种肿瘤异质性变异特征,增加对肿瘤的认识和了解,更有利于全面评价和比较现有的治疗方案,更好地论证新治疗方法的疗效和安全性,进而探索疾病的防治策略,从而改变治疗领域的临床实践指南。临床研究优化治疗方案,同样对临床科研思路提出挑战。

第 6 节　精准医学诊疗在乳腺癌领域中的应用

一、21 基因检测

最早由 Paik 等提出采用 RT-PCR 法检测 21 基因,是被临床证实用于评估 ER 阳性、腋窝淋巴结阴性早期乳腺癌患者复发风险的检测方法。21 基因包括 16 个肿瘤相关基因及 5 个参考基因。16 个肿瘤相关基因为肿瘤增殖相关基因(Ki67、STK15、survivin、cyclinB1、MYBL2)、侵袭相关基因(stromelysin 3、cathepsin L2)、HER2 相关基因(GRB7、HER2)、激素相关基因(ER、PR、Bcl-2、SCUBE2)、GSTM1、BAG1、CD68。而 5 个参考基因则为 β-actin、GAPDH、RPLPO、GUS、TFRC。 激素相关基因、GSTM1、BAG1 的高表达将导致一个较低的复发分数(Recurrence score,RS),而增殖相关基因、HER2 相关基因、侵袭相关基因和 CD68 的高表达将导致一个较高的 RS 值。NSABP B-14 和 B-20 的试验结果表明,RS<18 时,为低复发风险;18 ≤ RS<31 时,为中复发风险;RS ≥ 31 时,为高复发风险。2007 年,ASCO 提出 ER 阳性淋巴结阴性的乳腺癌患者可使用 21 基因检测以评估预后及制订治疗方案。2011 年 St.Gallen 会议专家共识及 2014 年美国国家综合癌症网络(NCCN)也对 21 基因检测进行了推荐。对于淋巴结阳性的患者是否需要开展 21 基因检测,目前仍存在争议。2011 年,Albain 对 S8814 试验中 367 例淋巴结阳性、ER 阳性 HER2 阴性的患者样本进行 21 基因检测,其中采取他莫昔芬治疗 148 例,化疗和他莫昔芬联合组 219 例。结果显示,高危组患者化疗后的 DFS 有所提高($P=0.03$),低危组患者化疗获益不明显($P=0.97$)。2015 年,在 ASCO 会议上,Basurto 大学医院针对 37 例中危组患者展开研究入组,其中 28 例(75.7%)患者建议行内分泌治疗,9 例(24.3%)患者采用化疗。基因检测后,2 例患者改变治疗方案,1 例从内分泌治疗转为加用化疗,而另 1 例则避免了化疗,但结果无统计学差异。21 基因检测在乳腺癌广泛应用,有利于乳腺癌精准评估复发转移风险,减少不必要的过度治疗风险。

二、70 基因检测

70 基因的高通量基因检测系统 MammaPrint,可根据 5 年及 10 年远处复发风险将肿瘤分为预后较好和预后较差两组,该检测系统已经通过了 FDA 批准。

MammaPrint 风险评估结合常规临床 - 病理结果对 6693 例早期(T1、T2 或可手术的 T3 期)乳腺癌患者进行风险评估,以确定是否应用辅助化疗。患者年龄中位数为 55 岁(23~71 岁),79% 为淋巴结阴性,20.9% 为 1~3 枚淋巴结阳性。临床评估为乳腺癌复发风险较高的患者,在传统临床因素及病理学因素基础上,加做 MammaPrint 基因检测评估,会对患者是否可自辅助化疗获益方面提供很有价值的帮助。对于那些临床评估结果为复发风险高,而基因检测评估结果为复发风险低的患者,如果进行化疗 5 年,无远处转移风险仅提高 1.5%,反而带来显著毒副作用的现象,值得我们进一步思考。该研究需要更长期的随访进行验证。

三、精准治疗在乳腺癌内分泌治疗中的应用

发表在《*Nature Communications*》上的一项研究表明,ER 阳性乳腺癌患者接受内分泌治疗后,表现出克隆复杂性。因此,临床上应该对患者治疗前后的肿瘤基因组进行比较分析,以便得到指导治疗的重要信息。来自华盛顿大学医学院麦克唐奈基因组研究所(McDonnell Genome Institute)和贝勒医学院(Baylor College of Medicine)的研究人员对原发性肿瘤样本进行了全基因组测序,样本来自于 22 例 II 期或III期乳腺癌的绝经后妇女,以接受芳香化酶抑制剂为主的新辅助内分泌治疗前后的肿瘤样本为研究对象,并对相匹配的正常样本进行了基因组测序和 RNA 测序。通过分析这些数据,发现在治疗前后以及肿瘤的不同部分存在突变模式和克隆群体的显著异质性,结合治疗效果分析发现,激素受体阳性乳腺癌具有遗传多样性,并且在内分泌治疗后出现大量突变。在治疗造成的环境压力下,肿瘤会形成新的亚克隆,这些克隆会在治疗环境下生存并生长,在治疗 ER 阳性乳腺癌的终末阶段失效。该研究同时发现 22 名绝经后女性患者,ER 阳性 Luminal A 型或 Luminal B 型乳腺癌,其中 12 例对芳香化酶抑制剂敏感,另外 10 例出现芳香化酶抑制剂抵抗。同时对 20 个基线时的肿瘤样本和 18 个手术时采集的肿瘤样本进行了 RNA 测序,另外,还对其他几十个病例的肿瘤样本进行了靶向基因 Panel 测序。结果发现,22 例乳腺癌患者中,2 例患者治疗前后的肿瘤突变模式保持相对稳定,其余 20 例患者则出现了复杂的突变模式。根据 RNA 测序和肿瘤免疫组化数据,治疗前被分类为 ER 阳性的乳腺癌,在接受芳香化酶抑制剂新辅助治疗后肿瘤中同时出现 ER 阳性和 ER 阴性。另外 18 例患者中,在治疗前后出现了明显不同的肿瘤突变模式和复杂的克隆转变。因此,降低 ER 阳性乳腺癌的雌激素水平有可能改变了肿瘤的遗传学,这些改变对于指导手术切除肿瘤后患者的治疗非常重要。在手术前接受芳香化酶抑制剂治疗的患者,在术前及时进行重新评估,采取新型的测序评价体系,以确定肿瘤对治疗敏感性的改变。

四、基因检测用于免疫治疗乳腺癌疗效的预测

T 细胞能够识别并杀死肿瘤细胞,利用抗肿瘤活性为目的的治疗方法被称为肿瘤免疫

疗法。可通过使用克隆特异性 T 细胞受体(TCR)来扫描出现在组织相容性复合体(MHC)上的小肽片段,从而实现 T 细胞检测异常肿瘤细胞。许多人类肿瘤存在大量的 DNA 突变。研究证明了突变基因编码的肿瘤抗原是当前肿瘤免疫疗法的研究方向。由于新抗原的表达完全受限于肿瘤,因此发展出增强肿瘤抗原特异性 T 细胞反应的疗法。CD4+ 辅助 T 细胞可识别伴随 DNA 突变而出现的肿瘤抗原,研究表明这些细胞的潜在临床可行性。PD-1(Programmed death-1),是近年来发现的一种负性共刺激分子,PD-L1 是 PD-1 的配体,PD-1与 PD-L1 结合后,可提供抑制性信号,诱导 T 细胞凋亡,抑制 T 细胞的活化和增殖。因此,在乳腺癌中了解能否使用 PD-1 或其他的标志物来识别血液中的肿瘤特异 CD4+ T 细胞显得非常重要。目前,全人源化的抗 PD-L1 IgG1 抗体 Avelumab(MSB0010718C)已经用于TNBC 的 I 期临床研究,58 例 TNBC 的患者中 8.6% 对 Avelumab 有效;肿瘤间质免疫细胞高表达 PD-L1 的患者对 Avelumab 敏感,高表达与低表达的缓解率分别是 33.4% 和 2.4%;免疫细胞 PD-L1 表达与 Avelumab 临床缓解率呈正相关。血液中肿瘤特异性 CD8$^+$ T 细胞在其他标志物或抗体缺乏时,表达 PD-1 有可能预测乳腺癌免疫治疗的疗效不佳。因此,在乳腺癌免疫治疗领域采用相应的免疫抗原相关的检测,有可能有利于提高免疫治疗效果。

　　精准治疗在乳腺癌方面取得了一定的进展,随着肿瘤分子病理、基因检测和蛋白质组等现代分子生物学不断推进;同时生物信息技术突飞猛进发展,并对海量生物信息进行大数据分析。临床医生将以从前所未有的角度重新认识肿瘤的遗传特征、发病分子机理和耐药机制等,从而使寻找新的肿瘤标志和肿瘤的驱动基因成为可能。精准诊断和治疗对乳腺癌的个体性预防或治疗必将带来强大的指导作用,精准医学终究成为预防和治疗乳腺癌必由之路。

(赵伟鹏)

参 考 文 献

1.Armasu I,Volovat C,Drug VL et al. 2015. Implications of Ghrelin Axis in Breast Cancer--Review. Rev Med Chir Soc Med Nat Iasi, 119: 302 ~309

2.Bardia A,Iafrate JA,Sundaresan T,Younger J et al. 2016. Metastatic Breast Cancer with ESR1 Mutation: Clinical Management Considerations from the Molecular and Precision Medicine(MAP)Tumor Board at Massachusetts General Hospital. Oncologist, 21:1035 ~1040

3.Beaver JA,Gustin JP,Yi KH et al. 2013. PIK3CA and AKT1 mutations have distinct effects on sensitivity to targeted pathway inhibitors in an isogenic luminal breast cancer model system. Clin Cancer Res, 19: 5413 ~5422

4.Boyle ST,Kochetkova M. 2014.Breast cancer stem cells and the immune system: promotion, evasion and therapy. J Mammary Gland Biol Neoplasia, 19: 203 ~211

5.Budiarto BR ,Desriani. 2016. Detection of HER2 Gene Polymorphism in Breast Cancer: PCR Optimization Study. Sci Pharm, 84: 103 ~111

6.Buranrat B,Connor JR. 2015. Cytoprotective effects of ferritin on doxorubicin-induced breast cancer cell death. Oncol Rep, 34: 2790 ~2796

7.Cardoso F，van't Veer LJ，Bogaerts J. 2016. 70~Gene Signature as an Aid to Treatment Decisions in Early-Stage Breast Cancer. N Engl J Med，375: 717 ~729

8.De Mattos-Arruda L，Weigelt B，Cortes J，et al. 2014. Capturing intra-tumor genetic heterogeneity by de novo mutation profiling of circulating cell-free tumor DNA: a proof-of-principle. Ann Oncol，25: 1729 ~1735

9.Demirkan B. 2013. The Roles of Epithelial-to-Mesenchymal Transition（EMT）and Mesenchymal-to-Epithelial Transition（MET）in Breast Cancer Bone Metastasis: Potential Targets for Prevention and Treatment. J Clin Med，264 ~282

10.Engel C and Fischer C. 2015. Breast cancer risks and risk prediction models. Breast Care（Basel），10: 7 ~12

11.Franchet C，Duprez-Paumier R，Lacroix-Triki M. 2015. Molecular taxonomy of luminal breast cancer in 2015. Bull Cancer，102: S34 ~46

12.Garcia-Murillas I，Schiavon G，Weigelt B，et al. 2015. Mutation tracking in circulating tumor DNA predicts relapse in early breast cancer. Sci Transl Med，7: 302ra133

13.Geng SQ，Alexandrou AT，Li JJ. 2014. Breast cancer stem cells: Multiple capacities in tumor metastasis. Cancer Lett，349: 1 ~7

14.Guo L，Li W，Zhu X，et al. 2016. PD-L1 expression and CD274 gene alteration in triple-negative breast cancer: implication for prognostic biomarker. Springerplus，5: 805

15.Hannafon BN，Carpenter KJ，Berry WL et al.2015. Exosome-mediated microRNA signaling from breast cancer cells is altered by the anti-angiogenesis agent docosahexaenoic acid（DHA）. Mol Cancer，14: 133

16.Hemmatzadeh M，Mohammadi H，Jadidi-Niaragh F et al. 2016. The role of oncomirs in the pathogenesis and treatment of breast cancer. Biomed Pharmacother，78: 129 ~139

17.Higgins MJ，Jelovac D，Ba R NA than E，et al. 2012. Detection of tumor PIK3CA status in metastatic breast cancer using peripheral blood. Clin Cancer Res，18: 3462 ~3469

18.Kandaswamy C，Silva LM，Alexandre LA et al. 2016. High-Content Analysis of Breast Cancer Using Single-Cell Deep Transfer Learning. J Biomol Screen，21: 252 ~259

19.Khan HM，Saxena A，Gabbidon K et al. 2014. Model-based survival estimates of female breast cancer data. Asian Pac J Cancer Prev，15: 2893 ~2900

20.Lawrence RT，Perez EM，Hernández D et al. 2015. The proteomic landscape of triple-negative breast cancer. Cell Rep，11: 630 ~644

21.Liu X，Zhao B，Wang H et al. 2016. Aberrant expression of Arpin in human breast cancer and its clinical significance. J Cell Mol Med，20: 450 ~458

22.Lyman GH，Cosler LE，Kuderer NM et al. 2007. Impact of a 21-gene RT-PCR assay on treatment decisions in early-stage breast cancer: an economic analysis based on prognostic and predictive validation studies. Cancer，109: 1011 ~1018

23.Madic J，Kiialainen A，Bidard FC et al. 2015.Circulating tumor DNA and circulating tumor cells in metastatic triple negative breast cancer patients. Int J Cancer，136: 2158 ~2165

24.Masson AL，Talseth-Palmer BA，Evans TJ et al. 2014. Expanding the genetic basis of copy number variation in familial breast cancer. Hered Cancer Clin Pract，12: 15

25.Olsson E，Winter C，George A，et al. 2015. Serial monitoring of circulating tumor DNA in patients with primary breast cancer for detection of occult metastatic disease. EMBO Mol Med，7: 1034 ~1047

26.Romero D. 2015. Breast cancer: Tracking ctDNA to evaluate relapse risk. Nat Rev Clin Oncol，12: 624

27.Sun J，Guo YD，Li XN et al. 2014. B7-H3 expression in breast cancer and upregulation of VEGF through gene silence. Onco Targets Ther，7: 1979 ~1986，

28.Tabouret~Viaud C，Botsikas D，Delattre BM et al. 2015. PET/MR in Breast Cancer. Semin Nucl Med，45: 304 ~321

29.Vicier C，Dieci MV，Arnedos M et al 2014. Clinical development of mTOR inhibitors in breast cancer. Breast Cancer Res，16: 203

30.Wang Z，Wang T ，Bian J. 2013. Association between MDR1 C3435T polymorphism and risk of breast cancer. Gene，532: 94 ~99

31.Xuan QJ，Wang JX，Nanding A，et al 2014. Tumor~associated macrophages are correlated with tamoxifen resistance in the postmenopausal breast cancer patients. Pathol Oncol Res，20: 619 ~624

32.Zavadova E，Vocka M，Spacek J et al. 2013. Cellular and humoral immunodeficiency in breast cancer patients resistant to hormone therapy. Neoplasma，61: 90 ~98

33.Zare N，Ghanbari S and Salehi A 2013. Effects of two chemotherapy regimens，anthracycline-based and CMF，on breast cancer disease free survival in the Eastern Mediterranean Region and Asia: a meta~analysis approach for survival curves. Asian Pac J Cancer Prev，14: 2013 ~2017

34.Zhang N，Huo Q，Wang X et al. 2014. A genetic variant in p63（rs17506395）is associated with breast cancer susceptibility and prognosis. Gene，535: 170~176

第 3 篇
乳腺癌常用治疗
方案及评价

第 17 章　乳腺癌新辅助 / 辅助化疗方案

第 1 节　HER2 阴性乳腺癌治疗方案

(一)HER2 阴性乳腺癌优选化疗方案

1.AC → P（密集 AC →单周 P）方案

多柔比星（ADM）60mg/m² iv 第 1 天

环磷酰胺（CTX）600mg/m² iv 第 1 天

14 天为 1 周期,共 4 周期

序贯

紫杉醇（PTX）80mg/m² iv,1h 第 1 天,每周 1 次,共 12 周

2. 剂量密集 AC → P 方案

多柔比星（ADM）60mg/m² iv 第 1 天

环磷酰胺（CTX）600mg/m² iv 第 1 天

14 天为 1 周期,共 4 周期

序贯

紫杉醇（PTX）175mg/m² iv,3h 第 1 天,14 天 1 周期,共 4 周期

（所有周期均用 G-CSF 支持）

3.TC 方案（辅助）

多西他赛（TXT）75mg/m² iv 第 1 天

环磷酰胺（CTX）600mg/m² iv 第 1 天

21 天为 1 周期,共 4 周期

(二)HER2 阴性乳腺癌其他化疗方案

1. 密集 AC 方案

多柔比星（ADM）60mg/m² iv 第 1 天

环磷酰胺（CTX）600mg/m² iv 第 1 天

14 天为 1 周期,共 4 周期

2.AC 方案

多柔比星（ADM）60mg/m² iv 第 1 天

环磷酰胺（CTX）600mg/m² iv 第 1 天
21 天为 1 周期,共 4 周期

3.TAC 方案
多西他赛（TXT）75mg/m² iv 第 1 天
多柔比星（ADM）50mg/m² iv 第 1 天
环磷酰胺（CTX）500mg/m² iv 第 1 天
21 天为 1 周期,共 6 周期
（所有周期均用 G-CSF 支持）

4.CMF 方案
环磷酰胺（CTX）100mg/m² po 第 1~14 天
氨甲蝶呤（MTX）40mg/m² iv 第 1、8 天
氟尿嘧啶（5-Fu）600mg/m² iv 第 1、8 天
28 天为 1 周期,共 6 周期

5.AC → T 方案
多柔比星（ADM）60mg/m² iv 第 1 天
环磷酰胺（CTX）600mg/m² iv 第 1 天
21 天为 1 周期,共 4 周期
序贯
多西他赛（TXT）100mg/m² iv 第 1 天,21 天 1 周期,共 4 周期

6.AC →单周 P 方案
多柔比星（ADM）60mg/m² iv 第 1 天
环磷酰胺（CTX）600mg/m² iv 第 1 天
21 天为 1 周期,共 4 周期
序贯
紫杉醇（PTX）80mg/m² iv,1h 第 1 天,每周 1 次,共 12 周

7.EC 方案
表柔比星（EPI）100mg/m² iv 第 1 天
环磷酰胺（CTX）830mg/m² iv 第 1 天
21 天为 1 周期,共 8 周期

8.FEC → T 方案

氟尿嘧啶（5-Fu）500mg/m² iv 第 1 天

表柔比星（EPI）100mg/m² iv 第 1 天

环磷酰胺（CTX）500mg/m² iv 第 1 天

21 天为 1 周期,共 3 周期

序贯

多西他赛（TXT）100mg/m² iv,第 1 天,21 天 1 周期,共 3 周期

9.FEC → P 方案

氟尿嘧啶（5-Fu）600mg/m² iv 第 1 天

表柔比星（EPI）90mg/m² iv 第 1 天

环磷酰胺（CTX）600mg/m² iv 第 1 天

21 天为 1 周期,共 4 周期

序贯

紫杉醇（PTX）100mg/m² iv,第 1 天,每周 1 次,共 8 周

10.FAC → P 方案

氟尿嘧啶（5-Fu）500mg/m² iv 第 1、8 天或第 1、4 天

多柔比星（ADM）50mg/m² iv 第 1 天

环磷酰胺（CTX）500mg/m² iv 第 1 天

21 天为 1 周期,共 4 周期

序贯

紫杉醇（PTX）80mg/m² iv 第 1 天,每周 1 次,共 12 周

11. 剂量密集 A → T → C 方案

多柔比星（ADM）60mg/m² iv 第 1 天

14 天为 1 周期,共 4 周期

序贯

紫杉醇（TAX）175mg/m² iv 第 1 天

14 天为 1 周期,共 4 周期

序贯

环磷酰胺（CTX）600mg/m² iv 第 1 天

14 天为 1 周期,共 4 周期

（所有周期均用 G-CSF 支持）

12.CAF 方案

环磷酰胺（CTX）100mg/m² po,第 1~14 天

多柔比星（ADM）30mg/m² iv 第 1、8 天

氟尿嘧啶（5-Fu）500mg/m² iv 第 1、8 天

28 天为 1 周期,共 6 周期

13.CEF 方案

环磷酰胺（CTX）75mg/m² po 第 1~14 天

表柔比星（EPI）60mg/m² iv 第 1、8 天

氟尿嘧啶（5-Fu）500mg/m² iv 第 1、8 天

28 天为 1 周期,共 6 周期

第 2 节　HER2 阳性乳腺癌治疗方案

（ 一)HER2 阳性乳腺癌优选治疗方案

1.AC → PH 方案

多柔比星（ADM）60mg/m² iv 第 1 天

环磷酰胺（CTX）600mg/m² iv 第 1 天

21 天为 1 周期,共 4 周期

序贯 紫杉醇（PTX）80mg/m² iv,1h 第 1 天,每周 1 次,共 12 周

加曲妥珠单抗 4mg/kg iv,与第 1 次使用的紫杉醇一起使用

之后,曲妥珠单抗 2mg/kg iv,每周 1 次,前后共 1 年

或曲妥珠单抗 8mg/kg iv,之后 6mg/kg iv,21 天 1 次,前后共 1 年

（在基线,3、6、9 个月监测心功能）

2.AC → P+ 曲妥珠单抗 + 帕妥珠单抗 * 方案

多柔比星（ADM）60mg/m² iv 第 1 天

环磷酰胺（CTX）600mg/m² iv 第 1 天

21 天为 1 周期,共 4 周期

序贯

紫杉醇（PTX）80mg/m² iv,1h 第 1 天,第 1、8、15 天

曲妥珠单抗 8mg/kg iv,第 1 天之后 6mg/kg iv

帕妥珠单抗 840mg iv,第 1 天之后 420mg iv

21 天为 1 周期,共 4 周期

随后,曲妥珠单抗 6mg/kg iv 第 1 天,21 天 1 次,前后共 1 年

（在基线,3、6、9 个月监测心功能）

3. 剂量密集 AC → PH 方案

多柔比星（ADM）60mg/m² iv 第 1 天

环磷酰胺（CTX）600mg/m² iv 第 1 天

14 天为 1 周期, 共 4 周期

序贯

紫杉醇（PTX）175mg/m² iv, 3h 第 1 天

14 天为 1 周期, 共 4 周期

加曲妥珠单抗 4mg/kg iv, 与第 1 次使用的紫杉醇一起使用

之后, 曲妥珠单抗 2mg/kg iv, 每周 1 次, 前后共 1 年

或曲妥珠单抗 6mg/kg iv, 每 21 天 1 次, 在完成紫杉醇治疗之后应用, 前后总共 1 年

（在基线, 3、6、9 个月监测心功能）

4.TCH 方案

多西他赛（TXT）75mg/m² iv 第 1 天

卡铂（CBP）AUC=6 iv 第 1 天

21 天为 1 周期, 共 6 周期

加曲妥珠单抗 4mg/kg iv, 之后 曲妥珠单抗 2mg/kg iv, 每周 1 次, 前后共 1 年

或曲妥珠单抗 8mg/kg iv, 之后 6mg/kg iv, 21 天 1 次, 前后共 1 年

（在基线, 3、6、9 个月监测心功能）

5.TCH+ 帕妥珠单抗方案

多西他赛（TXT）75mg/m² iv, 第 1 天

卡铂（CBP）AUC=6 iv 第 1 天

曲妥珠单抗 8mg/kg iv 第 1 天, 之后 6mg/kg iv

帕妥珠单抗 840mg iv, 第 1 天, 之后 420mg iv

21 天为 1 周期, 共 6 周期

随后, 曲妥珠单抗 6mg/kg iv, 21 天 1 次, 前后共 1 年

（在基线, 3、6、9 个月监测心功能）

(二)HER2 阳性乳腺癌其他治疗方案

1.AC → TH 方案

多柔比星（ADM）60mmg/m² iv 第 1 天

环磷酰胺（CTX）600mg/m² iv 第 1 天

21 天为 1 周期, 共 4 周期

序贯

多西他赛（TXT）100mg/m² iv 第 1 天

21 天为 1 周期, 共 4 周期

加曲妥珠单抗 4mg/kg iv,第 1 周,

之后,曲妥珠单抗 2mg/kg iv,每周 1 次,共 11 周

然后,曲妥珠单抗 6mg/kg iv,21 天 1 次,前后共 1 年

(在基线、3、6、9 个月监测心功能)

2.AC → T+ 曲妥珠单抗 + 帕妥珠单抗方案

多柔比星(ADM)60mmg/m² iv 第 1 天

环磷酰胺(CTX)600mg/m² iv 第 1 天

21 天为 1 周期,共 4 周期

序贯

多西他赛(TXT)100mg/m² iv 第 1 天

曲妥珠单抗 8mg/kg iv 第 1 天,之后 6mg/kg iv

帕妥珠单抗 840mg iv 第 1 天,之后 420mg iv

21 天为 1 周期,共 4 周期

之后,曲妥珠单抗 6mg/kg iv,21 天 1 次,前后共 1 年

(在基线,3、6、9 个月监测心功能)

3.TCyH 方案

多西他赛(TXT)75mg/m² iv 第 1 天

环磷酰胺(CTX)600mg/m² iv 第 1 天

21 天为 1 周期,共 4 周期

加曲妥珠单抗 4mg/kg iv,第 1 周,

之后,曲妥珠单抗 2mg/kg iv,每周 1 次,共 11 周

然后,曲妥珠单抗 6mg/kg iv,21 天 1 次,前后共 1 年

(在基线,3、6、9 个月监测心功能)

4.FEC → T+ 曲妥珠单抗 + 帕妥珠单抗方案

氟尿嘧啶(5-Fu)500mg/m² iv 第 1 天

表柔比星(EPI)100mg/m² iv 第 1 天

环磷酰胺(CTX)500mg/m² iv 第 1 天

21 天为 1 周期,共 3 周期

序贯

多西他赛(TXT)100mg/m² iv 第 1 天

曲妥珠单抗 8mg/kg iv 第 1 天,之后 6mg/kg iv

帕妥珠单抗 840mg iv 第 1 天,之后 420mg iv

21 天为 1 周期,共 3 周期

之后,曲妥珠单抗 6mg/kg iv,21 天 1 次,前后共 1 年

(在基线,3、6、9 个月监测心功能)

5.FEC → P+ 曲妥珠单抗 + 帕妥珠单抗方案

氟尿嘧啶(5-Fu)500mg/m² iv 第 1 天

表柔比星(EPI)100mg/m² iv 第 1 天

环磷酰胺(CTX)500mg/m² iv 第 1 天

21 天为 1 周期,共 3 周期

序贯

紫杉醇(PTX)80mg/m² iv 第 1、8、15 天

曲妥珠单抗 8mg/kg iv 第 1 天,之后 6mg/kg iv

帕妥珠单抗 840mg iv 第 1 天,之后 420mg iv

21 天为 1 周期,共 3 周期

之后,曲妥珠单抗 6mg/kg iv,21 天 1 次,前后共 1 年

(在基线,3、6、9 个月监测心功能)

6.PH 方案

紫杉醇(PTX)80mg/m² iv,每周 1 次,共 12 周

加曲妥珠单抗 4mg/kg iv,与第 1 次使用紫杉醇时一起使用

之后,2mg/kg iv,每周 1 次,前后总共 1 年

或曲妥珠单抗 6mg/kg iv,每 21 天 1 次,在完成紫杉醇治疗之后应用,前后总共 1 年

(在基线,3、6、9 个月监测心功能)

7.T+ 曲妥珠单抗 + 帕妥珠单抗 → FEC 方案

多西他赛(TXT)750~100mg/m² iv 第 1 天

曲妥珠单抗 8mg/kg iv 第 1 天,之后 6mg/kg iv

帕妥珠单抗 840mg iv 第 1 天,之后 420mg iv

21 天为 1 周期,共 4 周期(新辅助方案)

序贯辅助治疗

氟尿嘧啶(5-Fu)600mg/m² iv 第 1 天

表柔比星(EPI)90mg/m² iv 第 1 天

环磷酰胺(CTX)600mg/m² iv 第 1 天

21 天为 1 周期,共 3 周期

随后,曲妥珠单抗 6mg/kg iv,21 天 1 次,前后总共 1 年

(在基线,3、6、9 个月监测心功能)

8.P+ 曲妥珠单抗 + 帕妥珠单抗→ FEC 方案

紫杉醇（PTX）90mg/m² iv 第 1、8、15 天

曲妥珠单抗 8mg/kg iv 第 1 天,之后 6mg/kg iv

帕妥珠单抗 840mg iv 第 1 天,之后 420mg iv

21 天为 1 周期,共 4 周期（新辅助方案）

序贯辅助治疗

氟尿嘧啶（5-Fu）600mg/m² iv 第 1 天

表柔比星（EPI）90mg/m² iv 第 1 天

环磷酰胺（CTX）600mg/m² iv 第 1 天

21 天为 1 周期,共 3 周期

随后,曲妥珠单抗 6mg/kg iv,21 天 1 次,前后总共 1 年

（在基线,3、6、9 个月监测心功能）

9.TH → FECH 新辅助方案

曲妥珠单抗 4mg/kg iv,之后 2mg/kg iv,每周 1 次,共 23 次

紫杉醇（TAX）225mg/m² iv 第 1 天,21 天 1 周期,共 4 周期

或 紫杉醇（TAX）80mg/m² iv 第 1 天,每周 1 次,共 12 周

序贯

氟尿嘧啶（5-Fu）500mg/m² iv 第 1、4 天

表柔比星（EPI）75mg/m² iv 第 1 天

环磷酰胺（CTX）500mg/m² iv 第 1 天

21 天为 1 周期,共 4 周期

第 18 章　复发或转移性乳腺癌常用的化疗方案

第 1 节　联合化疗方案

1.CAF 方案

环磷酰胺（CTX）100mg/m² po，第 1~14 天

多柔比星（ADM）30mg/m² iv 第 1、8 天

氟尿嘧啶（5-Fu）500mg/m² iv 第 1、8 天

28 天为 1 周期

2.FAC 方案

氟尿嘧啶（5-Fu）500mg/m² iv 第 1、8 天或第 1、4 天

多柔比星（ADM）50mg/m² iv 第 1 天

环磷酰胺（CTX）500mg/m² iv 第 1 天

21 天为 1 周期

3.FEC 方案

氟尿嘧啶（5-Fu）400mg/m² iv 第 1 天

表柔比星（EPI）50mg/m² iv 第 1、8 天

环磷酰胺（CTX）500mg/m² iv 第 1、8 天

28 天为 1 周期

4.AC 方案

多柔比星（ADM）60mg/m² iv，第 1 天

环磷酰胺（CTX）600mg/m² iv 第 1 天

21 天为 1 周期

5.EC 方案

表柔比星（EPI）75mg/m² iv 第 1 天

环磷酰胺（CTX）600mg/m² iv 第 1 天

21 天为 1 周期

6.CMF 方案

环磷酰胺（CTX）100mg/m² po 第 1~14 天

氨甲喋呤（MTX）40mg/m² iv 第 1、8 天

氟尿嘧啶（5-Fu）600mg/m² iv 第 1、8 天

28 天为 1 周期

7.DX 方案

多西他赛（DOC）75mg/m² iv 第 1 天

卡培他滨（Cap）950mg/m² po bid 第 1~14 天

21 天为 1 周期

8.GT 方案

吉西他滨（GEM）1250mg/m² iv 第 1、8 天（第 1 天 GEM 在 TAX 后输注）

紫杉醇（TAX）175mg/m² iv 第 1 天

21 天为 1 周期

9.GC 方案

吉西他滨（GEM）1000mg/m² iv 第 1、8 天

卡铂（CBP）AUC=2 iv 第 1、8 天

21 天为 1 周期

10. 紫杉醇联合贝伐单抗

紫杉醇（TAX）90mg/m² iv 第 1、8、15 天

贝伐单抗 10 mg/kg iv 第 1、15 天

28 天为 1 周期

11.AT 方案

多柔比星（ADM）60mg/m² iv 第 1 天

紫杉醇（TAX）125~200mg/m² iv 第 1 天

21 天为 1 周期

12.AT 方案（Ⅱ）

多柔比星（ADM）50mg/m² iv 第 1 天

多西他赛（TXT）75mg/m² iv 第 1 天

21 天为 1 周期

13.GP 方案

吉西他滨（GEM）1250mg/m² iv 第 1、8 天

顺铂（DDP）75mg/m² iv 第 1 天或分为第 1 天 ~3 天

21 天为 1 周期

14.TE 方案

紫杉醇（TAX）150~175mg/m² iv 第 1 天

表柔比星（EPI）75mg/m² iv 第 1 天

21 天为 1 周期

15.TP 方案

紫杉醇（TAX）150~175mg/m² iv 第 1 天

卡铂（CBP）AUC=5 iv 第 1 天

21 天为 1 周期

第 2 节　单药化疗方案

1. 蒽环类

多柔比星（ADM）：60~75 mg/m² iv 第 1 天，21 天为 1 周期

或 20 mg/m² iv，每周 1 次

表柔比星（EPI）：60~90 mg/m² iv 第 1 天，21 天为 1 周期

吡柔比星（THP）：60~75 mg/m² iv 第 1 天，21 天为 1 周期

脂质体多柔比星（PLD）：50 mg/m² iv 第 1 天，28 天为 1 周期

2. 紫杉类

紫杉醇（TAX）175mg/m² 3h iv，21 天 1 周期，或 80mg/m² iv，每周 1 次

多西他赛（TXT）：60~100 mg/m² iv，第 1 天，21 天为 1 周期

白蛋白结合紫杉醇：100~150 mg/m² iv，第 1、8、15 天，28 天为 1 周期

或 260mg/m² iv 第 1 天，21 天为 1 周期

3. 其他类

长春瑞滨（NVB）25mg/m² iv，第 1、8、15 天，28 天为 1 周期

卡培他滨（Cap）1000~1250mg/m² po bid，第 1~14 天，21 天为 1 周期

吉西他滨（GEM）800~1200mg/m² iv，第 1、8、15 天，28 天为 1 周期

艾日布林 *（Eribulin）1.4 mg/m² iv，第 1、8 天，21 天 1 周期

伊沙匹隆 *（Ixabepilone）40 mg/m² iv 第 1 天，21 天为 1 周期

环磷酰胺（CTX）50 mg/m² po qd，28 天为 1 周期

卡铂（CBP）AUC=6 第 1 天，21~28 天为 1 周期

顺铂（DDP）75 mg/m² iv，第 1 天，21 天为 1 周期

培美曲塞（PEM）500mg/m² iv，第 1 天，21 天为 1 周期（PMID: 16797379）

第 3 节　HER2 阳性晚期乳腺癌治疗方案

1. 曲妥珠单抗 + 帕妥珠单抗 + 多西他赛

曲妥珠单抗 8mg/kg iv 第 1 天，之后 6mg/kg iv

帕妥珠单抗 840mg iv 第 1 天，之后 420mg iv

多西他赛 75~100mg/m² iv 第 1 天

21 天为 1 周期

2. 曲妥珠单抗 + 帕妥珠单抗 + 紫杉醇

曲妥珠单抗 8mg/kg iv 第 1 天，之后 6mg/kg iv

帕妥珠单抗 840mg iv 第 1 天，之后 420mg iv

紫杉醇（TAX）80mg/m² iv，每周 1 次

或 紫杉醇（TAX）175mg/m² iv 第 1 天，21 天为 1 周期

3.T-DM1*

3.6 mg/m² iv 第 1 天，21 天为 1 周期

4.PCH 三周方案

紫杉醇（PTX）175 mg/m² iv 第 1 天

卡铂（CBP）AUC=6 iv 第 1 天

21 天为 1 周期

加曲妥珠单抗 4mg/kg iv，之后 2mg/kg iv，每周 1 次

或 曲妥珠单抗 8mg/kg iv，之后 6mg/kg iv，21 天为 1 次

5.PCH 周方案

紫杉醇（PTX）80 mg/m² iv，第 1、8、15 天

卡铂（CBP）AUC=2 iv，第 1、8、15 天

28 天 1 周期

加 曲妥珠单抗 4mg/kg iv，之后 2mg/kg iv，每周 1 次

或 曲妥珠单抗 8mg/kg iv，之后 6mg/kg iv，21 天为 1 次

6.TH 方案

紫杉醇（TAX）80~90mg/m² iv 第 1 天,每周 1 次

或紫杉醇（TAX）175mg/m² iv 第 1 天,21 天为 1 周期

加曲妥珠单抗 4mg/kg iv,之后 2mg/kg iv,每周 1 次

或曲妥珠单抗 8mg/kg iv,之后 6mg/kg iv,第 1 天

7.DH 方案

多西他赛（DOC）80~100mg/m² iv,第 1 天,21 天为 1 周期

或多西他赛（DOC）35mg/m² iv,第 1、8、15 天

加曲妥珠单抗 4mg/kg iv,之后 2mg/kg iv,每周 1 次

或曲妥珠单抗 8mg/kg iv,之后 6mg/kg iv,第 1 天

8.NH 方案

长春瑞滨（NVB）25mg/m² iv 第 1 天,每周 1 次

或长春瑞滨（NVB）30~35mg/m² iv,第 1、8 天

21 天为 1 周期

加曲妥珠单抗 4mg/kg iv,之后 2mg/kg iv,每周 1 次

或曲妥珠单抗 8mg/kg iv,之后 6mg/kg iv,第 1 天

9.LX 方案

拉帕替尼（LAP）1250mg po qd,第 1~21 天

卡培他滨（Cap）1000mg/m² po bid,第 1~14 天

21 天为 1 周期

10.XH 方案

卡培他滨（Cap）1000~1250mg/m² po bid,第 1~14 天

21 天为 1 周期

加曲妥珠单抗 4mg/kg iv,之后 2mg/kg iv,每周 1 次

或曲妥珠单抗 8mg/kg iv,之后 6mg/kg iv,第 1 天

11.LH 方案

拉帕替尼（LAP）1000mg po qd,第 1~21 天

21 天为 1 周期

加曲妥珠单抗 4mg/kg iv,之后 2mg/kg iv,每周 1 次

或曲妥珠单抗 8mg/kg iv,之后 6mg/kg iv,第 1 天

第 19 章　乳腺癌内分泌治疗方案

第 1 节　乳腺癌内分泌治疗单药方案

他莫昔芬（TAM）20mg po qd 或 10mg po bid

托瑞米芬（TOR）60mg po qd

来曲唑（LET）2.5mg po qd

阿那曲唑（Ana）1.0mg po qd

依西美坦（Exe）25mg po qd

氟维司群（Ful）500mg IM，第 1、15、29 天 之后 每 28 天 1 次

甲地孕酮 160mg po qd

甲羟孕酮 250mg po tid

恩杂鲁胺 * 160mg po qd

第 2 节　乳腺癌内分泌治疗联合方案

双得方案

戈舍瑞林（Gos）3.6mg IH，每 28 天 1 次

阿那曲唑（Ana）1.0mg po qd

联合方案 1

戈舍瑞林（Gos）3.6mg IH，第 1 天 或 亮丙瑞林（Leu）3.75mg IH，第 1 天

依西美坦（Exe）25mg po qd

每 28 天 1 次

联合方案 2

戈舍瑞林（Gos）3.6mg IH，第 1 天 或 亮丙瑞林（Leu）3.75mg IH，第 1 天

他莫昔芬（TAM）20mg po qd 或 10mg po bid

每 28 天 1 次

联合方案 3

戈舍瑞林（Gos）3.6mg IH，第 1 天 或 亮丙瑞林（Leu）3.75mg IH，第 1 天

来曲唑（LET）2.5mg po qd

28 天 1 次

EE 方案或双依方案
依西美坦（Exe）　25mg po qd
依维莫司（EVE）10mg po qd

FE 方案
氟维司群（Ful）　500mg IM，第 1、14、28 天 之后 每 28 天 1 次
依维莫司（EVE）　10mg po qd

LE 方案
来曲唑（LET）　　2.5mg po qd
依维莫司（EVE）　10mg po qd

来曲唑联合 Palbociclib*
来曲唑（LET）2.5mg po qd
Palbociclib 125 mg po，连续 3 周，停 1 周，28 天为 1 周期

氟维司群联合 Palbociclib
氟维司群（Ful）　500mg IM，第 1、14、28 天 之后 每 28 天 1 次
Palbociclib 125 mg po 连续 3 周，停 1 周，28 天为 1 周期

---

* 中国大陆未上市。

第 20 章 乳腺癌药物治疗主要临床试验汇总

　　近半个世纪以来,虽然乳腺癌发病率有所升高,但是死亡率却在不断下降,这归因于乳腺癌治疗取得的长足进步。其中,临床试验功不可没,循证医学飞速发展,临床试验在取得巨大成功的同时,能够及时向临床实践转化,从而不断推动乳腺癌治疗水平的提高。作为肿瘤专业医生,我们在熟悉指南和共识的前提下,更喜闻乐见这些结论后面的临床试验背景与试验设计,正是一个个艰辛曲折的临床试验,成就了现在的指南和共识,又在不断推翻着过去的教条和真理。正如《剑桥插图医学史》所言:"真理不在过去而在现在和未来,不是在书本中而是在躯体上,医学进步不是取决于理解古代的权威看法,而是取决于观察、试验、新事实的收集以及对患者生前和死后的严密检查。"仔细观察、严谨试验、全面分析成就了一个个经典的临床试验,也埋葬了一大批默默无闻的临床试验。"临床试验结果的新鲜出笼不断改写着医疗实践的历史,但是,我们更期待它的远期效果:5 年、10 年,甚至 20 年。时间是证明临床试验结果的最佳利器:近期有效的结果,随着长时间对总生存的分析,可能被证明无效;近期无效的试验结果,随着时间推移,其生存获益会逐渐显现。临床试验总是如此迷人和扣人心弦,或山重水复疑无路,或柳暗花明又一村。从欣赏到参与,笔者参与国际大型临床试验的最大体会是:国外严格的试验监察制度和大型临床试验研究组织对分中心的有效统领和把控。因此,本章分两部分对乳腺癌药物治疗主要临床试验进行汇总,第 1 部分介绍乳腺癌临床试验主要研究机构,这些机构的成立和有效运作,夯实了大型临床试验的研究基础,使乳腺癌的系列研究得到不断更新,所谓临床试验者,非所谓大楼之谓也,有大型组织之谓也。第 2 部分以表格的形式从药物临床试验名称、入组时间、入组患者、分组情况、研究结果、研究意义进行大致的勾勒阐述,最后列出参考资料,期待抛砖引玉,因为百闻不如一见,对原文的阅读才能加深对临床试验的认识。我国具有丰富的医疗资源,有两弹一星的优良协作研究传统,期待我国的乳腺癌临床试验研究更上层楼。

第 1 节　乳腺癌临床试验主要研究机构及重要会议

一、主要研究机构

(一)美国乳腺与肠道外科辅助治疗研究组

　　NSABP(National Surgical Adjuvant Breast and Bowel Project)成立于 1971 年,是一个进行大规模乳腺癌和结直肠癌临床试验的合作团体。现在 NSABP 成员包括美国、加拿大和澳大利亚的近 1000 个医学中心及医疗组织。NSABP 有关乳腺癌的临床试验包括治疗性试验和预防性试验。NSABP 乳腺癌临床试验是世界上最有代表性的乳腺癌临床试验机构之一, NSABP 的历史同样也是乳腺癌综合治疗的发展史,它的结果为乳腺癌的综合治疗提供了有力的参考和指导。Bernard Fisher 是 NSABP 首任主席,通过对乳腺癌生物学行为的深入研究,在一系列 NSABP 试验结果的有力支持下,Bernard Fisher 提出了对乳腺癌研究意义重大的理论:乳腺癌自发病开始即是一种全身性疾病,单纯扩大手术范围并不能降低其转移风险和死亡率(1980 年)。基于该理论,缩小手术范围,加强术后综合辅助治疗目前已成为乳腺癌治疗领域的共识。从而终结了 Halsted 乳腺癌根治术理论(1894 年)八十余年的统治地位。

(二)早期乳腺癌临床试验协作组

EBCTCG(The Early Breast Cancer Trialists Collaborative Group)总部设在英国,是目前国际上研究早期乳腺癌治疗的权威组织。该组织旨在通过准确的 Meta 分析对于既往早期乳腺癌治疗的主要争议给出一个明确的指导。20 世纪 80 年代以前,为探讨乳腺癌各种治疗方法的临床疗效,世界各国先后开展了数百项临床随机试验。然而,早期的试验绝大多数规模较小,因此,研究结果往往不准确,而且有时同类研究所得出的结论相互矛盾,给临床治疗造成了很多不利影响。20 世纪 80 年代中期(1984—1985 年),由英国牛津大学临床试验研究中心(CTSU)发起,组织了全球早期乳腺癌临床试验协作组,收集全世界各国开展的临床试验的资料,每 5 年(1985、1990、1995、2000 年等)对同类数据进行一次全面、系统、客观的分析。

(三)米兰国家肿瘤研究所

INT(Istituto Nazionale dei Tumori di Milano)成立于 1925 年,位于米兰市,是意大利国立肿瘤研究所,著名的米兰试验,乳腺癌辅助化疗 CMF 方案由该所的 Gianni Bonadonna 设计并完成,从而奠定了辅助化疗在乳腺癌治疗中的作用和重要地位,开创乳腺癌术后辅助化疗之先河。

(四)美国西南肿瘤协作组

SWOG(Southwest Oncology Group)成立于 1956 年,是美国国家癌症研究所支持的癌症研究组织,成员约 6000 名医师,这些医师来自超过 6 个国家的 950 个机构。其目标是通过改变医疗实践以延长肿瘤患者的生命。SWOG 的研究者在成人和青少年多种类型的肿瘤方面均有所研究,包括:肺癌、乳腺癌、前列腺癌、皮肤癌、结直肠癌、胃癌、胆囊癌、肝癌、肾癌、胰腺癌、血液系统肿瘤和淋巴瘤等。

(五)癌症与白血病协作组 B

CALGB(Cancer and Leukemia Group B)是美国的癌症研究组织,CALGB 的研究主要集中在七大癌种:白血病、淋巴瘤、乳腺癌、肺癌、胃肠恶性肿瘤、泌尿生殖系统恶性肿瘤、黑色素瘤。其总部设在芝加哥大学。近年来,CALGB 关于成人实体瘤的多模式治疗方案数量逐渐增加,尤其侧重外科介入手术和术前新辅助治疗。20 世纪 70 年代,CALGB 发起了用免疫学方法研究白血病和淋巴瘤,后来又发展到用分子基因标记白血病、淋巴瘤和实体瘤。CALGB 倡导采用电话访问对肿瘤患者生活质量进行数据收集。

(六)意大利南部肿瘤研究组

GOIM(Gruppo Oncologico Italia Meridionale)由普通学者和荣誉学者组成,普通成员来

源于医学、生物学、化学以及对肿瘤有兴趣的人,是一个非营利性组织,目的是培养那些在肿瘤预防、诊断和治疗以及各种肿瘤临床与试验研究有兴趣的人。基本任务是根据成员自己的能力开展试验,开创自己的专业领域,组织国家和区域会议,促进意大利南部肿瘤研究的发展,保持与其他国家和国际肿瘤协会的联系。

(七)肿瘤转化研究组织

TRIO(Translational Research in Oncology)成立于 1997 年,总部位于加拿大的埃德蒙顿,是一个非营利的学术临床肿瘤研究机构,与 45 个国家中超过 700 个肿瘤中心合作,在全球范围内开展临床研究,可以及时有效地传递精确的临床试验结果。通过临床试验测试创新性抗癌药物在各种类型肿瘤的应用。大多数临床试验由临床前数据研究实验室(TORL)加州大学洛杉矶分校进行。TRIO 已成功进行了超过 25 项国际研究,包括:多西他赛在早期乳腺癌的应用,曲妥珠单抗联合非蒽环类疗法在早期 HER2 阳性乳腺癌的应用,这些研究改变了抗癌药物或疗法在临床中的应用。

(八)乳腺癌国际研究组

BCIRG(Breast Cancer International Research Group)是根据比利时法律于 1977 年成立的一个非营利性组织,自成立以来进行过多次有关可手术乳腺癌患者的辅助治疗临床试验。它不是传统意义上的临床研究机构,而是一个联系网络,其成员为欧洲、澳大利亚、拉丁美洲和加拿大的合作组织,在世界各地拥有附属中心。开展得比较著名的试验如 BCIRG 001、BCIRG 007 试验等。

(九)美国肿瘤东部协作组

ECOG(Eastern cooperative oncology group)是 1955 年由公共资金资助成立的肿瘤研究协作组,进行多中心临床试验。包括多个私人和公共医疗机构构成的网络机构,为有效治疗肿瘤提供各种治疗指南,机构成员包括大学、医疗中心、政府和其他合作组织。这些机构的共同目标是最终治愈肿瘤。研究的结果往往是通过科学出版物提供给全世界的医学界,ECOG 与制药企业合作紧密,推动具有潜在抗癌活性的药物临床试验,根据其官网报道,目前有超过 90 项临床试验正在运行,每年纳入 6000 例患者,随访中有 20 000 例患者。其协调中心位于波士顿,主席办公室设在费城。主要科研项目有:肿瘤预防、治疗研究、生物标志物研究。是美国国家癌症研究所支持的肿瘤研究组织。

(十)乳腺国际研究组

BIG(Breast International Group)是一个非营利组织,创立于 1999 年,由来自世界各地的乳腺癌学术研究组织构成,总部设在比利时的布鲁塞尔。旨在加速国际层面的乳腺癌研究,通过促进其 56 个成员组和其他学术网络之间合作。通过大规模合作,与超过 3000 家医院合作,致力于乳腺癌研究。专注领域为学术研究,国际合作,发展科学人才。著名的试验如 BIG 1-98 试验。

(十一)国际癌症协作组

ICCG(International Collaborative Cancer Group)是一个欧洲的协作试验组织。与医药行业保持着密切合作关系。成立于 1981 年,主席为 Charles Coombes,首先发起 FAM 方案

（5FU/ 阿霉素 / 丝裂霉素）辅助治疗胃癌的研究。1984 开展第一项乳腺癌研究（C/2/84：绝经前淋巴结阳性原发性乳腺癌 CMF vs. FEC），从此 ICCG 进行了多项有关乳腺癌和胃癌的多中心国际临床相关研究，取得了许多成果。其数据中心位于英国的萨顿。

（十二）奥地利乳腺癌与结直肠癌研究组

ABCSG（Austrian Breast and Colorectal Cancer Study Group）主要在乳腺癌和结直肠癌中进行对照临床试验研究和合作的机构。致力于肿瘤问题研究,促进科学家与其他人之间的交流及相关知识的传播。成立于 1984 年,为非营利组织,研究领域为乳腺癌、胰腺癌、大肠癌、肝转移。目标是为乳腺癌和结直肠癌患者提供统一、最佳、最新的治疗建议。它所开展的临床试验非常透明,每个阶段的研究都有伦理委员会和主管部门的监督,自 1984 年以来,共有 23000 多例患者参与其研究。其研究如 ABCSG-12、ABCSG-14、ABCSG-18 等研究。

（十三）美国中北部癌症治疗组

NCCTG（North Central Cancer Treatment Group）是一个由美国国家癌症研究所资助的国际临床研究组织,成员由美国、加拿大、墨西哥的医院、医疗中心、社区医院的肿瘤专家组成。其研究基地位于罗切斯特和明尼苏达的梅奥诊所。

（十四）加拿大国立癌症研究所临床试验组

NCIC CTG（National Cancer Institute of Canada Clinical Trials Group）总部位于加拿大金斯顿的女王大学,是一个肿瘤合作研究组织,在加拿大和国际上进行肿瘤治疗、支持性护理和预防的临床试验。属于加拿大癌症协会研究所网络（CCSRI）,由加拿大癌症协会支持。其著名试验如 NCIC CTG MA.31。

（十五）欧洲癌症治疗研究组织

EORTC（European Organisation for Research and Treatment of Cancer）成立于 1976 年,总部位于比利时布鲁塞尔,是一个独立的研究机构,其目的是发展、实施、协调和促进转化医学和临床研究,以延长肿瘤患者生存期、改善生活质量,提高欧洲的肿瘤管理水平。通过开展大量多中心、前瞻性、随机性的Ⅲ期临床实验,加速新药和治疗新方法的研发。

（十六）国际乳腺癌研究组

IBCSG（International Breast Cancer Study Group）总部位于瑞士,致力于乳腺癌创新性临床研究,以提高患者预后。患者的福利和生活质量是其最重要的研究课题。1977 年开始乳腺癌临床试验研究,其目的是:希望给患者拥有一个更长的生存期,如果不能治愈,通过治疗获得一个较长的无进展生存期,并最终提高患者生活质量。

（十七）中国抗癌协会

CACA（Chinese Anti-Cancer Association）于 1984 年 4 月 28 日在天津成立,第一届理事会由天津市肿瘤医院金显宅任名誉主席,中国医学科学院肿瘤医院吴桓兴任主席。是中国科学技术协会主管、中华人民共和国民政部注册登记、具有独立法人资格的肿瘤学科国家一级学会。中国抗癌协会现有个人会员 4 万余人,团体会员单位遍布全中国。在 31 个省、市、自治区建立了地方抗癌协会,在全国范围内组建了 45 个专业委员会。总会和办公室设在天津市,设 8 个工作部和办公室、科技奖励工作办公室作为其常设办事机构。是亚洲地区抗癌组织联盟(APFOCC)理事单位和七个常务理事之一,同时也是国际抗癌联盟(UICC)的正式会员,并与美国 ASCO、AACR、ACS 建立良好的协作伙伴关系。

(十八)中国抗癌协会临床肿瘤学协作专业委员会

CSCO(Chinese Society of Clinical Oncology)是由临床肿瘤专业工作者和有关的企事业单位自愿组成的全国性专业学术团体。1997 年 4 月 28 日在北京成立,CSCO 进步迅速、成就卓越,为我国临床肿瘤学事业做出了积极贡献,已成为国内、外有关领域内最为活跃和具有广泛影响力的学术组织。

(十九)国际乳腺癌干预性研究组

IBIS(International Breast Cancer Intervention Study)是主要进行乳腺癌预防性干预实验的组织。总部设在欧洲,在全球拥有多个研究中心。进行的试验大多为在多个国家进行的大样本多中心乳腺癌预防性试验,主要有 IBIS-Ⅰ、IBIS-Ⅱ Prevention、IBIS-Ⅱ DCIS 等。IBIS-Ⅰ旨在探讨他莫昔芬在预防罹患高风险乳腺癌女性中的应用,IBIS-Ⅱ旨在研究阿那曲唑在预防乳腺癌中的作用。

(二十)西班牙乳腺癌研究协作组

GEICAM(Spanish Breast Cancer Research Group)是一个非营利性组织,1995 年成立,总部位于西班牙,其专业领域涉及乳腺癌临床试验、观察性研究、临床研究等。主要进行有关乳腺癌的大型临床试验,拥有一支综合管理专业的团队。其目标是促进乳腺癌临床和流行病学研究进展,教育和普及乳腺癌治疗。经过近些年发展,已经成为预防、诊断和治疗乳腺癌的国际合作组织。其成员包括大学毕业生或医生,大多为医学肿瘤学专业。其牵头开展了许多有关乳腺癌的临床以及流行病学研究,在乳腺癌领域影响重大。

(二十一)美国癌症服务公司

US Oncology 是一家癌症治疗及研究的网络公司。该公司成立于 1992 年,总部位于休斯敦,是一家私人控股公司。该公司与 1300 多位肿瘤医生有业务往来,在癌症研究领域与健康护理行业进行合作。US Oncology 主要透过美国 32 个州的 875 名医生提供癌症治疗服务。其治疗服务占据了美国每年新发肿瘤患者约 15% 的市场。致力于加强在全国各地客户、医院和学术机构的合作,加强以社区为基础的肿瘤学实践,致力于推进高品质,以循证为基础的癌症护理。2010 年 12 月被保健服务及信息技术供应商麦克森公司收购。麦克森与 US Oncology 的业务高度互补,使客户能够获得更多的服务和解决方案,从而提高他们的晚期肿瘤护理能力。比较著名的研究如 US Oncology 9735 研究,关于乳腺癌 TC 与 AC 方案的比较。

(二十二)德国乳腺癌协作研究公司

GBG(The German Breast Group)是一家专业针对乳腺癌研究的德国公司。成立于 2004 年。为目前德国最大的乳腺癌研究组织。该公司以英语为平台,从事面向乳腺癌的临床和学术研究。GBG 研究有限责任公司是一个独立和中立的学术研究组织。研究项目资助来源广泛,如德国研究基金、金融支持、公共资源等。其研究的目标是通过开展学术研究,

改善乳腺癌的治疗。遵循国际学术研究的原则,对出版物以及各种数据库进行评价。通过
30 多年的研究,GBG 研究公司现在拥有超过 35000 例乳腺癌患者的临床数据。成为全球
领先的乳腺癌研究机构之一,进行了许多有关乳腺癌新辅助治疗的研究。

二、乳腺癌研究相关的重要会议

(一)ASCO 年会

一年一度的 ASCO 年会汇聚了全球临床肿瘤学研究的精英,被公认为全球最重要的肿
瘤学术会议。ASCO(American Society of Clinical Oncology,美国临床肿瘤学会年会)是全
球领先的肿瘤专业学术组织,宗旨是预防癌症及改善癌症服务。学会规模日益壮大,有来自
100 多个国家约 21500 多名会员。ASCO 对美国医疗服务有相当大的影响,其设有公关部
门,负责向国会议员提出建议,推荐有关医疗政策及意见。ASCO 关注肿瘤患者生存,促进
研究成果转化到临床应用,并不断改善医疗质量。ASCO 最具有影响的工作是建立了
ASCO 实践指南。ASCO 临床实践指南针对不同临床表现,为临床医师提供正确的处理步
骤和流程,使患者获得最佳临床诊治效果。目前的指南涵盖乳腺癌、胃肠道肿瘤、生殖泌尿
系统肿瘤、头颈部肿瘤、血液系统恶性肿瘤和肺癌等领域,包括支持治疗和提高生活质量的
指南、肿瘤患者指南以及关于预后评价指标的指南,指南相关临床试验和各种研究证据也可
在 ASCO 网站上获得。每位患者和医师都可以找到制订某一指南所依据的循证医学证据。

(二)ESMO 会议

ESMO(European Society for Medical Oncology,欧洲肿瘤内科学会)会议是全世界最前
沿的多学科肿瘤学术活动之一,不止为欧洲肿瘤学者,也为全世界的肿瘤学者提供了一个舞
台,共同展示近年来肿瘤学研究的飞速进展。是欧洲的一个非营利性的专业医学肿瘤学协
会。ESMO 于 1975 年成立,提供临床肿瘤治疗和研究培训,并产生循证医学推荐的肿瘤治
疗共识。ESMO 目前已包含 130 余个国家和地区逾 13000 多名会员,大部分会员是临床肿
瘤学家,包括放射、肿瘤外科、肿瘤内科以及其他医疗保健专业人士,积极参与肿瘤的治疗和
护理。

(三)SABCS

自 1977 年以来,SABCS(San Antonio Breast Cancer Symposium,圣安东尼奥乳腺癌会
议)的使命是提供最先进的乳腺癌研究信息。从一个为期一天的区域会议发展到 5 天,由
来自 90 多个国家的学术研究人员和医疗工作者参加。研讨会旨在实现临床转化研究,提供
互动论坛。

(四)St Gallen 国际乳腺癌会议

St Gallen 国际乳腺癌会议(St.Gallen International Breast Cancer Conference)自 1978 年
始定期在瑞士 St Gallen 召开,旨在以循证医学为依据、专家意见为基础,为早期乳腺癌综合
治疗提供更为科学及规范的临床建议,每届会议所提出的专家共识都会成为年度乳腺癌专
业领域最为期待和最为重要的诊治参考依据。

三、国际著名多中心协作组织与协会缩略语

AACR American Association for Cancer Research 美国癌症研究协会

ACCP American College of Clinical Pharmacy 美国临床药学协会

ACS American Cancer Society 美国癌症学会

ACOSOG The American College of Surgical Oncologists Group 美国肿瘤外科医师协会

AICR American Institute for Cancer Research 美国癌症研究所

AJCC American Joint Committee on Cancer 美国癌症联合委员会

AMA American Medical Association 美国医师协会

ASCO American Society of Clinical Oncology 美国临床肿瘤学会

BCCA British Columbia Cancer Agency 英国哥伦比亚癌症研究所

BCIRG Breast Cancer International Research Group 乳腺癌国际研究组

CALGB Cancer and Leukemia Group B 癌症与白血病协作组 B

CCO Cancer Care Ontario 加拿大安大略癌症治疗中心

CCS Canadian Cancer Society 加拿大癌症协会

CACA Chinese Anti-Cancer Association 中国抗癌协会

CSCO Chinese Society of Clinical Oncology 中国抗癌协会临床肿瘤学协作专业委员会

CNCCG Coalition of National Cancer Cooperation Groups 国家癌症协作组联盟

CSCO Chinese Society of Clinical Oncology 中国临床肿瘤学会

CTRC Cancer Therapy & Research Center 美国癌症治疗与研究中心

ECCO European CanCer Organisation 欧洲癌症组织

ECOG Eastern Cooperative Oncology Group 东部肿瘤协作组

ESMO European Society for Medical Oncology 欧洲肿瘤内科学会

EORTC European Organization for Research and Treatment of Cancer 欧洲癌症研究与治疗组织

ESTRO European Society for Therapeutic Radiology and Oncology 欧洲放射治疗学会

GEICAM Spanish Breast Cancer Research Group 西班牙乳腺癌研究协作组

GERCOR Groupe Coopérateur Multidisciplinaire en Oncologie 多学科治疗肿瘤协作组（法语）

HOG Hoosier Oncology Group 印第安肿瘤学会

IACR The International Association of Cancer Registries 国际癌症注册协会

IARC International Agency for Research on Cancer 国际癌症研究机构

ICCG The International Cancer Collaborative Group 国际癌症协作组

ICRF Imperial Cancer Research Fund 英国皇家癌症研究基金

IUAC The International Union Againt Cancer 国际抗癌联盟

JCOG Japan Clinical Oncology Group 日本临床肿瘤协会

KCSG Korean Cancer Study Group 韩国癌症研究组

MRC UK Medical Research Council 英国医学研究理事会

NCCTG North Central Cancer Treatment Group 北部中心肿瘤治疗协助组

NCIC National Cancer Institute of Canada 加拿大国立癌症研究所

NCCN National Comprehensive Cancer Network 美国国立综合癌症网络

NFCR National Foundation for Cancer Research 美国国家癌症研究基金会

OCOG Ontario Clinical Oncology Group 加拿大安大略省临床肿瘤协作组

OECI Organization of European Cancer Institutes 欧洲癌症研究所组织

PTCOG Proton Therapy Cooperative Group 质子治疗协作组

RTOG Radiation Therapy Oncology Group 放射治疗协作组

SEG South-Eastern Cancer Study Group 东南肿瘤研究协作组

SMAC Sarcoma Meta-Analysis Collaboration 肉瘤荟萃分析协作组

SSO Society of Surgical Oncologists 肿瘤外科学家学会

SWOG Southwest Oncology Group 西南肿瘤协作组

UICC　Union Internationale Contre le Cancer（French）国际抗癌联盟（法语）

第 2 节　乳腺癌预防临床试验

他莫昔芬

试验名称	NSABP P-1
试验分期	III期
入组时间	1992 年 6 月~1997 年 9 月
入组对象	13388 例高危风险发生乳腺癌的健康女性
分组情况	第 1 组:他莫昔芬 5 年 第 2 组:安慰剂 5 年
研究结果	随访 7 年 浸润性乳腺癌累积发生率 第 1 组:2.48%,第 2 组:4.25%（$P<0.0001$） 非浸润性乳腺癌累积发生率 第 1 组:1.02%,第 2 组:1.58%（$P=0.008$）
	安全性 7 年子宫内膜癌累积发生率 第 1 组:1.564%,第 2 组:0.468%（$P<0.001$）
研究意义	他莫昔芬成为首个被 FDA 批准用于乳腺癌化学预防治疗药物
参考资料	J Natl Cancer Inst. 2005，97（22）:1652~62. PMID 16288118

试验名称	IBIS-I
入组时间	1992 年 4 月~2001 年 3 月
入组对象	7154 例绝经前和绝经后高危风险发生乳腺癌的健康女性

分组情况	第 1 组：他莫昔芬 5 年 第 2 组：安慰剂 5 年
研究结果	16 年乳腺癌累积发生率 第 1 组：7.0%，第 2 组：9.8%（P<0.0001） 10 年乳腺癌累积发生率 第 1 组：3.8%，第 2 组：2.6%（P=0.009）
研究意义	他莫昔芬在治疗终止后提供长期保护，支持在已选定人群中使用他莫昔芬作为一种降低乳腺癌风险的药物
参考资料	Lancet Oncol. 2015, 16（1）:67-75. PMID 25497694

雷洛昔芬

试验名称	NSABP P-2（STAR）
入组时间	1999 年 7 月～2004 年 11 月
入组对象	19747 例高危风险发生乳腺癌的健康女性
分组情况	第 1 组：他莫昔芬 5 年 第 2 组：雷洛昔芬 5 年
研究结果	5 年浸润性乳腺癌累积发生率 第 1 组：0.43%，第 2 组：0.441%（P=0.96） 5 年非浸润性乳腺癌累积发生率 第 1 组：0.151%，第 2 组：0.211%（P=0.052） 安全性 7 年子宫内膜癌累积发生率 第 1 组：1.47%，第 2 组：0.81%（P=0.07） 6 年血栓事件累积发生率 第 1 组：2.1%，第 2 组：1.6%（P=0.01）
研究意义	尽管雷洛昔芬的血栓事件及子宫内膜癌发生率低于他莫昔芬，但在预防浸润性乳腺癌方面，雷洛昔芬效果并未优于他莫昔芬
参考资料	Cancer Prev Res（Phila）. 2010 Jun; 3（6）:696-706. PMID 20404000 JAMA. 2006, 295（23）:2727～41. PMID 16754727

依西美坦

试验名称	MAP.3
入组时间	2004 年 9 月
入组对象	4560 例高危风险发生乳腺癌的绝经后健康女性
分组情况	第 1 组：依西美坦 5 年 第 2 组：安慰剂 5 年
研究结果	中位随访 35 月 浸润性乳腺癌年发生率 第 1 组：0.19%，第 2 组：0.55%（P=0.002） 乳腺癌（浸润 + 非浸润）年发生率 第 1 组：0.35%，第 2 组：0.77%（P=0.003）

研究意义	明确了依西美坦对绝经后乳腺癌的一级预防作用
参考资料	N Engl J Med. 2011，364（25）:2381~91. PMID 21639806

阿那曲唑

试验名称	IBIS-II
入组时间	2003 年 2 月~2012 年 1 月
入组对象	3864 例 40~70 岁高度风险发生乳腺癌的绝经后健康女性
分组情况	第 1 组:阿那曲唑 5 年 第 2 组:安慰剂 5 年
研究结果	随访 5 年乳腺癌累积发生率 第 1 组:2%,第 2 组:4%（$P<0.0001$） 意向分析预测,随访 7 年乳腺癌累积发生率 第 1 组:2.8%,第 2 组:5.6%
研究意义	阿那曲唑使高危绝经后健康女性发生乳腺癌的风险显著降低,成为此类人群乳腺癌一级预防的重要新药
参考资料	Lancet. 2014，383（9922）:1041~8. PMID 24333009

第 3 节　早期乳腺癌新辅助治疗临床试验

一、化疗

试验名称	NSABP B-18
试验分期	Ⅲ期
入组时间	1988 年 10 月~1993 年 4 月
入组患者	1523 例乳腺癌患者 Ⅰ ~ Ⅱ 期(T1-3N0-1M0)
分组情况	第 1 组:手术→ AC 第 2 组:AC →手术 AC（多柔比星 + 环磷酰胺）4 周期
研究结果	9 年 DFS:第 1 组 53%,第 2 组 55%（$P=0.50$） 9 年 OS:第 1 组 70%,第 2 组 69%（$P=0.80$） 第 2 组 ORR:79%,pCR:13% 9 年 DFS:pCR 患者 75%,非 pCR 患者 58%（$P=0.00005$） 9 年 OS:pCR 患者 85%,非 pCR 患者 73%（$P=0.0008$）
研究意义	①临床 Ⅰ 和 Ⅱ 期乳腺癌,新辅助化疗与辅助化疗同样有效 ②新辅助化疗能增加保乳手术的机会 ③新辅助化疗能显著改善 pCR 患者的 DFS 和 OS ④肿瘤对新辅助化疗的反应可作为预测患者预后的指标
参考资料	J Natl Cancer Inst Monogr. 2001；（30）:96~102. PMID 11773300 J Clin Oncol. 1997，15（7）:2483~93. PMID 9215816

试验名称	NSABP B-27
试验分期	III期
入组时间	1995—2000 年
入组患者	2411 例早期乳腺癌患者（T1c-3N0 或 T1-3N1）
分组情况	第 1 组：AC → 手术 第 2 组：AC → D → 手术 第 3 组：AC → 手术 → D AC（多柔比星 + 环磷酰胺）4 周期，D（多西他赛）4 周期
研究结果	5 年 DFS：第 1 组 67.7%，第 2 组 71.1%，第 3 组 70.0% 第 2 组比第 1 组（P=0.22），第 3 组 vs. 第 1 组（P=0.24） 5 年 OS：第 1 组 80.4%，第 2 组 80.6%，第 3 组 78.6% 第 2 组比第 1 组（P=0.82），第 3 组 vs. 第 1 组（P=0.51） cCR：第 1 组 85%，第 2 组 91%（P<0.001） pCR：第 1 组 12.8%，第 2 组 26.1%，第 3 组 14.3%（P<0.001） DFS：pCR 患者 81.5%，非 pCR 患者 64.5%（P<0.0001） OS：pCR 患者 91.9%，非 pCR 患者 77.9%（P<0.0001）
研究意义	新辅助化疗获得 pCR 的患者，其 DFS 和 OS 明显延长
参考资料	J Clin Oncol. 2006，24（13）:2019~27. PMID 16606972

试验名称	tAnGo
试验分期	III期
入组时间	2001 年 8 月~2004 年 11 月
入组患者	3152 例早期乳腺癌患者
分组情况	第 1 组：ECT（表柔比星 + 环磷酰胺→紫杉醇） 第 2 组：ECGT（表柔比星 + 环磷酰胺→吉西他滨 + 紫杉醇）
研究结果	DFS：第 1 组比第 2 组（P=0.96） OS：第 1 组比第 2 组（P=0.35）
研究意义	EC → T 方案基础上增加吉西他滨并没有观察到任何优势
参考资料	Poole CJ, et al. ASCO 2008. Abstract 506

试验名称	CALGB 49907
试验分期	III期
入组时间	2001 年 9 月~2006 年 11 月
入组患者	633 例早期乳腺癌（>65 岁）
分组情况	第 1 组：CMF 方案 6 周期 或 AC 方案 4 周期 第 2 组：卡培他滨 6 周期
研究结果	中位随访 2.4 年 RFS：第 1 组 89%，第 2 组 80%（P<0.001） OS：第 1 组 93%，第 2 组 88%（P=0.02）

研究意义	老年患者 AC 或 CMF 方案联合治疗优于卡培他滨单药治疗
参考资料	N Engl J Med. 2009，360（20）:2055~65. PMID 19439741

试验名称	ICE
试验分期	III期
入组时间	2004 年 6 月 -2008 年 8 月
入组患者	1409 例早期乳腺癌（中位年龄 71 岁）
分组情况	第 1 组:卡培他滨 第 2 组:安慰剂
研究结果	3 年 DFS:第 1 组 85.4%,第 2 组 84.3%（P>0.05） 3 年 DFS:第 1 组 78.8%,第 2 组 75.0%（P>0.05）
研究意义	目前样本量最大的老年乳腺癌试验 对于中高危早期老年乳腺癌患者,卡培他滨单药化疗并不优于完全放弃细胞毒性药物的治疗
参考资料	SABCS 2014. Abstract S3-04.

二、内分泌治疗

试验名称	P024
试验分期	III期
入组时间	1998 年 3 月 ~1999 年 8 月
入组患者	337 例绝经后 HR 阳性乳腺癌（T2-4a-c，N0-2，M0）
分组情况	第 1 组:来曲唑 16 周 第 2 组:他莫昔芬 16 周
研究结果	RR:第 1 组 55%,第 2 组 36%（P<0.001） 保乳率:第 1 组 45%,第 2 组 35%（P=0.022）
研究意义	新辅助治疗绝经后 HR 阳性乳腺癌,来曲唑的有效率和保乳率均显著优于他莫昔芬
参考资料	Breast Cancer Res Treat. 2007，105 Suppl 1:33~43. PMID 17912634

试验名称	IMPACT
试验分期	III期
入组时间	1997 年 10 月 ~2002 年 10 月
入组患者	330 例绝经后 ER 阳性乳腺癌
分组情况	第 1 组:阿那曲唑 12 周 第 2 组:他莫昔芬 12 周 第 3 组:阿那曲唑 + 他莫昔芬 12 周

研究结果	ORR:第 1 组 37%,第 2 组 36%,第 3 组 39% (组间无显著统计学差异) 亚组分析(HER2 阳性) ORR:第 1 组 58%,第 2 组 22%,第 3 组 31% 第 2 组比第 1 组(P=0.18)
	保乳率:第 1 组 46%,第 2 组 22%,第 3 组 26% 第 2 组比第 1 组(P=0.03),第 2 组比第 3 组(P=0.68)
	新辅助内分泌治疗 2 周前后肿瘤穿刺标本的 Ki67 表达,多因素分析发现,2 周新辅助内分泌治疗后 Ki67 高表达者复发风险明显高于低表达者(P=0.004),而治疗前 Ki67 表达与预后无关
研究意义	ER 阳性绝经后乳腺癌患者阿那曲唑新辅助内分泌治疗的疗效和耐受性与他莫昔芬相当
	Ki67 是反映激素受体阳性乳腺癌内分泌治疗前后肿瘤增殖变化的良好指标,同时,可以反映预后
参考资料	J Natl Cancer Inst. 2007 Jan 17;99(2):167~70. PMID 17228000 J Clin Oncol. 2005,23(22):5108~16. PMID 15998903

试验名称	PROACT
试验分期	III 期
入组时间	2000 年 8 月~2002 年 9 月
入组患者	451 例绝经后 HR 阳性乳腺癌患者(T2/T3/T4b, N0-2, M0)
分组情况	第 1 组:阿那曲唑 12 周 第 2 组:他莫昔芬 12 周
研究结果	ORR(乳腺 B 超):第 1 组 39.5%,第 2 组 35.4%(P=0.29) ORR(卡尺测量):第 1 组 50%,第 2 组 40%(P=0.37) 保乳率:第 1 组 47.2%,第 2 组 38.3%(P=0.15)
研究意义	阿那曲唑的新辅助内分泌疗效和他莫昔芬相当
参考资料	Cancer. 2006,106(10):2095~103. PMID 16598749

试验名称	ACOSOG Z1031
试验分期	II 期
入组时间	2006 年 1 月~2009 年 1 月
入组患者	377 例绝经后 ER 阳性乳腺癌(临床分期:II 或 III 期)
分组情况	第 1 组:依西美坦 16 周 第 2 组:来曲唑 16 周 第 3 组:阿那曲唑 16 周
研究结果	cRR:第 1 组 62.9%,第 2 组 74.8%,第 3 组 69.1%
研究意义	AI 新辅助治疗可作为 ER 阳性、绝经后 II / III 期患者的常规选择,以改善其术后转归
参考资料	J Clin Oncol. 2011,29(17):2342~9. PMID 21555689

三、靶向治疗

试验名称	NOAH
试验分期	III期
入组时间	2002 年 6 月~2005 年 12 月
入组患者	235 例 HER2 阳性局部晚期乳腺癌患者
分组情况	第 1 组:化疗 + 曲妥珠单抗 第 2 组:化疗
研究结果	5 年 EFS:第 1 组 58%,第 2 组 43%(P=0.016) pCR 患者比非 pCR 患者(P<0.0001) 5 年 OS:第 1 组 74%,第 2 组 63%(P=0.055)
研究意义	在化疗基础上增加曲妥珠单抗的新辅助治疗,可以显著提高 HER2 阳性乳腺癌 pCR 率,并且能明显改善 pCR 患者预后 NOAH 研究结果支持 pCR 率作为首要研究终点的可行性,认为 pCR 率在抗 HER2 靶向药物新辅助治疗未来的临床研究中,可以早期提示生存益处
参考资料	Lancet Oncol. 2014,15(6):640~7. PMID 24657003 Lancet. 2010,375(9712):377~84. PMID 20113825

试验名称	NSABP B-41
试验分期	III期
入组时间	2007 年 7 月~2011 年 6 日
入组患者	529 例 HER2 阳性早期乳腺癌患者
分组情况	第 1 组:AC → 紫杉醇 + 曲妥珠单抗 第 2 组:AC → 紫杉醇 + 拉帕替尼 第 3 组:AC → 紫杉醇 + 曲妥珠单抗 + 拉帕替尼 AC(多柔比星 + 环磷酰胺)4 周期,紫杉醇单周方案 新辅助 → 手术 → 曲妥珠单抗
研究结果	乳腺 pCR 率:第 1 组 52.5%,第 2 组 53.2%,第 3 组 62.0% 第 3 组比第 1 组(P=0.095),第 2 组比第 1 组(P=0.99) 乳腺及淋巴结 pCR 率: 第 1 组 49.4%,第 2 组 47.4%,第 3 组 60.2% 第 3 组比第 1 组(P=0.056),第 2 组比第 1 组(P=0.078)
研究意义	拉帕替尼获得与曲妥珠单抗同样的 pCR,两药联用时 pCR 更高,但差异没有统计学意义
参考资料	Lancet Oncol. 2013,14(12):1183~92 PMID 24095300

试验名称	NeoALTTO
试验分期	III期
入组时间	2008 年 1 月~2010 年 5 月
入组患者	455 例 HER2 阳性早期乳腺癌患者(T>2cm)

分组情况	第 1 组:紫杉醇 + 拉帕替尼 第 2 组:紫杉醇 + 曲妥珠单抗 第 3 组:紫杉醇 + 拉帕替尼 + 曲妥珠单抗 新辅助→手术→ FEC(3 周期)+ 曲妥珠单抗
研究结果	pCR 率:第 1 组 24.7%,第 2 组 29.5%,第 3 组 51.3% 第 1 组比第 3 组(P=0.0001),第 2 组比第 3 组(P=0.34)
	3 年 EFS:第 1 组 78%,第 2 组 76%,第 3 组 84% 第 2 组比第 1 组(P=0.81),第 3 组比第 2 组(P=0.33) pCR 患者 86%,非 pCR 患者 72%(P=0.0003)
	3 年 OS:第 1 组 93%,第 2 组 90%,第 3 组 95% 第 2 组比第 1 组(P=0.65),第 3 组比第 2 组(P=0.19) pCR 患者 94%,非 pCR 患者 87%(P=0.005)
研究意义	与单药相比,拉帕替尼和曲妥珠单抗双靶向治疗可显著改善 pCR 率;新辅助抗 HER2 治疗后,实现 pCR 的患者的 EFS 和 OS 较无 pCR 患者延长
参考资料	Lancet Oncol. 2014,15(10):1137~46. PMID 25130998 Lancet. 2012,379(9816):633~40. PMID 22257673

试验名称	NeoSphere
试验分期	III期
入组时间	2007 年 12 月~2009 年 12 月
入组患者	417 例局部晚期、炎性或早期 HER2 阳性乳腺癌患者
分组情况	第 1 组:多西他赛 + 曲妥珠单抗(TH) 第 2 组:多西他赛 + 曲妥珠单抗 + 帕妥珠单抗(THP) 第 3 组:曲妥珠单抗 + 帕妥珠单抗(HP) 第 4 组:多西他赛 + 帕妥珠单抗(TP) 新辅助→手术→ FEC + 曲妥珠单抗
研究结果	pCR 率:TH 组 29%,THP 组 45.8%,HP 组 16.8%,TP 组 24% THP 组比 TH 组(P=0.0141),HP 组比 TH 组(P=0.0198) THP 组比 TP 组(P=0.003)
	5 年 PFS: 第 1 组 81%,第 2 组 86%,第 3 组 73%,第 4 组 73% pCR 患者 85%,非 pCR 患者 76%(HR 0.54, 95% CI 0.29~1.00) 5 年 DFS: 第 1 组 81%,第 2 组 84%,第 3 组 80%,第 4 组 75%
研究意义	证实 HER2 阳性乳腺癌新辅助治疗中,化疗联合曲妥珠单抗和帕妥珠单抗双靶向治疗,较化疗联合曲妥珠单抗能进一步提高 pCR 率 达到 pCR 的患者 5 年 DFS 率更高,再次确定了 pCR 的预测作用
参考资料	Lancet Oncol. 2016,17(6):791~800. PMID 27179402 Baselga et al. SABCS 2010

试验名称	GeparQuinto(GBG 44)
试验分期	III期

入组时间	2007 年 11 月~2010 年 7 月
入组患者	1948 例 HER2 阴性早期乳腺癌患者（肿瘤大小中位数为 4cm）
分组情况	第 1 组：EC → 多西他赛 第 2 组：EC → 多西他赛 + 贝伐单抗
研究结果	总患者 pCR 率：第 1 组 14.9%，第 2 组 18.4%（P=0.04） TNBC 患者 pCR 率：第 1 组 27.9%，第 2 组 39.3%（P=0.003） HR（+）患者 pCR 率：第 1 组 7.8%，第 2 组 7.7%（P=1.00） 3 年 DFS：第 1 组比第 2 组（P=0.784） 3 年 OS：第 1 组比第 2 组（P=0.842） 亚组分析（TNBC） 3 年 DFS：第 1 组比第 2 组（P=0.941） 3 年 OS：第 1 组比第 2 组（P=0.891）
研究意义	在贝伐单抗加入以蒽环紫杉为基础的新辅助化疗中，未能提高患者 DFS 和 OS
参考资料	Ann Oncol. 2014, 25（12）:2363~72. PMID 25223482 N Engl J Med 2012，366（4）:299~309. PMID 22276820

第 4 节　早期乳腺癌辅助治疗临床试验

一、辅助化疗

CMF（4 周方案）

试验名称	Milan Ⅰ
入组时间	1973 年 6 月 1 日~1975 年 9 月 11 日
入组患者	386 例乳腺癌术后，淋巴结阳性，绝经前和绝经后患者
分组情况	第 1 组：单独手术 第 2 组：术后行 CMF 方案辅助化疗 12 周期
研究结果	中位随访 28.5 年 RFS：第 1 组 22%，第 2 组 29%（P=0.002） OS：第 1 组 16%，第 2 组 25%（P=0.04） 中位 OS：第 1 组 8 年，第 2 组 18 年（实际化疗剂量 >85% 标准）
研究意义	确立了 CMF 方案在乳腺癌辅助治疗的作用和地位，乳腺癌术后辅助化疗的里程碑
参考资料	BMJ. 2005，330（7485）:217. PMID 15649903 N Engl J Med. 1995，332（14）:901~6. PMID 7877646 N Engl J Med. 1976，294（8）:405~10. PMID 1246307

AC 方案

试验名称	NSABP B-15
入组时间	1984 年 10 月 ~1988 年 10 月

续表

入组患者	2194 例腋淋巴结阳性、他莫昔芬不敏感的乳腺癌改良根治术或保乳手术后患者 其中他莫昔芬不敏感的标准来自 NSABP B-09
分组情况	第 1 组：AC 方案 4 周期 第 2 组：AC 方案 4 周期 → CMF 方案 3 周期 第 3 组：CMF 方案 6 周期
研究结果	3 年随访： DFS：第 1 组 62%，第 2 组 68%，第 3 组 63% 第 1 组比第 2 组（P=0.5） 第 1 组比第 3 组（P=0.5） 第 2 组比第 3 组（P=0.2） DDFS：第 1 组 68%，第 3 组 68%（P=0.5） OS：第 1 组 83%，第 3 组 82%（P=0.8）
	比较 AC 和 CMF 方案用药时间和用药方法，认为 AC 方案更方便，耗时更少，节省更多医疗资源，两者副作用无很大差别
研究意义	NSABP 推荐 AC 方案作为腋淋巴结阳性乳腺癌患者术后辅助化疗的最佳方案
参考资料	J Natl Cancer Inst. 2000, 92（24）：1991~8. PMID 11121461 J Clin Oncol. 1990, 8（9）：1483~96. PMID 2202791

　　2000 年，NSABP B-15 试验的回顾性分析研究表明，对 HER2 阳性的患者，虽然没有达到统计学差异，但与 CMF 方案相比，AC 方案化疗能提高患者的 DFS、RFS 和 OS。所以，研究者建议对 HER2 阳性的患者，术后化疗应首选 AC 方案。

CEF 方案

试验名称	MA5
入组时间	1989—1993 年
入组患者	710 例绝经前和绝经后腋窝淋巴结阳性乳腺癌患者
分组情况	第 1 组：CEF 方案 6 周期 第 2 组：CMF 方案 6 周期
研究结果	5 年 RFS：第 1 组 63%，第 2 组 53%（P=0.009） 5 年 OS：第 1 组 77%，第 2 组 70%（P=0.03）
	10 年 RFS：第 1 组 52%，第 2 组 45%（P=0.007） 10 年 OS：第 1 组 62%，第 2 组 58%（P=0.085）
	MA5 试验回顾分析： CEF 组：TNBC 死亡危险较非 TNBC 高 1.8 倍（P=0.02） CMF 组：TNBC 与非 TNBC 死亡危险无差异 CEF 和 CMF 两组 5 年 OS 分别为 51% 和 71%（P=0.06）
研究意义	与 CMF 方案相比，含蒽环类药物的 CEF 方案进一步提高了乳腺癌的 RFS 和 OS
	与 CEF 方案相比，TNBC 从 CMF 方案中获益大
参考资料	J Clin Oncol. 1998, 16（8）：2651~8. PMID 9704715 J Clin Oncol. 2005, 23（22）：5166~70. PMID 16051958

CAF 方案

试验名称	SWOG8897（INT0102）
入组时间	1989 年 7 月
入组患者	2690 例淋巴结阴性的高危乳腺癌术后患者 （T ≥ 2cm,ER（-）/PR（-）,S 期细胞比例增高
分组情况	第 1 组:CMF 方案 6 周期 第 2 组:CMF 方案 6 周期→ TAM 内分泌 5 年 第 3 组:CAF 方案 6 周期 第 4 组:CAF 方案 6 周期→ TAM 内分泌 5 年
研究结果	CAF 稍优于 CMF 5 年 DFS:CMF 组 82%,CAF 组 85%（P=0.03） 5 年 OS:CMF 组 90%,CAF 组 93%（P=0.03） 10 年 DFS:CMF 组 75%,CAF 组 77%（P=0.13） 10 年 OS:CMF 组 82%,CAF 组 85%（P=0.03） 对于激素受体阳性乳腺癌,TAM 术后内分泌治疗获益 10 年 DFS 非 TAM 组 vs. TAM 组（HR 1.32, 95% CI, 1.09 -1.61; P=0.003） 10 年 OS: 非 TAM 组 vs. TAM 组（HR 1.26, 95% CI, 0.99-1.61; P=0.03） 对于激素受体阴性乳腺癌,TAM 术后内分泌治疗未获益
参考资料	J Clin Oncol. 2005, 23（33）:8313~21. PMID 16293862 Proc Am Soc Clin Oncol. 1998, 17:1a,（abstr 2）

综合 11 项临床试验,结果显示:与 CMF 方案相比,含蒽环类药物（多柔比星或表柔比星）方案使乳腺癌年复发风险进一步降低 12%,死亡风险降低 11%;绝对收益分别增加 3.2% 与 2.7%。以上研究奠定了蒽环类药物在乳腺癌辅助化疗中的地位,使蒽环类药物成为乳腺癌治疗的基石药物,乳腺癌辅助化疗进入蒽环时代。综合目前研究结果,一般认为蒽环类方案优于 CMF 方案。其中,含蒽环类药联合方案治疗 4 周期与 CMF 方案化疗 6 周期疗效相当。

术后辅助化疗周期数比较

试验名称	FASG-01
试验分期	Ⅲ期
入组时间	1986 年 7 月~1990 年 7 月
入组患者	621 例早期乳腺癌术后患者
分组情况	第 1 组:FEC 方案 6 周期（EPI 50mg/m²） 第 2 组:FEC 方案 3 周期（EPI 50mg/m²） 第 3 组:FEC 方案 3 周期（EPI 75mg/m²）

续表

研究结果	10 年 DFS：第 1 组 53.4%，第 2 组 42.5%，第 3 组 43.6% 第 1 组比第 2 组（$P=0.02$），第 1 组比第 3 组（$P=0.05$） 10 年 OS：第 1 组 64.3%，第 2 组 56.6%，第 3 组 59.7% 第 1 组比第 2 组（$P=0.046$），第 1 组比第 3 组（$P=0.59$）
研究意义	术后辅助化疗 6 周期无论在 DFS 或 OS 均优于 3 周期
参考资料	J Clin Oncol. 2003，21（2）：298~305. PMID: 12525522

比较 CAF 方案 3 种剂量强度

试验名称	CALGB 8541
试验分期	III期
入组时间	1985 年 1 月
入组患者	1572 例淋巴结阳性，II 期乳腺癌术后患者（T1/2N1MO）
分组情况	CAF 方案（环磷酰胺 + 多柔比星 + 氟尿嘧啶） 其中 C：第 1 天，A：第 1 天，F：第 1、8 天 第 1 组：4 周期 C:600 mg/m²，A:60mg/m²，F:600 mg/m² 第 2 组：6 周期 C:400 mg/m²，A:40mg/m²，F:400 mg/m² 第 3 组：4 周期 C:300 mg/m²，A:30mg/m²，F:300 mg/m²
研究结果	中位随访 9 年 DFS：第 1 组 66%，第 2 组 61%，第 2 组 56% 第 1 组比第 2 组（$P=0.11$），第 2 组比第 3 组（$P=0.0001$） OS：第 1 组 78%，第 2 组 77%，第 2 组 72% 第 1 组比第 2 组（$P=0.85$），第 2 组比第 3 组（$P=0.0095$）
研究意义	CAF 方案中、高剂量组显著优于低剂量组。
参考资料	J Natl Cancer Inst. 1998，90（16）：1205~11. PMID: 9719081 N Engl J Med. 1994，330（18）：1253~9. PMID: 8080512

比较不同剂量强度和密度的环磷酰胺

试验名称	NSABP B-22
试验分期	III期
入组时间	1989 年 7 月~1991 年 5 月
入组患者	2305 例淋巴结阳性早期乳腺癌术后患者
分组情况	AC 方案（多柔比星 + 环磷酰胺） 第 1 组：4 周期 A:60mg/m²，4 周期 C:600 mg/m² 第 2 组：4 周期 A:60mg/m²，2 周期 C:1200 mg/m² 第 3 组：4 周期 A:60mg/m²，4 周期 C:1200 mg/m²
研究结果	DFS：第 1 组 62%，第 2 组 60%，第 2 组 64% 第 1 组比第 2 组（$P=0.43$），第 1 组比第 3 组（$P=0.59$） OS：第 1 组 78%，第 2 组 77%，第 2 组 77% 第 1 组比第 2 组（$P=0.86$），第 1 组比第 3 组（$P=0.82$）
研究意义	AC 方案中加强环磷酰胺的密度和强度未见优势。

参考资料	J Clin Oncol. 1997，15（5）:1858~69. PMID: 9164196

剂量强度

试验名称	FASG-05
试验分期	III 期
入组时间	1990 年 4 月~1993 年 7 月
入组患者	565 例腋下淋巴结阳性早期乳腺癌术后患者
分组情况	第 1 组:FEC 方案 6 周期（EPI 50mg/m²） 第 2 组:FEC 方案 6 周期（EPI 100mg/m²）
研究结果	10 年 DFS:第 1 组 45.3%,第 2 组 50.7%（$P=0.036$） 10 年 OS:第 1 组 50.0%,第 2 组 54.8%（$P=0.038$）
研究意义	淋巴结阳性预后差的乳腺癌患者术后辅助化疗,表柔比星高剂量较低剂量显著提高患者 DFS 和 OS,本实验明确了表柔比星的标准剂量
参考资料	J Clin Oncol. 2005，23（12）:2686~93. PMID: 15837983

AC → T 方案

试验名称	CALGB 9344
入组时间	1994 年 5 月
入组患者	3121 淋巴结阳性乳腺癌患者
分组情况	AC 组:AC 方案 4 周期 （多柔比星 60 mg/m²,75 mg/m²,90 mg/m² 三个剂量亚组） AC → T 组:AC 方案 4 周期→紫杉醇 4 周期
研究结果	AC 组中三个剂量亚组 5 年 DFS 率:69%、66%、67% 组间未显示显著差异 5 年 DFS:AC 组 65%,AC → T 组 70%（$P=0.0023$） 5 年 OS:AC 组 77%,AC → T 组 80%（$P=0.0064$） 紫杉醇加入使乳腺癌 5 年复发风险降低 17%（$P=0.0023$）,死亡风险降低 18%（$P=0.0064$）,亚组分析显示,受体阴性的患者获益较显著
研究意义	对于受体阴性、淋巴结阳性乳腺癌患者,在 AC 方案基础加用紫杉醇能够显著提高疗效
参考资料	J Clin Oncol. 2003，21（6）:976~83. PMID 12637460

AC → T 方案

试验名称	NSABP B-28
入组时间	1995 年 8 月
入组患者	3060 例淋巴结阳性乳腺癌患者
分组情况	第 1 组:AC 方案 4 周期 第 2 组:AC 方案 4 周期→紫杉醇 4 周期

研究结果	5 年 DFS：AC 组 72%，AC → T 组 76%（P=0.008） 5 年 OS：AC 组 85%，AC → T 组 85%（P=0.046） DFS 具有统计学差异，OS 未见明显差异
研究意义	AC 方案基础加用紫杉醇能够提高疗效
参考资料	J Clin Oncol. 2005，23（16）：3686~96. PMID 15897552

D → EC 方案

试验名称	GOIM 9902
入组时间	1999 年 4 月~2005 年 10 月
入组患者	750 例淋巴结阳性乳腺癌患者
分组情况	第 1 组：EC 方案 4 周期 第 2 组：多西他赛 4 周期→ EC 方案 4 周期
研究结果	5 年 DFS：第 1 组 73.4%，第 2 组 73.4% 5 年 OS：第 1 组 89.5%，第 2 组 90.7%（P=0.95）
研究意义	对于预后相对较好的低危复发风险乳腺癌患者，紫杉类药物可能是一种过度治疗
参考资料	Ann Oncol. 2012，23（5）：1121~9. PMID 21965475

　　上述 3 项研究都旨在探讨蒽环类药物化疗基础上加用紫杉类药物能否使淋巴结阳性乳腺癌患者进一步获益。虽然 3 项研究入组人群中的 ER 阳性者比例都在 60% 左右，但由于这些研究开展时期较早，没有准确、完整的关于当前用于乳腺癌分子分型的分子生物学指标（包括 HER2 和 Ki67）的资料，因而该 3 项研究的结果不能想当然地用于 Luminal A 型乳腺癌患者。对三大临床试验综合分析表明：阳性淋巴结≥ 10 个的患者在 CALGB9344 中占 12%，在 NSABP B-28 中为 4%，而在 GOIM9902 中仅 1.3%，即 GOIM9902 中的患者预后本身好于前两项研究，故在 64 个月的随访时间内未出现预设的事件数也正常，但事件数过少肯定会影响研究结果可信度。

FEC → D

试验名称	PACS01
试验分期	III期
入组时间	1997 年 6 月~2000 年 3 月
入组患者	1999 例淋巴结阳性乳腺癌患者
分组情况	第 1 组：FEC 方案 6 周期 第 2 组：FEC 方案 3 周期→多西他赛 3 周期
研究结果	5 年 DFS：第 1 组 73.2%，第 2 组 78.4%（P=0.012） 5 年 OS：第 1 组 86.7%，第 2 组 90.7%（P=0.017） 第 2 组较第 1 组复发风险降低 18%

	8 年 DFS:第 1 组 65.8%,第 2 组 70.2%(P=0.036)
	8 年 OS:第 1 组 78.0%,第 2 组 83.2%(P=0.007)
	第 2 组较第 1 组复发风险降低 15%,死亡风险降低 25%
研究意义	含蒽环类基础上加入紫杉类可进一步改善淋巴结阳性乳腺癌患者的转归
参考资料	Oncologist. 2012,17(7):900~9. PMID 22610153 J Clin Oncol. 2006,24(36):5664~71. PMID 17116941

TAC 方案

试验名称	BCIRG 001
试验分期	III期
入组时间	1997 年 6 月~1999 年 6 月
入组患者	1491 例淋巴结阳性乳腺癌患者
分组情况	第 1 组:TAC 方案 6 周期 第 2 组:FAC 方案 6 周期
研究结果	5 年 DFS:第 1 组 76%,第 2 组 69%(P=0.001) 5 年 OS:第 1 组 87%,第 2 组 81%(P=0.008)
	10 年 DFS:第 1 组 62%,第 2 组 55%(P=0.0043) 10 年 OS:第 1 组 76%,第 2 组 69%(P=0.002)
	TAC 组中有 26 名(3%)患者出现 3~4 级的心衰,在 FAC 组中有 17 名(2%),在 TAC 组中有 2 名患者出现死亡,而在 FAC 组中则有 4 名患者出现死亡
研究意义	显示蒽环类联合紫杉类也可提高患者的 RFS 率和 OS 率,尤其是对腋淋巴结 1~3 个转移的患者
参考资料	Lancet Oncol. 2013,14(1):72~80. PMID 23246022

剂量密集型方案

试验名称	CALGB 9741
入组时间	1997 年 9 月~1999 年 3 月
入组患者	2005 例淋巴结阳性乳腺癌术后患者
分组情况	第 1 组:4 周期 A → 4 周期 T → 4 周期 C(每 3 周) 第 2 组:4 周期 A → 4 周期 T → 4 周期 C(每 2 周) 第 3 组:4 周期 AC → 4 周期 T(每 3 周) 第 4 组:4 周期 AC → 4 周期 T(每 2 周)
研究结果	4 年 DFS:剂量密集组 82%,非剂量密集组 75%(P=0.01) 3 年 OS:剂量密集组 92%,非剂量密集组 90%(P=0.013)
	序贯与联合组间的 DFS 和 OS 无显著性差异
研究意义	该研究比较了含紫杉醇的剂量密集 2 周方案和常规 3 周疗法的疗效,结果显示,剂量密集方案的 DFS 和 OS 均要明显优于 3 周方案
参考资料	J Clin Oncol 2003,21(8):1431~9. PMID 12668651

AC → wT 与 AC → D 方案

试验名称	E1199
试验分期	III期
入组时间	1999 年 10 月~2002 年 1 月
入组患者	4954 例淋巴结阳性或淋巴结阴性的高危乳腺癌
分组情况	第 1 组 P3：AC 方案化疗 4 周期→紫杉醇 3 周方案 4 周期 第 2 组 P1：AC 方案化疗 4 周期→紫杉醇单周方案 12 周期 第 3 组 D3：AC 方案化疗 4 周期→多西他赛 3 周方案 4 周期 第 4 组 D1：AC 方案化疗 4 周期→多西他赛单周方案 12 周期
研究结果	5 年 DFS： 第 1 组 76.9%，第 2 组 81.5%，第 3 组 81.2%，第 4 组 77.6% P1 vs. P3（$P=0.006$），D3 比 P3（$P=0.02$） 5 年 OS： 第 1 组 86.5%，第 2 组 89.7%，第 3 组 87.3%，第 4 组 86.2% P1 比 P3（$P=0.01$） 10 年 DFS： 第 1 组 65.5%，第 2 组 70.7%，第 3 组 71.9%，第 4 组 67.1% 10 年 OS： 第 1 组 75.3%，第 2 组 77.7%，第 3 组 78.5%，第 4 组 75.9% 在整体人群中，AC 方案后序贯紫杉醇单周方案或多西他赛 3 周方案相比紫杉醇 3 周方案，显著改善 DFS，小幅改善 OS TNBC 10 年 DFS： 第 1 组 58.7%，第 2 组 69.0%，第 3 组 62.3%，第 4 组 56.8% TNBC 10 年 OS： 第 1 组 65.6%，第 2 组 75.1%，第 3 组 68.7%，第 4 组 68.6% 对于三阴乳腺癌，最有效的紫杉醇方案是紫杉醇周疗，10 年的 DFS 从 58.7% 提高至 69.0%，10 年 OS 从 65.6% 提高至 75.1%
研究意义	剂量密集方案动摇了对淋巴结阳性乳腺癌患者，术后辅助化疗应采用每 3 周为 1 周期的传统观点 AC 方案 4 周期序贯单周方案紫杉醇 12 周期，或 3 周方案多西他赛 4 周期，成为淋巴结阳性乳腺癌术后辅助化疗的标准方案之一
参考资料	J Clin Oncol. 2015，33（21）:2353~60. PMID 26077235 N Engl J Med. 2008，358（16）:1663~71. PMID 18420499

试验名称	NSABP B-38
试验分期	III期
入组时间	2004 年 11 月~2007 年 5 月
入组患者	4894 例可手术的腋窝淋巴结阳性乳腺癌患者
分组情况	第 1 组：TAC 方案（多西他赛＋多柔比星＋环磷酰胺） 第 2 组：DD AC → P（剂量密集多柔比星＋环磷酰胺→紫杉醇） 第 3 组：DD AC → PG （剂量密集多柔比星＋环磷酰胺→紫杉醇＋吉西他滨）

研究结果	5 年 DFS: 第 1 组 80.1 %, 第 2 组 82.2%, 第 3 组 80.6% 第 1 组比第 2 组 (P=0.14) 第 2 组比第 3 组 (P=0.27) 第 1 组比第 3 组 (P=0.71) 5 年 OS: 第 1 组 89.6%, 第 2 组 89.1 %, 第 3 组 90.8% 第 1 组比第 2 组 (P=0.92) 第 2 组比第 3 组 (P=0.25) 第 1 组比第 3 组 (P=0.32)
研究意义	标准辅助治疗方案加第 4 种药物治疗淋巴结阳性乳腺癌无附加获益
参考资料	2012, J Clin Oncol 30, (suppl; abstr LBA1000)

TC 方案

试验名称	US Oncology 9735
入组时间	1997 年 7 月 ~2000 年 5 月
入组患者	1016 例 Ⅰ、Ⅱ、Ⅲ期乳腺癌患者
分组情况	第 1 组: TC 方案 4 周期 第 2 组: AC 方案 4 周期
研究结果	7 年 DFS: 第 1 组 81%, 第 2 组 75% (P=0.033) 7 年 OS: 第 1 组 87%, 第 2 组 82% (P=0.032) 4 周期 TC 相较 4 周期 AC 方案, 5 年 DFS 显著获益, 7 年 OS 也达到显著获益。随时间推移, TC 方案在乳腺癌术后辅助化疗中的优势更加明显, 安全性数据则显示无论老年还是年轻患者, TC 方案均有良好的耐受性
研究意义	确立了紫杉类在乳腺癌术后辅助治疗中的重要地位, 并试图挑战蒽环类药物的传统地位
参考资料	J Clin Oncol. 2009, 27 (8): 1177~83. PMID 19204201

试验名称	FinXX
试验分期	Ⅲ期
入组时间	2004 年 6 月 ~2007 年 5 月
入组患者	1500 例淋巴结阳性或者直径大于 2 cm 同时孕激素受体 (PR) 阴性的乳腺癌患者
分组情况	第 1 组: TX-CEX 第 2 组: T-CEF T: 多西他赛, C: 环磷酰胺, E: 表柔比星, F: 5-FU, X: 卡培他滨
研究结果	5 年 RFS: 第 1 组 86.6%, 第 2 组 84.1% (P=0.087) 5 年 OS: 第 1 组 92.6%, 第 2 组 86.7% (P=0.080) 10 年 RFS: 第 1 组 78.5%, 第 2 组 76.5% (P=0.225) 10 年 OS: 第 1 组 84.0%, 第 2 组 82.4% (P=0.150) 亚组分析 (三阴性乳腺癌) 5 年 BCSS: (HR, 0.64; 95% CI, 0.44~0.95; P=0.027) TX-CEX 提高三阴乳腺癌 BCSS
研究意义	首次证实卡培他滨在乳腺癌术后辅助治疗中的地位, 为卡培他滨对各期乳腺癌的治疗有效性和安全性提供证据

| 参考资料 | ASCO 2016
J Clin Oncol. 2012，30（1）:11~8. PMID 22105826 |

备注：BCSS（Breast cancer-specific survival）乳腺癌特异性生存

试验名称	CREATE-X/JBCRG-04
试验分期	Ⅲ期
入组时间	2007—2012 年
入组患者	910 例以蒽环类和 / 或紫杉类为基础的新辅助治疗后仍有残余病灶的 HER2 阴性侵袭性乳腺癌患者
分组情况	第 1 组：术后标准治疗 + 卡培他滨维持 8 周期 第 2 组：术后标准治疗
研究结果	DFS：第 1 组 74.1%,第 2 组 67.7%（HR 0.70,0.53-0.93） OS：第 1 组 89.2%,第 2 组 83.3%（HR 0.60,0.40-0.92）
研究意义	卡培他滨辅助治疗使 DFS 和 OS 显著获益,尤其对于三阴性乳腺癌患者
参考资料	Lee SJ，et al. SABCS 2015. Abstract S1-07

二、辅助内分泌治疗

他莫昔芬

试验名称	SWOG 8814（INT0100）
试验分期	Ⅲ期
入组时间	1989 年 6 月
入组患者	1558 例激素受体阳性、淋巴结阳性乳腺癌患者
分组情况	第 1 组：TAM（他莫昔芬） 第 2 组：CAF → TAM 第 3 组：CAFT → TAM
研究结果	10 年 DFS：第 1 组 48%,第 2+3 组 57%（P=0.002） 10 年 OS：第 1 组 60%,第 2+3 组 65%（P=0.057） 10 年 DFS：第 2 组 60%,第 3 组 53%（P=0.061） 10 年 OS：第 2 组 68%,第 3 组 62%（P=0.30）
研究意义	明确了他莫昔芬辅助内分泌治疗乳腺癌的疗效及给药时机 在激素受体阳性乳腺癌患者中,辅助化疗结束后序贯应用他莫昔芬可以降低患者复发率和死亡率
参考资料	Lancet. 2009，374（9707):2055~63. PMID 20004966

他莫昔芬 5 年

试验名称	Scottish
入组时间	1978 年 4 月 ~1984 年 9 月
入组患者	1322 例早期乳腺癌患者（绝经后 1079 例） 57% 明确 ER 阳性

分组情况	第 1 组:他莫昔芬 5 年 第 2 组:出现复发后开始他莫昔芬
研究结果	15 年随访,5 年他莫昔芬治疗组复发风险降低 47%,乳腺癌死亡风险降低 29% 5 年他莫昔芬后,继续他莫昔芬,治疗并未为患者带来生存获益
研究意义	他莫昔芬辅助治疗 5 年成为乳腺癌辅助内分泌治疗标准
参考资料	J Natl Cancer Inst. 2001,93(6):456~62. PMID 11259471

试验名称	NSABP B-14
入组时间	1982 年 1 月~1988 年 1 月
入组患者	2892 例 ER 阳性 / 淋巴结阴性乳腺癌患者入组, 1172 例(2 次随机)
分组情况	初始随机化(1982 年 1 月) 第 1 组:他莫昔芬 5 年 第 2 组:安慰剂 5 年
研究结果	10 年 DFS:第 1 组 69%,第 2 组 57%(P<0.0001) 10 年 DDFS:第 1 组 76%,第 2 组 67%(P<0.0001) 10 年 OS:第 1 组 80%,第 2 组 76%(P=0.02) 降低对侧乳腺癌发生率 37%(P=0.007) 服用他莫昔芬 5 年有益于 ER 阳性、淋巴结阴性乳腺癌术后患者
分组情况	2 次随机化(1987 年 4 月) 第 1 组:他莫昔芬大于 5 年 第 2 组:他莫昔芬 5 年
研究结果	7 年 DFS:第 1 组 78%,第 2 组 82%(P=0.03) 7 年 RFS:第 1 组 92%,第 2 组 94%(P=0.13) 7 年 OS:第 1 组 91%,第 2 组 94%(P=0.07) 他莫昔芬延长用药时间至 10 年无法得到更好疗效,反而降低了乳腺癌患者 DFS。
研究意义	明确了 ER 阳性腋淋巴结阴性乳腺癌患者术后单用他莫昔芬 5 年的疗效,他莫昔芬辅助治疗 5 年成 　　为乳腺癌辅助内分泌治疗标准
参考资料	J Natl Cancer Inst. 2001,93(9):684~90. PMID 11333290 J Natl Cancer Inst. 1996,88(21):1529~42. PMID 8901851 N Engl J Med. 1989,320(8):479~84. PMID 2644532

他莫昔芬 10 年

试验名称	ATLAS(Adjuvant Tamoxifen Longer Against Shorter)
试验分期	Ⅲ期
入组时间	1996–2005 年
入组患者	12894 例早期乳腺癌患者 6846 例明确 ER 阳性(54% 淋巴结阴性)
分组情况	第 1 组:他莫昔芬 5 年 第 2 组:他莫昔芬 10 年

研究结果	15 年复发率：第 1 组 25.1%，第 2 组 21.4%（P=0.002） 15 年死亡率：第 1 组 15.0%，第 2 组 12.2%（P=0.01）
研究意义	他莫昔芬辅助治疗 10 年成为绝经前乳腺癌辅助治疗的新标准
参考资料	Lancet. 2013，381（9869）：805~16. PMID 23219286

ATLAS 试验结果与 NSABP B-14 试验相反，可能由于 NSABP B-14 试验入组的是淋巴结阴性患者，而 ATLAS 试验中，46% 为淋巴结阳性患者。

试验名称	aTTom（adjuvant Tamoxifen Treatment offers more）
入组时间	1991—2005 年
入组患者	6953 例早期乳腺癌患者 ER 阳性明确的 2755 例，未明确的 4198 例
分组情况	第 1 组：他莫昔芬 5 年 第 2 组：他莫昔芬 10 年
研究结果	15 年复发率：第 1 组 32%，第 2 组 28%（P=0.003） 15 年死亡率：第 1 组 24%，第 2 组 21%（P=0.05） 15 年子宫内膜癌发生率： 第 1 组 1.3%，第 2 组 2.9%（P<0.0001） 15 年子宫内膜癌死亡率： 第 1 组 0.6%，第 2 组 1.1%（P=0.02）
研究意义	对于雌激素受体阳性的乳腺癌，延长他莫昔芬辅助治疗至 10 年而非 5 年，可进一步降低复发风险，但是子宫内膜癌等副反应的发生率也随之明显增高
参考资料	J Clin Oncol. 2008，26：（May 20 suppl；abstr 513） J Clin Oncol. 2013，31：（suppl；abstr 5）

辅助内分泌序贯延长治疗

试验名称	MA.17
试验分期	III期
入组时间	1998 年 9 月~2002 年 5 月
入组患者	5187 例 HR 阳性绝经后乳腺癌患者
分组情况	第 1 组：他莫昔芬约 5 年（4.5~6 年）→来曲唑 5 年 第 2 组：他莫昔芬约 5 年（4.5~6 年）→安慰剂 5 年
研究结果	4 年 DFS：第 1 组 94.4%，第 2 组 89.8%（P<0.001） 4 年 DDFS：第 1 组较第 2 组降低 40%（P=0.002） 4 年 OS：第 1 组 95.4%%，第 2 组 95.0%（P=0.3）
研究意义	首次讨论了他莫昔芬 5 年以后如何继续降低患者复发风险的问题，基于这些患者乳腺癌复发风险持续存在，提出后续强化辅助治疗的概念，是乳腺癌辅助内分泌治疗的进步
参考资料	J Clin Oncol. 2012，30（7）：718~21. PMID 22042967 J Natl Cancer Inst. 2005，97：1262~1271，PMID 16145047

　　MA.17、ATLAS、aTTom 的研究结果证实延长内分泌治疗到 10 年,可以继续提高治疗效果,但是一定程度增加了治疗的不良反应。他莫昔芬辅助治疗 10 年成为绝经前乳腺癌辅助治疗的新标准。

依西美坦

试验名称	TEAM
试验分期	III 期
入组时间	2001 年 1 月~2006 年 1 月
入组患者	9775 例 ER(+)或 PR(+)绝经后乳腺癌患者
分组情况	预设: 第 1 组:他莫昔芬 5 年 第 2 组:依西美坦 5 年 2004 年因 IES 试验结果进行试验调整: 第 1 组:他莫昔芬 2.75 年→依西美坦 2.25 年 第 2 组:依西美坦 5 年
研究结果	5 年 DFS:(HR 0.97;95% CI,0.88~1.08;$P=0.60$)
研究意义	绝经后乳腺癌患者,单独使用依西美坦或他莫昔芬序贯依西美坦,需要根据特定的人群患者做出判断
参考资料	Lancet. 2011,377(9762):321~31. PMID 21247627

阿那曲唑

试验名称	ATAC(Arimidex,Tamoxifen,Alone or in Combination)
入组时间	1996 年 7 月~2000 年 3 月
入组患者	9366 例绝经后早期乳腺癌患者
分组情况	第 1 组:他莫昔芬 5 年 第 2 组:阿那曲唑 5 年 第 3 组:他莫昔芬 + 阿那曲唑 5 年
研究结果	第 3 组:由于与他莫昔芬治疗组相比缺乏疗效或耐受性方面的获益,初始分析后中断 第 2 组 对比 第 1 组 10 年 DFS:(HR 0.91,95% CI,0.83~0.99;$P=0.04$) 10 年 TTR:第 1 组 24.0%,第 2 组 19.7%($P=0.01$) 10 年 TTDR:第 1 组 17.7%,第 2 组 15.1%($P=0.03$) 10 年 CLBC 发生率:第 1 组 4.9%,第 2 组 3.2%($P=0.01$) 10 年 OS:(HR 0.97,95% CI,0.88~1.08;$P=0.6$) 中位随访 10 年阿那曲唑对比他莫昔芬改善 DFS,未能改善 OS
研究意义	证实他莫昔芬与阿那曲唑两药联合的疗效并不优于单药 作为激素敏感性绝经后早期乳腺癌辅助治疗药物,阿那曲唑比他莫西芬有更优越的长期疗效和安全性
参考资料	Lancet Oncol. 2010,11(12):1135~41. PMID 21087898 Lancet Oncol. 2008,9(1):45~53. PMID 18083636

备注:TTR(Time to Recurrence,至复发时间)
TTDR(Time to Distant Recurrence,至远处复发时间)
CLBC(contralateral breast cancer,对侧乳腺癌)

来曲唑

试验名称	BIG 1-98
入组时间	1998 年 3 月~2003 年 5 月
入组患者	8028 例绝经后早期乳腺癌
分组情况	1998~2000 年 第 1 组：他莫昔芬 5 年（911 例） 第 2 组：来曲唑 5 年（917 例） 1999~2003 年 第 1 组：他莫昔芬 5 年（1548 例） 第 2 组：来曲唑 5 年（1546 例） 第 3 组：他莫昔芬 2 年→来曲唑 3 年（1548 例） 第 4 组：来曲唑 2 年→他莫昔芬 3 年（1540 例）
研究结果	8.7 年 DFS：第 1 组 72.0%，第 2 组 76.4%（$P=0.0002$） 8.7 年 DRFI：第 1 组 85.1%，第 2 组 87.9%（$P=0.003$） 8.7 年 BCFI：第 1 组 81.6%，第 2 组 84.3%（$P=0.002$） 8.7 年 OS：第 1 组 81.4%，第 2 组 85.4%（$P=0.0006$） 其中：第 1 组 2463 例，第 2 组 2459 例 来曲唑较他莫昔芬显著改善 DFS 及 OS 8 年 DFS：第 3 组 77.3%，第 2 组 78.6%（$P=0.36$） 8 年 OS：第 3 组 85.9%，第 2 组 87.5%（$P=0.36$） 8 年 DFS：第 4 组 77.8%，第 2 组 78.6%（$P=0.48$） 8 年 OS：第 4 组 87.7%，第 2 组 87.5%（$P=0.79$） 其中第 2 组 1546 例 未证实序贯治疗优于来曲唑单药治疗
研究意义	来曲唑对比他莫昔芬显著生存获益，确立来曲唑作为绝经后早期乳腺癌患者辅助治疗标准方案的地位
参考资料	Lancet Oncol. 2011，12（12）:1101~8. PMID 22018631 J Clin Oncol. 2007，25（5）:486~92. PMID 17200148

备注：DRFI（distant recurrence-free interval，无远处复发间期）
BCFI（breast cancer-free interval，无乳腺癌间期）

试验名称	ABCSG-8
入组时间	1996 年 1 月~2004 年 6 月
入组患者	3714 例绝经后 HR 阳性组织学 1~2 级早期乳腺癌患者 75% 淋巴结阴性
分组情况	第 1 组：他莫昔芬 2 年→阿那曲唑 3 年 第 2 组：他莫昔芬 5 年 2 组均未行辅助化疗
研究结果	5 年 DFS：第 1 组 89.5%，第 2 组 88.5%（$P=0.33$） 5 年 RFS:（HR 0.80, 95% CI, 0.631~1.013;$P=0.06$） 5 年 OS:（HR 0.87, 95% CI, 0.645~1.163;$P=0.33$）
研究意义	中低危复发风险的乳腺癌患者术后辅助内分泌治疗，他莫昔芬单药与他莫昔芬序贯阿那曲唑疗效相当

续表

参考资料	J Clin Oncol. 2012，30（7）:722~8. PMID 22271481

试验名称	IES 031（Intergroup Exemestane Study）
入组时间	1998 年 2 月~2003 年 2 月
入组患者	4742 例绝经后乳腺癌患者
分组情况	第 1 组:他莫昔芬 2~3 年→依西美坦 2~3 年 第 2 组:他莫昔芬 2~3 年→他莫昔芬 2~3 年
研究结果	3 年 DFS:第 1 组 91.5%，第 2 组 86.8%（P=0.00001） 3 年 OS:（HR，0.88;95% CI，0.67~1.16;P=0.37） 3 年对侧乳腺癌发生率（HR，0.44;95% CI，0.20~0.98;P=0.04） 5 年 DFS:（HR，0.76;95% CI，0.66~0.88;P=0.0001） 依西美坦组绝对获益 3.3% 5 年 OS:（HR，0.83;95% CI，0.69~1.0;P=0.05） 他莫昔芬治疗 2~3 年后换用依西美坦可显著改善 DFS 和 OS
研究意义	为服用他莫昔芬的患者接受 AI 转换治疗方案提供了有力的循证医学证据,使得这一转换用药策略成为乳腺癌辅助内分泌治疗的新标准,并被写入各大乳腺癌辅助治疗指南
参考资料	Lancet. 2007，369（9561）:559~70. PMID 17307102 N Engl J Med. 2004，350（11）:1081~92. PMID 15014181

　　尽管 IES 试验中他莫昔芬序贯 AI 取得了显著性获益,但是 ABCSG-8，BIG 1-98 试验均未见明显获益,因此,他莫昔芬序贯 AI 应当在适合的特定复发风险人群。

试验名称	ZIPP
试验分期	III期
入组时间	1987 年 8 月~1999 年 3 月
入组患者	2710 例绝经前早期乳腺癌术后患者 ER 阳性占 70%
分组情况	第 1 组:他莫昔芬 2 年 第 2 组:戈舍瑞林 2 年 第 3 组:他莫昔芬 + 戈舍瑞林 2 年 第 4 组:未行辅助内分泌治疗
研究结果	15 年结果分析 事件发生率:含戈舍瑞林组 47%,无戈舍瑞林组 52%（P=0.0013） 死亡率:含戈舍瑞林组 29%,无戈舍瑞林组 33%（P=0.013） 复发率:含戈舍瑞林组 36%,无戈舍瑞林组 42%（P=0.0018） 因乳腺癌死亡:含戈舍瑞林组 26%,无戈舍瑞林组 30%（P=0.0122） 事件发生:包括复发、死亡、出现新肿瘤
研究意义	戈舍瑞林联合标准治疗可显著降低乳腺癌复发和死亡风险
参考资料	J Natl Cancer Inst. 2009，101（5）:341-9. PMID: 19244174

试验名称	SOFT
试验分期	III期
入组时间	2003 年 12 月~2011 年 1 月
入组患者	3066 例绝经前 HR 阳性乳腺癌患者
分组情况	第 1 组:他莫昔芬 5 年 第 2 组:他莫昔芬 + OFS 5 年 第 3 组:依西美坦 + OFS 5 年
研究结果	5 年 DFS:第 1 组 84.7%,第 2 组 86.6%(P=0.10) 5 年 BCFI:第 1 组 86.4%,第 2 组 88.4%,第 3 组 90.9% 第 2 组 vs. 第 1 组(P=0.09) 5 年 OS:1 组 96.7%,第 2 组 95.1%(P=0.13) 亚组分析≤ 35 岁 5 年 BCFI:第 1 组 67.7%,第 2 组 78.9%,第 3 组 83.4% 第 1 组(95% CI,57.3~76.0) 第 2 组(95% CI,69.8~85.5) 第 3 组(95% CI,74.9~89.3) 亚组分析(先前接受化疗) 5 年 BCFI:第 1 组 78%,第 2 组 82.5%,第 3 组 85.7% 第 2 组比第 1 组(HR,0.78;95% CI,0.60~1.02) 第 3 组比第 1 组(HR,0.65;95% CI,0.49~0.87)
研究意义	高危女性,特别是小于 35 岁者,卵巢功能抑制能明显减少乳腺癌复发。同他莫昔芬相比,卵巢功能抑制联合依西美坦减少乳腺癌复发作用更明显
参考资料	N Engl J Med. 2015,372(5):436~46 PMID 25495490

备注:OFS(Ovarian Function Suppression,卵巢功能抑制)
BCFI(breast cancer~free interval,无乳腺癌间期)

试验名称	TEXT(Tamoxifen and EXemestane Trial)
试验分期	III期
入组时间	2003 年 11 月~2011 年 4 月
入组患者	2672 例绝经前 HR 阳性乳腺癌患者
分组情况	第 1 组:他莫昔芬 + OFS 5 年 第 2 组:依西美坦 + OFS 5 年
研究结果	5 年 DFS:第 1 组 87.3 %,第 2 组 91.1 %(P=0.0002) 5 年 BCFI:第 1 组 88.8 %,第 2 组 92.8 %(P<0.0001) 5 年 DDFI:第 1 组 92.0 %,第 2 组 93.8 %(P=0.02)
研究意义	卵巢功能抑制联合芳香酶抑制剂为进一步降低绝经前乳腺癌患者复发风险提供选择
参考资料	https://clinicaltrials.gov ClinicalTrials.gov Identifier: NCT00066703

试验名称	TEXT & SOFT 汇总分析

续表

分组情况	第 1 组:他莫昔芬 + OFS 5 年 第 2 组:依西美坦 + OFS 5 年
研究结果	5 年 DFS:第 1 组 87.3%,第 2 组 91.1%(*P*=0.0002) 5 年 OS:第 1 组 96.9,第 2 组 95.9%(*P*=0.37)
研究意义	为绝经前激素受体阳性的早期乳腺癌辅助内分泌治疗策略提供证据支持,并可能改变现有的治疗模式
参考资料	N Engl J Med. 2014,371(2):107~18. PMID 24881463

试验名称	IBIS-II DCIS
入组时间	2003 年 3 月~2012 年 2 月
入组对象	2980 例绝经后局部活检病理证实为 HR 阳性乳腺导管内原位癌(DCIS)
分组情况	第 1 组:阿那曲唑 5 年 第 2 组:他莫昔芬 5 年
研究结果	随访 7.2 年 DCIS 或浸润性癌复发率 第 1 组:5%,第 2 组:5%(*P*=0.49) 不良反应发生率 第 1 组:91%,第 2 组:93%(无显著统计学差异)
研究意义	两组的 7 年乳腺癌总体复发结果相似
参考资料	Lancet. 2016,387(10021):866-73. PMID 26686313

试验名称	FACE(Femara versus Anastrozole Clinical Evaluation)
试验分期	III b 期
入组时间	2005 年 12 月~2014 年 9 月
入组患者	4170 例绝经后 HR 阳性淋巴结阳性的早期乳腺癌患者
分组情况	第 1 组:来曲唑 5 年或至复发 第 2 组:阿那曲唑 5 年或至复发
研究结果	5 年 DFS:第 1 组 84.9%,第 2 组 82.9%(*P*=0.3150) 5 年 OS:第 1 组 89.9%,第 2 组 89.2%(*P*=0.7916)
研究意义	在绝经后 HR 阳性淋巴结阳性的乳腺癌患者中,来曲唑与阿那曲唑头对头研究未能显示来曲唑辅助治疗的优效性
参考资料	O'Shaughnessy J,et al. Presented at SABCS 2015. Breast Cancer Res Treat. 2007,105 Suppl 1:67~74. PMID 17912637

试验名称	MA.27
试验分期	III 期
入组时间	2003 年 6 月~2008 年 7 月
入组患者	7576 例绝经后 HR 阳性乳腺癌患者
分组情况	第 1 组:依西美坦 5 年 第 2 组:阿那曲唑 5 年

研究结果	4 年 EFS：第 1 组 91.0%，第 2 组 91.2%（$P=0.85$） 4 年 DDFS：第 1 组 4.1%，第 2 组 4.3%（$P=0.64$） 4 年 DSS：第 1 组 2.4%，第 2 组 2.6%（$P=0.62$） 4 年 OS：第 1 组 94.5%，第 2 组 94.1%（$P=0.46$）
研究意义	首次对甾体类及非甾体类芳香化酶抑制剂进行头对头对比研究，5 年辅助治疗后，两组的乳腺癌预后相近
参考资料	J Clin Oncol. 2013，31（11）:1398~404. PMID 23358971

备注：EFS（Event-Free Survival，无事件生存）

DSS（Disease-Specific Survival，疾病特异性生存）

DDFS（Distant Disease-Free survival，无远处转移生存）

试验名称	NSABP B-35
试验分期	Ⅲ期
入组时间	2003 年 1 月~2006 年 6 月
入组患者	3104 例绝经后乳腺导管内癌（DCIS）
分组情况	第 1 组：阿那曲唑 5 年 第 2 组：他莫昔芬 5 年
研究结果	BCFI：第 1 组 93.5%，第 2 组 89.2%（$P=0.03$） DFS：第 1 组 82.7%，第 2 组 77.9%（$P=0.21$） OS：第 1 组 92.5%，第 2 组 92.1%（$P=0.48$） 亚组分析 ＜ 60 岁 DFS：第 1 组 88.8%，第 2 组 81.5%（$P=0.02$） ≥ 60 岁 DFS：第 1 组 77.3%，第 2 组 74.8%（$P=0.79$）
研究意义	阿那曲唑较他莫昔芬更有效，安全性可接受，是 DCIS 辅助治疗的优选方案，尤其适合＜ 60 岁的乳腺癌患者
参考资料	Lancet. 2016，387（10021）:849~56. PMID 26686957

备注：BCFI（breast cancer-free interval，无乳腺癌间期）

三、辅助靶向治疗

AC → TH

试验名称	NSABP B-31
试验分期	Ⅲ期
入组时间	2000 年 2 月 21 日~2005 年 4 月 29 日
入组患者	2101 例 HER2 阳性淋巴结阳性早期乳腺癌
分组情况	第 1 组：AC → T 第 2 组：AC → TH AC：3 周 AC 方案 ×4 周期， T：3 周紫杉醇方案 ×4 周期 H：单周曲妥珠单抗共 52 周

研究结果	7 年安全性(心脏事件):第 1 组 1.3%,第 2 组 4.0%(*P*<0.001)
参考资料	N Engl J Med. 2005, 353(16):1673~84. PMID 16236738 J Clin Oncol. 2012,30(31):3792~99. PMID 22987084

试验名称	NCCTG 9831
试验分期	III 期
入组时间	2000 年 5 月 19 日~2005 年 4 月 30 日
入组患者	3505 例 HER2 阳性早期乳腺癌
分组情况	第 1 组:AC → T 第 2 组:AC → T → H 第 3 组:AC → TH → H AC :3 周 AC 方案 ×4 周期, T:单周紫杉醇方案 ×12 周期 H:单周曲妥珠单抗共 52 周
研究结果	5 年 DFS:第 1 组 71.8%,第 2 组 80.1%,(*P*<0.001) 5 年 OS:第 1 组 88.4%,第 2 组 89.3%,(*P*=0.343) 5 年 DFS:第 2 组 80.1%,第 3 组 84.5%,(*P*=0.022) 5 年 OS:第 2 组 89.7%,第 3 组 91.9%,(*P*=0.102)
参考资料	J Clin Oncol. 2011,29(34):4491~7. PMID 22042958

NSABP B-31 NCCTG 9831 联合分析

入组患者	4046 例 HER2 阳性早期乳腺癌
分组情况	第 1 组:AC → T 第 2 组:AC → TH
研究结果	10 年 DFS:第 1 组 62.2%,第 2 组 73.7%,(*P*<0.001) 10 年 OS:第 1 组 75.2%,第 2 组 84%,(*P*<0.001)
研究意义	AC 方案后加紫杉醇联合赫赛汀可明显延长 HER2 阳性乳腺癌患者的 DFS 和 OS,降低复发和死亡风险
参考资料	J Clin Oncol. 2014,32(33):3744~52. PMID 25332249

TCH 方案

试验名称	BCIRG 006
试验分期	III 期
入组时间	2001 年 4 月 ~2004 年 3 月
入组患者	3222 例 HER2 阳性淋巴结阳性或淋巴结阴性高危的早期乳腺癌患者

分组情况	第 1 组:AC → T 第 2 组:AC → TH 第 3 组:TCH AC :3 周 AC 方案 ×4 周期, T:3 周多西他赛方案 ×4 周期 TC:多西他赛联合卡铂方案 ×6 周期 H:曲妥珠单抗 1 年
研究结果	总体患者 5 年 DFS:第 1 组 75%,第 2 组 84%,第 3 组 81% 第 2 组比第 1 组(P<0.001) 第 3 组比第 1 组(P=0.04) 第 2 组比第 3 组 无显著统计学差异 5 年 OS:第 1 组 87%,第 2 组 92%,第 3 组 91% 第 2 组比第 1 组(P<0.001) 第 3 组比第 1 组(P=0.04) 第 2 组比第 3 组 无显著统计学差异
	总体患者 10 年 DFS:第 1 组 67.9%,第 2 组 74.6%,第 3 组 73.0% 第 2 组比第 1 组(P<0.0001) 第 3 组比第 1 组(P=0.0011) 第 2 组比第 3 组 无显著统计学差异 10 年 OS:第 1 组 78.7%,第 2 组 85.9%,第 3 组 83.3% 第 2 组比第 1 组(P<0.0001) 第 3 组比第 1 组(P=0.0075) 第 2 组比第 3 组 无显著统计学差异
	淋巴结阳性的患者 10 年 DFS:第 1 组 62.2%,第 2 组 69.6%,第 3 组 68.4% 第 2 组比第 1 组(P<0.001) 第 3 组比第 1 组(P=0.0018) 第 2 组比第 3 组 无显著统计学差异
	淋巴结阳性≥ 4 的患者 10 年 DFS:第 1 组 53.6,第 2 组 62.8%,第 3 组 62.9% 第 2 组比第 1 组(P=0.0039) 第 3 组比第 1 组(P=0.0018) 第 2 组比第 3 组 无显著统计学差异
	安全性 10 年充血性心力衰竭(CHF)3/4 级 第 1 组 0.8%,第 2 组 2.0%,第 3 组 0.4% 第 2 组比第 3 组(P=0.0005) 10 年左室射血分数降低 >10% 第 1 组 11.8%,第 2 组 19.2%,第 3 组 9.4% 第 2 组比第 3 组(P<0.0001)
研究意义	HER2 阳性早期乳腺癌两种标准化疗方案加曲妥珠单抗较单用化疗可显著提高疗效 与含蒽环类方案比,TCH 方案效果足够好,同时毒性更低
参考资料	N Engl J Med. 2011, 365(14):1273~83. PMID 21991949 DOI: 10.1158/1538~7445.SABCS15~S5~04 2016

试验名称	HERA（Trastuzumab Adjuvant）（BIG 01-01）
试验分期	III期
入组时间	2001 年 12 月~2005 年 3 月
入组患者	5102 例 HER2 阳性早期乳腺癌患者
分组情况	标准辅助化疗后随机分为 3 组 第 1 组：观察组 第 2 组：曲妥珠单抗 1 年 第 3 组：曲妥珠单抗 2 年
研究结果	4 年 DFS：第 1 组 72.2%，第 2 组 78.6%（$P<0.0001$） 4 年 OS：第 1 组 87.7%，第 2 组 89.3%（$P=0.1087$） 第 1 组 52% 患者改行曲妥珠单抗治疗，影响 OS 结果分析 8 年 DFS：第 3 组 75.8%，第 2 组 76.0%（$P=0.86$） 8 年左室射血分数降低（3/4 级） 第 3 组 7.2%，第 2 组 4.1%（$P=0.86$）
研究意义	HER2 阳性早期乳腺癌患者接受辅助曲妥珠单抗治疗 1 年与持续受益有关
参考资料	N Engl J Med. 2005，353（16）:1659~72. PMID 16236737 Lancet Oncol. 2011，12（3）:236~44. PMID 21354370 Lancet. 2013，382（9897）:1021~8. PMID 23871490

试验名称	PHARE（Protocol for Trastuzumab as Adjuvant therapy with Reduced Exposure）
试验分期	III期
入组时间	2006 年 5 月 30 日~2010 年 7 月 31 日
入组患者	3384 例 HER2 阳性早期乳腺癌患者
分组情况	第 1 组：曲妥珠单抗 12 个月 第 2 组：曲妥珠单抗 6 个月
研究结果	2 年 DFS：第 1 组 93.8%，第 2 组 91.1%（$P=0.29$） 安全性（心脏事件）：第 1 组 5.7%，第 2 组 1.9%（$P<0.0001$）
研究意义	曲妥珠单抗辅助治疗 6 个月的 DFS 不劣于 12 个月，尽管 12 个月较 6 个月的心脏事件发生率高，12 个月曲妥珠单抗治疗仍为早期乳腺癌标准疗法
参考资料	Lancet Oncol. 2013，14（8）:741~8. PMID 23764181

试验名称	ALTTO
试验分期	III期
入组时间	2007 年 1 月~2011 年 7 月
入组患者	8381 例 HER2 阳性早期乳腺癌
分组情况	第 1 组：曲妥珠单抗 第 2 组：曲妥珠单抗→拉帕替尼 第 3 组：曲妥珠单抗 + 拉帕替尼 第 4 组：拉帕替尼

研究结果	4 年 DFS：第 1 组 86%，第 2 组 87%，第 3 组 88% 第 2 组比第 1 组（P=0.048），第 3 组比第 1 组（P=0.610）★ ★达到统计学差异，P≤0.025 4 年 OS：第 1 组 94%，第 2 组 95%，第 3 组 95% 第 2 组比第 1 组（P=0.433），第 3 组比第 1 组（P=0.078）
研究意义	与曲妥珠单抗单药治疗相比，拉帕替尼与曲妥珠单抗序贯治疗，或同时治疗 HER2 阳性早期乳腺癌没有明显的优势
参考资料	ASCO 2014 LBA4 J Natl Cancer Inst. 2016，108（8）. PMID 27098150

试验名称	APT（Adjuvant Paclitaxel and Trastuzumab）
试验分期	II 期
入组时间	2007 年 10 月 9 日~2010 年 9 月 3 日
入组患者	406 例肿瘤直径≤3cm，淋巴结阴性（或单个微转移）HER2 阳性早期乳腺癌患者
分组情况	单臂试验 TH 方案 12 周期→3 周 H 方案 9 个月 T：单周紫杉醇 12 周 H：曲妥珠单抗
研究结果	3 年 DFS：98.7% HR 阳性患者 DFS 为 98.5%，HR 阴性 99.2% 安全性： 2 例（0.5%）患者出现有症状的充血性心脏衰竭，曲妥珠单抗停药后这两例不良事件得到缓解。13 例（3.2%）患者中观察到左心室射血分数呈无症状下降，其中 11 例患者在曲妥珠单抗停药后恢复正常
研究意义	HER2 阳性小肿瘤乳腺癌可从低毒性方案中获益 紫杉醇加曲妥珠单抗为大多数 I 期 HER2 阳性乳腺癌患者提供了一个合理有效的治疗方案
参考资料	N Engl J Med. 2015，372（2）:134~41. PMID 25564897

试验名称	ExteNET
试验分期	III 期
入组时间	2009 年 4 月~2011 年 10 月
入组患者	2840 例完成辅助化疗和曲妥珠单抗治疗的 HER2 阳性早期乳腺癌患者
分组情况	在标准曲妥珠单抗辅助治疗结束后随机分为 2 组 第 1 组：来那替尼（240mg po qd）1 年 第 2 组：安慰剂 1 年
研究结果	2 年 DFS：第 1 组 93.9%，第 2 组 91.6%（P=0.009） 3 年 iDFS：第 1 组 92.0%，第 2 组 89.9%（P=0.023） 3 年 iDFS（HR 阳性）：第 1 组 93.6%，第 2 组 89.3%（P=0.003） 3 年 iDFS（HR 阴性）：第 1 组 90.6%，第 2 组 89.9%（P=0.938）
研究意义	曲妥珠单抗标准辅助治疗 1 年后序贯来那替尼 1 年，可降低浸润性乳腺癌发生风险
参考资料	DOI: 10.1158/1538-7445.SABCS15-S5-02

备注：iDFS（Invasive Disease–free Survival，无侵袭性疾病生存）
来那替尼（Neratinib）

四、其他

卵巢功能保护

试验名称	PoEMS/SWOG 0230
入组时间	2004 年 2 月~2011 年 5 月
入组患者	257 例 <50 岁绝经前 HR 阴性 Ⅰ、Ⅱ、Ⅲ A 期乳腺癌患者
分组情况	第 1 组：化疗 第 2 组：化疗 + 戈舍瑞林
研究结果	4 年 DFS：第 1 组 78%，第 2 组 89%（P=0.04） 4 年 OS：第 1 组 82%，第 2 组 92%（P=0.05） 卵巢功能衰竭：第 1 组 22%，第 2 组 8%（P=0.04） 怀孕发生率：第 1 组 11%，第 2 组 21%（P=0.03）
研究意义	接受化疗的绝经前女性应当考虑接受联合戈舍瑞林治疗以预防卵巢功能早衰
参考资料	N Engl J Med. 2015，372（10）:923~32. PMID 25738668

21 基因检测（Oncotype DX）

试验名称	TAILORx
入组时间	2006 年 4 月~2010 年 10 月
入组患者	10253 例 HR 阳性 HER2 阴性无淋巴结转移早期乳腺癌患者
分组情况	21 基因检测对所有患者复发风险进行评分（RS） 低危组（≤ 10 分）：单纯内分泌治疗 中危组（11 分~25 分）：单纯内分泌治疗 或 内分泌 + 化疗 高危组（RS ≥ 26 分）：内分泌 + 化疗
研究结果	iDFS：总 93.8%，低危组 95.8%，中危组 93.6%，高危组 91.3% DRFS：总 99.3%，低危组 99.8%，中危组 99.0%，高危组 100% RFS：总 98.7%，低危组 99.8%，中危组 98.2%，高危组 98.7% OS：总 98.0%，低危组 98.7%，中危组 97.9%，高危组 97.3%
研究意义	21 基因检测对辅助治疗的决策：筛选出低风险不需要化疗者 化疗对部分 ER 阳性的乳腺癌并非是必需的
参考资料	N Engl J Med. 2015，373（21）:2005~14. PMID 26412349

备注：iDFS（Invasive Disease–free Survival，无侵袭性疾病生存）
DRFS（Freedom from Distant Recurrence，无远处复发生存）

70 基因检测

试验名称	MINDACT
试验分期	Ⅲ期
入组时间	2007—2011 年
入组患者	6693 例早期乳腺癌患者

分组情况	根据临床风险和基因风险，将 6693 例患者分为四组： 第 1 组：低临床风险 + 低基因风险 2745 例（41.0%） 第 2 组：低临床风险 + 高基因风险 592 例（8.8%） 第 3 组：高临床风险 + 低基因风险 1550 例（23.2%） 第 4 组：高临床风险 + 高基因风险 1806 例（27.0%）
研究结果	第 3 组未接受化疗患者 5 年 DDFS：94.7% 第 3 组因高临床风险化疗患者 5 年 DDFS：95.9% 第 3 组因低基因风险未化疗患者 5 年 DDFS：94.4% 化疗比未化疗（P=0.27） 第 2 组因高基因风险化疗患者 5 年 DDFS：95.8% 第 2 组因低临床风险未化疗患者 5 年 DDFS：95.0% 化疗比未化疗（P=0.66） 高临床风险、低基因风险乳腺癌中有将近 46% 的患者可能不需要化疗
研究意义	显示基因风险低的早期乳腺癌患者，不论是否接受化疗，都具有非常相似的预后
参考资料	N Engl J Med. 2016，375（8）:717-29. PMID: 27557300

备注：DDFS（Distant metastasis-free survival，无远处转移生存）

地诺单抗

试验名称	ABCSG-18
试验分期	III期
入组时间	2006 年 12 月~2013 年 7 月
入组患者	3425 例绝经后早期乳腺癌患者 激素受体阳性：非甾体类芳香化酶抑制剂治疗
分组情况	第 1 组：地诺单抗 60mg 3 年（每年 2 次） 第 2 组：安慰剂 3 年（每年 2 次）
研究结果	首次临床骨折发生时间： 第 2 组比第 1 组（HR 0.5，95% CI，0.39 -0.65，P<0.0001） 3 年 DFS（临床骨折）：第 1 组 5.0%，第 2 组 9.6%（P<0.0001）
研究意义	地诺单抗辅助治疗 3 年减少骨折风险，为地诺单抗预防绝经后女性 AI 骨折方面给出了证据
参考资料	Lancet. 2015，386（9992）:433-43. PMID 26040499

第 5 节　复发或转移性乳腺癌解救治疗临床试验

一、化疗

试验分期	III期
入组时间	2001 年 12 月~2002 年 12 月
入组患者	460 例晚期乳腺癌

分组情况	第 1 组：白蛋白紫杉醇（ABI-007）260 mg/m^2 第 2 组：紫杉醇 175 mg/m^2
研究结果	PFS：第 1 组 23.0 周，第 2 组 16.9 周（P=0.006） ORR：第 1 组 33%，第 2 组 19%（P=0.001） OS：第 1 组 65.0 周，第 2 组 55.7 周（P=0.374） 安全性 G4 中性粒细胞减少：第 1 组 9%，第 2 组 22%（P<0.001） G3 感觉神经病变：第 1 组 10%，第 2 组 2%（P=0.028）
研究意义	白蛋白紫杉醇较普通紫杉醇明显提高晚期乳腺癌患者 PFS
参考资料	J Clin Oncol. 2005, 23（31）：7794~803. PMID 16172456

试验分期	III 期
入组时间	1994 年 10 月~2001 年 10 月
入组患者	449 例晚期乳腺癌患者
分组情况	第 1 组：多西他赛 第 2 组：紫杉醇
研究结果	PFS：第 1 组 5.7 月，第 2 组 3.6 月（P<0.0001） ORR：第 1 组 32%，第 2 组 25%（P=0.10） OS：第 1 组 15.4 月，第 2 组 12.7 月（P=0.03） 安全性 G3/4 中性粒减少：第 1 组 93.3%，第 2 组 54.5%（P<0.0001） G3/4 外周性水肿：第 1 组 6.8%，第 2 组 0.5%（P<0.001） G3/4 感觉神经病变：第 1 组 7.2%，第 2 组 4.1%（P=0.08）
研究意义	晚期乳腺癌解救治疗，多西他赛较紫杉醇生存获益
参考资料	J Clin Oncol. 2005，23（24）：5542~51. PMID 16110015

试验名称	CALGB 9840
试验分期	III 期
入组时间	2000—2003 年
入组患者	585 例晚期乳腺癌患者
分组情况	第 1 组：紫杉醇单周方案 80 mg/m^2 第 2 组：紫杉醇 3 周方案 175 mg/m^2
研究结果	PFS：第 1 组 9 月，第 2 组 5 月（P<0.0001） ORR：第 1 组 42%，第 2 组 29%（P=0.0004） OS：第 1 组 24 月，第 2 组 12 月（P=0.0092） 安全性 G3 感觉神经病变：第 1 组 24%，第 2 组 12%（P=0.0003）
研究意义	紫杉醇治疗晚期乳腺癌周方案优于三周方案
参考资料	J Clin Oncol. 2008，26（10）：1642~9. PMID 18375893

紫杉醇维持化疗

试验名称	MANTA1
试验分期	III期
入组时间	1998 年 4 月~2003 年 10 月
入组患者	459 例晚期乳腺癌患者一线维持治疗(HR 阳性占 63.2%)
分组情况	多柔比星或表柔比星联合紫杉醇一线化疗 6 到 8 周期后随机分组 第 1 组:紫杉醇维持化疗(3 周方案) 第 2 组:停止化疗
研究结果	PFS:第 1 组 8 月,第 2 组 9 月(*P*=0.0817) OS:第 1 组 28 月,第 2 组 29 月(*P*=0.547)
研究意义	紫杉醇维持化疗未能获益
参考资料	J Clin Oncol. 2006,24(24):3912~8. PMID 16921042

脂质体多柔比星维持化疗

试验名称	GEICAM 2001-01
试验分期	III期
入组时间	2005—2007 年
入组患者	288 例转移性乳腺癌患者一线化疗
分组情况	采用多柔比星或表柔比星序贯紫杉醇方案(A → T)作为一线治疗,随机分组 第 1 组:脂质体多柔比星维持化疗 第 2 组:观察组
研究结果	PFS:第 1 组 8.4 月,第 2 组 5.1 月(*P*=0.0002) OS:第 1 组 24.8 月,第 2 组 22.0 月(*P*=0.44)
研究意义	脂质体多柔比星维持化疗可以改善 PFS
参考资料	Breast Cancer Res Treat. 2010,122(1):169~76. PMID 20361253

PG 方案维持化疗

试验名称	KCSG-BR07-02
试验分期	III期
入组时间	2007 年 8 月~2010 年 9 月
入组患者	324 例既往未接受过化疗的晚期乳腺癌
分组情况	先予以 PG 方案化疗 6 周期,达到完全缓解(CR)、部分缓解(PR)和疾病稳定(SD)的 231 例患者随机分组 第 1 组:PG 方案维持化疗 第 2 组:观察组 PG(紫杉醇 + 吉西他滨)
研究结果	PFS:第 1 组 7.5 月,第 2 组 3.8 月(*P*=0.026) OS:第 1 组 32.3 月,第 2 组 23.5 月(*P*=0.047)
研究意义	继续联合化疗作为维持化疗取得 OS 获益的临床证据
参考资料	J Clin Oncol. 2013,10;31(14):1732~9. PMID 23569309

晚期乳腺癌维持治疗 3 项试验，MANTA1 未获益，GEICAM 2001-01 试验 PFS 获益，只有 KCSG-BR07-02 获得 PFS、OS 均获益。

GT 方案

试验名称	JHQG
试验分期	III期
入组时间	1999 年 8 月~2002 年 4 月
入组患者	599 例既往接受过一次蒽环类辅助或新辅助治疗后局部复发或转移性乳腺癌
分组情况	第 1 组：GT 方案 第 2 组：T GT（吉西他滨＋紫杉醇），T（紫杉醇）
研究结果	TTP：第 1 组 6.14 月，第 2 组 3.98 月（P=0.0002） RR：第 1 组 41.4%，第 2 组 26.2%（P=0.0002） OS：第 1 组 18.6 月，第 2 组 15.8 月（P=0.0489）
研究意义	吉西他滨联合紫杉醇成为转移性乳腺癌一线标准治疗方案
参考资料	J Clin Oncol. 2008，26（24）:3950~7. PMID 18711184

试验名称	CALGB 40502（NCCTGN063H）
试验分期	III期
入组时间	2008 年 10 月~2011 年 11 月
入组患者	799 例晚期乳腺癌患者一线治疗
分组情况	第 1 组：紫杉醇＋贝伐单抗 第 2 组：白蛋白紫杉醇＋贝伐单抗 第 3 组：伊沙匹隆＋贝伐单抗
研究结果	PFS： 第 1 组 11 月，第 2 组 9.3 月，第 3 组 7.4 月 第 2 组比第 1 组（P=0.054） 第 3 组比第 1 组（P<0.001） ORR： 第 1 组 38%，第 2 组 34%，第 2 组 27% 第 2 组比第 1 组（P=0.33） 第 3 组比第 1 组（P=0.0038） OS： 第 1 组 26.5 月，第 2 组 23.5 月（P=0.20） 第 1 组 27.3 月，第 3 组 23.6 月（P=0.027）
研究意义	白蛋白紫杉醇和伊沙匹隆在晚期乳腺癌一线治疗效果相当
参考资料	J Clin Oncol. 2015，33（21）:2361~9. PMID 26056183

吉西他滨联合长春瑞滨（GN 方案）

试验名称	GEICAM
试验分期	III期

入组时间	252 例接受过紫杉和蒽环的晚期乳腺癌患者
入组患者	2001—2005 年
分组情况	第 1 组:吉西他滨 + 长春瑞滨 第 2 组:长春瑞滨
研究结果	PFS:第 1 组 6.0 月,第 2 组 4.0 月(P=0.0028) ORR:第 1 组 36%,第 2 组 26%(P=0.093) OS:第 1 组月 15.9 月,第 2 组 16.4 月(P=0.8) 安全性 G3/4 中性粒细胞下降:第 1 组 66%,第 2 组 44%(P=0.0074) ANC 减少性发热:第 1 组 11%,第 2 组 6%(P=0.15) 非血液学毒性两组无显著差异
研究意义	吉西他滨联合长春瑞滨方案治疗蒽环类、紫杉类治疗失败的晚期乳腺癌可提高 PFS
参考资料	Lancet Oncol. 2007,8(3):219~25. PMID 17329192

伊沙匹隆

试验名称	CA163046
试验分期	III期
入组时间	2003 年 9 月~2006 年 1 月
入组患者	752 例蒽环和紫杉耐药的转移性或局部晚期乳腺癌患者
分组情况	第 1 组:伊沙匹隆 + 卡培他滨 第 2 组:卡培他滨
研究结果	PFS:第 1 组 5.8 月,第 2 组 4.2 月(P=0.0003) ORR:第 1 组 35%,第 2 组 14%(P<0.0001)
参考资料	J Clin Oncol. 2007,25(33):5210~7. PMID 17968020

试验名称	CA163048
入组时间	2003 年 11 月~2006 年 8 月
入组患者	1221 例蒽环和紫杉耐药的晚期乳腺癌患者
分组情况	第 1 组:伊沙匹隆 + 卡培他滨 第 2 组:卡培他滨
研究结果	PFS:第 1 组 6.2 月,第 2 组 4.4 月(P=0.0005) ORR:第 1 组 43%,第 2 组 29%(P<0.0001) OS:第 1 组 16.4 月,第 2 组 15.6 月(P=0.116)
研究意义	伊沙匹隆联合卡培他滨是治疗蒽环和紫杉耐药转移性乳腺癌的有效治疗选择
参考资料	J Clin Oncol. 2010,28(20):3256~63. PMID 20530276

艾日布林

试验名称	EMBRACE
试验分期	III期
入组时间	2006 年 11 月~2008 年 11 月
入组患者	762 例接受过至少 2 次蒽环与紫杉类化疗的晚期乳腺癌患者
分组情况	第 1 组：艾日布林 第 2 组：TPC
研究结果	PFS：第 1 组 3.7 月，第 2 组 2.2 月（P=0.137） ORR：第 1 组 12%，第 2 组 5%（P=0.002） OS：第 1 组 13.1 月，第 2 组 10.6 月（P=0.041）
研究意义	艾日布林同其他治疗方法相比，明显改善总生存期，FDA 在 EMBRACE 试验基础上通过了艾日布林的审批
参考资料	Lancet. 2011，377（9769）:914~23. PMID 21376385

TPC（Treatment of Physician's Choice）：医生选择治疗方式

试验名称	E7389-G000-301
试验分期	III期
入组时间	2006 年 9 月~2009 年 9 月
入组患者	1102 例接受过蒽环与紫杉类化疗的晚期乳腺癌患者
分组情况	第 1 组：艾日布林 第 2 组：卡培他滨
研究结果	PFS：第 1 组 4.1 月，第 2 组 4.2 月（P=0.30） ORR：第 1 组 11.0%，第 2 组 11.5%（P=0.85） OS：第 1 组 15.9 月，第 2 组 14.5 月（P=0.056） 亚组分析（三阴性乳腺癌） OS：第 1 组 14.4 月，第 2 组 9.4 月 （HR, 0.702; 95% CI, 0.545~0.906）
研究意义	艾日布林表现出的潜在活性可与常用药物卡培他滨相媲美，在三阴乳腺癌中，甚至优于卡培他滨
参考资料	J Clin Oncol. 2015，33（6）:594~601. PMID 25605862

TX 方案

试验名称	SO14999
试验分期	III期
入组患者	511 例使用过蒽环类的晚期乳腺癌
分组情况	第 1 组：多西他赛＋卡培他滨（TX） 第 2 组：多西他赛
研究结果	TTP：第 1 组 6.1 月，第 2 组 4.2 月（P=0.0001） ORR：第 1 组 42%，第 2 组 30%（P=0.006） OS：第 1 组 14.5 月，第 2 组 11.5 月（P=0.0126）

研究意义	卡培他滨联合多西他赛较多西他赛单药有显著生存获益，TX 方案成为晚期乳腺癌一线化疗优选方案
参考资料	J Clin Oncol. 2002，20（12）:2812~23. PMID 12065558

试验名称	Chan
试验分期	III期
入组时间	2002 年 10 月~2004 年 3 月
入组患者	305 例既往使用过蒽环的晚期乳腺癌患者
分组情况	第 1 组:吉西他滨 + 多西他赛（GD） 第 2 组:卡培他滨 + 多西他赛（CD）
研究结果	TTP:第 1 组 8.05 月,第 2 组 7.98 月（P=0.121） ORR:第 1 组 32%,第 2 组 32%（P=0.93） OS:第 1 组 19.29 月,第 2 组 21.45 月（P=0.982）
研究意义	GD 与 CD 方案在晚期乳腺癌疗效相当,CD 较 GD 方案非血液学不良反应发生率高
参考资料	European Journal of Cancer Supplements，2007，5（3）:15~16

试验名称	CBCSG006
试验分期	III期
入组时间	2011 年 1 月~2013 年 11 月
入组患者	240 例（实际 236 例）晚期三阴性乳腺癌
分组情况	第 1 组:GP（吉西他滨 + 顺铂） 第 2 组:GT（吉西他滨 + 紫杉醇）
研究结果	PFS:第 1 组 7.73 月,第 2 组 6.47 月（P=0.009） ORR:第 1 组 64%,第 2 组 49%（P=0.018） OS 事件:第 1 组 41%,第 2 组 42%（P=0.611）
研究意义	该研究部分解决了含铂方案一线治疗晚期三阴性乳腺癌的地位问题,提示 GP 方案可以是 GT 方案的替代或更优选择
参考资料	Lancet Oncol. 2015，16（4）:436~46. PMID 25795409

EP 方案

试验名称	AB-01
试验分期	III期
入组时间	1996—1999 年
入组患者	705 例晚期乳腺癌一线化疗
分组情况	第 1 组:表柔比星 + 紫杉醇（EP 方案） 第 2 组:表柔比星 + 环磷酰胺（EC 方案）

研究结果	PFS：第 1 组 7 月，第 2 组 7.1 月（P=0.41）
	ORR：第 1 组 65%，第 2 组 55%（P=0.015）
	OS：第 1 组 13 月，第 2 组 14 月（P=0.8）
	安全性
	G3/4 级不良反应：第 1 组 6%，第 2 组 2%（P=0. 0006）
研究意义	EP 在晚期一线较 EC 方案没有疗效优势，毒性增加，不支持作为晚期一线方案使用
参考资料	J Clin Oncol. 2005，23（33）:8322~30. PMID 16293863

试验名称	TNT
试验分期	Ⅲ期
入组时间	2008 年 1 月~2014 年 2 月
入组患者	376 例晚期三阴性乳腺癌
分组情况	第 1 组：卡铂 6 周期
	第 2 组：多西他赛 6 周期
研究结果	PFS：第 1 组 3.1 月，第 2 组 4.5 月（P=0.29）
	ORR：第 1 组 31.4%，第 2 组 35.6%（P=0.44）
	OS：第 1 组 12.4 月，第 2 组 12.3 月（P=0.31）
	亚组分析（gBRCA 突变阳性）
	ORR：第 1 组 68.0%，第 2 组 33.3%（P=0.03）
	亚组分析（gBRCA 突变阴性）
	ORR：第 1 组 28.1%，第 2 组 36.6%（P=0.16）
研究意义	TNT 结果并不支持在三阴性乳腺癌中卡铂治疗优于多西他赛，但 BRCA1/2 突变患者对卡铂敏感
参考资料	SABCS，2014: Abstr S3-01

三、内分泌治疗

他莫昔芬

试验名称	他莫昔芬首个临床试验
入组患者	170 例绝经后晚期乳腺癌患者
分组情况	第 1 组：乙二基己烯雌酚
	第 2 组：甲基雄烯二醇
	第 3 组：ICI46474（他莫昔芬）
	10~20mg/ 天，服药时间 >3 个月
研究结果	RR：第 1 组 25%，第 2 组 16%，第 3 组 22%（P>0.05）
	安全性
	药物副反应：第 1 组 54%，第 2 组 28%，第 3 组 37%
	因副反应而停药：第 1 组 18%，第 2 组 8%，第 3 组 4%
研究意义	首次证实他莫昔芬治疗乳腺癌的临床试验，因不良反应发生率低，使他莫昔芬成为乳腺癌内分泌治疗的优选药物
参考资料	Br J Cancer. 1971，25（2）:270~5. PMID 5115829

试验名称	他莫昔芬晚期一线研究
试验分期	III 期
入组患者	124 例复发或转性乳腺癌,ER 阳性或 PR 阳性或均未知,年龄 >50 岁或绝经至少 2 年
分组情况	第 1 组:他莫昔芬 第 2 组:醋酸甲地孕酮
研究结果	ORR:第 1 组 31%,第 2 组 29%
参考资料	Semin Oncol. 1985,12(1 Suppl 1):55~61. PMID 3883503

阿那曲唑

试验名称	两项临床试验联合分析
入组患者	1021 例绝经后晚期乳腺癌患者
分组情况	第 1 组:阿那曲唑 第 2 组:他莫昔芬
研究结果	TTP:第 1 组 10.7 月,第 2 组 6.4 月($P=0.022$) ORR:第 1 组 29.0%,第 2 组 27.1% CBR:第 1 组 57.1%,第 2 组 52%
研究意义	阿那曲唑一线治疗晚期乳腺癌较他莫昔芬提高 TTP
参考资料	Cancer. 2001,92(9):2247~58. PMID 11745278

来曲唑

试验名称	P025
试验分期	III 期
入组时间	1996 年 11 月~1999 年 1 月
入组患者	916 例绝经后 HR 阳性或未知的晚期乳腺癌一线治疗
分组情况	第 1 组:他莫昔芬 第 2 组:来曲唑
研究结果	TTP:第 1 组 6.0 月,第 2 组 9.4 月($P<0.0001$) ORR:第 1 组 21%,第 2 组 32%($P<0.0001$) CBR:第 1 组 38%,第 2 组 50%($P=0.0004$) 至化疗时间(内分泌持续时间) 第 1 组 9.3 月,第 2 组 16.3 月($P=0.0047$) OS:第 1 组 34 月,第 2 组 30 月($P=0.53$)
研究意义	一线治疗绝经后激素受体阳性晚期乳腺癌,来曲唑优于他莫昔芬
参考资料	J Clin Oncol. 2003,21(11):2101~9. PMID 12775735 J Clin Oncol. 2004,22(15):3199~200 PMID 15284276

试验分期	III 期
入组患者	764 例他莫昔芬治疗后复发的绝经后晚期乳腺癌

分组情况	第 1 组：阿那曲唑 1mg qd 第 2 组：阿那曲唑 10mg qd 第 3 组：甲地孕酮 40mg qid
研究结果	TTP：第 1 组 4.8 月，第 2 组 5.3 月，第 3 组 4.6 月 第 1 组比第 3 组（P=0.49），第 2 组比第 3 组（P=0.30） ORR：第 1 组 12.5%，第 2 组 12.5%，第 3 组 12.2% CBR：第 1 组 42.2%，第 2 组 39.9%，第 3 组 40.3% 2 年生存率：第 1 组 56.1%，第 2 组 54.6%，第 3 组 46.3% TTD：第 1 组 26.7 月，第 3 组 22.5 月（P<0.025） 阿那曲唑 10mg 与 1mg 相比未显现优势
参考资料	Cancer. 1998，83（6）：1142~52. PMID 9740079

备注：TTD（Time to death，至死亡时间）

试验分期	III 期
入组患者	602 例既往接受过抗雌激素治疗的绝经后晚期乳腺癌阳性或状态未知
分组情况	第 1 组：来曲唑 0.5mg qd 第 2 组：来曲唑 2.5mg qd 第 3 组：甲地孕酮 40mg qid
研究结果	TTP：第 1 组 5.6 月，第 2 组 3.2 月，第 3 组 3.4 月 ORR：第 1 组 21%，第 2 组 16%，第 3 组 15%（无显著差异） TTD：第 1 组 33 月，第 3 组 29 月，第 3 组 26 月 第 1 组较第 3 组改善疾病进展（P=0.044），降低治疗失败风险（P=0.018），并有生存获益趋势（P=0.053） 醋酸甲地孕酮的体重增加、呼吸困难和阴道出血发生率更高 来曲唑组头痛、腹泻与头发稀疏发生率更高
参考资料	J Clin Oncol. 2001，19（14）：3357~66. PMID 11454883

试验分期	III 期
入组患者	769 例既往他莫昔芬治疗失败的绝经后晚期乳腺癌
分组情况	第 1 组：依西美坦 第 2 组：甲地孕酮
研究结果	TTP：第 1 组 20.3 周，第 2 组 16.6 周（P=0.037） ORR：第 1 组 15.0%，第 2 组 12.4%（P>0.05） G3/4 级体重改变：第 1 组 7.6%，第 2 组 17.1%（P=0.001）
参考资料	J Clin Oncol. 2000，18（7）：1399~411. PMID 10735887

试验名称	CALGB 8741
试验分期	III 期
入组时间	1987 年 6 月~1991 年 3 月
入组患者	368 例转移性乳腺癌，既往未接受或接受过 1 次内分泌治疗， 既往未接受针对转移性疾病的化疗

续表

分组情况	第 1 组：甲地孕酮 160mg/d 第 2 组：甲地孕酮 800mg/d 第 3 组：甲地孕酮 1600mg/d
研究结果	TTP：第 1 组 8.3 月，第 2 组 7.0 月，第 3 组 8.1 月（$P=0.57$） 中位缓解持续时间（Response duration）： 第 1 组 17 月，第 2 组 14 月，第 3 组 8 月（$P=0.0028$） ORR：第 1 组 23%，第 2 组 27%，第 3 组 27% OS：第 1 组 28 月，第 2 组 24 月，第 3 组 29 月（$P=0.54$）
	两个高剂量组最常见的毒性为体重增加，与剂量相关
研究意义	醋酸甲地孕酮递增剂量治疗转移性乳腺癌无优势
参考资料	J Clin Oncol. 1999，17（1）:64~73. PMID 10458219

依西美坦 + 依维莫司

试验名称	BOLERO-2
试验分期	III期
入组时间	2009 年 6 月~2011 年 1 月
入组患者	724 例绝经后 HR 阳性 HER2 阴性乳腺癌患者在非甾体类芳香化酶抑制剂（NSAI）治疗复发或进展后
分组情况	第 1 组：依维莫司 10mg qd + 依西美坦 10mg qd 第 2 组：依西美坦 10mg qd + 安慰剂
研究结果	PFS（Local）：第 1 组 7.82 月，第 2 组 3.19 月（$P<0.0001$） PFS（Central）：第 1 组 11.01 月，第 2 组 4.14 月（$P<0.0001$） OS：第 1 组 31.0 月，第 2 组 26.6 月（$P=0.1426$）
研究意义	依维莫司联合依西美坦能够显著延缓绝经后激素受体阳性、非甾体类芳香化酶抑制剂治疗后复发或进展的乳腺癌进展
参考资料	Ann Oncol. 2014，25（12）:2357~62. PMID 25231953

来曲唑 +Palbociclib

试验名称	PALOMA-1（RIO-18）
试验分期	II期
入组时间	2009 年 11 月 22 日~2012 年 5 月 12 日
入组患者	165 例绝经后 ER 阳性 HER2 阴性晚期乳腺癌患者
分组情况	第 1 组：来曲唑 + Palbociclib 第 2 组：来曲唑 + 安慰剂
研究结果	PFS：第 1 组 20.2 月，第 2 组 10.2 月（$P=0.0004$）
研究意义	根据 PALOMA-1 研究结果，Palbociclib 进入 FDA 加速审批流程，用于一线治疗绝经后 ER 阳性 HER2 阴性转移性乳腺癌
参考资料	Lancet Oncol. 2015，16（1）:25~35. PMID 25524798

试验名称	PALOMA-2
试验分期	III期
入组时间	2012 年 11 月 26 日（Clinicaltrials.gov 注册时间）
入组患者	666 例绝经后既往未接受针对复发或转移性肿瘤进行系统性治疗的晚期乳腺癌患者（一线治疗）
分组情况	第 1 组：来曲唑 + Palbociclib 第 2 组：来曲唑 + 安慰剂
研究结果	PFS：第 1 组 24.8 月，第 2 组 14.5 月（$P<0.000001$）
研究意义	第一个证实 CDK4/6 抑制剂将激素受体阳性晚期乳腺癌患者中位 PFS 延长到超过 2 年的III期临床研究
参考资料	ASCO 2016

氟维司群 +Palbociclib

试验名称	PALOMA-3
试验分期	III期
入组时间	2013 年 9 月 10 日（Clinicaltrials.gov 注册时间）
入组患者	521 例 HR 阳性转移性乳腺癌患者
分组情况	第 1 组：氟维司群 + 安慰剂 第 2 组：氟维司群 + Palbociclib
研究结果	PFS：第 1 组 9.2 月，第 2 组 3.8 月（$P<0.000001$）
研究意义	证实 Palbociclib+ 氟维司群的安全性和有效性，Palbociclib 已经被 FDA 批准与氟维司群联合，用于 HR 阳性内分泌治疗失败的晚期乳腺癌患者
参考资料	J Clin Oncol 33，2015（suppl；abstr LBA502） ASCO 2015

试验名称	MONALEESA-2
试验分期	III期
入组时间	2014 年 1 月~2015 年 3 月
入组患者	668 例绝经后 HR 阳性 HER2 阴性晚期乳腺癌患者一线治疗
分组情况	第 1 组：来曲唑 + Ribociclib*（LEE011） 第 2 组：来曲唑 + 安慰剂
研究结果	PFS：第 1 组 63.0%，第 2 组 42.2%（$P=3.29\times10^{-6}$） ORR：第 1 组 52.7%，第 2 组 37.1%（$P<0.001$） CBR：第 1 组 79.6%，第 2 组 72.8%（$P=0.02$）
研究意义	来曲唑内分泌治疗基础上增加 CDK4/6 抑制剂 Ribociclib，可以显著改善绝经后激素受体阳性晚期乳腺癌患者 PFS
参考资料	ESMO 2016 N Engl J Med. 2016. PMID 27717303

氟维司群

试验名称	CONFIRM（Comparison of Faslodex in Recurrent or Metastatic Breast Cancer）
试验分期	III期
入组时间	2005 年 2 月 8 日~2007 年 8 月 31 日
入组患者	736 例绝经后 ER 阳性晚期或局部晚期乳腺癌
分组情况	第 1 组：氟维司群 500mg 第 2 组：氟维司群 250mg
研究结果	PFS：第 1 组 6.5 月，第 2 组 5.5 月（$P=0.006$） ORR：第 1 组 9.1%，第 2 组 10.2%（$P=0.795$） CBR：第 1 组 45.6%，第 2 组 39.6%（$P=0.100$） OS：第 1 组 26.4 月，第 2 组 22.3 月（$P=0.02$）
研究意义	确定氟维司群治疗的最佳剂量。
参考资料	J Clin Oncol. 2010，28（30）:4594~600. PMID 20855825 J Natl Cancer Inst. 2014；106（1）:djt337. PMID 24317176

试验名称	FIRST
试验分期	II 期
入组时间	2006 年 2 月
入组患者	205 例绝经后 ER 阳性局部晚期或晚期乳腺癌一线治疗
分组情况	第 1 组：氟维司群 500mg 第 2 组：阿那曲唑 1mg
研究结果	TTP：第 1 组 23.4 月，第 2 组 13.1 月（$P=0.01$） ORR：第 1 组 36.0%，第 2 组 35.5%（$P=0.947$） CBR：第 1 组 72.5%，第 2 组 67.0%（$P=0.386$） OS：第 1 组 54.1 月，第 2 组 48.4 月（$P=0.041$）
研究意义	动摇了芳香化酶抑制剂在绝经后 ER 阳性晚期乳腺癌一线治疗药物的地位
参考资料	Breast Cancer Res Treat. 2012；136（2）:503~11. PMID 23065000 J Clin Oncol. 2009，27（27）:4530~5. PMID 19704066

RR（response rate）：反应率

试验名称	FALCON
入组时间	2012 年 5 月 11 日（Clinicaltrials.gov 注册时间）
入组患者	462 例绝经后 HR 阳性晚期乳腺癌一线治疗患者
分组情况	第 1 组：氟维司群 500mg 第 2 组：阿那曲唑 1mg
研究结果	总 PFS：第 1 组 16.6 月，第 2 组 13.8 月（$P=0.0486$） 无内脏转移亚组 PFS： 第 1 组 22.3 月，第 2 组 13.8 月（HR 0.59，95% CI 0.42-0.84）
研究意义	进一步验证了 II 期研究（FIRST 研究）的结果，为晚期一线内分泌治疗提供新的依据
参考资料	ESMO 2016

阿那曲唑联合氟维司群

试验名称	SWOG S0226
入组时间	2004 年 6 月~2009 年 7 月
入组患者	707 例绝经后 HR 阳性晚期乳腺癌患者
分组情况	第 1 组:阿那曲唑 第 2 组:阿那曲唑 + 氟维司群 (500mg 第 0 天, 250mg 第 14, 28 天, 后续 250mg 每月)
研究结果	PFS:第 1 组 13.5 月,第 2 组 15.0 月(*P*=0.007) ORR:第 1 组 22%,第 2 组 27%(*P*=0.26) ORR:第 1 组 70%,第 2 组 73%(*P*=0.39) OS:第 1 组 41.3 月,第 2 组 47.7 月(*P*=0.049)
研究意义	氟维司群联合阿那曲唑可延长 PFS 及 OS,该联合方案有望成为激素受体阳性晚期乳腺癌内分泌治疗的新选
参考资料	N Engl J Med. 2012, 367(5):435~44. PMID 22853014

恩杂鲁胺

试验名称	MDV3100-11
试验分期	II 期
入组时间	2013 年 6 月(Clinicaltrials.gov 注册时间)
入组患者	118 例雄激素受体阳性(AR IHC>0)三阴性晚期乳腺癌患者
分组情况	404 例患者检测了 AR IHC, 79% 的患者的 AR>0%; 55% 患者的 AR ≥ 10%。118 例患者(AR IHC>0)接受恩杂鲁胺治疗(160mg po qd)。应用雄激素驱动基因标记(DX)预测疗效,分为 2 组 第 1 组:雄激素驱动基因标记(DX)阳性 第 2 组:雄激素驱动基因标记(DX)阴性
研究结果	mPFS:第 1 组 16.1 周,第 2 组 8.1 周 CBR16:第 1 组 39%,第 2 组 11% CBR24:第 1 组 36%,第 2 组 6% mOS:第 1 组 NYR,第 2 组 32.1 周
研究意义	雄激素受体拮抗剂有可能成为三阴性乳腺癌的新型靶向治疗药物,但是由于样本量小,需要进一步扩大样本量及相关分子标志物研究的验证
参考资料	J Clin Oncol(Meeting Abstracts), 2015, 33(15s): Abstr 1003. ASCO 2015

备注: AR IHC(雄激素受体免疫组化染色), CBR16(16 周检测 CBR), CBR24(24 周检测 CBR), NYR(Not yet reached,尚未达到)

四、靶向治疗

曲妥珠单抗

试验名称	H0648g
入组时间	1995 年 6 月~1997 年 3 月
入组患者	469 例 HER2 过表达的转移性乳腺癌患者

续表

分组情况	第 1 组：曲妥珠单抗 + 化疗 第 2 组：化疗
研究结果	PFS：第 1 组 7.4 月，第 2 组 4.6 月（$P<0.001$） ORR：第 1 组 50%，第 2 组 32%（$P<0.001$） OS：第 1 组 25.1 月，第 2 组 20.3 月（$P=0.046$）
研究意义	曲妥珠单抗使 HER2 阳性晚期乳腺癌一线化疗增效
参考资料	N Engl J Med. 2001，344（11）：783~92. PMID 11248153

试验名称	M77001
试验分期	II 期
入组时间	2000 年 4 月~2002 年 10 月
入组患者	186 例 HER2 过表达的转移性乳腺癌患者一线治疗
分组情况	第 1 组：曲妥珠单抗 + 多西他赛 第 2 组：多西他赛
研究结果	TTP：第 1 组 11.7 月，第 2 组 6.1 月（$P=0.0001$） ORR：第 1 组 61.0%，第 2 组 34.0%（$P=0.0002$） OS：第 1 组 31.2 月，第 2 组 22.7 月（$P=0.0325$）
研究意义	曲妥珠单抗一线联合多西紫杉醇可以延长患者 OS
参考资料	J Clin Oncol. 2005，23（19）：4265~74. PMID 15911866

　　H0648G 和 M77001 奠定了曲妥珠单抗联合紫杉类药物作为 HER2 阳性晚期乳腺癌一线治疗药物的地位。

试验名称	BCIRG 007
试验分期	III 期
入组时间	2001 年 12 月~2004 年 3 月
入组患者	263 例 HER2 过表达的转移性乳腺癌患者一线治疗
分组情况	第 1 组：多西他赛 + 卡铂 + 曲妥珠单抗（TCH） 第 2 组：多西他赛 + 曲妥珠单抗（TH）
研究结果	TTP：第 1 组 10.4 月，第 2 组 11.1 月（$P=0.57$） RR：第 1 组 72%，第 2 组 72% OS：第 1 组 37.1 月，第 2 组 37.4 月（$P=0.99$）
研究意义	TCH 方案与 TH 方案一线治疗复发转移乳腺癌疗效相当
参考资料	J Clin Oncol. 2011，29（2）：149~56. PMID 21115860

试验分期	III 期
入组时间	1998 年 11 月~2002 年 5 月
入组患者	196 例 HER2 过表达的转移性乳腺癌患者一线治疗

分组情况	第 1 组:紫杉醇 + 卡铂 + 曲妥珠单抗 第 2 组:紫杉醇 + 曲妥珠单抗
研究结果	PFS:第 1 组 10.7 月,第 2 组 7.1 月(P=0.03) ORR:第 1 组 52%,第 2 组 36%(P=0.04) CBR:第 1 组 55%,第 2 组 40%(P=0.06) OS:第 1 组 35.7 月,第 2 组 32.2 月(P=0.76) HER2 IHC 3+ 乳腺癌 PFS:第 1 组 13.8 月,第 2 组 7.6 月(P=0.005) ORR:第 1 组 57%,第 2 组 36%(P=0.03) CBR:第 1 组 61%,第 2 组 40%(P=0.03) OS:第 1 组 41.5 月,第 2 组 30.6 月(P=0.5)
研究意义	含卡铂与不含卡铂方案相比,前者 ORR 和 PFS 表现明显优势,在 HER2 高表达(IHC 3+)患者中尤为突出
参考资料	J Clin Oncol. 2006,24(18):2786~92. PMID 16782917

阿那曲唑联合曲妥珠单抗

试验名称	TAnDEM
试验分期	III期
入组时间	2001—2004 年
入组患者	207 例绝经后 HR 阳性、HER2 阳性晚期乳腺癌
分组情况	第 1 组:阿那曲唑 + 曲妥珠单抗 第 2 组:阿那曲唑
研究结果	PFS:第 1 组 4.8 月,第 2 组 2.4 月(P=0.0016) CBR:第 1 组 42.7%,第 2 组 27.9%(P=0.026) OS:第 1 组 28.5 月,第 2 组 23.9 月(P=0.325) 排除从第 2 组转到第 1 组治疗的患者 OS:第 1 组 28.5 月,第 2 组 17.2 月(P=0.048)
研究意义	曲妥珠单抗联合芳香化酶抑制剂可以用于治疗 HER2、激素受体阳性的绝经后转移性乳腺癌患者
参考资料	J Clin Oncol. 2009,20;27(33):5529~37. PMID 19786670

来曲唑联合拉帕替尼

试验名称	EGF30008
试验分期	III期
入组时间	2003 年 12 月~2006 年 12 月
入组患者	1280 例绝经后 HR 阳性、HER2 阳性晚期乳腺癌一线治疗
分组情况	第 1 组:来曲唑 + 拉帕替尼 第 2 组:来曲唑 + 安慰剂

研究结果	PFS:第 1 组 8.2 月,第 2 组 3.0 月(P=0.019) ORR:第 1 组 28%,第 2 组 15%(P=0.021) CBR:第 1 组 48%,第 2 组 29%(P=0.003) OS:第 1 组 33.3 月,第 2 组 32.3 月(P=0.113)
研究意义	拉帕替尼联合来曲唑可延长患者 PFS
参考资料	J Clin Oncol. 2009, 20;27(33):5538~46. PMID 19786658

来曲唑联合曲妥珠单抗

试验名称	eLEcTRA
入组时间	2003—2007 年
入组患者	57 例绝经后 HR 阳性、HER2 阳性晚期乳腺癌一线治疗
分组情况	第 1 组:来曲唑 + 曲妥珠单抗 第 2 组:来曲唑 + 安慰剂
研究结果	TTP:第 1 组 14.1 月,第 2 组 3.3 月(P=0.23) ORR:第 1 组 27%,第 2 组 13%(P=0.3124) CBR:第 1 组 65%,第 2 组 39%(P=0.0636) OS:组间未见统计学差异
研究意义	曲妥珠单抗联合来曲唑,可获得 PFS 延长,但是没有 OS 获益
参考资料	Breast. 2012, 21(1):27~33. PMID 21862331

依维莫司 + 曲妥珠单抗

试验名称	BOLERO-3
试验分期	III期
入组时间	2009 年 10 月~2012 年 5 月
入组患者	569 例 HER2 阳性,曲妥珠单抗耐药且曾接受紫杉类治疗的晚期乳腺癌患者
分组情况	第 1 组:依维莫司 + 曲妥珠单抗 + 长春瑞滨 第 2 组:安慰剂 + 曲妥珠单抗 + 长春瑞滨
研究结果	PFS:第 1 组 7.00 月,第 2 组 5.78 月(P= 0.0067) ORR:第 1 组 41%,第 2 组 37%(P=0.2108) CBR:第 1 组 59%,第 2 组 53%(P=0.0945)
研究意义	mTOR 抑制剂依维莫司可恢复对曲妥珠单抗治疗敏感性,延长晚期乳腺癌患者 PFS
参考资料	Lancet Oncol 2014, 15(6):580~91. PMID:24742739

试验名称	COMPLETE(NCIC CTG MA.31)
试验分期	III期
入组时间	2008 年 7 月~2011 年 12 月
入组患者	652 例 HER2 阳性晚期乳腺癌一线治疗

分组情况	第 1 组:紫杉类为基础化疗 + 曲妥珠单抗 第 2 组:紫杉类为基础化疗 + 拉帕替尼 (化疗联合靶向治疗 24 周→靶向治疗)
研究结果	PFS ITT 人群:第 1 组 11.4 月,第 2 组 8.8 月(P=0.01) 中心确定 HER2 阳性人群: 第 1 组 13.7 月,第 2 组 9.0 月(P=0.003) OS:第 1 组 21.8 月,第 2 组 20.8 月(无统计学差异) ITT 人群 ORR:第 1 组 55%,第 2 组 54% ITT 人群 CBR:第 1 组 75.9%,第 2 组 75.8% 中枢神经系统转移 ITT 人群:第 1 组 24%,第 2 组 18%(P=0.58) 中心确定 HER2 阳性人群:第 1 组 28%,第 2 组 20%(P=0.68)
研究意义	靶向联合紫杉一线治疗,曲妥珠单抗优于拉帕替尼
参考资料	J Clin Oncol. 2015,33(14):1574~83. PMID 25779558 OS 数据见 https://clinicaltrials.gov(NCT00667251)

曲妥珠单抗联合拉帕替尼

试验名称	EGF104900
试验分期	III期
入组时间	2006 年
入组患者	291 例 HER2 阳性晚期乳腺癌既往曲妥珠单抗为基础的方案治疗后进展
分组情况	第 1 组:曲妥珠单抗 + 拉帕替尼 第 2 组:拉帕替尼
研究结果	PFS:第 1 组 11.1 周,第 2 组 8.1 周(P=0.010) ORR:第 1 组 10.3%,第 2 组 6.9%(P=0.46) CBR:第 1 组 24.7%,第 2 组 12.4%(P=0.01) OS:第 1 组 14.0 月,第 2 组 9.5 月(P=0.026) ER 对 OS 的影响: ER 阳性:第 1 组 12.0 月,第 2 组 11.2 月(P=0.404) ER 阴性:第 1 组 16.5 月,第 2 组 8.9 月(P=0.012)
研究意义	晚期 HER2 阳性患者,双靶(曲妥珠单抗联合拉帕替尼)临床获益优于单靶治疗
参考资料	J Clin Oncol. 2012,30(21):2585~92. PMID 22689807 ORR、CBR 数据见 https://clinicaltrials.gov(NCT00320385)

曲妥珠单抗联合卡培他滨

试验名称	GBG-26(BIG 03-05)
试验分期	III期
入组时间	2003 年 9 月
入组患者	156 例既往使用曲妥珠单抗的 HER2 阳性晚期乳腺癌

分组情况	第 1 组：曲妥珠单抗 + 卡培他滨 第 2 组：卡培他滨
研究结果	TTP：第 1 组 8.2 月，第 2 组 5.6 月（$P=0.03$） ORR：第 1 组 48.1%，第 2 组 27.0%（$P=0.0115$） CBR：第 1 组 75.3%，第 2 组 54%（$P=0.0068$） OS：第 1 组 25.5 月，第 2 组 20.4 月（$P=0.2570$）
研究意义	晚期乳腺癌更换化疗方案，继续曲妥珠单抗治疗的临床获益显著
参考资料	J Clin Oncol. 2009，27（12）：1999~2006. PMID 19289619

试验名称	CEREBEL（EGF111438）
试验分期	III 期
入组时间	2009 年 4 月~2012 年 6 月
入组患者	540 例既往蒽环/紫杉治疗的 HER2 阳性晚期乳腺癌无 CNS 转移
分组情况	第 1 组：拉帕替尼 + 卡培他滨 第 2 组：曲妥珠单抗 + 卡培他滨
研究结果	主要研究终点 CNS 作为首个复发部位：第 1 组 3%，第 2 组 5%（$P=0.360$） 任何时间 CNS 进展的发生率：第 1 组 7%，第 2 组 6%（$P=0.8646$） 至首次 CNS 进展时间：第 1 组 5.7 月，第 2 组 4.4 月
	次要研究终点 PFS：第 1 组 6.6 月，第 2 组 8.1 月（$P=0.021$） ORR：第 1 组 73%，第 2 组 85%（$P=0.2731$） OS：第 1 组 22.7 月，第 2 组 27.3 月（$P=0.095$）
研究意义	拉帕替尼与曲妥珠单抗在控制乳腺癌脑转移发生时没有差异
参考资料	J Clin Oncol. 2015，10；33（14）：1564~73. PMID 25605838

备注：CNS（Central nervous system，中枢神经系统）

拉帕替尼联合卡培他滨

试验名称	EGF100151
试验分期	III 期
入组时间	2004 年 3 月~2006 年 4 月
入组患者	528 例曲妥珠单抗治疗失败、既往接受过含蒽环或紫杉类药物治疗的 HER2 阳性晚期乳腺癌患者
分组情况	第 1 组：拉帕替尼 + 卡培他滨 第 2 组：卡培他滨
研究结果	TTP：第 1 组 8.4 月，第 2 组 4.4 月（$P<0.001$） ORR：第 1 组 22%，第 2 组 14%（$P=0.09$） CBR：第 1 组 27%，第 2 组 18%（$P<0.001$）
	2010 年最终 OS 分析 OS：第 1 组 75.0 周，第 2 组 64.7 周（$P=0.210$）
研究意义	拉帕替尼联合卡培他滨可以用于曲妥珠单抗治疗失败的 HER2 阳性乳腺癌

参考资料	N Engl J Med. 2006, 28; 355（26）:2733~43. PMID 17192538 Oncologist. 2010，15（9）:924~34. PMID 20736298

T-DM1

试验名称	TDM4450g
试验分期	Ⅱ 期
入组时间	2008 年 7 月~2009 年 12 月
入组患者	137 例 HER2 阳性局部晚期或晚期乳腺癌患者在一线治疗
分组情况	第 1 组:多西他赛 + 曲妥珠单抗 第 2 组:T-DM1
研究结果	PFS:第 1 组 9.2 月,第 2 组 14.2 月（P=0.035） ORR:第 1 组 58.0%,第 2 组 64.2%（P=0.458） CBR:第 1 组 74.6%,第 2 组 81.2%（P=0.358） G ≥ 3 不良反应:第 1 组 90.9%,第 2 组 46.4%
研究意义	与多西他赛联合曲妥珠单抗方案相比，T-DM1 一线治疗 HER2 阳性转移性乳腺癌可显著改善 PFS 且更安全
参考资料	J Clin Oncol. 2013，31（9）:1157-63. PMID 23382472

试验名称	EMILIA
入组时间	2009 年 2 月~2011 年 10 月
入组患者	991 例使用过紫杉及曲妥珠单抗的 HER2 阳性晚期乳腺癌
分组情况	第 1 组:T-DM1 第 2 组:拉帕替尼 + 卡培他滨
研究结果	PFS:第 1 组 9.6 月,第 2 组 6.4 月（P<0.001） ORR:第 1 组 43.6%,第 2 组 30.8%（P=0.0002） OS:第 1 组 30.9 月,第 2 组 25.1 月（P<0.001）
研究意义	EMILIA 研究推动 T-DM1 于 2013 年被 FDA 批准用于转移性乳腺癌的治疗
参考资料	N Engl J Med. 2012，367（19）:1783~91. PMID 23020162

帕妥珠单抗

试验名称	MARIANNE
入组时间	2010—2012 年
入组患者	1092 例 HER2 阳性晚期乳腺癌一线治疗
分组情况	第 1 组:曲妥珠单抗 + 多西他赛 或 曲妥珠单抗 + 紫杉醇（HT） 第 2 组:T-DM1+ 安慰剂 第 3 组:T-DM1+ 帕妥珠单抗
研究结果	PFS:第 1 组 13.7 月,第 2 组 14.1 月,第 3 组 15.2 月 第 2 组比第 1 组（P=0.31），第 3 组比第 1 组（P=0.14） ORR:第 1 组 67.9%,第 2 组 59.7%,第 3 组 64.2%

研究意义	HER2 阳性转移性乳腺癌,使用 T-DM1 加帕妥珠单抗,与使用曲妥珠单抗加以紫杉烷为基础的化疗获得 PFS 结果相似 MARIANNE 研究提示,T-DM1 尚不能成为 HER2 阳性晚期乳腺癌一线治疗的标准推荐
参考资料	Paul Ellis, et al. 2015 ASCO Abstract 507.

试验名称	CLEOPATRA
试验分期	III 期
入组时间	2007 年 12 月 3 日(Clinicaltrials.gov 注册时间)
入组患者	808 例 HER2 阳性晚期乳腺癌
分组情况	第 1 组:多西他赛 + 曲妥珠单抗 + 安慰剂 第 2 组:多西他赛 + 曲妥珠单抗 + 帕妥珠单抗
研究结果	PFS:第 1 组 12.4 月,第 2 组 18.7 月($P=0.0008$) OS:第 1 组 40.8 月,第 2 组 56.5 月($P=0.0002$)
研究意义	FDA 基于 CLEOPATRA 研究的数据批准帕妥珠单抗用于转移性 HER2 阳性乳腺癌的一线治疗
参考资料	Lancet Oncol. 2013,14(6):461~71. PMID 23602601

试验名称	TH3RESA
试验分期	III 期
入组时间	2011 年 9 月~2012 年 11 月
入组患者	602 例既往接受至少 2 种 HER2 靶向治疗的晚期乳腺癌患者
分组情况	第 1 组:T-DM1 第 2 组:TPC
研究结果	PFS:第 1 组 6.2 月,第 2 组 3.3 月($P<0.0001$) ORR:第 1 组 31%,第 2 组 9%($P<0.0001$) OS:第 1 组 22.7 月,第 2 组 15.8 月($P=0.0007$)
研究意义	巩固了 T-DM1 用于 HER2 阳性晚期乳腺癌二线以上治疗地位
参考资料	Lancet Oncol. 2014,15(7):689~99. PMID 24793816

TPC(Treatment of Physician's Choice):医生选择治疗方式

贝伐单抗

试验名称	E2100
试验分期	III 期
入组时间	2001 年 12 月~2004 年 5 月
入组患者	722 例晚期乳腺癌一线治疗
分组情况	第 1 组:紫杉醇 第 2 组:紫杉醇 + 贝伐单抗

研究结果	PFS：第 1 组 5.8 月，第 2 组 11.8 月（P<0.001） ORR：第 1 组 21.2%，第 2 组 36.9%（P<0.001） OS：第 1 组 25.2 月，第 2 组 26.7 月（P=0.16）
研究意义	一线紫杉醇联合贝伐单抗可延长 PFS
参考资料	N Engl J Med. 2007，357（26）:2666~76. PMID 18160686

试验名称	AVADO（AVastin And DOcetaxel）
试验分期	Ⅲ期
入组时间	2006 年 3 月~2007 年 4 月
入组患者	736 例 HER2 阴性转移性乳腺癌一线治疗
分组情况	第 1 组：多西他赛 + 安慰剂 第 2 组：多西他赛 + 贝伐单抗（7.5mg/kg） 第 2 组：多西他赛 + 贝伐单抗（15mg/kg）
研究结果	PFS：第 1 组 8.2 月，第 2 组 9.0 月，第 3 组 10.1 月 第 2 组比第 1 组（P=0.12），第 3 组比第 1 组（P=0.006） OS：第 1 组 31.9 月，第 2 组 30.8 月，第 3 组 30.2 月 第 2 组比第 1 组（P=0.72），第 3 组比第 1 组（P=0.85） ORR：第 1 组 46.4%，第 2 组 55.2%，第 3 组 64.1% 第 2 组比第 1 组（P=0.07），第 3 组比第 1 组（P<0.01）
研究意义	基于 AVADO 研究结果，FDA 通过以下决议：转移性乳腺癌患者初始治疗采用多西他赛辅以贝伐单抗治疗的风险收益分析不支持使用贝伐单抗
参考资料	Eur J Cancer. 2011，47（16）:2387~95. PMID 21757334

试验名称	RIBBON-1
入组时间	2005 年 12 月~2007 年 8 月
入组患者	1237 例 HER2 阴性晚期乳腺癌
分组情况	第 1 组：卡培他滨 + 安慰剂 第 2 组：卡培他滨 + 贝伐单抗 第 3 组：紫杉类 + 安慰剂 第 4 组：紫杉类 / 蒽环类 + 贝伐单抗
研究结果	PFS：第 1 组 5.7 月，第 2 组 8.6 月（P<0.001） ORR：第 1 组 46%，第 2 组 64%（P<0.0097） OS：（HR 0.85，95% CI，0.63~1.14，P=0.27） PFS：第 3 组 8.0 月，第 4 组 9.2 月（P<0.001） ORR：第 3 组 38%，第 4 组 51%（P<0.0054） OS：（HR 1.03，95% CI，0.77-1.38，P=0.83）
研究意义	化疗联合贝伐单抗能提高 HER2 阴性晚期乳腺癌患者 PFS
参考资料	J Clin Oncol. 2011，29（10）:1252~60. PMID 21383283

续表

试验名称	RIBBON-2
试验分期	III期
入组时间	2006年2月-2008年6月
入组患者	684例HER2阴性晚期乳腺癌二线治疗
分组情况	第1组:化疗+贝伐单抗 第2组:化疗
研究结果	PFS:第1组7.2月,第2组5.1月($P=0.0072$) ORR:第1组40%,第2组30%($P=0.0193$) OS:第1组18.0月,第2组16.4月($P=0.3741$) 亚组分析(三阴性乳腺癌) PFS:第1组6.0月,第2组2.7月($P=0.0006$) ORR:第1组41%,第2组18%($P=0.0078$) OS:第1组17.9月,第2组12.6月($P=0.0534$)
研究意义	化疗联合贝伐单抗可提高晚期三阴性乳腺癌PFS和ORR,OS有获益趋势
参考资料	Breast Cancer Res Treat. 2012,133(3):1067~75 PMID 22415477 J Clin Oncol. 2011,10;29(32):4286~93. PMID 21990397

IMMU-132

试验分期	II期
入组时间	2013年2月~2018年6月
入组患者	60例晚期三阴性乳腺癌患者,至少接受过二线治疗(含有紫杉类),并发生进展
分组情况	单臂试验 Sacituzumab govitecan* 是一种人源IgG抗体,靶向针对与SN-38结合的TroP-2,SN-38是伊立替康的活性代谢产物。TroP-2在超过90%的TNBC患者中均有表达
研究结果	中位PFS:5.6月 ORR:33% CBR:45%(大于6个月) 中位OS:14.3月
研究意义	抗体偶联药物IMMU-132在三线及以上治疗转移性三阴性乳腺癌方面获得了FDA的突破性疗法认证
参考资料	ASCO 2016 Abstract No: LBA509

(贾勇圣)

---

* 中国大陆未上市。

附录 1 缩略词表

ABC（Advanced breast cancer，晚期乳腺癌）

ADCC（Antibody dependent cell-mediated cytotoxicity，抗体依赖细胞介导的细胞毒作用）

AFIP（Armed Forces Institute of Pathology，美国部队病理学研究所）

AI（Aromatase inhibitor，芳香化酶抑制剂）

AKT（Protein kinase B，蛋白激酶 B）

ALCAM（Activated leukocyte cell adhesion molecule，活性白细胞黏附分子）

AP-1（Activator protein 1，转录激活蛋白 -1）

AR（Androgen receptor，雄激素受体）

ART（Assisted reproductive technology，辅助生殖技术）

ASCO（American Society of Clinical Oncology，美国临床肿瘤学会）

AUC（Area under the curve，曲线下面积）

BALP（Bone-specific alkaline phosphatase，骨特异性碱性磷酸酶）

BCFi（Breast cancer-free interval，无乳腺癌间期）

BCSS（Breast cancer specific survival，乳腺癌特异生存）

BLBC（Basal-like breast cancer，基底细胞样型乳腺癌）

BMD（Bone mineral density，骨密度）

BRCA1/2（BReast CAncer 1/2，乳腺癌基因 1/2）

BSP（Bone sialoprotein，骨唾液蛋白）

CBR（Cinical benefit rate，临床获益率）

CDK（Cyclin-dependent kinases，细胞周期蛋白依赖性激酶）

CIA（Chemotherapy induced amenorrhea，化疗致闭经）

CINV（Chemotherapy induced nausea and vomiting，化疗所致恶心呕吐）

CIPN（Chemotherapy induced periphera neuropathy，化疗所致周围神经病变）

CIT（Chemotherapy-induced thrombocytopenia，肿瘤化疗所致血小板减少症）

CLBC（Contralateral breast cancer，对侧乳腺癌）

CRA（Cancer related anemia，肿瘤相关性贫血）

CT（Computed tomography，电子计算机断层扫描）

CTCAE（Common terminology criteria for adverse events，不良反应常用术语标准）

CTCs（Circulating tumor cells，循环肿瘤细胞）

ctDNA（Circulating tumor DNA，血浆循环肿瘤 DNA）

CTIBL（Cancer treatment-in-duced bone loss，抗肿瘤治疗引起的骨丢失）

CID（ChemotherapyInduced diarrhea，化疗相关性腹泻）

CR（Complete response，完全缓解）

DCR（Disease control rate，疾病控制率）

DDFS（Distant disease free survival，远期无病生存）

DFS（Disease free survival，无病生存）

DILI（Drug-induced liver injury，药物性肝损伤）

D-RFi（Distant disease free interval，无远处复发间期）

D-RFS（Distant relapse-free survival，无远处复发生存）

DZR（Dexrazoxane，右丙亚胺）

ECT（Emission computed tomography，骨放射性核素扫描）

EFS（Event-free survival，无事件生存率）

EGFR（Epidermal growth factor receptor，表皮生长因子受体）

EPO（Erythropoietin，促红细胞生成素）

ER（Estrogen receptor，雌激素受体）

ERK（Extracellular signal-regulated kinase，细胞外信号调节激酶）

ESR1（Estrogen receptor gene 1，编码雌激素受体基因 1）

EMT（Epithelial-mesenchymal transition，上皮间质转化）

FGFR（Fibroblast growth factorreceptor，成纤维细胞生长因子受体）

FSH（Follicle stimulating hormone，卵泡刺激素）

FN（Febrile neutropenia，中性粒细胞减少性发热）

GCP（Good clinical practice，药物临床试验质量管理规范）

G-CSF（Granulocyte colony-stimulating factor，粒细胞集落刺激因子）

GnRH（Gonadotropin-releasing hormone，促性腺素释放素）

HDACI（Histone deacetylase inhibitor，组蛋白去乙酰化酶抑制剂）

HER2（Human epidermal growth factor receptor 2，人表皮生长因子受体 2）

HFS（Hand-foot syndrome，手足综合征）

LABC（Local advanced breast cancer，局部晚期乳腺癌）

IBC（Inflammatory breast carcinoma，炎性乳腺癌 ）

ICTP（Ⅰ C-terminal telopeptide region of type Ⅰ collagen，Ⅰ型胶原 C- 端肽）

IDFS（Invasive disease free survival，无侵袭性疾病生存）

IMPC（Invasive micropapillary carcinoma，浸润性微乳头状癌）

ISH（In situ hybridization，原位杂交法）

LDH（Lactate dehydrogenase，乳酸脱氢酶）

LH（Luteinizing hormone，黄体生成素）

LHRH（Luteinizing hormone releasing hormone，黄体激素释放激素）

LHRH-a（Luteinizing hormone releasing hormone analogue，黄体激素释放激素类似物）

L-RFS（Locoregional relapse-free survival，无局部复发生存）

LVEF（Left ventricular ejection fraction，左心室射血分数）

MBC（Metastatic breast cancer，转移性乳腺癌）

MDT（Multidisciplinary team，多学科综合诊治）

MMPs（Matrix metalloproteinases，基质金属蛋白酶）

MPE（Malignant pleural effusion，恶性胸腔积液）

MRI（Magnetic resonance imaging，磁共振成像）

MTD（Maximum tolerated dose，最大耐受剂量）

mTOR（Mammalian target of Rapamycin，哺乳动物雷帕霉素靶蛋白）

NCCN（National comprehensive cancer network，美国国立综合癌症网络）

NCI（National Cancer Institute，美国国家癌症研究所）

NET（Neoadjuvant endocrine therapy，新辅助内分泌治疗）

NF-κB（Nuclear factor kappa B，核因子 -κB）

NGS（Next generation sequencing，下一代测序技术）

NSABP（National surgical adjuvant breast and bowel project，美国乳腺与肠道外科辅助治疗研究组）

OBC（Occult breast cancer，隐匿性乳腺癌）

OC（Osteocalcin，骨钙素）

ODAC（Oncologic Drugs Advisory Committee，肿瘤药物咨询委员会）

OFS（Ovarian function suppression，卵巢功能抑制）

OPG（Osteoprotegerin，骨保护素）

ORR（Objective response rate，客观缓解率）

OS（Overall survival，总生存）

PARP（Poly-ADP-ribose polymerase，聚腺苷二磷酸 - 核糖聚合酶）

pCR（Pathologic complete response，病理完全缓解）

PD（Progressive disease，疾病进展）

PE（Pulmonary embolism，肺栓塞）

PET-CT（Positron emission computed tomography-computed tomography 正电子发射计算机断层显像）

PFS（Progression free survival，无进展生存期）

PI3K（Phosphatidylinositol-3-kinase，磷脂酰肌醇 3- 激酶）

PICP（Procollagen type I C-OOH-terminal propeptide，Ⅰ型前胶原 C- 末端前肽）

PINP（Procollagen type I NH(2)-terminal propeptide，Ⅰ型前胶原 N- 末端前肽）

PTHrP（Parathyroid hormone related protein，甲状旁腺激素相关蛋白）

PPE（Palmoplantar erythrodysesthesia，掌跖感觉丧失性红斑）

PR（Progesterone receptor，孕激素受体）

PR（Partial remission，部分缓解）

PRO（Patients reported outcomes，患者自我评价量表）

PSA（Prostate specific antigen，前列腺特异性抗原）

PTEN（Phosphatase and tensin homologue deleted on chromosome ten，人第 10 号染色体缺失的磷酸酶及张力蛋白同源的基因）

RANK（Receptor activator of nuclear factor-κB，核因子 κB 受体活化因子）

RANKL（Receptor activator of nuclear factor-κB ligand，核因子 κB 受体活化因子配体）

RCB（Residual cancer burden，残余肿瘤负荷）

RECIST（Response evaluation criteria in solid tumors，实体瘤疗效评价标准）

RFI（Recurrent-free Interval，无复发间期）

RFS（Relapse-free Survival，无复发生存期）

SABCS（Breast cancer in Sanantonio Symposium，圣安东尼奥乳腺癌专题讨论会）

SD（Stable disease，疾病稳定）

SREs（Skeletal-related events，骨相关事件）

SVC（Superior vena cava，上腔静脉）

SVCS（Superior vena cava syndrome，上腔静脉综合征）

TAM（Tamoxifen，他莫昔芬）

TILs（Tumor-infiltrating Lymphocytes，肿瘤浸润淋巴细胞）

TLS（Tumor lysis syndrome，肿瘤溶解综合征）

TNBC（Triple negative breast cancer，三阴性乳腺癌）

TRAcP（Tartrate-resistant acid phosphatase，抗酒石酸酸性磷酸酶）

TTE（Time to event，至事件发生时间）

TTF（Time To Failure，治疗失败时间）

TTP（Time to progression，疾病进展时间）

VEGF（Vascular endothelial growth factor，血管内皮生长因子）

Bid.（twice a day，每日两次）

IM.（iutramuscular，肌内）

IV.（intravenously，静脉内）

Po.（peros，口服）

Qd.（quaque die，每日一次）

Qid.（quater in die，每日四次）

Qn.（quaque nocte，每晚）

Tid.（three times daily，每日三次）

附录 2　常用抗肿瘤药物缩写和中英文名称

2C4*	pertuzumab*	帕妥珠单抗
5-FU	5-fluorouracil	5- 氟尿嘧啶
6-MP	mercaptopurine	巯嘌呤
6-TG	thioguanine	硫鸟嘌呤
ACD	actinomycin D	放线菌素 D（更生霉素）
ACLA	aclarubicin(aclacino-mycin)	阿柔比星（阿克拉霉素）
ACNU	nimustine	尼莫司汀（尼氮芥,嘧啶亚硝脲）
ADM	doxorubicin(adriamycin)	多柔比星（阿霉素）
AG	aminoglutethimide	氨鲁米特（氨苯哌酮）
Ara-C	cytarabine	阿糖胞苷
ANA	anastrozole	阿那曲唑
	apatinib	阿帕替尼
ASP	asparaginase	门冬酰胺酶（左旋门冬酰胺酶）
BCNU	carmustine	卡莫司汀（卡氮芥）
BEV	bevacizumab	贝伐单抗
BLM	bleomycin	博来霉素
BUS	busulfan (Myleran)	白消安（马利兰）
C225	cetuximab	西妥昔单抗
CAP	capecitabine	卡培他滨
CBP	carboplatin	卡铂
CCNU	lomustine	洛莫司汀（环己亚硝脲）
CCY	ancitabine(cyclocytidine)	安西他滨（环胞苷）
CF	calcium folinate(citrovorum factor)	亚叶酸钙（甲酰四氢叶酸钙）
	chidamide*	西达本胺
CLB	chlorambucil (Leukeran)	苯丁酸氮芥（瘤可宁）
COL	colchicine	秋水仙碱
COLM	colchicine amide	秋水仙碱酰胺
CPT-11	irinotecan	伊立替康
CTX	cyclophosphamide	环磷酰胺
DBM	dibrommannitol	二溴甘露醇
DDP	cisplatin	顺铂
DRN	daunorubicin	柔红霉素
DTIC	dacarbazine	达卡巴嗪（氮烯咪胺）

DXM	dexamethasone	地塞米松
	Eribulin*	艾日布林
EXE	exemestane	依西美坦
EPI	epirubicin	表柔比星（表阿霉素）
FMT	formestane	福美司坦（福美坦）
FT-207	tegafur (ftorafur)	替加氟（喃氟啶）
FTL	doxifluridine(Fortulon)	去氧氟尿苷（氟铁龙）
GEM	gemcitabine	吉西他滨（双氟胞苷）
HCFU	carmofur	卡莫氟（嘧福禄）
HCPT	hydroxycamptothecine	羟基喜树碱
HH	homoharringtonine	高三尖杉酯碱
HMM	hexamethylmelamine	六甲蜜胺（六甲氰胺）
HN2	nitrogen mustard	氮芥
HU	hydroxyurea	羟基脲
	Lapatinib	拉帕替尼
IFN	interferon	干扰素
IFO	ifosfamide	异环磷酰胺
IL-2	interleukin-2	白细胞介素 -2
LTZ,LET	letrozole	来曲唑
L-OHP,OXA	oxaliplatin(Eloxatin)	奥沙利铂（草酸铂）
MA	megestrol(Magace)	甲地孕酮（美可治）
MeCCNU	semustine(methyl-CCNU)	司莫司汀（甲环亚硝脲）
MEL	melphalan(Alkeran)	美法仑（苯甲氨酸氮芥）
MITX	mitoxantrone(Noventrone)	米托蒽醌
MMC	mitomycin	丝裂霉素
MPA	medroxyprogesterone(Provera)	甲羟孕酮（甲孕酮）
MTH	plicamycin(mithramycin)	普卡霉素（光辉霉素）
MTX	methotrexate	甲氨蝶呤
	nerabinib*	来那替尼
NVB	vinorelbine	长春瑞滨（去甲长春花碱）
N- 甲	formylmerphalan(N-formyl sarcolysin)	氮甲（甲酰溶肉瘤素）
PEM	pemetrexed	培美曲塞
PCB,PCZ	procarbazine	丙卡巴肼（甲基卡肼）
PDN	prednisone	泼尼松（强的松）
PDNN	prednisolone	泼尼松龙（强的松龙）
PLD	Pegylated liposomal Doxorubicin	脂质体多柔比星（脂质体阿霉素）

PLM	pepleomycin	培洛霉素（匹来霉素）
RTX	rituximab(MabThera)	利妥昔单抗
STT	streptozotocine	链氮霉素
SU 11248	sunitinib	舒尼替尼
SYN	streptomigrin	链霉黑素
TAM	tamoxifen	他莫昔芬（三苯氧胺）
TAX,PTX	paclitaxel(Taxol)	紫杉醇
T-DM1*	ado-trastuzumab emtansine	曲妥珠单抗与美坦新派生物的偶联物
THP	pirarubincin(THP-adriamycin)	吡柔比星（吡喃阿霉素）
TMZ	temozolomide	替莫唑胺
TOR	toremifene	托瑞米芬
TPT	topotecan	拓扑替康
	trastuzumab	曲妥珠单抗
TSPA	thiotepa	塞替派
TXT, DOC	docetaxel	多西他赛（多西紫杉醇）
VCR	vincristine	长春新碱
VDS	vindesine	长春地辛（长春酰胺,长春花碱酰胺）
VLB	vinblastine	长春碱（长春花碱）
VM-26	teniposide	替尼泊苷
VP-16	etoposide	依托泊苷（足叶乙苷）
YH-16	rh-endostatin	重组人血管内皮抑制素

备注：* 中国大陆未上市药物

附录 3　CTCAE 3.0

不良反应	1	2	3	4	5
过敏反应	一过性面部潮红或皮疹；药物热 <38℃	皮疹、面部潮红、荨麻疹、呼吸困难；药物热≥ 38℃	伴 / 不伴荨麻疹的症状性支气管痉挛，需要胃肠外用药；过敏相关性水肿 / 血管性水肿；低血压	过敏症	死亡
指甲改变	变色、起皱（反甲）、凹坑	指甲全部或部分缺失，甲床疼痛	影响 ADL	—	—
皮疹 / 脱屑	点状或丘疹状皮疹，或无症状红斑	点状或丘疹状皮疹，或红斑伴瘙痒等其他症状；<50% 的体表（BSA）出现局限性脱屑或其他皮肤损伤	严重、广泛的红斑或斑点、丘疹状或多泡状皮疹；>50%BSA 出现脱屑	广泛皮肤剥脱、溃疡或大疱性皮炎	死亡
白细胞 (WBC)	<LLN*–3.0×10⁹/L	<3.0~2.0 × 10⁹/L	<2.0~1.0 × 10⁹/L	<1.0 × 10⁹/L	死亡
中性粒 (NE)	<LLN–1.5 × 10⁹/L	<1.5~1.0 × 10⁹/L	<1.0~0.5 × 10⁹/L	<0.5 × 10⁹/L	死亡
淋巴细胞	<LLN–0.8 × 10⁹/L	<0.8~0.5 × 10⁹/L	<0.5~0.2×10⁹/L	<0.2×10⁹/L	死亡
血红蛋白 (Hgb)	<LLN–100 g/L	<100~80 g/L	<80~65 g/L	<65 g/L	死亡
血小板 (Plt)	<LLN–75.0×10⁹/L	<75.0~50.0×10⁹/L	<50.0~25.0×10⁹/L	<25.0 × 10⁹/L	死亡
放射性皮炎（放化疗 / 放疗）	轻度红斑 / 干性脱皮	中度 / 明显红斑，斑点样湿性脱皮（大部分局限于皮褶），中度水肿	不局限于皮肤皱褶的融合性湿性皮肤，并非因小创口或磨损所致的出血	皮肤坏死，全真皮层溃疡；相关部位的自发性出血	死亡
粘膜炎 / 口腔炎（临床检查）	黏膜红斑	斑点状溃疡或假膜	融合性溃疡或假膜；小创伤导致的出血	组织坏死、明显的自发性出血、危及生命的并发症	死亡
粘膜炎 / 口腔炎（功能症状）	轻微症状，正常饮食；轻微呼吸道症状，但不影响功能	有症状，但可咀嚼和吞咽经处理后的食物；呼吸道症状影响功能，但不影响 ADL	有症状，且无法经口摄入足够的营养或水分；呼吸道症状影响 ADL	症状与危及生命的后遗症相关	死亡
唾液腺改变 / 唾液	轻度唾液变稠；味觉轻度改变（如金属味）	唾液黏稠、味觉明显改变、饮食习惯改变；分泌相关症状，但不影响 ADL	急性唾液腺坏死；严重的分泌相关症状，影响 ADL	功能丧失	—
口干 / 唾液腺	有症状（如唾液变稠、变干），但无明显饮食改变	有症状，且进食明显改变（如需大量饮水或其他润滑剂，仅能进食糊状或湿、软食物）；无刺激唾液流速 0.1~0.2mL/min	无法进食足够营养；需要静脉补液，管饲或胃肠外营养；无刺激唾液流速 <0.1mL/min	—	—

不良反应	1	2	3	4	5
食欲减退	食欲减退,但饮食习惯不变	进食改变,但无明显体重减轻或营养不良;需要口服补充营养	明显体重减轻或营养不良[如进食热量和(或)液体量不足];需要静脉补液,管饲或胃肠外营养	危及生命的并发症	死亡
恶心	纳差,无饮食习惯改变	进食明显减少,但无体重减轻,脱水或营养不良;需要<24hr的静脉补液	进食热量或液体不足;需要静脉补液,管饲,或≥24hr的胃肠外营养	危及生命的并发症	死亡
呕吐	1次/24小时	2~5次/24小时;需要<24hr的静脉补液	≥6次/24小时;需要静脉补液,或≥24hr的胃肠外营养	危及生命的并发症	死亡
腹泻	排便次数较基线增加<4次/天;造瘘处排出物较基线轻度增加	较基线增加4~6次/天;需要<24hr的静脉补液;造瘘处排出物较基线中度增加;不影响ADL	较基线增加≥7次/天;大便失禁;≥24hr的静脉补液;需要住院;造瘘处排出物较基线明显增加;影响ADL	危及生命的并发症(如血流动力学障碍)	死亡
AST	ULN*–2.5×ULN	>2.5~5.0×ULN	>5.0~20.0×ULN	>20.0×ULN	—
ALT	ULN–2.5×ULN	>2.5~5.0×ULN	>5.0~20.0×ULN	>20.0×ULN	—
胆红素	ULN–1.5×ULN	>1.5~3.0×ULN	>3.0~10.0×ULN	>10.0×ULN	—
听力	—	不需要听力辅助或治疗(不影响ADL*)的听力下降	不需要听力辅助或治疗的听力下降(影响ADL)	严重双耳听力下降(>90dB)	
脱发	点状或斑片状脱发	完全脱发	—	—	—
中耳(非感染性)	浆液性耳炎	浆液性耳炎,需要医疗辅助	有渗出物的耳炎,乳突炎	软组织或骨坏死	死亡
耳鸣	—	不影响ADL的耳鸣	影响ADL的耳鸣	失聪	
张口困难(张口受限或疼痛)	张口幅度减小,但不影响进食	张口幅度减小,需要小口进食、软食或浓汤	张口幅度减小,不能经口摄入足够的营养和水分	—	—
硬化/纤维化(皮肤和皮下组织)	触诊时,密度增加	不影响ADL的中度功能损伤;触诊时,密度和硬度明显增加,伴/不伴轻微收缩	影响ADL的功能丧失;非常明显的密度增加,收缩和固定	—	
传导异常/房室传导阻滞	无症状,不需处理	不需急诊药物处理	药物不能完全控制或需要仪器控制(如起搏器)	危及生命(如致CHF的心律失常、低血压性、晕厥、休克)	死亡
低血压	有改变,不需治疗	需要短期补液(<24hr)或其他治疗,但无生理性影响	需要持续治疗(>24hr),但可恢复,且无生理性影响	休克(如伴酸中毒,重要器官功能受损)	死亡

续表

不良反应	1	2	3	4	5
骨坏死（无血管性坏死）	无症状，仅有影像学表现	有症状，影响功能，但不影响 ADL；需要小的骨清除（如小的死骨清除术）	有症状，影响 ADL；需要手术或高压氧治疗	功能丧失	死亡
CNS 坏死/囊性进展	无症状，仅有影像学表现	有症状，但不影响 ADL；需要医疗辅助	有症状且影响 ADL；需要高压氧治疗	危及生命；需要手术治疗或预防 CNS 坏死/囊性进展	死亡
脊髓炎	无症状，仅有轻微体征（如 Babinski's 或 Lhermitte's 征）	不影响 ADL 的虚弱或感觉丧失	影响 ADL 的虚弱或感觉丧失	功能丧失	死亡
白内障	无症状，仅在检查中发现	有症状，视力/视敏度中度降低（好于 20/40）；戴镜视力改善程度下降	有症状，视力/视敏度明显降低（差于 20/40）；需要手术（如白内障手术）	—	—
角膜炎（角膜感染/角膜溃疡）	有不正常的眼科学改变；不需要治疗	有症状，且影响功能，但不影响 ADL	有症状且影响 ADL；需要手术	穿孔或失明（差于 20/200）	—
肺纤维化（放射性改变）（常作为 >3 个月的"晚期反应"）	轻微的影像学改变（或斑片状或双基底状改变），且影像上估计仅占 <25% 全肺体积	斑片状或双基底状改变，且影像上估计占 25%~50% 全肺体积	密度增高或广泛性渗出/实变，且影像上估计占 50%~75% 全肺体积	影像上估计纤维化占 ≥ 75% 全肺体积；蜂巢状	死亡
声音改变/发音困难（如声嘶，声音失调，喉炎）	轻微或间断的声嘶或声音改变，但可被听懂	中度或持续性声音改变，偶尔需要复述，但在电话中可被听懂	严重的声音改变，包括明显的耳语样发声；经常需要复述或需要面对面交谈才可被听懂；≤ 50% 的交流需要发声辅助（如电子喉）	功能丧失；声音无法被听懂或失声，>50% 的交流需要发声辅助（如电子喉）或笔谈	死亡
疼痛	轻度疼痛，但不影响功能	中度疼痛，且疼痛或所使用的麻醉药影响功能，但不影响 ADL	重度疼痛，且疼痛或所使用的麻醉药严重影响 ADL	功能丧失	—

ADL：activities of daily living，日常生活。
LLN：lower limits of normal，正常最低值。
ULN：正常最高值。

后 记

经过一年的不懈努力,《乳腺肿瘤内科手册》终于与广大读者见面。全书在国内外乳腺癌诊疗指南、共识的基础上结合天津市肿瘤医院 60 余年的临床实践经验,广泛吸收国内外最新研究成果,旨在为广大的临床医务工作者提供一部系统、前沿的乳腺肿瘤内科方面的参考书。本书创新性地通过表格形式总结了乳腺癌药物治疗的主要临床试验,通过核对原始文献,以数字说话,便于查阅,一目了然。希望本书能够成为置于案头手边、放入白衣口袋里的乳腺肿瘤内科诊治参考。在撰写本书的过程中,得到了各级领导及专家的大力支持,各位专家在繁忙紧张的临床工作之余将自己的经验和最新成果总结出来,共同悉心完成了此部医学专著。在此,我们表示衷心的感谢。也特别感谢研究生张继博在乳腺癌研究机构简介翻译中付出的重要贡献,韩有明、谢晓娟、靳肖寒在核实参考文献、文稿校对过程中做出的无私奉献。由于工作繁忙,时间仓促,编写中疏漏缺欠之处难免,诚请各位同道指正。